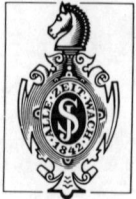

F. Lamprecht (Hrsg.)

# Spezialisierung und Integration in Psychosomatik und Psychotherapie

Deutsches Kollegium für psychosomatische Medizin, 6.–8. März 1986

Mit 46 Abbildungen

Springer-Verlag
Berlin Heidelberg New York
London Paris Tokyo

Professor Dr. med. Friedhelm Lamprecht
Direktor der Psychosomatischen Klinik Schömberg
Apl. Prof. an der Freien Universität Berlin
Dr. Schröder-Weg 12, D-7542 Schömberg

ISBN 3-540-17079-0 Springer-Verlag Berlin Heidelberg New York
ISBN 0-387-17079-0 Springer-Verlag New York Berlin Heidelberg

CIP-Kurztitelaufnahme der Deutschen Bibliothek
*Spezialisierung und Integration in Psychosomatik und Psychotherapie* : 6.–8. März 1986 / Dt.
Kollegium für Psychosomat. Medizin. F. Lamprecht (Hrsg.). – Berlin ; Heidelberg ; New
York ; London ; Paris ; Tokyo : Springer, 1987.
ISBN 3-540-17079-0 (Berlin . . .)
ISBN 0-387-17079-0 (New York . . .)
NE: Lamprecht, Friedhelm [Hrsg.]; Deutsches Kollegium für Psychosomatische Medizin

Die Wiedergabe von Gebrauchsnamen, Handelsnamen, Warenbezeichnungen usw. in
diesem Werk berechtigt auch ohne besondere Kennzeichnung nicht zu der Annahme, daß
solche Namen im Sinne der Warenzeichen- und Markenschutz-Gesetzgebung als frei zu
betrachten wären und daher von jedermann benutzt werden dürften.

Produkthaftung: Für Angaben über Dosierungsanweisungen und Applikationsformen kann
vom Verlag keine Gewähr übernommen werden. Derartige Angaben müssen vom jeweiligen
Anwender im Einzelfall anhand anderer Literaturstellen auf ihre Richtigkeit überprüft
werden.

Gesamtherstellung: Appl, Wemding
2119/3140-543210

# Vorwort

In dem vorliegenden Band sind die Beiträge der 24. Arbeitstagung des Deutschen Kollegiums für Psychosomatische Medizin im März 1986 in Schömberg wiedergegeben. In dem gewählten Leitthema „Spezialisierung und Integration in Psychosomatik und Psychotherapie" soll die Vielfalt unseres Fachgebietes zum Ausdruck kommen, welche sich ausbreitet zwischen spezialisierten Subdisziplinen und integrativen Konzepten. Das dialektische Spannungsfeld zwischen beiden Polen ist meiner Meinung nach konstitutiv für das Fach der Psychosomatik. Spezialisierung und Integration sind keine Alternativen, sondern die in Subdisziplinen gewonnenen Forschungserkenntnisse liefern die argumentative Basis, die Integration zum Wohle des Patienten voranzutreiben. Ein Ausschnitt zu dem Vorwort der 1939 gegründeten Zeitschrift „Psychosomatic Medicine" von dem Herausgeber-Team, darunter solchen Pionieren wie Franz Alexander und Flanders Dunbar, lautet wie folgt: „Es wird mit Nachdruck die These vertreten, daß es keine logische Unterscheidung zwischen Leib und Seele, Geistigem und Körperlichem gibt. Es wird angenommen, daß die komplexe Neurophysiologie von Stimmung, Trieb und Intellekt sich von der übrigen Physiologie nur im Komplexitätsgrad unterscheidet, aber nicht in der Qualität. Und wiederum Einteilungen von medizinischen Disziplinen in Physiologie, Neurologie, Innerer Medizin, Psychiatrie und Psychologie mögen geeignet sein für akademischen Gebrauch, aber biologisch und philosophisch haben diese Unterscheidungen keine Gültigkeit. Es ist selbstverständlich, daß seelische und körperliche Phänomene sich innerhalb desselben biologischen Systems ereignen und wahrscheinlich zwei Aspekte desselben Prozesses darstellen, und daß seelische Phänomene in ihrer psychologischen Verursachung mit speziellen psychologischen Methoden und physiologische Phänomene in ihrer physischen Verursachung mit den Methoden der Physik und Chemie untersucht werden sollten". Und etwas weiter heißt es: „In Kürze, psychosomatische Medizin ist beides, ein spezielles Feld und ein integrativer Teil von jeder medizinischen Fachrichtung".

Viktor von Weizsäcker, dessen 100. Geburtsbag wir auf der Tagung gedachten, würde es so ausdrücken: „Nichts Organisches hat keinen Sinn, nichts Psychisches hat keinen Leib". Diese, jede Dichotomie überwindende, wahrhaft psychosomatische Einstellung muß jedoch im Hinblick auf das, was sich hier an psychosomatischen Aktivitäten in Klinik, Lehre und Forschung im deutschsprachigen Raum findet, als seltene Ausnahme betrachtet werden und somit als idealtypische Forderung erhalten bleiben.

Die im Einführungsteil wiedergegebenen Beiträge beleuchten die philosophischen (Traugott) und theologischen (Winkler) Aspekte des Krankseins. Dies scheint mir deswegen so wichtig, weil diese Aspekte in der sogenannten Laienätiologie zu Erkrankungen eine große Rolle spielen. So zitiert Viktor von Weizsäcker in Körpergeschehen und Neurose eine Patientin, die in diesem Zusammenhang folgenden markanten Satz prägt: „Was die Schuld für die Seele ist, das ist die Krankheit für den Leib". Erhält in einer solchen Formulierung das Organische nicht einen Sinn, beziehungsweise das Psychische einen Leib? Dies immer wieder nachzuweisen, ist eng mit der Person Viktor von Weizsäckers verbunden, die uns Sternberger aus seinen Erinnerungen lebendig werden läßt. Weizsäckers Bedeutung für die Neurologie wird von Janz am Beispiel des Schwindels und von Scheurle für die Sinnesphysiologie dargestellt.

Im ersten Kapitel über integrative Aspekte in der Psychosomatik werden theoretische und praktische Kooperationsmodelle dargestellt bezogen auf einzelne Krankheitsbilder (Morbus Crohn, Bulimie, sowie bei Patienten mit chronischem Schmerzsyndrom), sowie auf andere medizinische Disziplinen (Dermatologie).

Die Beiträge zur Familientherapie in der Psychosomatik zeigen nun, daß die Familientherapie, die sich ja aus der Behandlung von Schizophrenen entwickelt hat, weil dort die Beziehungsstörungen am augenfälligsten waren, in der Psychosomatik einen festen Platz gefunden hat, weniger als Alternative, mehr als Ergänzung. So gibt es bereits familientherapeutische Aktivitäten in poliklinischen und stationären Settings nicht nur bei Patienten mit Eßstörungen und Colitis, sondern auch beim Umgang mit lebensbedrohender Krankheit. Dabei werden charakteristische familiäre Copingmuster beschrieben. Ein systemischer Ansatz kann auch dann zum Erfolg führen, wenn ein Patient (ohne Familie) systemisch hypothetisch befragt wird, was mir besonders wichtig erscheint für den Klinik- und Praxisalltag, da die Präsenz der Familie häufig nicht nur auf Widerstand, sondern häufig auch auf reale organisatorische Schwierigkeiten stößt. In der Familiendiagnostik wird nicht nur auf das erste Familiengespräch, sondern auch auf Möglichkeiten von Fragebogenmethoden verwiesen.

Es gibt kaum psychosomatische Abteilungen oder Kliniken, die im Umgang mit Patienten, die an psychosomatischen Störungen leiden, auf körperbezogene Therapieverfahren, hier leibnahe Verfahren genannt, verzichten. Die den psychosomatischen Erkrankungen, wie theoretisch angenommen wird, zugrunde liegenden frühen Störungen führen in der Behandlung häufig zu Sprachlosigkeit, die überwunden wird, wenn durch diese Zusatzverfahren der Patient sich seines psychophysiologischen Ausdrucksrepertoires erinnert, das ihm in seiner sprachlosen (präverbalen) Zeit zu überleben half. Die Funktionelle Entspannungstheorie (FE) und die Konzentrative Bewegungstherapie (KBT) haben sich dabei weitgehend durchgesetzt. Die Fruchtbarkeit von gestalterisch therapeutischer Arbeit und Musiktherapie für den psychoanalytischen Umgang mit psychosomatisch erkrankten Patienten wird in einzelnen Beiträgen dargestellt, ebenso wie die Einführung von Meßinstrumenten zur Veränderungsmessung durch diese Verfahren.

Dies leitet über zu dem Kapitel über Evaluation in der Psychotherapie. Dabei wird deutlich, daß diese wichtige Forschungsrichtung sich von dem Legitimationsdruck befreit hat, der ihr anfänglich anhaftete. Dabei zeigt sich einerseits, daß die Meßinstrumente sich sehr verfeinert haben und andererseits, daß die Tabuzone, die Untersuchungen von Therapeuten-Variablen verhinderte, sich aufzulösen beginnt, so daß die intersubjektive Beziehungsebene zwischen Arzt und Patient, auf die sich Prognose und Indikationsentscheidungen gründen, zumindest teilweise transparent gemacht werden kann. Die Psychotherapieergebnisforschung hat sicherlich zu lange darunter gelitten, daß das, was gemessen wurde, zu global formuliert war. Die Individuumzentrierte Therapiefestlegung (Goal Attainment Scaling) wirkt dem ebenso entgegen, wie die Erweiterung von singulären Ergebniskriterien zu einem multiplen Ergebniskriterienset. Die Zeitstabilität etwaiger erzielter Veränderungen ist ebenso Thema, wie die sich aus der Partnerschaft ableitenden Prognosekriterien. Die routinemäßige Einführung einer quantitativen Psychotherapieerfolgskontrolle in den klinischen Alltag kündigt eine wünschenswerte Entwicklung an.

Ein traditionell wichtiger Forschungszweig in der Psychosomatik, nämlich die Psychophysiologie, hat sich schwerpunktmäßig an Psychologische Institute verlagert, aus denen in unserem Land die Hauptuntersuchungen kommen. Hier wird über differente biochemische und psychophysische Reaktionsmuster berichtet bei normotonen und hypertonen Patienten unter standardisierten Streßbedingungen. Daneben werden empirisch untermauerte lerntheoretische Entstehungsmodelle der Hypertonie beschrieben unter besonderer Berücksichtigung des Zusammenhanges zwischen Schmerzperzeption und der Schwelle für den Barorezeptoren-Depressor-Reflex. Eine vergleichende Untersuchung von Patienten mit Herzangstsyndrom mit und ohne Mitralklappenprolaps sowie zwei Beiträge, die die therapeutische Seite bei funktionellen Herz-Kreislauf-Störungen durch Biofeedback und bei Patienten nach einem Herzinfarkt durch einen integrativen stationären Rehabilitationsansatz thematisieren, beschließen dieses Kapitel.

Im letzten Kapitel kommen zunächst freie Beiträge zu analytischen Themen, wie die Revision der Konversionstheorie durch Ferenczi, Rank und Deutsch, zu analytischen Affekttheorien, zur inneren Objektwelt psychosomatischer Patienten und zu den Grenzen und Möglichkeiten stationärer psychoanalytischer Behandlung zur Darstellung. Die Verhaltenstherapie wird unter dem Aspekt der Selbsterfahrung und der differentiellen Indikation bei verschiedenen psychosomatischen Störungen abgehandelt. Psychotherapeutische Ansätze bei ausgewählten Krankheitsbildern, wie bei Alopecia universalis, retrobulbärer Neuritis sowie sexuellen Dysfunktionen bei Frauen, werden mit konkreten Erfahrungen mitgeteilt. Dem schwierigen Problem der psychischen Belastung bei Krebspatienten während einer Strahlentherapie widmet sich eine Untersuchung.Deiterhin wird in diesem Kapitel noch über ein Rehabilitationsmodell bei jungen psychotischen Problempatienten berichtet, sowie über den theoretisch wichtigen Befund, daß Körperbeschwerden als Restitutionsversuch versehrter Identität dienen können.

Dieser kursorische Leitfaden durch den Inhalt gibt einen Einblick in die Vielfalt dessen, was an psychosomatischer Arbeit in Praxis, Klinik und Forschung im deutschen Sprachraum gegenwärtig geleistet wird. Dabei wird, so hoffe ich, das eingangs von Alexander zitierte Zitat deutlich, daß psychosomatische Medizin nämlich beides, ein spezielles Feld und ein integrativer Teil von jeder medizinischen Fachrichtung werden sollte. Ich hoffe, daß der an psychosomatischer Arbeit interessierte Leser bei der Lektüre eine Weiterführung und Vertiefung der ihn bedrängenden Fragen erfährt und neue Beantwortungsmöglichkeiten alter Fragen.

Abschließend möchte ich danken, zunächst meiner Sekretärin, Frau Hemberger, die mir bei den organisatorischen Vorbereitungen eine wertvolle Hilfe war, dann den zahlreichen Autoren für die zügige Bearbeitung ihrer Manuskripte, weiterhin dem Springer-Verlag für das Copyediting und die ebenfalls zügige Bearbeitung, so daß dieses Buch in weniger als einem Jahr nach dem Kongreß erscheinen kann. Mein letzter Dank gilt der Karlsruher Sanatorium AG, die durch einen substantiellen Druckkostenzuschuß den Preis aus astronomischer Höhe in erschwingliche Zonen gebracht hat, und damit die Verbreitung ermöglicht, die dem inhaltlichen Anliegen dieses Bandes angemessen und dienlich ist.

Heidelberg, November 1986                                    Friedhelm Lamprecht

# Inhaltsverzeichnis

## Familientherapie in der Psychosomatik

## Leibnahe Verfahren in der Psychotherapie psychosomatisch Kranker

## Evaluation in der Psychotherapie

## Psychophysiologische Aspekte bei Herz-Kreislauf-Erkrankungen

**Freie Vorträge**

# Adressen der erstgenannten Beitragsautoren

*Balck, F. B., Dr. med., Akad. Rat*
Abteilung für Psychosomatik und Klinik für
Psychiatrie, Medizinische Universität zu
Lübeck, Ratzeburger Allee 160, D-2400 Lübeck

*Bassler, M., Dr. med.*
Klinik und Poliklinik für psychosomatische
Medizin und Psychotherapie der
Universitätskliniken Mainz,
Langenbeckstraße 1, D-6500 Mainz

*Bechter, K., Dr. med.*
Bezirkskrankenhaus Günzburg,
Ludwig-Heilmeyer-Straße 2,
D-8870 Günzburg an der Donau

*Becker, H., Prof.-Doz., Dr. med.*
Klinikum der Universität Heidelberg,
Psychosomatische Klinik, Thibautstraße 2,
D-6900 Heidelberg 1

*Becker, S., Dipl.-Psych.*
Psychosomatische Klinik und Hautklinik
der Universität Heidelberg, Thibautstraße 2,
D-6900 Heidelberg 1

*Bernhard, P., Dr. med., Chefarzt*
Psychosomatische Klinik Schömberg,
Dr. Schröder-Weg 12,
D-7542 Schömberg/Calw

*Brinkmann, W., Dr. med., Internist*
Psychotherapie, Elisabethstraße 11,
D-8000 München 40

*Buhl, R., Dr. med.*
Abteilung für Psychosomatik,
Medizinische Hochschule Hannover,
Konstanty-Gutschow-Straße 8,
D-3000 Hannover 61

*Cierpka, M., Dr. med.*
Abteilung für Psychotherapie,
Universitäts-Klinikum Ulm,
Am Hochsträß 8, D-7900 Ulm

*Eberspächer, H. E., Dipl.-Psych.*
Ergotherapie, Lehrtherapeut für FE,
Heckenweg 15, D-7300 Esslingen

*Eisenack, P., Dr. med., Dipl.-Psych.*
Psychosomatische Klinik Windach,
D-8911 Windach am Ammersee

*Ernst, R., Dipl.-Psych.*
Zentrum für psychosomatische Medizin
an der Justus-Liebig-Universität Gießen,
Friedrichstraße 36, D-6300 Gießen

*Fuchs, M.*
Nachtigallenweg 6, D-8520 Erlangen

*Fürmaier, A. M., Dr. med.*
Klinik St. Irmingard, Osternacher Straße 103,
D-8210 Prien am Chiemsee

*Grande, T., Dipl.-Psych.*
Klinikum Charlottenburg der Freien
Universität Berlin, Abteilung für
Psychotherapie und psychosomatische
Medizin, Spandauer Damm 130,
D-1000 Berlin 19

*Grünzig, H.-J., Dr. med.*
Universitäts-Klinikum Ulm, Abteilung für
Psychotherapie, Am Hochsträß 8, D-7900 Ulm

*Haag, G., Prof. Dr. med., Dipl.-Psych.*
Abteilung für Rehabilitationspsychologie,
Psychologisches Institut der Universität
Freiburg, Belfortstraße 16, D-7800 Freiburg

*Häuser, W., Dr. med.*
Institut für klinische Psychotherapie,
Universitätskliniken, D-6650 Homburg/Saar

*Hickmann B., Therapeutin für KBT*
Psychosomatische Klinik Schömberg,
Dr. Schröder-Weg 12,
D-7542 Schömberg/Calw

*Holl, H., Sozialarbeiterin*
Abteilung für Psychosomatik,
Universitäts-Klinikum Ulm, Steinhövelstraße 9,
D-7900 Ulm

*Jantschek, G., Dr. med., Oberarzt*
Medizinische Universität zu Lübeck, Klinik
für Psychosomatik und Psychotherapie,
Ratzeburger Allee 160, D-2400 Lübeck 1

*Janus, L., Dr. med.*
Hirtenaue 36,
D-6900 Heidelberg-Ziegelhausen

*Janz, D., Prof. Dr. med.*
Abteilung für Neurologie, Klinikum
Charlottenburg der Freien Universität Berlin,
Spandauer Damm 130, D-1000 Berlin 19

*Johnen, R., Dr. med., Internist, Chefarzt*
Psychosomatische Klinik Schömberg,
Dr. Schröder-Weg 12,
D-7542 Schömberg/Calw

*Koch, L., Motopädin,*
Therapeutin für KBT
Bei der Fruchtschranne 2, D-7400 Tübingen

*Kordy, H.*
Psychosomatische Klinik der Universität
Heidelberg, Thibautstraße 2,
D-6900 Heidelberg 1

*Kröber, H.-L., Dr. med.*
Psychiatrische Universitätsklinik, Voßstraße 4,
D-6900 Heidelberg

*Künsebeck, H. W., Dr. med.*
Abteilung für Psychosomatik,
Zentrum für psychologische Medizin,
Medizinische Hochschule Hannover,
Konstanty-Gutschow-Straße 8,
D-3000 Hannover 61

*Lamprecht, F., Prof. Dr. med.*
apl. Prof. der Freien Universität Berlin,
Ärztlicher Direktor der Psychosomatischen
Klinik Schömberg, Dr. Schröder-Weg 12,
D-7542 Schömberg/Calw

*Lang, M., Dr. med., Oberarzt*
Psychosomatische Abteilung, Klinik
St. Irmingard, Osternacher Straße 103,
D-8210 Prien am Chiemsee

*Larbig, W., Priv.-Doz., Dr. med.*
Psychologisches Institut, Arbeitsbereich für
klinische und physiologische Psychologie
der Universität Tübingen, Gartenstraße 29,
D-7400 Tübingen

*Möhring, P., Dr. med.*
Zentrum für psychosomatische Medizin,
Universitätsklinikum Gießen,
Friedrichstraße 28, D-6300 Gießen

*Netter, P., Prof. Dr. Dr. med.*
Fachbereich 06 Psychologie,
Justus-Liebig-Universität Gießen,
Otto-Behagel-Straße 10, D-6300 Gießen

*Paar, G., Dr. med.*
Klinik für Psychotherapie und Psychosomatik,
Rheinische Landes- und Hochschulklinik,
Hufelandstraße 55, D-4300 Essen

*Perinelli, K., Dipl.-Psych.*
Abteilung für Psychotherapie und
Psychosomatik, Universitäts-Klinikum
Frankfurt, Theodor-Stern-Kai 7,
D-6000 Frankfurt am Main 71

*Plassmann, R., Dr. med.*
Klinik am Hainberg, Ludwig-Braun-Straße 32,
D-6430 Bad Hersfeld

*Porsch, U., Dipl.-Psych.*
Klinikum Charlottenburg der Freien
Universität Berlin, Abteilung für
Psychotherapie und psychosomatische
Medizin, Spandauer Damm 130,
D-1000 Berlin 19

*Riehl, A., Dipl.-Psych.*
Abteilung für psychosoziale Medizin am
Universitätsspital Zürich, Culmannstraße 8,
CH-8091 Zürich

*Rudolf, G., Prof. Dr. med.*
Universitätsklinikum Charlottenburg,
Psychiatrische Klinik, Abteilung für
Psychotherapie und psychosomatische
Medizin, Spandauer Damm 130,
D-1000 Berlin 19

*Rüddel, H., Dr. med.*
Medizinische Universitätsklinik,
D-5300 Bonn/Venusberg

*Scheurle, H. J., Dr. med.*
Erlenweg 11, D-7321 Gammelshausen

*Scheytt, N.*
Klinik für Psychotherapie und Psychosomatik,
Rheinische Landes- und Hochschulklinik,
Hufelandstraße 55, D-4300 Essen

*Schmidt, J., Dipl.-Psych.*
Psychosomatische Klinik Schömberg,
Dr. Schröder-Weg 12,
D-7542 Schömberg/Calw

*Schmitz, B., Dr. med.*, Leitender Psychologe
Psychosomatische Fachklinik Bad Dürkheim,
Kurbrunnenstraße 12, D-6702 Bad Dürkheim

*Schonecke, O. W., Dr. med., Dipl.-Psych.*
Psychosomatische Abteilung der
Universitäts-Klinik Köln,
Joseph-Stelzmann-Straße 9, D-5000 Köln 41

*Schultz-Zehden, W., Dr. med.*
Mehringdamm 40, D-1000 Berlin 61

*Schütz, R., Dr. med.*, Ärztliche Direktorin
Psychosomatische Klinik
Bad Neustadt, Salzburger Leite 1,
D-8740 Bad Neustadt an der Saale

*Schwab, R., Dr. med.*
Schmerzambulanz, Institut für Anästhesie,
Universitäts-Klinik Mainz,
Langenbeckstraße 1, D-6500 Mainz

*Schwarz, D., Dr. med., Chefarzt*
Psychosomatische Klinik Windach,
D-8911 Windach am Ammersee

*Simon, F., Dr. med.*
Psychosomatische Klinik – Psychoanalytische
Grundlagenforschung und Familientherapie –
Universitätsklinikum Heidelberg,
Mönchhofstraße 15a, D-6900 Heidelberg

*Söllner, W., Dr. med.*
Ordinariat für medizinische Psychologie und
Psychotherapie der Universität Innsbruck,
Sonnenburgstraße 16/III, A-6020 Innsbruck

*Spieler, K.-H., Dr. phil., Dipl.-Psych.*
Klinik für Psychotherapie und Psychosomatik,
Rheinische Landes- und Hochschulklinik,
Hufelandstraße 55, D-4300 Essen 1

*Steinert, H.,*
Wissenschaftlicher Assistent
Institut für klinische Strahlenkunde, Abteilung
für Strahlentherapie, Universitäts-Klinikum
Mainz, Langenbeckstraße 1, D-6500 Mainz

*Sternberger, D., Dr. phil. Dr. h. c. Dr. phil. h. c.*
Professor emeritus an der Universität
Heidelberg, Rosenhöhe – Schindelhaus,
D-5100 Darmstadt

*Sulz, S., Dr. med. Dr. phil.*
Institut für medizinische Psychologie und
Psychotherapie der Technischen Universität
München, Langerstraße 3, D-8000 München 80

*Traugott, E., Dr. phil.*
An der Schwedenschanze 43,
D-8500 Nürnberg-Weiherhaus

*Trierweiler, A., Dipl.-Psych.*
Psychosomatische Fachklinik Bad Dürkheim,
Kurbrunnenstraße 12, D-6702 Bad Dürkheim

*Volk, W., Dr. med.*
Forschungsstelle für Psychotherapie,
Christian-Belser-Straße 79 a,
D-7000 Stuttgart 70

*Weis, J., Dr. med.*
Abteilung für Rehabilitationspsychologie,
Psychologisches Institut der Universität
Freiburg, Belfortstraße 16, D-7800 Freiburg

*Weiss, T., Dr. med.*
Psychosomatische Klinik der Universität
Heidelberg, Thibautstraße 2,
D-6900 Heidelberg 1

*Weyer, G., Prof. Dr. med.*
Universität Bayreuth, Lehrstuhl für
Psychologie, Postfach 3008, D-8580 Bayreuth

*Willenberg, H., Dr. med.*
Klinik für psychosomatische Medizin und
Psychotherapie am Klinikum der Universität
Mainz, Langenbeckstraße 1, D-6500 Mainz

*Winkler, K., Prof. Dr.*
Brabeckstraße 78, D-3000 Hannover 71

*Wirsching, M., Prof. Dr. med.*
Medizinisches Zentrum für psychosomatische
Medizin, Klinik für Psychosomatik und
Psychotherapie, Friedrichstraße 28,
D-6300 Gießen

# Einführung

# „Das bin ich auch!"
## Meditationen über das psychophysische Mysterium

E. Traugott

So menschlich, wie wir nun einmal alle sind, verfallen wir heute ja auch leicht der Versuchung, als Wissenschaftler unsere eigene Wissenschaft mit einer Philosophie zu krönen und umgekehrt unsere eigene Philosophie mit einer eben passend erscheinenden Wissenschaft als Beleg und Bestärkung auszubauen. Beim Lesen meines Beitrags dürfen Sie, glaube ich, ganz sicher sein, daß ich – abgesehen von einem bescheidenen Studium der Psychologie bei Karl Bühler im Wien der 30er Jahre und seiner Fortsetzung mit meinen allgemeinen Studien – doch keinerlei andere Zuständigkeit für die Medizin als Wissenschaft in Anspruch nehme als die eben „passive" des „Patienten" mit seinem Gedächtnis und seiner Reflexion. Auch nehme ich meinerseits kein anderes Interesse als ein allgemein-menschlich-philosophisches in Anspruch, das ich freilich zeit meines Lebens verfolgt habe und das mir am Ende wohl auch mit meinem letzten Buch jetzt die freundliche Einladung in Ihre Gesellschaft einbrachte.

Nun will ich hier aber nicht übergehen, welches Ereignis es doch für die Medizin unsrer Jahre darstellte, als sie eben in unserem Jahrhundert das philosophische Urthema, Psyche und Soma, Seele und Leib, Subjekt und Objekt, Bewußtsein und Gegenstand, auch für ihre eigenen Zwecke aufgriff, wozu sie auch durch einen gewissen totalen und absoluten Objektivismus vorher gedrängt worden war. So mußte man aber auch erst die Erfahrung machen, daß zu diesem psychosomatischen Urthema mehrere Wege, ja womöglich für jeden ein eigener Weg führte, dessen Ziel sich dann freilich auch einem jeden so verschieden darstellte, wie sich ein jeder Berg für seinen Besteiger anders darstellt, wenn er ihn von verschiedenen Seiten her angeht.

Freilich wird man sich wohl auch sagen müssen, daß der unüberbrückbare Abgrund und die unaufhebbare Polarität zwischen Subjekt und Objekt in unseren Tagen doch auch einem Ritt über den Bodensee gleicht, wenn man nämlich die Objektivität in unserer Umgangssprache als eine Art Synonym für Wahrheit und Wissenschaftlichkeit schlechthin und die Subjektivität für ein ziemlich beliebiges und privates Unmaßgebliches ansieht, das dabei gar nicht merkt, daß es das von ihm so gerne gebrauchte „Nur-Subjektive" doch gar nicht gibt, sondern daß es – im Ernste bedacht – gar kein Objekt ohne ein Subjekt und kein Subjekt ohne ein Objekt, keine Erkenntnis ohne Bewußtsein und kein Bewußtsein ohne Erkenntnis gibt, auch keine Wissenschaft ohne Gegenstand, aber noch weniger eine, welche nicht doch erst von forschenden Subjekten betrieben würde.

Damit kommen wir auch schon dem am nächsten, was den unmittelbarsten existentiellen Bezug für uns hat, und zwar am allermeisten mit dem, was nicht nur uns selbst so nahe kommt, daß wir es stets mit uns selbst verwechseln, sondern auch mit jenem Subjekt-Objekt-Spalt, der uns hier beschäftigt. Das ist nämlich unser Leib. Sein Doppelcharakter scheint sich auch oft im Alternieren unseres Sprachgebrauchs zwischen Sein und Haben zu zeigen, wenn wir unseren Leib ins Gespräch bringen. Ich kann zwar ohne Bedenken sagen, daß ich eine verletzte Hand, eine gerade Nase oder auch noch einen Blinddarm habe. Doch ich kann noch viel selbstverständlicher sagen: „Das bin ich!", wenn mich jemand im Finstern an der Hand berührt. Auch kann ich vor meiner Blinddarmoperation sehr wohl sagen, daß *ich* operiert wurde. – Ich sage ja auch: „Ich schlafe oder ich atme", obwohl ich mir meines Schlafes und Atems doch stets nur vorübergehend bewußt bin. Wieviels ist hier in den Sprachen auch schwimmend und wechselnd! Ich kann sogar sagen: „Ich verdaue", weil mir der volle Leib als Folge meiner Mahlzeit bewußt wird. Doch gibt es kein aktives Verbum, das ich in der ersten Person für meinen Herzschlag gebrauchen könnte. Allerdings zaudere ich auch nicht, meinen eigenen Tod im Futurum anzusprechen: „Dann werde ich tot sein." – Doch habe ich wohl ein Gefühl dafür, daß mich solche Tests keinesfalls zu einer Diktatur des Sprachgebrauchs herausfordern dürfen, dies oder jenes sei falsch oder richtig gesagt, sondern vielmehr zu einer Art von anthropologischer Aufnahme unserer Sprache, die wir ja auch nicht *machen,* sondern nur *lernen* können, und die ja eben daher auch ein Schatzhaus der Geistesgeschichte ist.

Am bedeutsamsten an einer solchen Betrachtung ist aber doch wahrscheinlich der Umstand, daß wir mit unserem Leib doch gerade an jenen Ort geraten sind, an dem wir dem, was wir bisher den Spalt, den Riß, die Kluft, den Abgrund zwischen Subjekt und Objekt genannt haben, am allernächsten kommen. Allerdings auch nicht so, daß er dort etwa überbrückt werden könnte, sondern viel eher so, daß wir die Unmöglichkeit einer solchen Überbrückung eben hier als kontingent, als „nun einmal da", erkennen.

Ich kann meine eigene Leiblichkeit dabei um so leichter als bloße Körperlichkeit betrachten, je weniger ich mich von ihr im Ernste betroffen, beglückt oder bedroht fühle. Wenn ich mir die Nägel schneide oder dem Friseur meinen Haarschnitt angebe, mögen natürlich auch gewisse Momente des Geschmacks, des Behagens, der Sauberkeit, des Erscheinens vor Dritten, existenziellen Bezug haben und zwischen Sein und Haben schwanken. Das verschwindet jedoch als geringfügig in dem Augenblick, in dem ich an meinem Leibe eine gewisse Schwellung mit der Sorge betaste, sie könnte ein Karzinom anzeigen. Dann springt nämlich der objektive Befund wie ein Blitz über die sonst so unübersteigliche Haaresbreite der Subjekt-Objekt-Gabelung, die eben doch ganz offenbar in meinem eigenen Leibe gelegen ist. Dieser Leib ist dabei nicht nur Gegenstand meiner Untersuchung und Disposition, sondern der Leib – das bin ich auch selbst. Genauso wie auch ein Blick, ein Lächeln, ein Zucken an ihm, das ohne mein Zutun meine eigene Verfassung verrät, ich selbst bin.

Dies legt dann natürlich die Vorstellung nahe, die zwar stets wieder, aber nicht immer, also auch an vielen Stellen, aber nicht überall, auftritt. Die nämlich, daß irgendetwas, mein Ich, meine Seele, mein Geist, in diesem Leib drinnen sei, das sich seiner bedient, ihn dirigiert und ihn wie eine Klaviatur beherrscht, vor allem aber mit ihm zu handeln, zu sprechen, zu tanzen, zu deuten vermag.

Mag dieser Leib aber auch so bedingt, begrenzt, beschränkt, so anfällig und exponiert, so verwirrend und irreführend wie immer scheinen, so ist dennoch nichts von dem, was wir überhaupt zu erfahren vermögen, ohne ihn vorstellbar. Der Einzelne und sein All sind dann selbst ein und alles. Doch versteht sich auch von selbst, daß wir an dieser vorgerückten transzendentalen Stelle der Betrachtung unseres Leibes keinem Rückfall mehr ausgesetzt sein dürfen, ihn etwa zwischendurch wieder als bloßen Körper oder gar als bloße Maschine betrachten dürfen, wie das Monod in seinem Buch *Zufall und Notwendigkeit* (S. 139) tut, wo er schreibt: „Die Zelle ist sehr wohl eine Maschine."

Kehren wir so aber zu unserer These zurück, daß die unausweichliche Gabelung unsres Erkennens in unserem Leib liegt, dann stoßen wir damit auch unausweichlich auf die andere Frage, was dieser Leib denn überhaupt sei, wenn wir an ihm von allem absehen, was uns an ihm als Körper, Gewebe, Objekt der Anatomie, erscheint. Die Vorstellung, daß der Mensch Leib und Seele, Stoff und Geist sei, ist freilich ein Versuch, über die Urkluft von Subjekt und Objekt, Bewußt-sein und Welt-sein durch eine Art von Addition von beidem hinwegzukommen. Das ist aber vielleicht auch nur eine Art von optischer Täuschung, die so unvermeidlich ist wie die des Himmelsgewölbes über uns und des Kreisens der Sonne um uns.

Ist es aber nicht an der Zeit, in unserem Jahrhundert, das ja zum ersten Mal auch die Rückseite des Mondes sieht, den Gedanken zu wagen, daß sich der Mensch eben nicht aus zwei oder mit Ludwig Klages' verselbstständigten Geist auch drei Elementen zusammensetzt, die ihn erst ausmachen, sondern daß er selbst nur eines ist, das er freilich von zwei oder drei Seiten her anblicken kann, weil er nur auf solche Art ein gespiegeltes und gebrochenes Abbild seiner wirklichen, ganz und gar unüberholbaren Zweiheit von Subjekt und Objekt einfängt. In Wahrheit sind wir aber doch - solang wir uns unser bewußt sind - nichts, was nicht auch Leib an uns wäre, und an unserem Leib ist nichts, was wir nicht auch selbst wären. Der Leib ist kein bloßer Stoff und Körper, die Seele kein bloßer Schatten und „Geist" als Gespenst.

Das hat Otto Köhne in einem Vortrag über meine „Magnetische Welt" vor der „Sokratischen Gesellschaft" mit Zitaten daraus wohl auch kürzer und kompakter zusammengefaßt, als ich es dort tun konnte: „Die Grundbefindlichkeit der menschlichen Existenz stellt ein Ganzes dar, das sich allein weder auf einen subjektiven noch auf einen objektiven Pol beschränken läßt. Es ist vielmehr als ein antinomisch-dialektisches Kraft- und Spannungsfeld zu erkennen ... Der dialektische Charakter unserer Existenz ist also durch und durch Dynamis, ein magnetischer Vorgang, der aus der Spannung gegensätzlicher Pole entspringt. Auch das Ereignis der Wahrheit kommt nur zwischen zwei Polen zustande." - Und vieles spricht heute ja auch dafür, daß die primäre Wirklichkeit der physischen Welt gar nicht mehr die Materie, sondern eher schon die Energie ist.

Und damit kommt wohl auch erst recht die Bedeutung und das Eigengewicht dessen ans Licht, was durch die Wechselwirkung von zwei Polen geschaffen wird. In ihnen gibt es die ineinander verschwimmende, sowohl physische und psychische Abnutzung durch Druck und Spannung ebenso wie auch die Wiederherstellung aus Erfolg, Erholung, Schlaf und Heilung. Doch dafür wird es dann allerdings auch der objektivsten Wissenschaft oder doch auch der offensten und unbestechlichsten Erfahrung, der ältesten wie auch der frühesten, noch instinktiv geschichteten Weisheit bedürfen. So bekommt man nämlich das wieder in seinen Horizont, was einem einerseits wegen der Selbstverständlichkeit aller materiellen Einwirkung beinahe verlorenging, andererseits aber doch als ganz unverhoffter Ausbruch unserer Innerlichkeit in die nur scheinbare Äußerlichkeit unsres Leibes kaum glaubhaft erscheint. Ja, es lockt mich sogar zu sagen, daß Leib und Seele eins und dasselbe seien; aber es zwingt mich jedenfalls auch zu sagen, daß sie bis in ihr Innerstes, bis in die Zellen, doch eine unauflöslich verbundene Einheit sind. Ein einziger Blick in das vertraute Englisch belehrt uns (mit Kluge) auch schon darüber, daß *Life* und Leib desselben Ursprungs sind.

Doch nicht nur mich affizieren äußere Umstände leiblich: als Heilbad oder Pistolenkugel. Auch ich selbst affiziere den Leib: mit langen Spannungszuständen, die ich auf mich nehme (meine Nerven), mit Schicksalsschlägen und Verlusten, die meinen Kreislauf belasten, den ich bisher kaum wahrnahm und an dem ich nun sehr empfindlich leide. Je öfter und stärker mich dergleichen aber betrifft, um so mehr identifiziere ich dann ein Äußeres mit meinem Inneren. Dabei erfahre ich, daß ich das, was ich ja doch erkennen will, nicht einfach nach meinem bloßen Belieben bestimmen kann. Wenn nämlich auch ein ganzes Gebirge unseren Horizont begrenzt, so müssen wir es doch erst besteigen, um unsren Horizont zu erweitern und dann erst zu erfahren: Das bin auch ich!

Daß aber auch die Kultur im Umgang mit Verstorbenen noch nicht den bloßen Stoff der Leiche zur ganz beliebigen Verfügung stellt, erweist ja auch in unseren Tagen ein technisch hochentwickelter Bestattungskult. Seiner nimmt sich auch unsere Literatur noch mit ihrem *„beloved one"* und mit der Tor-Inschrift „Für jede Hoffnung Raum" in Ernst Jüngers später Erzählung *Aladins Problem* an. Der Kult der Kriegsgräber und der des unbekannten Soldaten wie der ganz allgemeinen „Angehörigen" geht mit Millionen und Milliarden von Grab- und Friedhofsbesuchern über die ganze Welt. Sie vor allem bezeugen, daß auch die toten Körper nicht „Nur-Körper", sondern verehrungswürdige Leiber unter den Grabsteinen und Altären und als solche noch immer das sind, was in der Tat das Hauptthema aller höheren Gesittung darstellt, der Gräberbau von den Pyramiden und Felsengräbern über die *Antigone* des Sophokles und die Ming-Gräber bis zur Wiener Kapuzinergruft und den Kremlgräbern. Und sie erweisen sich dann auch dauerhafter als die Häuser und Städte der Lebenden.

Und das gehört eben hier in unseren Zusammenhang als ein stoffgewebter Unsterblichkeits-, Wiedergeburts- und Weiterlebensglaube, der die Weltgeschichte allezeit und allerorten bestimmt hat. Er ist Ahnung und Erinnerung, Begegnung und Bedeutung zugleich, die auch dann noch bleiben, wenn das Bewußtsein erlosch: So verschieden wie die Blätter der Bäume und die Gesichter der Menschen unter sich sind, so sind es auch diese Kulte, die doch in jedem von uns noch da sind.

Sie vermögen noch ein Etwas in uns anzusprechen, das uns im Leben als Leib und Bewußtsein, im Tod als Ahnung und Erinnerung begegnet, die uns auch dann bleiben, wenn wir sie nicht mehr einfach zu objektivieren vermögen, weil ja das, was jenseits unserer eigenen Grenzen liegt, vermutlich noch viel größer ist, als der uns vertraute Eigenbesitz unseres Ich.

Am Ende erkennt man damit ja auch die großen Umschläge des Denkens an der Grenze, die uns immer wieder Aufschlüsse über uns selbst bringen, soweit wir dabei nur das Staunen nicht verlernen. Wenn Nietzsche, dessen pathetischer Atheismus vielleicht ja auch nur ein erster Aufstand gegen den Vater als Pfarrer ist, das Christentum einen „Platonismus fürs Volk" nennt, dann führt dies wohl auch in die noch frühere Mysterienlehre zurück, daß das Soma ein Sema, der Leib ein Grab, sei und erzeugt eben damit ein Spannungsfeld, das nicht nur Platon und Platonismus, sondern weithin auch das Christentum mit seinem Wunder- und Unsterblichkeitsglauben ergriff. Doch wie sehr er auch die höhere Geisteswelt beeinflußte, so hob er doch auch die robuste, breite Volkserfahrung nicht ganz aus den Angeln, daß für unser irdisches Leben doch „Essen und Trinken Leib und Seele zusammenhalte", die freilich immer noch an der Zweiheit festhält, daß der Leib, das Soma, zwar kein Sema, kein Grab, aber doch zusammen mit der Psyche ein Zeugos, ein Gespann sei, von dem der Lateiner dann auch noch fordert, daß eine *„Mens sana in corpore sano"*, „ein gesunder Geist in einem gesunden Leib", gehalten werde.

Dieses Gespann zerbrach aber dann in unserer Zeit mit einem Materialismus, der den Leib eben wirklich nur mehr als Stoff betrachtete und den Geist dabei gleichsam aufgab. Nur dürfen wir uns am Ende unseres eigenen Jahrhundertendes wohl eingestehen, daß dieses Jahrhundert denn doch nicht nur Ideologien, sondern auch tiefere Besinnungen der Phänomenologie von Husserl und Heidegger bis zu Sartre und Merleau-Ponty hervorbrachte, von denen der letzte, Sartres alter Gefährte in den „Temps modernes", am Ende wieder das große, menschliche Staunen lernte, von dem wir weiterdenkend dann auf die Einsicht stießen, daß eben wir, deren Zeitgenossen die bisher so unerreichbare Rückseite des Mondes sahen, doch schließlich auch an die Möglichkeit denken mußten, daß die letzte Wirklichkeit, die uns begegnet, doch keine Zweiheit, sondern ein *„Hen kai Pan"*, ein Ein und Alles, sein könnte, das wir zwar von zwei verschiedenen Seiten her sehen, aber doch auch nur leibhaftig als ein letztes Eines verstehen können. Nicht umsonst kommt auch – um damit Platon doch noch meine Reverenz zu erweisen – von ihm über Kant bis Heidegger und Merleau-Ponty die Einsicht, daß das Sein uns selbst im Innersten betrifft, uns das Seiende aber rings umgibt, – zwar unfaßbar, aber doch denknotwendig; daß aber beides im Letzten doch zusammenstrebt.

Und wenn wir oben vom *Sema* als Grab sprachen, dann ist sein wörtlicher Grundgehalt doch nicht das Tote im Sinne des Leblosen, sondern vielmehr das Zeichen und die Bedeutung, die auf Leben zurückweisen. Vielleicht vernehmen wir diesen Ruf aber auch nirgends deutlicher als eben den an unseren Leib bei seiner Geburt und bei seinem Tod, in seinen Sinnen und in unserem Denken. Darauf hin blickt auch Kant mit seiner Unsterblichkeit aus der Antinomie und alle die, die dem näher kamen; aber auch mit der leiblichen Auferstehung und Erscheinung von Gott, Göttern und Toten. Das alles sind Belege für die Untrennbarkeit von Leib und Seele, wann und wo immer man über unser eigenes Leben hinausstrebt.

Im Grunde haben wir das ja auch schon von jeher gewußt und erfahren, es aber doch auch nach allen Kräften zu verdrängen versucht. Vor allem hat es bei jedermann andere ernstliche Kombinationen ausgelöst als die nächste und einfachste, daß nämlich gewisse materielle Eigenheiten und Prozesse auch psychische Veränderungen, Erhebungen und Belastungen hervorbringen. Die Karies an meinem Zahn etwa irritiert schon den Nerv, und das ist dann auch der Grund meiner Schmerzen, deren Ertragen in Geduld oder Ungeduld dann höchstens auch noch von der Verfassung anderer Nerven abhängt. So geben die Nerven eben immer gerne die Furt ab, an der der Überstieg vom Stoff zum Bewußtsein für unseren Wissenschaftsglauben am leichtesten fällt, und zwar deshalb so leicht, weil er einerseits in einem denn doch etwas komplizierteren Vorgang nicht so genau überblickbar ist und so die Vorstellung zuläßt, daß auch unser Nachdenken über den Hergang und die Empfindung des von ihm ausgelösten Schmerzes doch letzten Endes gar kein so großes Geheimnis, sondern „nur" eine Wirkung, Reizung, Entzündung oder Sekretion sei.

Dabei liegt aber keine kleine Versuchung in dem Umstand, daß die bloße Wahrnehmung eines objektiven Vorgangs für das Subjekt ja doch sonst meist schmerzlos ist, während der leiseste oder auch brennendste Schmerz, den ich – natürlich stets subjektiv – dabei empfinde, doch mich selbst mit größerem oder kleinerem eigenem Entzücken oder Schmerz erfüllt und mir die unausweichliche Vorstellung nahelegt, daß ich beides vielleicht auch selbst erzeugen oder mich von ihm befreien kann, wenn ich mit dieser oder jener Manipulation einen gleichzeitig laufenden objektiven Vorgang in Gang setze, mit dem ich dann Erleichterung oder auch neuen Schmerz empfinde. Das alles ist so selbstverständlich, daß es mir in seiner Erstaunlichkeit und Bedingtheit oft kaum bewußt wird. Wie tausendfach bestritten und widerlegt, so kann sich doch auch niemand ganz von der Vorstellung befreien, daß er in der ihn umgebenden Welt an seinem eigenen Leib mit Ärzten und Heilmitteln doch etwas bewirken kann, was er sich wünscht. Niemand bestreitet es. Doch führt uns der Widerspruch zwischen Gelingen und Scheitern einer jeden solchen Operation schließlich auch zu einer Annahme, die sie dann – wie der Hieb Alexanders den Gordischen Knoten – löst. Das ist nämlich die Annahme, daß die schon immer wieder hervorgehobene Unüberbrückbarkeit zwischen Subjekt und Objekt doch darin den geometrischen Parallelen gleicht, daß diese sich zwar im Endlichen unserer Erfahrung nirgends, dafür im Unendlichen unseres Denkens aber notwendig schneiden.

Und eben das ist ja wohl auch die Formel für die philosophische Crux zwischen dem Seienden, das uns als Objekt und Erscheinung begegnet, und jenem Sein, das uns zwar kaum einmal in der Erfahrung begegnet, doch dafür hinter allem steht, was uns am Seienden für uns selbst bedeutend wird. Beides sind ja auch, wenn man so will, grammatische Formen, in denen die Tiefe unseres Sprechens und Denkens aufleuchtet. Daraus läßt sich dann aber doch kein näher liegender Schluß ziehen als der, daß beide nicht nur untrennbar, sondern im Grunde auch ein und dasselbe sind, – wieder im Gleichnis so wie geometrische Konkaven und geometrische Konvexen, die einerseits von unsrem (subjektiven) Standpunkt aus an demselben (objektiven) Gegenstand ganz unvereinbar sind, sich aber doch mit dem Seitenwechsel unseres eigenen Standpunkts dann als ein und dasselbe erweisen. Wenn wir uns dabei jedoch bewußt bleiben, hier schon im Transzendenten und einer Ahnung seines Widerspruchs zu operieren, dann steigt uns damit auch eine Ahnung davon auf, solcherart in die Richtung des unzugänglichen Mittelpunkts alles philosophischen Denkens auf das Eigentliche alles Seins zu blicken. Und diese Ahnung lädt auch die objektiven Gegenstände unseres Denkens mit der Bedeutung auf, die uns ihnen gegenüber dann eben nicht mehr so gleichgültig läßt, wie es Spiegel und Film den von ihnen wiedergegebenen Gegenständen gegenüber sind.

Zwar ist nicht zu bestreiten, daß die Wissenschaft auch bisher am lebendigen Menschen oft geistige, ja religiöse Impulse des Denkens empfing, doch mischen sich darin die widerstreitenden Strömungen wie die Flüssigkeiten in den hydrodynamischen Prozessen. Dennoch läßt sich der Gedanke einer sozusagen „simultanen

Antinomie" von Subjekt und Objekt jenseits der Wissenschaft gar nicht an- und aussprechen, ohne daß sie sich mit der Erwartung verbindet, sie würden sich mit einer neuen Bedeutung, ja Heiligung der uns selbst eben ganz unabweislich angehenden Objekte verbinden, die uns erst dann wieder leichter zugänglich werden, wenn wir uns dessen erinnern, was seit Aristoteles bereits die Entelechie hieß.

# Macht Religion krank?
## Religion als Tabu oder als symbolische Bearbeitung innerer Konflikte

K. Winkler

## Vorbemerkungen

Religion gehört in unserem Kulturkreis zu den hoch ambivalent besetzten Erlebensbereichen. Nach wie vor ist der einzelne im Laufe seines individuellen Entwicklungsganges hier in der einen oder anderen Form zu Stellungnahmen herausgefordert. Dabei kann sein religiöses oder areligiöses Credo mehr oder weniger emotional besetzt sein. Die institutionalisierten Systeme bieten (nach Niklas Luhmann, 1972, als soziale Teilsysteme im Ganzen der Gesellschaft) Möglichkeiten an, an einer jeweils spezifisch begründeten Lehre zu partizipieren, die „Heil" vermitteln will. Die Rede vom „Seelenheil" entspricht zwar nicht mehr dem modernen Sprachgebrauch! Sie beschreibt aber nach wie vor eine wichtige religiöse Intention: Zwar erscheint die „Psyche" uns Zeitgenossen kaum noch losgelöst von ihrem Gestaltprinzip „Soma" vorstellbar oder gar erfahrbar. Aber in eben diesem psychischen Bereich Ansatzpunkte für eine den (mit Dietrich Rössler, 1962, sogenannten) „ganzen Menschen" betreffende Heilung zu suchen und zu finden, hat eine Tradition, die unsere Kultur- und Geistesgeschichte im eigentlichen geprägt hat. – Genau in dieser Prägung liegt gleichzeitig die Herausforderung. Die Prozesse der Aufklärung, der Emanzipation, der Säkularisierung in bezug auf religiöse Heilsvermittlung lassen transzendent verankertes Heil und empirisch veranlaßte Heilung in ein verdecktes oder offenes, immer wieder aufgehobenes und daraufhin neu forciertes Konkurrenzverhältnis treten. Der Priester und der Arzt – beide sind nicht mehr der Schamane! Ohne deren für die Neuzeit charakteristisches Konkurrenzverhältnis erscheint das Thema „Macht Religion krank?" überhaupt nicht denkbar. In ihm spitzt sich die genannte Ambivalenz gegenüber dem Phänomen „Religion" zu einer Problemanzeige zu, die dazu drängt, grundsätzliche Fragestellungen und Auseinandersetzungen auf sehr konkrete Handlungsvollzüge zu beziehen. Eben diese Bezugsetzung soll im folgenden in 3 Reflexionsgängen und unter 3 Leitsätzen versucht werden.

## Erster Leitsatz

*Die Fragestellung „Macht Religion krank" hat es affektiv in sich! Sie verführt damit zur schnellen bzw. leichten Antwort.*

Soviel läßt sich sachlich feststellen: Der sachliche Umgang mit den Versuchen, intrapsychischen und interpsychischen Konflikten religiös zu begegnen, ist alles andere als selbstverständlich! Sehr schnelle Reaktionen auf die in diesem Bereich aufgeworfenen Fragen liegen immer dann nahe, wenn die Antworten aus einem bestimmten Interesse heraus „von vorn herein" klar sind oder aber klar sein sollen. Die entsprechende Verhaltensweise folgt dem Prinzip der Aufwandsersparnis, wie es Freud als „eine allgemeine Tendenz unseres seelischen Apparats" beschrieben hat (Freud 1909–1913). Die erneute affektive Beteiligung an einem Auseinandersetzungsprozeß erscheint dann als bloßer Wiederholungsmechanismus und damit als sinnlos. Ein Sachbezug wird nicht mehr akzeptiert. Die Fragestellung wird als Infragestellung und damit als Kränkung abgewehrt. Diese Abwehr hat unterschiedliche Formen:

So wird einmal die Möglichkeit, Religion könne krank machen, prinzipiell ausgeschlossen. Immer dort, wo religiöse Ausdrucksformen mit krankhaften Zuständen des Leibes und der Seele zusammengestellt vorzufinden seien, handele es sich gar nicht mehr um Religion im eigentlichen Sinne (in sublimer Form kommt diese Auffassung auch zum Tragen bei Ringel, 1986). Ein Charakteristikum des religiösen Erlebens ist es dann, jedweden Zugriffs verhaltensändernder Therapieverfahren von vornherein entzogen zu sein.

Zum anderen kann die hier an die Religion gestellte Anfrage unter dem umgekehrten Vorzeichen als völlig überholt und deshalb unnötig angesehen werden. Religion ist nicht nur Illusion, sondern bedeutet „die Zerstörung der Sinnlichkeit" schlechthin (Lorenzer 1981). Religion ist also nicht krankmachend, sondern Ausdrucksform eines ungesundes Zustandes. Kränkend ist dabei höchstens die Tatsache, daß sie immer noch und immer neu ins therapeutische Spiel gebracht werden kann. Die Aufgabe und Anstrengung besteht dann darin, religiöse Überzeugungen unter den gegebenen Umständen dennoch tolerant und demokratisch zu behandeln. Sie sind prinzipiell zu überwinden, aber im konkreten Fall als „Privatsache" zu achten. Als eine solche „Privatsache" aber dürften sie sich in der Regel vor dem Zugriff verhaltensändernder Therapieverfahren sicher fühlen.

Aufwandsersparnis im genannten Sinne liegt auch dann vor, wenn sich Vertreter dieser beiden Einstellungen in ideologiebildender Weise und/oder intellektualisierend an vorgefundene Denk- und Erlebensmodelle hinsichtlich des Phänomens „Religion" anlehnen. Die schnelle bzw. leichte Antwort ist dann verbunden mit dem Hinweis auf deren von großen Geistern oder Institutionen vorgelebte oder vorgedachte Plausibilität.

Entweder erfolgt an dieser Stelle die Ineinssetzung von Religion und Weltanschauung im Rahmen einer organisierten Bekenntnisgemeinschaft. Die Frage nach der Wirkungsweise praktizierter Religiosität ist damit in einem alle gesunden und kranken Zustände umfassenden Sinne positiv beantwortet. Das bedeutet faktisch: Auf sie kann im konkreten Falle nicht mehr differenzierend oder gegebenenfalls alternativ reagiert werden.

Oder aber es erfolgt eine schnelle Identifikation mit den Deutungskonzepten einer breitenwirksam gewordenen prinzipiellen Religionskritik. In ihrem Kontext hat neben Feuerbach, dem Theologen und Philosophen, und Marx, dem Gesellschaftswissenschaftler, v.a. Freud als Psychoanalytiker das zeitgenössische Klima geprägt (Wyss 1969, Farner und Post 1972). Im Rahmen seiner Anthropologie reduziert sich Religion auf eine infantile und damit im Laufe des Lebens zunehmend realitätsferne Illusion, auf wirklichkeitsverschleierndes Wunschdenken. Der Verzicht auf diese in der menschheitlichen Geschichte und individuellen Genese verankerten Illusion ist schwer, aber nicht unmöglich. Er gelingt erst „mit der Zeit", wenn nämlich statt eines an frühkindliche Erwartungshaltungen fixierten Gottesbildes der „Gott Logos" die Entwicklung zu kollektivem Erwachsensein vorantreibt (Freud 1925–1931).

Religion und Krankheit haben dann insofern eine Affinität zueinander, als die (Zwangs)neurose zwar mit der Religion universal bzw. kollektiv gelebt werden kann, aber gerade dadurch dem therapeutischen Zugriff entzogen erscheint. Die Frage nach den krankmachenden Wirkfaktoren religiösen „Gebundenseins" wird als Grundsatzfrage bedeutungslos, weil sie längst beantwortet ist. Das bedeutet faktisch: Im konkreten Einzelfall geht es beim Thema „Religion" eigentlich nur um das Hervortreten oder Zurücktreten entwicklungshemmender Infantilismen. Eine entsprechende Schädigung wird vorausgesetzt und nur nach ihrem Stärkegrad unterschieden.

Soviel zu den verschiedenen Möglichkeiten, die Fragestellung des Themas durch schnelle und leichte Antworten abzuwehren. Sollte allerdings die Annahme stimmen, hinter den verschiedenen Formen der Aufwandsersparnis stecke ein ungeklärtes Verhältnis zu hochambivalent besetzten Lebens- und Erlebensanteilen des „ganzen Menschen", so müßte der Vorteil aufgewiesen werden, jene Antworten (wieder) auszusetzen.

### Zweiter Leitsatz

*Es sollte als Frage offen bleiben und als Problem fortgeschrieben werden, ob Religion krank macht oder nicht. Dieses Postulat hängt freilich davon ab, daß religiöses Erleben auch und gerade im therapeutischen Setting „zur Sprache" gebracht werden kann.*

Vom hier vertretenen Deutungsmodell menschlichen Erlebens her sind neurotische Erkrankungen oder eine psychosomatisch erfaßbare Symptomatik nicht verstehbar, ohne daß als Hintergrund ein mehr oder weniger bewußter Ambivalenzkonflikt angenommen ist. In, mit und unter den Ambivalenzspannungen wiederum kommen jene Antinomien (Riemann 1979, Hoffmann 1982) zum Tragen, die das Beziehungserleben des Individuums als eines „zoon politikon" prägen. Als internalisierte Erfahrungsstrukturen repräsentieren sie einmal die Konfliktfähigkeit als solche. Andererseits erscheint im Zusammenhang mit Antinomieerfahrung und Ambivalenzerleben die individuelle Konfliktlösungsmöglichkeit präjudiziert. Sie wird gefördert oder gehemmt – ein Faktum, das sich mehr oder weniger lebenskränkend und in der Folge krankmachend auswirken kann.

In diesem Kontext definieren wir religiöses Erleben formal als basale Kompensationsmöglichkeit gegenüber einer als unabgegrenzt empfundenen existentiellen Bedrohung. Indem diese Grundannahme als Möglichkeit – also konjunktivisch – vorausgesetzt wird, beinhaltet sie konstitutiv das Moment der Kontingenz, d. h. der zufälligen Ereignishaftigkeit (Luhmann 1972). Theologische und philosophische, also jedenfalls weltanschauliche Deutungssysteme haben hier ihren Ansatzpunkt.

Indem aber die genannte basale Kompensationsmöglichkeit sich indikativisch, also erlebnismäßig in erinnerungsfähigen und kommunikablen Vorstellungen und Bildern manifestiert, diese wiederum Symbolcharakter (Scharfenberg 1976) annehmen und mit Ritualverhalten (Erikson 1969) korrespondieren, geschieht Religion im Vollzug. Per definitionem dient dieser Vollzug der Abwehr von erlebter Existenzbedrohung bzw. der entsprechenden Ängste. Die Abwehr hat je nach ihrer Realitätsbezogenheit eine das Individuum tatsächlich schützende oder aber faktisch hemmende Funktion. Sie ist in jedem Falle eine Ich-Leistung. Als solche Ich-Leistung im Rahmen einer doppeldeutigen, aber für jedes Subjekt konstitutiven Anpassungstendenz (im Sinne Heinz Hartmanns, 1970) ist „Religion im Vollzug" psychologisch reflektierbar und empirisch zugängig. Anders gesagt: Religiöses Verhalten ist ein Teil des Gesamtverhaltens, dessen psychogenetisch erworbene Strukturen immer dann zur Debatte stehen, wenn intrapsychische und interpsychische Konflikte und deren krankmachende Folgen therapeutische Maßnahmen erfordern.

Nun ist aber von ausschlaggebender Wichtigkeit, was im Rahmen eben dieser therapeutischen Maßnahmen „zur Sprache" gebracht werden kann und was nicht. Denn das „Zur-Sprache-bringen" des Erlebens überführt agierendes Verhalten in reflektierendes, wobei wir Verhalten (in Anlehnung an Rapaport, 1973) als die strukturierte Gesamtheit der körperlichen, psychischen und geistigen Tätigkeiten eines Menschen auffassen. Agierendes Verhalten hat eine Affinität zu mehr oder weniger bewußten Wiederholungsmechanismen ohne Innovationstendenz. Dem reflektierenden Verhalten eignet eine Affinität zur mehr bewußten Auseinandersetzung mit der gleichbleibenden oder sich ändernden Vorfindlichkeit eines Individuums in wechselnden Situationen. Genau in diesem Kontext aber stellt sich (im Zusammenhang mit der Rollenproblematik) die Frage nach der Identität. Mit ihr geht es (in Anlehnung an Erikson, 1966 und mit Hinweis auf Krappmann, 1975) darum, sich kontinuierlich als ein und derselbe und bei aller notwendigen Angleichung an den Erwartungshorizont der Umwelt dennoch als „einzigartig" vorzufinden.

Die oben herausgestellte Funktion der Religion als Abwehr von Existenzbedrohung erhält hier ihren deutlichen Ambivalenzcharakter. Die Zuschreibung religiöser Traditionselemente durch die Umwelt kann einmal die genannte Individualität (bzw. Einzigartigkeit) unterstreichen, ja (nach Meerwein 1977) erst ermöglichen. Sie ist damit identitätsfördernd. – Sie kann zum anderen (nach Freuds Beschreibungsversuch) die Individualität normativ nivellieren und damit identitätshemmend sein. – In diesem Sinne ist religiöses Erleben basales Erleben und als dieses grundsätzlich doppeldeutig. Es kann zum Nährboden ständiger innerer Konflikte geraten, die das Individuum auf die Dauer kränken. Es kann aber auch Grundlage sein, sich „urvertrauend" (im Sinne Eriksons 1974) vorzufinden und von daher befähigen, der Umwelt selbständig und risikofreudig zu begegnen. – So gesehen hat die Auseinandersetzung mit religiösem Erleben – sei es bezogen auf ein persönlichkeitsspezifisches Credo (Winkler 1982) für oder gegen religiösen Vollzug bzw. Symbolgebrauch – in jedem Falle etwas mit Ambivalenzverarbeitung und daher mit Identitätsbildung zu tun.

Kommt nun der persönlichkeitsspezifische Umgang mit Religion (bzw. mit den religiösen Zuschreibungen innerhalb unseres Kulturkreises) in einem therapeutischen Setting „grundsätzlich" nicht zur Sprache, so wird damit dessen ambivalenter Charakter nicht in die Reflexion einbezogen. So aber bleibt ein konstitutiver Teil der Verhaltens- und Einstellungsprägung von der notwendigen Auseinandersetzung im Konfliktfall ausgeschlossen (Elegeti und Winkler 1984). Die in jedem Einzelfall offene Frage, ob mich mein Religionsvollzug oder mein Entschluß gegen diesen Vollzug krank macht oder gerade gesund erhält, bleibt außer Betracht.

Demgegenüber erscheint es vorteilhaft, die Frage nach konfliktfortschreibenden oder konfliktlösenden Faktoren innerhalb einer Lebensentwicklung auf die individuelle Ausprägung und Genese der religiösen oder areligiösen Einstellung bzw. Weltanschauung auszudehnen. Die nunmehr modifizierte Fragestellung „In welchem Falle macht Religion krank?" läßt dann allerdings nach Kriterien einer möglichst weitgehend ideologiefreien Beurteilung suchen.

**Dritter Leitsatz**

*Im therapeutischen Setting wird der sachgemäße Umgang mit Religion dadurch gefördert, daß die Handhabung des Konzepts „Übertragung - Gegenübertragung" immer weitergehend gelingt, die faktische Erweiterung oder Einengung des Verhaltensspielraums für die Beteiligten konstatierbar wird und der Symbolbegriff eine situative weltanschauliche Neutralität möglich macht.*

Zunächst soll wiederholt werden: Wenn der persönlichkeitsspezifische Umgang mit bleibend offenen Fragen, mit charakterkonstitutivem Ambivalenzerleben zur Identitätsfindung gehört, dann lohnt sich an dieser Stelle therapeutischerseits Aufwand! Wenn in diesem Rahmen Entscheidungsmöglichkeiten entstehen, den tradierten religiösen Vorstellungen jedwedes individuelle Interesse zu entziehen oder aber diese Vorstellungen psychisch in Gebrauch zu nehmen, so wird dieser Tatbestand zur Herausforderung! Läßt doch jede Antwort innerhalb unserer Fragestellung beide Rollenträger im therapeutischen Prozeß, den Therapeuten und den Klienten, weltanschaulich und damit emotional beteiligt sein.

In diesem Kontext erscheinen uns (im Hinblick auf die angestrebte Versachlichung) die Möglichkeiten des psychoanalytischen Konzepts von Übertragung und Gegenübertragung (Laplanche und Pontalis 1975) noch nicht ausgeschöpft. Projektive Identifikationsvorgänge auch dort noch wahrzunehmen, wo identitätsstiftende Überzeugungen zur Debatte und einander gegenüberstehen, erfordert sowohl Mut als auch eine besonders anstrengende Selbstdisziplin. So vorzugehen bringt aber im Bereich konfliktaufhebenden Verstehens deutlichen Zuwachs und Gewinn. Dem falschen Umgang mit weltanschaulichem Verhalten ist so jedenfalls noch am ehesten gewehrt. Dieser liegt neben der schon genannten Tabuisierung religiösen Erlebens in der empiristischen Reduktion eben dieses Erlebens auf benutzbare Handlungsklischees (Lorenzer 1970). Religiöses Denken und Empfinden kann ja auch aus rein pragmatischen Gründen als sog. stabilisierender Faktor unterstützt oder sogar verabreicht werden. - Entgegengesetzt zu diesen Handlungsweisen - der Tabuisierung und der Verabreichung von Religion - erweist sich der Gewinn einer Bearbeitung der religiösen Überzeugung im Rahmen des Übertragungsgeschehens an einem sehr konkreten Punkt: In diesem Beziehungsfeld zeigt sich in aller Regel sehr deutlich und mit aufweisbarer Evidenz, wann und wie durch „religiöses Verhalten" eine Erweiterung oder eine Einengung der psychischen Beweglichkeit und damit des Handlungsspielraums ausgelöst werden.

Dieser wahrnehmbare Faktor kann zum Kriterium für unsere Kernfrage werden, ob „Religion" im Einzelfall krankmachend oder aber ich-stärkend adaptiert wurde bzw. ob Areligiosität einen Mangel oder einen Zuwachs darstellt. Dabei sind Ich-Stärke und innere Selbständigkeit freilich von Ideologieabhängigkeit zu unterscheiden, wie Jeanne Hersch eindrucksvoll herausarbeitet (Hersch 1973). Ideologieabhängigkeit bedeutet in unserem Zusammenhang, daß betonte Religiosität oder betonte Areligiosität zur partiellen Wirklichkeitsausblendung benutzt werden. Faktisch entsteht so ein mehr oder weniger hoher Anteil „ungelebten Lebens" (im Sinne V. v. Weizsäckers, 1947) mit all seinen kränkenden Folgen. Dagegen kann sich der ideologisch wenig behaftete Mensch sehr wohl der tradierten religiösen Symbole bedienen, um sich mit kollektivgültigen Konfliktlösungsmodellen bei angenommener Analogie zwischen der (geglaubten!) Gott-Mensch-Beziehung und der (erfahrbaren!) Mensch-Mitmensch-Beziehung individuell auseinanderzusetzen. Damit wird die Stellungnahme zur symbolischen Verarbeitung von Konflikten freilich für den Therapeuten zu einem Weg zwischen Skylla und Charybdis. Darf er doch unter der Prämisse des Abstinenzprinzips die Bestimmung dessen, welche Art von Wirklichkeit ein Symbol letztendlich vermittelt, weder seiner eigenen Religiosität noch Areligiosität ausliefern! Andererseits kann und darf er aber auch die entsprechende weltanschauliche Deutung seines Klienten nicht einfach stehenlassen. In beiden Fällen wäre das analytisch-kritische Prinzip relativiert.

Vorgeschlagen wird an dieser Stelle deshalb, sich als Therapeut um einen Symbolgebrauch zu bemühen, der statt des kritischen Prinzips die weltanschauliche Deutung von Wirklichkeit situativ relativiert. Ob Symbole Bewußtseinstranszendenz (bzw. unbewußte empirische Wirklichkeit) oder aber Partizipation an einer „jenseitigen" Transzendenz vermitteln, ist damit für die (begrenzte!) Situation der therapeutischen Auseinandersetzung „gleich-gültig" geworden. Daß sowohl Heinz Kohut, 1973, mit seinem Konzept vom „ reifen Narzißmus" als auch Janine Chassequet-Smirgel bei ihren Reflexionen über das „Ich-Ideal" den Transzendenzbegriff in diesem Sinne offenhalten, erscheint als nicht zufällig.

Das bedeutet: Ein kritisches Prinzip und das Prinzip grundsätzlicher Offenheit gegenüber einer sich erst allmählich selbst erschließenden, d.h. zukunftsträchtigen Wirklichkeit müssen sich nicht gegenseitig ausschließen. Anders gesagt: Wirklichkeit bleibt per definitionem immer neu deutbar. Von daher wird die Frage, ob Religion krank mache oder nicht, zur Frage, ob ihr Vollzug (oder Nicht-Vollzug) die adäquate Be-Deutung zunehmender Wirklichkeitserfahrung fortschreibt oder krankmachend verhindert.

### Schlußbemerkung

Es scheint so, als ob die Bearbeitung unseres Themas an „Ort und Stelle", d.h. in der therapeutischen Auseinandersetzung mit verhaltensprägenden Überzeugungen, eine nicht eben selbstverständliche Zumutung beinhaltet. Es ist die Zumutung, mit notwendigen Enttäuschungen und Kränkungen im weltanschaulichen Bereich zu arbeiten, statt diese naheliegenderweise sehr ungeliebten Erlebenselemente aus unsicherer Vorsicht oder angstgesteuerter Rücksicht heraus zu vermeiden. Nur bei dieser Zumutung aber kann die brisante, weil naturgemäß affektiv besetzte Frage „Macht Religion krank?" zu einer jeweils auf Persönlichkeitsaufbau, Konfliktlage und Situation bezogenen Sachfrage werden.

## Literatur

Chassequet-Smirgel J (1981) Das Ichideal. Suhrkamp, Frankfurt

Elgeti R, Winkler K (1984) Die Angst vor Kränkung. Zum therapeutischen Umgang mit ihrer religiösen Verarbeitung. In: Rüger U (Hrsg) Neurotische und reale Angst. Verlag für Medizinische Psychologie im Verlag Vandenhoeck u. Ruprecht, Göttingen, S. 47–56

Erikson EH (1966) Identität und Lebenszyklus. Suhrkamp, Frankfurt

Erikson EH (1969) Die Ontogenese der Ritualisierung. Psyche XXII, S. 481

Erikson EH ($^5$1974) Kindheit und Gesellschaft. Klett, Stuttgart, S. 241 ff

Farner K, Post W (1972) Marxistische Religionskritik. Imbaverlag, Laetare, Freiburg/Stein Nürnberg

Freud S (1909–1913) Formulierungen über die zwei Prinzipien des psychischen Geschehens. In: Gesammelte Werke ($^4$1964), Bd VIII, Fischer, Frankfurt, S. 229 ff., hier S. 234

Freud S (1925–1931) Die Zukunft einer Illusion. In: Gesammelte Werke ($^4$1964), Bd XIV, S. 223 ff., bes. S. 325 f., 366, 373, 377

Hartmann H ($^2$1970) Ich-Psychologie und Anpassungsproblem. Klett, Stuttgart

Hersch J ($^2$1973) Die Ideologie und die Wirklichkeit. Piper, München

Hoffmann SO (1982) Charakter und Neurose. Ansätze zu einer psychoanalytischen Charakterologie, Suhrkamp, Frankfurt

Kohut H (1973) Narzißmus, Suhrkamp, Frankfurt

Krappmann L ($^4$1975) Soziologische Dimensionen der Identität. Klett, Stuttgart

Laplanche J, Pontalis JB ($^2$1975) Das Vokabular der Psychoanalyse. Suhrkamp, Frankfurt, S. 164 f., 550 ff

Lorenzer A (1970) Kritik des psychoanalytischen Symbolbegriffs. Suhrkamp, Frankfurt, S. 93 ff

Lorenzer A (1981) Das Konzil der Buchhalter. Die Zerstörung der Sinnlichkeit. Eine Religionskritik. Europäische Verlagsanstalt, Frankfurt

Luhmann N (1972) Religion als System. Thesen. In: Dahm K-W, Luhmann N, Stoodt D (Hrsg) Religion – System und Sozialisation. Luchterhand, Darmstadt/Neuwied, S. 11 ff

Meerwein F (1977) Neuere Überlegungen zur psychoanalytischen Religionspsychologie. In: Nase E, Scharfenberg J (Hrsg) Psychotherapie und Religion. Wissenschaftliche Buchgesellschaft, Darmstadt, S. 343

Rad M von (1979) Gestaltkreis und medizinische Anthropologie. Das Erbe Viktor von Weizsäckers. In: Die Psychologie des 20. Jahrhunderts, Bd IX. Kindler, Zürich, S. 182–190

Rapaport D ($^3$1973) Die Struktur der psychoanalytischen Theorie. Klett, Stuttgart, S. 43 ff

Riemann F ($^{14}$1979) Grundformen der Angst und die Antinomien des Lebens, Reinhardt, München/Basel

Ringel E (1986) Religionsverlust durch religiöse Erziehung, Freiburg

Rössler D (1962) Der „ganze" Mensch. Vandenhoeck u. Ruprecht, Göttingen

Scharfenberg J (1976) Kommunikation in der Kirche als symbolische Interaktion. In: Becher W (Hrsg) Seelsorgeausbildung. Vandenhoeck u. Ruprecht, Göttingen

Weizsäcker V von (1947) Körpergeschehen und Neurose. Klett, Stuttgart

Winkler K (1982) Das persönlichkeitsspezifische Credo, Wege zum Menschen 34: 159–163

Wyss D (1969) Marx und Freud. Ihr Verhältnis zur modernen Anthropologie. Vandenhoeck & Ruprecht, Göttingen

# Erinnerung an Viktor von Weizsäcker

D. Sternberger

Viktor von Weizsäcker lebte von 1886 bis 1957. Man wird demnächst, am 21. April 1986, der hundertsten Wiederkehr seines Geburtstages gedenken können. Doch ist auch ohne einen solchen chronologischen Anlaß Grund genug vorhanden, seine Gestalt, seine geistige Leistung, seine Bedeutung in der Wissenschaftsgeschichte ins Gedächnis zu rufen. Es scheint, er ist weithin vergessen, und wo nicht geradezu vergessen, so doch nur unbestimmt erinnert, mit einer Aura scheuer Achtung, die wenig Folgen zeitigt. Er steht gleichsam in einer abgelegten Nische. Eine feste Schule hat er nicht gebildet, seine Nachfolge stellte sich in wenigen einzelnen dar, scheint sich bald zu verlieren.

Er war Arzt, Mediziner, Naturphilosoph, ein durchaus eigentümlicher, eigenwüchsiger Denker. Wenn von irgendeinem Geist der Epoche der ersten Jahrhunderthälfte ohne Rückhalt gesagt werden kann, daß er durch Tiefsinn ausgezeichnet sei, so gewiß von ihm. Die meiste Zeit war er Professor in Heidelberg, einige Jahre während des Krieges in Breslau, dann wieder in Heidelberg. Erst in diesen letzten Jahren seiner akademischen Wirksamkeit wurde ihm ein angemessen bezeichneter Lehrstuhl zuteil - für Allgemeine Medizin -, bis dahin war er auf das Fach der Neurologie eingeschränkt geblieben. Wenngleich seine „Klinischen Vorstellungen" im Großen Hörsaal der Heidelberger Ludolf-Krehl-Klinik einen einzigartigen Zauber ausübten und vielen Hörern unvergeßlich geblieben sind, so war es für ihn doch ein später Lebensaugenblick, seine Attitüde hatte etwas Schmerzliches. Immerhin liest man heute im Brockhaus, er habe eine „allgemeine anthropologische Medizin begründet". Der Name ist gewiß zutreffend, er hat eine solche Lehre, eine solche Leib und Seele umgreifende Wissenschaft entworfen, erdacht, erprobt, umkreist: Aber wo ist sie seither geblieben? Zuletzt war es doch eine recht einsame Bemühung, und ein Element von Melancholie ist ihr auch aus diesem Grunde eigen. Oder täuscht uns nur der vergleichende Blick? Ist am Ende inmitten der rastlos und unwiderstehlich fortgehenden naturwissenschaftlichen Medizin mit ihren erdrückenden Erfolgen, mit ihren Apparaten und Medikamenten, ihrer übermächtigen diagnostischen und therapeutischen Technik der Mann, der die „Einführung des Subjekts" gelehrt, die biographische Bedeutung der Krankheit ergründet, das Geheimnis der Dialektik von Leib und Seele in immer neuen Versuchen, Untersuchungen, Deutungen, Versenkungen berührt hat, ist sein Genie am Ende notwendig einsam geblieben?

**Erste Bekanntschaft**

Man wird nach meiner Legitimation fragen, ein Porträt Viktor von Weizsäckers zu zeichnen. Ich habe nicht Medizin studiert, sondern Philosophie. Dennoch rechne ich ihn zu meinen Lehrern, sogar zu den geliebten. Die erste Bekanntschaft war eigentlich literarischer Art: Im studentischen Zeitungslesesaal in der Augustinergasse fand man die wunderbare Zeitschrift, die Weizsäcker zusammen mit Martin Buber und Joseph Wittig herausgab, und die Lambert Schneider in Berlin mit opulenter Einfachheit herstellte: *Die Kreatur.* Sie hat nur 3 Jahrgänge erlebt, 1927-1929. Es war eine ungewöhnliche Unternehmung: ein Protestant, ein Jude und ein Katholik hatten sich zusammengetan. „Das Gemeinsame war", schrieb Weizsäcker später (1945) im Rückblick, „daß wir die Gemeinschaft in unserer religiösen oder kirchlichen Gemeinde alle verloren hatten: die Gemeinschaft der Gemeinschaftslosen und darum Wissenden." Gleichwohl war ein religiöser Grundton in den Beiträgen zu vernehmen, die in mehrere, auch entlegene Disziplinen reichten, ohne je spezialistisch zu werden oder die wissenschaftliche Zugehörigkeit und Kompetenz auch nur kenntlich zu machen.

Als ich meinen ersten größeren Essay geschrieben hatte, brachte ich das Manuskript kurzer Hand zu Professor von Weizsäcker, er wohnte in der Plöck, schräg gegenüber der Bibliothek und dicht neben Karl Jaspers, der indessen in gewisser Weise sein Antipode gewesen ist. Jaspers' philosophische Grundformel von der „Existenz" war entschieden ethischer Natur, das Reich der Kreatur, der Geschöpflichkeit, zumal das Dunkel des Leibes und der Krankheit war ihm mehr ein Gegenstand des ordnenden Verstandes als ein Mysterium, mehr ein Stoff der Disziplinierung als ein Strudel der Versenkung.

Mein Aufsatz wurde in der *Kreatur* veröffentlicht. Wichtiger wurde die vertrauensvolle Freundschaft, deren Weizsäcker den jungen Mann in der Folge gewürdigt hat. Vier Jahre später, nach meiner Promotion, zog er mich mit einigen anderen heran, sein Projekt einer Analyse des Systems der Sozialversicherung mit dem Ziel ihrer Reform auszuführen. Diese Arbeitsgemeinschaft bestand unter seiner Leitung von 1932 bis 1934. Ihr Schicksal läßt sich aus diesen Daten erahnen. Sie ist gescheitert; die Gruppe wie das Vorhaben wurden durch die nationalsozialistische Machtergreifung zerschlagen. Weizsäcker hat von diesen Bemühungen und von seinen sozialpolitischen Intentionen in dem Buch Rechenschaft gegeben, das er in den Monaten seiner Kriegsgefangenschaft, nach der Flucht aus Breslau, im Frühjahr und Sommer 1945, geschrieben hat, es heißt *Begegnungen und Entscheidungen* und hat teils autobiographischen, teils meditativen Charakter. Es ist ein sehr schönes Buch.

**Soziale Medizin**

Ihren Ausgang nahmen diese sozialpolitischen Interessen Weizsäckers von der Beobachtung gewisser Neurosen. Diese Erscheinungen, sagte er, hätten in den ersten Jahrzehnten des Jahrhunderts und zumal in den 20er Jahren geradezu „den Eindruck einer neuen Volksseuche" gemacht, und „die von der Schulmedizin erzogenen Ärzte" hätten dem Phänomen einigermaßen ratlos gegenübergestanden. Er fand, daß die kausal denkende Medizin das Übel verschlimmerte, indem sie die Patienten in ihrer Krankheit festzuhalten tendiere. Namentlich war es die „Renten-neurose" bei Arbeitern und Angestellten, die Weizsäckers Denken und Forschen in Anspruch nahm; er wehrte sich gegen den vorgeschriebenen Schematismus, an den der akademische Kliniker als Gutachter und Obergutachter gefesselt war. Er prägte den Begriff der Rechtsneurose, denn er fand, daß nicht so sehr das „Begehren" der Rente als das Beharren auf dem Rechtsanspruch die Krankheit fördere, die dessen Grundlage bildete. In einer besonderen Baracke mit 20 Betten untersuchte er mit Assistenten solche Kranken. Trotz seines Mißtrauens gegen den Rechtscharakter des Versicherungssystems – das er später übrigens korrigiert hat – formulierte er seine Grundforderung wiederum in rechtsförmiger Weise: An die Stelle des Rechts auf Rente solle ein Recht auf Behandlung treten. Diese Behandlung wich von der konventionellen Klinik dadurch entscheidend ab, daß das ärztliche Gespräch, die Gemeinschaft unter den Patienten, die Therapie durch Bewegung und Arbeit in den Vordergrund rückten. Auch erkannte er das merkwürdig archaische Moment des Versicherungssystems, die „Beschränkung der Erwerbsfähigkeit" in Prozenten aus-zudrücken, obgleich doch solcher Aufrechnung physischer Mängel nach Art des Talionsprinzips der Vorzeit – da man abgehauene Gliedmaßen, um den Verletzten zu „entschädigen", mit Münzen oder Barren aufwog – im Berufs- und Arbeitsleben keinerlei qualitative Wirklichkeit entspricht. Überhaupt, so meinte er, solle es nicht auf Versicherung, sondern auf Sicherung ankommen, vor allem zunächst der Gesundheit. In der Baracke gab es eindrucksvolle Heilerfolge. Die maßgebliche Publikation war seine Schrift *Soziale Krankheit und soziale Gesundung,* die 1930 erschien. Sie stellt wohl den Anfang und ein Grundbuch dessen dar, was nachmals Sozialmedizin genannt wurde, und diese Pionierleistung sollte jeder kennen und anerkennen, der sich in diesem Felde betätigt oder an der Ausbildung des Fachs ein Verdienst in Anspruch nimmt. In dieser Schrift steht der Satz, daß die Neurose ein Verhalten nicht nur der Person, sondern auch der Gesellschaft ausdrücke, und eben aus dieser Einsicht sind jene Bestrebungen zum Umbau des Systems der Sozialver-sicherung erwachsen, denn diese Einrichtung war es, auf welche der Satz vom Ver-halten der Gesellschaft zielte.

**Die Einführung des Subjekts**

Aber schon hier griff der Gedanke tiefer ein. Es ist nicht nur die Entdeckung der sozialen und institutionellen, auch der intimeren Krankheitsbedingungen von Ehe, Familie, Beruf, Arbeitsplatz oder Mangel eines Arbeitsplatzes, was diese Schrift auszeichnet. Überhaupt erschöpft sich Weizsäckers Bedeutung bei weitem nicht in diesem seinem energischen, wiewohl zuletzt vergeblichen praktischen Zugriff. Ein einziger Satz aus der eben erwähnten Schrift mag die weitere und tiefere Perspek-tive anzeigen, die sich schon hier eröffnete: „Es ist nicht wahr, daß ich objektiv fest-stellen kann, ob ein Mensch Kopfweh hat oder nicht, es ist nicht wahr, daß ich objektiv urteilen kann, ob er deswegen arbeiten kann oder nicht, und es ist nicht wahr, daß ich objektiv wissen kann, ob das Trauma die Ursache dieses Zustandes ist oder nicht." Das ist nicht nur ein Zweifel, das ist eine Absage, und in der gleichsam ketzerhaften Aufrichtigkeit dieses öffentlichen Bekenntnisses kündigt sich an, was er nachmals der Objektivitätsfiktion entgegengesetzt hat: die „Einführung des Subjekts in die Methode der Forschung" (wie es in den *Studien zur Pathogenese* von 1935 heißt).

Das war eine grundstürzende Parole. Aber es war noch nicht alles. Weizsäckers bohrender, doch durchaus sinnlicher Gedanke zielte in das Wesen der Krankheit selbst. Er sah vor sich „eine umfassende Krankheitslehre, die einmal die Trennung in leibliche und seelische Entstehungsweisen überwinden wird". In der Schrift *Ärztliche Fragen* (von 1934) hat er die fundamentale Einsicht, die den Kern einer solchen neuen Krankheitslehre ausmacht, in eine unvergessliche dialektische Formel gebracht: „Nichts Organisches hat keinen Sinn, nichts Psychisches hat keinen Leib." Und es gebe nicht zwei oder drei unterschiedene Sorten von Krankheitsfällen, organisch Kranke, psychisch Kranke und womöglich sozial Kranke, vielmehr träfen diese Momente in der konkreten Krankheit, im konkreten Kranken stets zusammen: „Denn der Mensch in seiner Gemeinschaft und der Mensch mit seinem Ich ist kein anderer wie der Mensch mit seinem Leibe: man kann ihn nicht aufteilen."

Daher forderte er eine Medizin nicht der fachlichen Absonderung, sondern der Zusammenarbeit. Und daraus folgten auch die weisen und übrigens tief christlich geprägten Maximen, die er für das ärztliche Verhalten, für das Verhältnis zwischen Arzt und Krankem aufgestellt – und nach seinen Kräften praktiziert – hat: „Ich kann also den Schmerz dessen, der ihn hat, nicht eigentlich wissen und erkennen", und: „Nicht ergreifen, aber von ihm ergriffen werden!", und: „Hinwendung zum Schmerz des Anderen ist die Sachlichkeit des ärztlichen Berufes." So steht es in dem Band *Arzt und Kranker* (von 1941). Und so stand es ihm wahrhaft ins Gesicht geschrieben, seine Miene war wie geprägt von der Anstrengung einer grübelnden Teilnahme.

### Über Freud hinaus

So bedeutsam gewiß das Werk Freuds (mit dem er noch in Korrespondenz gestanden hat) für Weizsäcker gewesen ist – er hat das nie verleugnet –, so hat er, wie mir scheinen will, doch einen bedeutenden Schritt über Freud hinaus getan, und das ist ein weiterer Grund, an ihn zu erinnern – heute da der Freudianismus (neben und mit dem Marxismus) weithin zu einer beherrschenden oder doch jedenfalls unbezweifelten Weltanschauung geworden ist . Es ist der Schritt von der Psychoanalyse zur „psychophysischen Forschung", wie Weizsäcker seine Intention in einer glänzenden Akademierede 1934 bezeichnet hat, oder auch zur „psychosomatischen" oder schließlich zur „anthropologischen" Medizin. Es ist der Schritt von der kausalen zur dialektischen Betrachtung des Verhältnisses von Leib und Seele, Seele und Leib; denn auch Freud dachte kausal, wenngleich in umgekehrter Richtung als die konventionelle Klinik, eben psychoanalytisch statt physioanalytisch. Weizsäckers Postulat, das Subjekt in die Methode der Forschung – und in die ärztliche Praxis – einzuführen, mag von der Psychoanalyse angeregt oder ermutigt worden sein, aber er ging darauf aus, dieses Prinzip, das aus dem Studium der Neurosen gewonnen war, der ganzen Klinik mitzuteilen und einzuimpfen. In seinen *Studien zur Pathogenese* findet man Beschreibungen von Mandelentzündungen, von Diabetes insipidus und von Herzjagen, und es sind ebensoviele Bemühungen, die psychologische oder, besser gesagt, die lebensgeschichtliche, biographische Bedeutung solcher individuellen Erkrankungen zu ermitteln. Und man findet andererseits die meisterhafte Darstellung einer hysterischen Lähmung, an der umgekehrt gerade das entschieden physische, organische, leibliche Element hervorgekehrt und ernstgenommen ist: „Nichts Organisches hat keinen Sinn, nichts Psychisches hat keinen Leib."

### System und Antisystem

Durchgängig scheint Weizsäckers Denken, seinem Diagnostizieren und Experimentieren ein Trieb innezuwohnen, Differenzen, die die Wissenschaft aus- und festgemacht hat, aufzuheben und gleichsam einzuschmelzen, die Widersprüche etwa zwischen Physiologie und Psychologie, ja zwischen dem Subjekt und seiner Umwelt, nicht zwar aufzuheben, wohl aber in die lebendige Einheit zurückzuführen, aus der sie herrühren und in der sie auch wiederum als Widersprüche angelegt sind. So hat er in demjenigen Buch, das als sein systematisches Hauptwerk gilt, im *Gestaltkreis* (zuerst 1940), eine „Theorie der Einheit von Wahrnehmen und Bewegen" entwickelt, welche abermals, nun aber nicht so sehr aus klinischer Beobachtung, vielmehr vorwiegend aus präzisen Laboratoriumsversuchen hergeleitet, das geheimnisvolle Verhältnis von Leib und Seele zu ergründen bestimmt war. Der Titelbegriff ist eine Metapher, das Bild des Kreises will an die Stelle der einsinnigen Kausalität, der Wirkung entweder des Leibes auf die Seele oder der Seele auf den Leib, und zugleich der Vorstellung vom psychophysischen Parallelismus treten: es meint „eine kreisförmige Ordnung, bei der jedes der beiden Glieder aufs andere wirkt". Weizsäckers Phantasie in der Prägung neuer und immer sinnenhafter Begriffe mutet fast unerschöpflich an, seine Darstellungsweise, sein Stil ist immer kräftig und durchsichtig, ja wie aus geselliger Mündlichkeit hervorgehend, dabei niemals trivial, die Schwierigkeiten des Gegenstandes nie verleugnend. Kein Zweifel, er war ein großer und originaler Schriftsteller, seine Sprache, sein Vokabular hat alle fachterminologische Routine weit hinter sich gelassen, während andrerseits manche philosophische Überlieferung – Leibniz, Schelling – darin eingegangen zu sein scheint.

Es war in ihm aber auch ein heimlicher Widerstand gegen systematische Festlegung überhaupt am Werke, ein Widerhaken inmitten großartiger Produktivität. „Ich freue mich immer, wenn etwas nicht zur Theorie stimmt", schrieb er in seinem Beitrag zu einer privaten Festschrift für Karl Jaspers, er handelt über „das Antilogische" und entstand 1942: es ist ein leise koboldhafter Zug darin, eine untergründige Freude, geistige Sicherheiten einzureißen, auch die eigenen. Und nicht nur die systematischen, sogar die sprachlichen Endgültigkeiten wurden ihm, dem Sprachmeister, zuzeiten unzulänglich, verdächtig und lästig. Immer wieder taucht er in die Beschreibung und Ergründung des einzelnen Krankheitsfalles ein; dann wollte er es als wichtigste Aufgabe klinischer Forschung ansehen, „eine bestimmte Art Krankengeschichten zu schreiben", nämlich Krankengeschichten als Berichte von Lebenskrisen oder von Ereignissen, die „in die schleichende Krise eines ganzen Lebens eingeflochten" sind (so in den *Studien zur Pathogenese*). Der Weg führte zur Erforschung des Leidens selber, von der naturwissenschaftlichen Pathologie zur naturphilosophischen „Pathosophie" – das ist der Titel seines letzten großen

Buches (1956). Darin klingt es partienweise wie ein versunkenes Murmeln oder wie Zungenreden. Es scheint nun, als wäre Krankheit das eigentliche Wesensmerkmal, ja die Bestimmung des Menschen: „Die Vorstellung, daß die Mehrzahl von uns Menschen die längste Zeit ihres Lebens gesund sei, und daß wir nur da und dort und dann und wann krank würden – diese Vorstellung ist leider ganz unzutreffend." Und: „Man versteht das kranke Wesen am besten, wenn man sich das ganze Leben als einen unablässigen Krieg mit der Krankheit vorstellt." Freud erscheint ihm in diesen seinen späten Tagen – „bei großer Wahlverwandtschaft und Verehrung" – doch als ein Sadduzäer, nur und allzusehr auf Erkenntnis und Wissen bedacht. Aber wie sollen wir dann seine, Weizsäckers, eigene Haltung benennen, die auf das Wissen verzichten, doch der Wahrheit des Leidens und des Lebens nur umso näher kommen möchte? Ich glaube nicht, ihm unrecht zu tun, wenn ich ihn – um ebenfalls ein religiöses Urbild anzuführen – im letzten Grunde für einen Mystiker ansehe.

Der so sehr christlichen These von der durchgängigen Krankheit des Menschenwesens korrespondiert sein wissenschaftlich explizierter Glaube, alle Krankheit habe einen Sinn. Ich gestehe, daß mir diese Zuversicht schon damals, um 1930, nicht ganz geheuer war: daß der Zufall, das Zufallende und Zustoßende des Daseins so gar keinen Platz haben, daß alle Kontingenz derart sich auflösen oder einordnen sollte? In der *Pathosophie* finden sich Sätze, die wie Blitze in der Dunkelheit sind. So spricht er von seiner „Lehre, daß der Tod nicht nur etwas schicksalmäßig Empfangenes, sondern noch mehr etwas Gemachtes, also durch dieses Machen seinen Sinn Empfangendes sei". Das ist so kühn, daß es über die Möglichkeiten der Mystik noch hinausgeht, es ist ganz ketzerisch, aufsässig gegen Gott, adamitisch, doch ohne die mindeste Hoffnung auf menschliche Vollkommenheit.

**Amor fati als Melancholie**

Eine heimliche, merkwürdig versonnene Aufsässigkeit gegen das jeweils Geltende machte sich auch bemerklich, als er nach dem Kriege in seiner abgetragenen, der Abzeichen beraubten Uniform nach Heidelberg zurückgekehrt war. Der Sohn Robert war vermißt, der zweite, Eckhard, gefallen – keiner ist zurückgekehrt. Sein Haus, ehedem das Inbild einer glücklichen Familie, war verstümmelt. Ich weiß nicht, ob er auch hier nach einem Sinn geforscht hat, aber ich weiß, daß er tief verletzt war, in der Rede, die Karl Jaspers zur Wiedereröffnung der Medizinischen Fakultät in der Ludolf-Krehl-Klinik hielt, kein Wort über die Gefallenen zu vernehmen. Der Sohn und Enkel von Staatsbeamten und Geistlichen lebte wohl so fest in patriotischer Tradition, daß er auch solche Opfer für pflichtgemäß ansah. Es scheint, er sonderte den Bereich des Kriegsdienstes von demjenigen der Hitlerdiktatur in seinem Inneren völlig ab oder bemühte sich doch, es zu tun. Wie er von dieser dachte, zeigt ein Wort, das ich gleich zu Anfang 1933 im Familienkreis aus seinem Mund gehört habe: „Die Farbwahl ist bezeichnend." Er meinte die Braunhemden, niemand lachte, es war auch dies eine „psychophysische" Einsicht.

Das Verdikt der Kollektivschuldthese hat er für sich in gewissem Sinn angenommen, aber auch verwandelt: Er entsann sich des paradoxen theologischen Begriffs der *„felix culpa",* der glücklichen Schuld, und brauchte ihn mehrfach in Gesprächen. Es war kein Spiel und keine bloße Reminiszenz. Weizsäcker hat von der Erfahrung des *amor fati* die merkwürdige Behauptung aufgestellt, sie könne vom „Gewinner" im Lebensspiel niemals gemacht werden; es ist dies das gerade Gegenteil von Nietzsches Deutung. Und er hat das folgendermaßen erläutert (in einer Schrift mit dem geheimnisvollen Titel *Anonyma,* die 1947 in einem Schweizer Verlag herauskam, sie gibt auf 65 Seiten, in aphoristischer Dichte, eine Essenz seines Forschens und Meditierens): „Die Erfahrung lautet etwa so, daß mein Unglück, mein Schmerz, Schwäche, Schwindel, Schmach, Entbehrung, Krankheit, Tod, Verlust mit Eifersucht als mir gehörig, zu mir gehörend, mit Stolz als Eigentum und Besitz, mit Verachtung als Probe eigener Kraft und Behauptung erlebt werden. Der Fromme erfährt solches als Gottes Wille und Gnade, der Unfromme als große eigene Leidenschaft." Ob er sich selbst auf die Seite der Frommen oder Unfrommen gerechnet hat, ist schwer zu sagen, sicher aber auf die der Verlierer. Es war etwas in ihm, das ihn trieb, ein Verlierer sein zu wollen. Dahin konnte oder mochte ihm wohl kaum jemand folgen.

Es war um diese selbe Zeit, daß er mir einmal den Satz entgegenwarf: „Ach, Sie gehören auch zu den *scientes bonum et malum!*" Es war in seiner Wohnung, die Situation ist mir genau vor Augen geblieben, wie es bei dergleichen Äußerungen geht, die uns betreffen und doch etwas Dunkles behalten, nicht völlig begriffen werden. Auch höre ich noch den Tonfall seiner Stimme, sie war eher leise, zugleich trist und abweisend. Daß er auf meine damalige politisch-publizistische Wirksamkeit anspielte, auf die Gewißheit, eine gerechte und gute Sache zu fördern, war zwar ganz deutlich. Aber was sollte das Zitat aus der lateinischen Version der Geschichte vom Sündenfall eigentlich besagen? Soll die Verführung der Schlange, kann der Sündenfall, wenn es denn einer war, rückgängig gemacht, widerrufen werden? Haben wir denn als Adams Kinder nicht alle vom Baum der Erkenntnis gegessen? Könnten wir ohnedem, ohne Gut und Böse zu unterscheiden, irgend etwas in dieser Welt ordnen? Nach diesem Gespräch trat eine Entfremdung ein, die mir schmerzlich ist. Viktor von Weizsäcker ist in Gram und Krankheit gestorben. Er war ein großer Gelehrter, ein teilnehmender Arzt, ein originaler Denker, ein Denker des Widersprüchlichen, Ergründer des Leidens, und ein Dichter in Begriffen der Sprache, zuweilen am Rande der Sprachlosigkeit. Es ist sehr zu beklagen, daß sein Bild in unserer Zeit so blaß geworden ist.

# Über den Schwindel bei Viktor von Weizsäcker

D. Janz

„Meine Beschäftigung mit der Neurologie beginnt etwa 1917" –, Viktor von Weizsäcker war damals 31 Jahre alt und hatte sich ein Jahr zuvor mit einer Arbeit „Über die Energetik der Muskeln und insbesondere des Herzmuskels" bei Ludolf Krehl in Heidelberg (als Internist also) habilitiert –, „wo ich als Lazarettarzt in Montmedy in einer kleinen Küche meines Privatquartiers begann, Versuche über die Abhängigkeit des Lokalisierens im Raum von der Kopf- und Augenstellung zu machen", so erinnert er sich später im Kapitel „Neurologie" von *Natur und Geist* (1986, S. 56). Seine erste neurologische Visitenkarte gibt er am 7. 5. 1918 im Naturhistorisch-Medizinischen Verein zu Heidelberg mit der Vorstellung eines Kranken ab, der an Menière-Anfällen erkrankt war, an die sich eine dauernde Störung der Raumwahrnehmung angeschlossen hatte (1918). Mit einer systematischen Analyse des optischen Raumsinns am gleichen Fall, die er 1919 in der *Deutschen Zeitschrift für Nervenheilkunde* publiziert, stellt er sich der Zunft der Neurologen vor, die damals allerdings eine kleine Schar gewesen ist. 1920 übernimmt er die Nervenabteilung der Medizinischen Klinik in Heidelberg. Aus dem gleichen Jahr stammt ein allgemein verständlicher enzyklopädischer Aufsatz mit dem Thema *Wir und der Raum,* der diese Beziehung auf allen Ebenen anatomisch, physiologisch, physikalisch und philosophisch traktiert. Auch in den folgenden Jahren üben Störungen der Raumwahrnehmung in Verbindung mit Störungen der motorischen Koordination eine Faszination auf ihn aus (1924, 1931), wohl weil er in der Wahrnehmung des Raums eine grundlegende Sinnesleistung wie in der Erhaltung des Körpergleichgewichts eine grundlegende motorische Leistung gesehen hat, die er im Zuge seiner Studien über den Abbau sensibler Leistungen und seiner Untersuchungen zum Aufbau der Motorik mehr und mehr auf einander zu beziehen sich gezwungen sah. Bis er in Konsequenz der neurophysiologischen Analysen und zeitgeschichtlich in einem später durchaus reflektierten Zusammenhang „mit den zunehmenden politischen Schwankungen in Deutschland" (1954, S. 73) Paul Vogel zu *Untersuchungen über den Schwindel* angeregt hat, deren Ergebnisse, die 1931/32 und 1933 in rascher Folge herauskamen, gewissermaßen zum Experimentum crucis der Gestaltkreistheorie geworden sind, weil sich mit ihnen das Äquivalenzprinzip, d. h. die Möglichkeit einer Stellvertretung von Wahrnehmung und Bewegung, und in gewissem Sinne auch das Drehtürprinzip, d. h. ihrer gegenseitigen Verborgenheit, belegen lassen. Auch ist der Krisenbegriff weitgehend am Beispiel des Schwindels entwickelt, – damit eine Erfahrung vorwegnehmend, die Weizsäcker persönlich gemacht hat. Denn er hat selbst einmal einen Anfall von Menière-Schwindel gehabt, den er in der Pathosophie (1956) sehr dezidiert beschreibt, worauf noch zurückzukommen ist. So zieht sich der Schwindel als wissenschaftliches, ärztliches und persönliches Thema, – man möchte mit seinen eigenen Worten sagen „ontisch und pathisch" – durch seine eigene Biographie. Und wer die leidenschaftlichen Bewegungen seines Denkens und Lebens kennt, wird es auch nicht für Zufall halten, daß sein Denken gegen Ende des *Gestaltkreises* (1940) um „die Krisen und die Selbsterfahrung der Unstetigkeit" kreist.

Zeugnisse der Selbsterfahrung von Leiden und Krankheit durchflechten den Grund unserer Kultur. Dabei denke ich zunächst an die Erfahrungen von Ärzten, die durch gewissenhafte Eigenbeobachtung und Wahrnehmung der Innenseite ihrer Krankheiten zur Ergänzung medizinischer Kenntnisse beigetragen haben, wie etwa in dem bekannten Fall von Parkinsonismus eines Arztes, den Behringer mitgeteilt hat (1948), oder an den Bericht des Kollegen Z. über seine „dreamy states" und epileptischen Anfälle, den wir Jackson verdanken. Jeder erinnert sich an die Beispiele einer literarischen Verdichtung von Selbsterfahrungen durch Schriftsteller, uns am bekanntesten im *Idiot* von Dostojewski, oder auch in *Gullivers Reisen* von Swift, der wie Weizsäcker – und übrigens auch Luther – an einem Morbus Menière gelitten hat. Eine – abgesehen von der religiösen, die ich nur erwähne – besondere Art, aus seinem Leiden nicht nur zu lernen, sondern auch lernen zu lassen, ist schließlich die philosophische der Lebens- oder Existenzphilosophie, d.h. die Weise, die Leidenserfahrung zur Wesensbestimmung menschlicher Existenz konstituiert. Beispiele für diese leidend erfahrene Selbst- und Welterkenntnis sind v.a. Kierkegaard, dessen zentrale Erfahrung die Angst war („Furcht und Zittern", „Der Begriff der Angst") oder Heidegger, bei dem der Begriff der Sorge, und Sartre, bei dem Begriff des Ekels („La nausée") eine nur durch Selbsterfahrung erkenntliche zentrale Rolle in ihrem Denken einnehmen. So ist es auch bei dem zum Beispiel für die Krise schlechthin gewordenen Schwindel bei Weizsäcker, der für ihn nichts weniger als die Einordnung des Subjekts in die Welt bedroht.

Davon ist bei Paul Vogel nicht die Rede. Bei seinen *Studien über den Schwindel* hat er recht einfache Versuche, Drehversuche mit sich selbst und mit Versuchspersonen, gemacht, dabei die motorischen Reaktionen beobachtet, die Wahrnehmung der Versuchspersonen registriert und die Ergebnisse seiner Versuche im Horizont der damals bekannten experimentellen und klinischen Daten „richtig zu lokalisieren und zu beurteilen" (1933) versucht. Dabei kam es ihm auf eine „einheitliche Lehre vom Schwindel" an. In seinem Überblick über die historische Entwicklung des Schwindelproblems unterscheidet er 2 Abschnitte, deren erster durch Purkinje gekennzeichnet ist und der zweite durch die klinischen Beobachtungen Menières (1861), die Experimente von Goltz (1879, zit. nach Vogel 1933) und von Ewald (1910, zit. nach Vogel 1933) und durch die Mach-Breuer-Theorie der Labyrinthfunktion (zit. nach Vogel 1933).

Purkinje (1820, zit. nach Vogel 1933) war von Selbstversuchen ausgegangen, bei denen er sich in gerader Haltung mit offenen Augen eine Zeitlang schnell um sich selber drehte, um dann plötzlich stehen zu bleiben. Danach hielt er die dann wahrnehmbare Scheinbewegung der Umwelt für das Grundphänomen des Schwindels. Als er kurz darauf (1822) von den Experimenten von Flourens (1824, zit. nach Vogel 1933) erfuhr, der nach operativer Entfernung des Kleinhirns beobachtet hatte, daß die Versuchstiere „einen schwankenden, unordentlichen, an Betrunkenheit erinnernden Gang bekamen", hatte er keinen Zweifel daran, daß in diesen Versuchen und in seinen Schwindelexperimenten die gleichen Bewegungsstörungen auftreten. So formulierte er, in dem er die psychophysische Einheit des Schwindels zu erfassen sucht: „Im inneren Sinne erscheint der Schwindel als eine Verwirrung der räumlichen Anschauung durch scheinbare, den Objekten nicht entsprechende Bewegung, äußerlich durch unwillkürlich einseitige Muskelaktionen."

Vogel erläutert, daß Purkinje vom Vitalismus von Darwin (1795, zit. nach Vogel 1933) und von der Goetheschen Farbenlehre beeindruckt war, während die Tradition der Tierversuche von Flourens auf Albrecht von Haller und seine Schüler zurückgehen, „für die die Newtonsche Mechanik das große Erklärungsprinzip organischer Vorgänge" und daher „die Beobachtung vom Bewegungserscheinungen der eigentliche Ausgangspunkt wissenschaftlicher Physiologie war". So wird klar, daß Purkinje versucht hat, „seine heautognostischen Daten ... mit der objektiven Beobachtung von motorischen Störungen zu einer das Erlebnis und die Körperbewegung umfassenden Schwindellehre" zu vereinigen. Die innige Verknüpfung aber von Bewegungskräften und räumlicher Anschauung, wie sie im Schwindel sich zeige, sei im Organismus dadurch gegeben, daß beide Phänomene Lebensäußerungen desselben Organes sind. Als Organ stehe für Purkinje und seine Zeitgenossen das Gehirn im Mittelpunkt der Lehre vom Schwindel, – Schwindel sei gleichsam das Gemeingefühl, das im Kopfe sitzt, wie die Angst in der Brust.

„An der Schwelle des zweiten Abschnittes der Schwindelforschung", in der das Labyrinth zum eigentlichen Organ des Schwindels wird, steht die „Entwicklung von physiologischen Grundvorstellungen", nach denen „der Reflex und die Empfindung die beiden fundamentalen Begriffe sind, ... auf die nach Möglichkeit alle nervösen Leistungen reduziert werden; sie waren in der zweiten Hälfte des vorigen Jahrhunderts die Elemente geworden, nach denen Wahrnehmen und Handeln konstruiert werden sollten. Reflexphysiologie und Sinnesphysiologie entwickelten die Gesetze und Regeln, nach denen dies geschah."

Schlagwortartig verkürzt kam man konsequenterweise dann auch zu einer dualistischen Vorstellung in Form von 2 nebeneinander existierenden Anschauungen: „Der Schwindel ist wesentlich eine Gleichgewichtsstörung, und: Der Schwindel ist wesentlich eine Sinnestäuschung ...

Beide Lehren zerlegen den Schwindelkomplex ... in 2 Hälften, eine subjektive und eine objektive. Je eine wird für die wesentliche gehalten, von der aus die andere als hinzutretende Reaktion oder als von ihr völlig unabhängiger zweiter Bestandteil erscheint" (Vogel 1933). Zwar sei man von der Einheitlichkeit des Schwindelkomplexes überzeugt; doch werde diese vorläufig etwas vage und etwas zu selbstverständlich als Parallelität von Empfindungen und Reflexen aufgefaßt, ohne diese Beziehung ausdrücklich zum Problem zu machen oder sie gar experimentell anzugehen.

„Während die klassische ... Physiologie im allgemeinen mit 2 Variablen rechnet und daher auf einem zweiachsigen Koordinatensystem dargestellt wird", kam es darauf an, „eine dritte Variable einzuführen", – so erläutert Weizsäcker (1986, S. 75 f.) das Versuchsarrangement. „Reflexphysiologisch bestimmt man die Beziehung zwischen Reiz und Reflexbewegung, sinnesphysiologisch die zwischen Reiz und Empfindung; in den Versuchen von Paul Vogel aber sollte jedes Mal ein Zusammengehören von Reiz, Bewegung und Empfindung beobachtet werden, also 3 Bestimmungen" (s. oben). Die Untersuchung beschreibt Vogel (1933) als „Versuche zu Zweien", „nicht nur in dem Sinne, daß der eine Versuchsleiter und der andere Versuchsperson war, sondern vielmehr so, daß das, was der eine erlebte, der andere aber nicht beobachten konnte, und das, was der andere beobachtete, der erste aber nicht erleben konnte, zusammen ausgetauscht und mitgeteilt eine Grunderfahrung ausmachte." So wird die Experimentalsituation identisch mit einer ärztlichen Grundhaltung, denn nur in dieser Weise sich hin und her bewegend zwischen einer Geschichte des Erlebten und dem Protokoll eines Beobachteten gelinge es, psychophysische Vorgänge zu erfassen.

Vogel hat optokinetische Versuche angestellt, bei denen man sich unter ein optisches Drehrad stellt, dessen Inneres mit schwarzen und weißen Streifen austapeziert ist. Fordert man die Versuchsperson (VP) auf, die Streifen anzusehen, während sich das Rad mit einer mittleren Geschwindigkeit dreht (Situation A), spürt sie nach einigen Sekunden ein deutliches Schwindelgefühl, Unbehagen, einen Zug nach der Seite, nach der sich das Rad dreht; sie wird unsicher im Stehen, hat optisch keinen rechten Halt mehr und kann ins Fallen kommen. Dabei sieht man einen ziemlich regelmäßigen Nystagmus und eine Haltungsänderung mit Drehen von Kopf und Rumpf in der Drehrichtung des Rades. Von dieser Veränderung der Körperhaltung merkt die VP „recht wenig"; sie bemerkt auch keine Scheinbewegungen, doch kostet ihr die Aufrechterhaltung der räumlichen Orientierung Mühe.

Läßt man sie nun eine vor die vorüberziehenden Streifen gehaltene kleine Marke fixieren oder durch das Rad hindurch ins Unendliche starren (Situation B), so ändern sich Erlebnis und körperliche Äußerung vollkommen. Die VP sieht, daß die Marke sich entgegen der Drehrichtung des Rades fortbewegt. Mit zunehmender Geschwindigkeit der Bewegung der Marke scheint das Drehrad langsamer zu werden. Alle Gegenstände, die man indirekt sieht, machen meist die Bewegung der Marke mit, und oft ist es so, daß man sich selbst mit dem ganzen umgebenden Raum zu drehen scheint (während das Drehrad stillzustehen scheint). Wenn die feste Blickeinstellung gelingt, verschwindet die oben beschriebene Änderung der Körperhaltung, die VP kann gerade stehen; sie hat keinen Nystagmus. – Der Umschwung der ganzen Situation kann auch spontan eintreten. Die Fixation der Marke ist also nur eine Hilfe, mit der die Gleichgewichtsstörungen zu beheben und das Erlebnis der Scheinbewegung sicher zu erzielen ist.

Bei der Deutung der Ergebnisse geht Vogel davon aus, daß sich in den Versuchen gewissermaßen 2 verschiedene Formen des Schwindels darstellen. Das Auffallende der einen Form sind die Scheinbewegungen, die Veränderung der räumlichen Orientierung, während die andere Form durch das Auftreten von Haltungsänderungen systematischer Art, verbunden mit dem Gefühl des Zuges nach einer Seite, gekennzeichnet ist. Während er sich in betonter Unvoreingenommenheit fragt: Besteht zwischen dem Erlebnis der Scheinbewegung und den motorischen Haltungsänderungen und Reaktionsbewegungen ein Zusammenhang, und von welcher Art ist er? – schwingt in der in der Frühfassung des Gestaltkreises von Weizsäcker (1933) geäußerten Frage, ob eine dynamische Relation zwischen der Wahrnehmungsfunktion und der Bewegungsfunktion des Organismus auffindbar sei, die ungeduldige Erwartung eines theoretisch bedeutsamen Ertrags mit.

Bevor wir uns aber jetzt schon von Weizsäcker zu den Konsequenzen dieses Grundversuches fortreißen lassen, müssen wir, gerade um seine Ableitungen besser zu verstehen, noch einmal zurück zu den Vorgängen und zunächst noch einmal Vogels Erläuterungen folgen:

In der Situation A, beim Anblick der vorüberziehenden Streifen, komme es zum Anblick des sich drehenden Rades im ruhenden Raum und zu einem sog. Eisenbahnnystagmus. Dem optischen Reiz des sich drehenden Rades sind in dieser Situation also zugeordnet eine bestimmte Wahrnehmung und bestimmte Veränderungen der Motorik. Beide Phänomene stehen in einem funktionellen Zusammenhang, indem die Wahrnehmung der bewegten Streifen den Nystagmus bedinge, das nystaktische Hin- und Herschieben der Augen aber eine deutliche optische Erfassung der Streifen trotz ihrer Bewegung ermögliche. Wenn bei zunehmender Geschwindigkeit die Streifen zu verschmelzen beginnen, höre der Nystagmus auf. Zwischen optischem Reiz – Wahrnehmung – Augenbewegungen bestehe also ein eigentümlicher dynamischer Zusammenhang, in dem ein Moment das andere bedinge, eins das andere gleichsam vor sich hertreibe. Für derartige biologische Strukturen habe von Weizsäcker (1927) den Terminus „Gestaltkreis" vorgeschlagen, der die ringförmige Geschlossenheit funktioneller Abhängigkeiten, die kein Zerreissen dulde, zum Ausdruck bringe, woraus Weizsäcker (1940) später ein Kohärenzprinzip ableitet. – Wenn sich die Drehung des Rades einer bestimmten kritischen Geschwindigkeit nähert, so wird „dies Gleichgewicht" in Frage gestellt, der Nystagmus hat eine Grenze der Frequenz, die Wahrnehmung der Streifen wird undeutlich, es setzt eine Haltungsänderung des ganzen Körpers ein, Schwindel klingt an und bedeutet, daß die Regulation der räumlichen Einordnung unter der Bedingung der Störung ihre natürliche Grenze erreicht hat. Dem Beobachter fallen die motorischen Reaktionen auf. Diese motorischen Phänomene stehen als Momente in einem die Wahrnehmung und die Motorik umfassenden psychophysischen Zusammenhang, der ganz anders sei als in der Situation B. In dieser mit der Fixierung der Marke oder dem Starren ins Unendliche gegebenen Situation entsteht das Erlebnis der Scheinbewegung der Marke und des Raums. Auch hier sei bei langsamer Geschwindigkeit ein Gleichgewicht allein im optischen Kreis möglich: Die auf die Marke gerichteten Augen stehen still; die Marke bewegt sich entgegengesetzt der Drehrichtung des Rades stetig fort. Die Geschwindigkeit dieser Scheinbewegung nimmt immer mehr zu, während die Geschwindigkeit des Drehrades entsprechend abzunehmen scheint. Schließlich wird ein Zustand erreicht, in dem man das Drehrad stillstehen und die Marke mit großer Geschwindigkeit in der anderen Richtung sich fortbewegen sicht. Dabei ist es so, daß die Scheinbewegung um so ausgesprochener ist, je besser die Versuchsperson fixiert, je ruhiger ihre Augen stehen. Und diese können um so ruhiger gehalten werden, je geringer die Drehung des Rades erscheint, die von der Fixation immer ablenken will. Die Drehung des Rades ist aber um so geringer, je deutlicher die Scheinbewegung ist. Wieder sei hier also, wie in der Situation A, eine gegenseitige Abhängigkeit und Bedingtheit von Reiz, Wahrnehmung und Motorik festzustellen. Im kritischen Geschwindigkeitsbereich komme es meist dazu, daß nicht nur die Marke bewegt erscheint, sondern mit ihr alles im indirekten Sehen erfaßte Sichtbare herumgeht. Es ist dann so, als ob alles, d.h. der ganze Raum, in dem man sich befindet, an dem stillstehenden Drehrad vorbeizieht. – Das Markante dieser Situation B ist also das Erlebnis der Scheinbewegung, das Auftreten einer Sinnestäuschung. Ruhendes wird als bewegt erlebt, Bewegtes ruhend. Die motorischen Reaktionen der Situation A fehlen hier, es besteht kein Nystagmus und keine Körperbewegung in der Drehrichtung des Rades. Wiederum aber sei diese Scheinbewegung nur ein Moment in einer psychophysischen Konfiguration, die sich in allen Einzelheiten anders aufbaue, als die in der Situation A auftretende.

Gehe man aus der Situation A in die Situation B oder wieder zurück in A, so zeige der dabei auftretende Wandel den dynamischen Zusammenhang von A und B. Die in ihnen auftretenden psychophysischen Konfigurationen lösen dabei einander ab, nicht nur im Sinne zeitlicher Aufeinanderfolge, sondern in dem prägnanteren, daß jede Stelle der alten Ordnung in der neuen anders besetzt ist. So ergebe sich, daß der Nystagmus und die Reaktionsbewegungen beim Übergang von A nach B verschwinden und dafür die Scheinbewegung auftritt. Denselben Platz in der dynamischen Ordnung der Störungsverarbeitung, den in A die sog. Reflexe einnehmen, besetze in B die sog. Sinnestäuschung. „Die beiden Versuche verhalten sich also in bezug auf die in ihnen auftretende psychophysische Relation wie Spiegelbilder zueinander, obwohl der Reiz der gleiche ist." – Der Umschlag von einer in die andere Situation vollziehe sich schnell, fast schlagartig. Er sei nicht recht faßbar. Es sei ein Augenblick der Leere, durch den man hindurchgehe, wenn man ihn erlebe. Plötzlich sei die neue räumliche Einordnung da.

An der Grenze beider Situationen stehe der Schwindel. Zu ihm führen beide Versuche hin, aber die Bildung der Symptome sei in beiden Versuchen ganz verschieden. … Die klinischen Beobachtungen legten es nahe, von Äquivalenten zu sprechen, in dem prägnanten Sinne einer psychophysischen Ablösung. Vogel beschränkt sich auf diese Andeutung, daß damit der wohl in der Epilepsielehre zuerst gebildete klinische Begriff des Äquivalents einen neuen Gehalt bekomme, der ihm über das Gebiet des Schwindels hinaus von Bedeutung zu sein scheine. Daß „anstelle einer wahrgenommenen Bewegung eine getätigte auftreten kann, und umgekehrt: darin steckt die Konzeption des Gestaltkreises", erinnert sich Weizsäcker dann 1944 in *Natur und Geist* (1986, S. 74).

Nirgends findet man in Vogels Studien über den Schwindel mehr als diese Andeutungen, die der ersten Abhandlung über den Gestaltkreis (1933) in *Pflügers Archiv,* dann dem 5. Kapitel des 1940 erschienenen Buches, und schließlich dem Schwindelkapitel in der 1956 herausgekommenen Pathosophie als Folie dienen zur Ausführung eines Prinzips der Äquivalenz oder des Ersatzes, eines Kohärenzprinzips und des Begriffes der Krise. Vor dem Hintergrund der Studien über den Schwindel versteht man dies wohl schwerste Kapitel im Gestaltkreis nicht nur besser; man vermag auch mit ihrer Hilfe klarer zu unterscheiden, was davon experimentell belegt und was spekulativer Entwurf ist.

Es war Weizsäckers Wunsch und ist es leider auch geblieben, wie er bedauernd feststellt (1986, S. 76), „daß noch weitere Untersuchungen nach dem Muster derer über den optokinetischen Schwindel unternommen worden wären … Aber die Hoffnung, daß der methodische Trialismus auch auf anderen Gebieten als fruchtbar erwiesen werden würde, hat sich vorläufig nicht erfüllt." Der Schwindel hat ihn aber als Thema weiter verfolgt und als Ereignis schließlich auch eingeholt.

Am 14. November 1947 hat er in einer seiner Vorlesungen über allgemeine Medizin darüber berichtet. Ich weiß das, weil ich dabei war und meine Notizen darüber kürzlich gefunden habe. Das meiste davon fand ich im Schwindelkapitel der Pathosophie wieder, einiges mehr als ich mir notiert habe, aber auch einiges weniger.

Er sprach von dem elenden Überwältigungserlebnis im Schwindel, das reicher an Bestimmungen zu sein scheint als eine lustvolle Überwältigung etwa im Schlaf oder im Orgasmus. Denn das Fortwünschen des Zustandes, das Warten auf Besserung, zeige einen deutlichen Gegensatz, eine Polarität. „Ich wünschte, es würde besser, aber ich kann nichts dazu tun, denn es ist stärker als ich." Der polar gebaute Zustand enthalte 2 Duplikationen, eine von Elendigkeit und Überwältigung und eine zweite von „Ich" und „Es". Er versuchte „den originalen Schwindelzustand so zu beschreiben, daß in ihm das Ich mit dem Es verschmelze", indem er das Erlebnis des Aufgehens in einer einheitlichen Zuständlichkeit in die Formel brachte: „Der Schwindel ist Ort, an dem sich die Füchse in der Nacht begegnen."

Er wußte wohl, was sie dann machen, nämlich, daß sie dann tanzen, denn in der Vorlesung kam er gleich danach darauf zu sprechen, daß das Gegenbild des Schwindels der Tanz sei, in dem der Schwindel mit der Lust gekoppelt ist, wenn man ebenso wie beim Kahn- und Karusellfahren, Schaukeln, Schwimmen, Reiten, rhythmisch getragen wird und die Objektivität in der Leidenschaft der Bewegung aufgehoben sei.

Ich weiß nicht, ob Weizsäcker bei den Füchsen als den Fabeltieren des Schwindels auch an ihre List und Schläue gedacht hat, könnte mir's aber denken, denn sowohl in der Vorlesung wie in der Pathosophie wies er auf den Doppelsinn des Wortes hin, das nicht auseinanderhalte, ob es sich um Irrtum oder Lüge, um Verwechslung oder Betrug handele, ob es einen, den es schwindelt, oder einen, der schwindelt, meine. Das sei bisher in der Beschreibung des Krankheitsvorganges ignoriert worden.

Worum es sich dabei drehen kann, davon kann ich zum Schluß eine längst verjährte Geschichte erzählen, eine Geschichte, an der der Doppelsinn von Schwindel ebenso unmittelbar einleuchtet, wie der Grund, warum man als Arzt so wenig davon erfährt (Hallgrimsson u. Janz 1966): Ein durch seinen Fleiß und seine Gewissenhaftigkeit bis zum Obersteiger arrivierter Bergmann traf einmal auf einem seiner regelmäßigen Kontrollgänge unter Tage auf 3 am Boden hockende Bergleute. Bei seinem Näherkommen erhoben sich 2 und meldeten ihm, daß ihr Kamerad vor wenigen Minuten an einem Herzschlag gestorben sei. Da er eine große Familie hinterlasse, die mit einer Hinterbliebenenrente nur ein kümmerliches Leben fristen könne, hätten sie gerade beschlossen, ihn in die Tiefe zu werfen, um einen Arbeitsunfall vorzutäuschen. Dann werde durch die Berufsgenossenschaft für die Familie gesorgt; das sei einfach Bergmannspflicht, er müsse dichthalten, sonst reiße er nicht nur die Familie eines Kameraden, sondern auch sie beide mit herein. Als er dann wenige Wochen später bei einem Kontrollgang wieder an dem Schacht vorbeikam, überfiel ihn der erste Schwindelanfall einer Menière-Krankheit. Die auch später sich immer nur in der gleichen Situation wiederholenden Anfälle hörten erst auf, nachdem er sich aus dem Konflikt befreit hatte.

Die Geschichte ist zugleich eine besonders sinnfällige Auslegung für den anthropologischen Kernsatz der Pathosophie, daß Krankheit aus Krisen der Wahrheit hervorgehe. Denn hier führte Wahrheit zu Schwindel und Schwindel wieder zu Wahrheit.

## Literatur

Beringer K (1948) Selbstschilderung eines Paralysis agitans-Kranken. Nervenarzt 19: 70–80

Dostojewski F (1963) Der Idiot. Übers. von EK Rahsin. Piper, München

Hallgrimsson O, Janz D (1966) Zum Verlauf der Menièreschen Krankheit. Nervenarzt 37: 285–290

Heidegger M (1972) Sein und Zeit. Niemeyer, Tübingen

Jackson H (1888) On a particular variety of epilepsy („intellectual aura"), one case with symptoms of organic brain disease. Brain 11, 1794. In: Selected writings of John Hughlings Jackson. Hodder & Stoughton, London, Vol I (1931) pp 385–405

Kierkegaard S (1960ff) Der Begriff Angst, Bd 1. Furcht und Zittern, Bd 3. In: Werke, übers. von L Richter. Rowohlt, Reinbek

Menière P (1861) Maladie de l'oreille interne offrant les symptôms de la congestion cérébrale apoplectiforme. Gaz med Paris 3/16: 88

Sartre JP (1949) Der Ekel. Rowohlt, Stuttgart

Vogel P (1931a) Über die Bedingungen des optokinetischen Schwindels. Pflügers Arch Ges Physiol 228: 631–643

Vogel P (1931b) Über optokinetische Reaktionsbewegungen und Scheinbewegungen. Pflügers Arch Ges Physiol 228: 631–643

Vogel P (1931c) Über Regulation des Körpergleichgewichtes. Verh Dtsch Ges Inn Med 43: 51–55

Vogel P (1932) Zur Symptomatologie und Klinik des Schwindels. Nervenarzt 5: 169–179

Vogel P (1933) Studien über Schwindel. Sitzungsber Heidelb Akad Wiss Math Naturwiss Kl, 5. Abh.

# Der Gestaltkreis Viktor von Weizsäckers als Ausgangspunkt einer neuen Sinneslehre

H. J. Scheurle

Fragt man, was von den Forschungen Viktor von Weizsäckers in die heutige Biologie und Medizin eingegangen ist, findet man nur spärliche oder überhaupt keine Resultate. Von seinen fundamentalen Entdeckungen und Denkanstößen sind auch noch kaum welche in die heutige Physiologie aufgenommen worden. In einem Lehrbuch über Physiologie des Menschen (herausgegeben von Schmidt u. Thews 1976) findet man in den entsprechenden Kapiteln weder den Namen im Literaturverzeichnis noch einen der Weizsäckerschen Grundbegriffe wie Gestaltkreis, Funktionswandel, Leitungsprinzip (vs. Leitungsprinzip) usw. im Sachverzeichnis. Man kann aus dieser Tatsache schließen, daß die an sich fällige Sachdiskussion über die von Weizsäcker angeschnittenen Probleme in der Physiologie bis heute vermieden worden ist. Warum? Waren seine Erörterungen unnötig, oder ist die klassische Physiologie bzw. ihre moderne Fortsetzung in die informationstheoretische und kybernetische Biologie gar nicht diskussionsfähig, oder ist die Zeit noch nicht reif dafür?

Von Weizsäcker hat die besondere Gabe, philosophische Erörterungen über naturwissenschaftliche Probleme wie ein „Spiel" mit Gedanken und Möglichkeiten anstellen zu können, das aber nicht auf dem Feld der Philosophie, sondern auf dem der naturwissenschaftlichen Tatsachen selbst „gespielt" wird. Die Grenzen des Spielfelds, um bei diesem Bild zu bleiben, sind die naturwissenschaftlichen Methoden. Zugleich fallen diese Methoden jedoch zusammen mit den Begriffen Störung, Kranksein und Tod.

Aus diesen Beziehungen ist abzuleiten, warum die naturwissenschaftlichen Methoden einerseits mit Beobachtungen am Kranken, andererseits mit Reizversuchen bzw. Störexperimenten am ganzen Organismus parallel gehen. Formalisierende Verfahren sind solche, deren Ergebnis eine Abstraktion darstellt, die nicht mehr das Leben selbst, sondern seine Grenzen, eben seinen Randbereich wiedergibt. Dazu gehören Zählen, Messen und Wiegen, die sich unabhängig von der Qualität der Beobachtung nur auf ihre Formalisierung richten. Insbesondere sind es die analysierenden Methoden der Physik und Chemie, die auch in die Biologie und Medizin übernommen worden sind, welche den formalen Grenzbereich des Lebendigen zu beschreiben erlauben. An den Grenzen des Lebens aber steht die Aufhebung des Lebens.

Mir scheint es kein besseres Bild als das des Spiels und der Spielfeldgrenzen zu geben, was uns verdeutlichen kann, warum formale naturwissenschaftliche Methoden das Leben selbst nicht erklären oder darstellen können. Wie bei einem Spiel die lebendige Aktion in der Mitte des Spielfeldes stattfindet, zumindest aber weit genug von den Grenzen abliegen muß, um ungestört verlaufen zu können, bildet sich auch das Leben in einer Mitte aus, die ihm die Spielbreite seines Wandels gestattet. An den Grenzen, am Übergang zum „Aus", stehen gleichsam als die Wächter die Phänomene der Störung und Hemmung, von Krankheit und Tod. Nicht, daß wir diese vermeiden oder auch nur entbehren könnten. Doch, wenn das Leben dort auch deutlicher gefühlt und damit bewußt wird, wo es gestört oder bedroht ist, – es entspringt nicht hier, sondern in einem unmittelbar lebendigen Raum, der sich von den naturwissenschaftlichen Methoden nicht näher bestimmen läßt, weil er von ihnen gleichsam ausgespart wird.

Wie wird eine eigene Lebensforschung möglich? Bedeutet der Umgang mit den unmittelbaren Lebensphänomenen, die durch den naturwissenschaftlichen Formalismus nicht erfaßt werden können, zugleich den Verzicht auf Wissenschaft? Führt die von Weizsäcker vorgeschlagene „Einführung des Subjekts in die Biologie" nicht zugleich zum Subjektivismus und damit zur Verunsicherung des Wissenschaftsprozesses überhaupt? Ich glaube es nicht. Weizsäcker beginnt seine Studie über den Gestaltkreis mit der Beantwortung dieser Frage:

„Um Lebendes zu erforschen, muß man sich am Leben beteiligen ... Leben finden wir als Lebende vor ... Wissenschaft hat mitten im Leben angefangen." – Mit diesen Sätzen schlägt Weizsäcker das Thema einer Biologie unter Einschluß des lebendigen Lebensbeobachters an. Das Versäumnis der Naturwissenschaften war gewesen, diesen zu vergessen. Die Selbstvergessenheit des Beobachters täuschte eine Objektivität vor, die in diesem Sinne nicht vorhanden war. Es mag nicht ganz glücklich gewesen sein, diesen Lebensbeobachter als Subjekt zu bezeichnen. Denn hier liegt der Sprachgebrauch des Subjektiven allzu nahe, der den lebendigen Geist des Wahrnehmenden als bloßes Subjekt verdächtigt und abwertet, obwohl von dem menschlichen Geist letztlich alle Wissenschaft und jede naturwissenschaftliche Methodik ausgehen. Damit aber kommt es zu einer Alleinherrschaft des sich ausschließlich auf die exakten Methoden stützenden Positivismus. Wenn die Lebensbeobachtung als subjektiv abgewertet wird, sind es nur noch die Grenzen des Lebendigen, die durch die dem Todesphänomen verwandten exakten Methoden erforscht werden. Weil das so ist, scheint mir, hat unser heutiges naturwissenschaftliches Zeitalter eine so große Nähe zum Tod, zur Störung und Zerstörung gewonnen, und den Untergang des biologischen und sozialen Lebens zur drohenden Vision erhoben.

Aber gerade die „Teilhabe des Todes am Leben ... sollte auch wissenschaftlich erforscht werden". Und mit diesem Votum setzt sich Weizsäcker von denjenigen ab, die ein Ausweichen in einen Historismus, eine Philosophie, ein „Zurück zur Natur" oder gar eine billige Flucht in den Irrationalismus, etwa mit der resignierenden Begründung, daß das Leben „nicht erklärbar" sei, befürworten. Der besondere Weg Weizsäckers ist, mit dem Todesphänomen, repräsentiert durch die naturwissenschaftliche Methodik, umzugehen und mit seiner Hilfe bis an den Lebensbereich selbst vorzudringen, ohne jedoch mit illegitimen Begriffen in diesen einzudringen.

Darin scheint der Grund zu liegen, warum Weizsäcker weder einer Abwertung naturwissenschaftlicher Methoden das Wort redet noch die „ganzheitliche Biologie", die inzwischen zu einem Schlagwort geworden ist, propagiert. Die ganzheitliche Betrachtung steht im Gegensatz zu einer ausschnitthaften exakten Wissenschaft. Sie kann deshalb generell nicht mit deren Methoden verknüpft werden.

Geschieht es dennoch, entsteht eine der „Varianten des Vitalismus", der darin seine Wurzel hat, daß das Leben und die Seele als solche in einen physikalisch-chemischen Mechanismus hineingedacht bzw., im Parallelismus, additiv hinzugedacht werden. Der Parallelismus, wie ihn Gustav Theodor Fechner (1889) vertreten hat, mit seinem Nebeneinander von Leib und Seele, von mechanischen und psychologischen Erfahrungen, ist in diesem Sinne problematisch. Denn durch die Parallelisierung scheint das Seelenleben abbildhaft den exakt beobachteten Leibesvorgängen zu entsprechen.

Es ist das Verdienst von Weizsäcker, den Blick auf die eigentümlichen Leistungen des Lebens, ebenso in den Leibesvorgängen wie im Seelenleben als selbständigem, biologischem Gebiet gelenkt zu haben, indem er sie von den physikalisch-meßtechnischen Befunden in bestimmter Weise abgegrenzt hat. Er hat dies, im Unterschied zu anderen, nicht durch eine bloße Beschreibung der Seelen- und Lebensphänomene selbst getan, sondern in ständiger Abgrenzung von den physiologischen Befunden. Ich zitiere hierzu einen seiner Grundgedanken zur Sinnesphysiologie: „Die besondere Wissenschaft der Sinneslehre scheint überall dort erst zu entstehen, wo die naturwissenschaftliche Objektivität zusammentrifft mit einer Fähigkeit, sich eben von ihr auch wieder zu distanzieren. Naturwissenschaftlich objektiv sind wir dort, wo wir sinnliche Beobachtungen kritisieren, weil sie ja trügen können. Wenn wir aber solchen Trug als durch unsere eigene Sinnestätigkeit bewirkt begreifen lernen und so wieder legitimieren, so ist die Stunde der Sinnesphysiologie angebrochen." Es sind also gerade die exakten Methoden und ausgefeilten Begriffe der Naturwissenschaften, die es ermöglichen, indem wir uns von ihnen wieder distanzieren, in den eigentümlichen und eigenständigen Bereich des biologischen Forschens einzutreten.

So kommt es zu ganz neuen Ausgangspositionen und Fragestellungen. Nicht, was die Leistung bewirkt, sondern nur, was sie verhindert oder ermöglicht, kann einer naturwissenschaftlichen Methodik zugänglich gemacht werden. Verhinderung oder Ermöglichung sind Tod und Neugeburt einer Funktion, einer biologischen Leistung. Diese selbst aber wird nicht durch Hemmungs- oder Reizversuche, sondern nur durch ihre wahrnehmbare Eigentümlichkeit selbst erforschbar.

Ein Beispiel ist der Funktionswandel, dessen Entdeckung die klassische Reflexlehre abzulösen geeignet ist. Die Reflexlehre geht von festen biologischen Leistungen aus, von denen eine Lokalisation im Zentralnervensystem hypothetisch angenommen wird. Damit müßten diese Leistungen wegfallen, wenn der Reflexbogen unterbrochen wird. Statt dessen ereignet sich aber häufig etwas ganz anderes. Fällt ein Glied in der Kette der zu einer Funktion gehörenden Organe aus und wird somit diese Leistung verhindert, tritt an ihrer Stelle eine weniger differenzierte, gewöhnlich aber existentiell wichtigere, basishafte Leistung auf. Beim Ausfall von Muskelreflexen z. B. durch eine Nervenerkrankung wären hier etwa die auftretenden Muskelfibrillationen zu rechnen, die subsidiär an die Stelle des Haltetonus treten. Oder ein verwandtes Beispiel: Nach Apoplexie treten nach Ablauf mehrerer Wochen der schlaffen Lähmung subsidiär spastische Zustände der betroffenen Muskulatur auf. Dieser Funktionswandel kann zwar auch durch die Reflexlehre erklärt werden, die hier vom Wegfall der zentralen Hemmung und der Verselbständigung des Rückenmarkreflexes spricht. Aber damit werden immer wieder neue und kompliziertere Zusatzannahmen notwendig, die das Reflexschema retten müssen, und die letztlich nicht aus der Befunderhebung am Nerven, sondern aus der Wahrnehmung des Lebensvollzugs des Kranken stammen. – Ähnlich ist auch der Funktionswandel bei sensiblen Störungen! Beim Ausfall eines sog. sensiblen Nerven treten nicht einfach nur Wahrnehmungsausfälle ein, sondern ein Funktionswandel im angrenzenden Hautgebiet mit Hyper- und Hypästhesien, Ausstrahlungen in das gestörte Gebiet, Wahrnehmungsunschärfe und -verzögerung usw. – Ein letztes Beispiel: Bei einsetzender Erblindung tritt nicht einfach nur Nichtsehen auf, sondern ein Funktionswandel in der Wahrnehmung der gesamten Sinnesmannigfaltigkeit. Wie Jacob beschreibt, ist z.B. die Farbwahrnehmung von spät Erblindeten durch eine systematische Abfolge von Sehen der Umwelt in bunten Farben, meist nach den Eindrücken, wie sie in der letzten Zeit des Sehens bestanden, typisch. Dieses innere Farberleben blaßt nach Jahren und Jahrzehnten allmählich ab und geht schließlich in eine Art Grau-in-Grau- bzw. Schwarz-Weiß-Erleben über.

Der Funktionswandel steht nicht als isolierte biologische Einsicht für sich da, sondern liegt im physiologischen Grenzbereich, in welchem sich die Schichten physikalisch meßbarer Vorgänge und derjenigen biologischer Leistungen sondern. Dabei hat Weizsäcker das Problem des psychophysischen Parallelismus scharf gesehen, der die beiden Ebenen zwar trennt, aber nur, um sie durch die Parallelisierung wieder in eine bedenkliche, weil methodisch nicht begründete Nähe zu bringen. Der Parallelismus ist ein Grundproblem für die von Weizsäcker angestrebte Lebensforschung, übrigens auch für die Psychosomatik. Das Ziel einer methodischen Trennung zweier Wissensbereiche kann der psychophysische Parallelismus nicht erreichen. Statt dessen hat er über die Abbildtheorie letztlich zur informationstheoretischen Deutung der Nervenprozesse geführt, zumindest aber diese Deutung nicht mit Erfolg verhindern können. Denn wenn die physikalischen Erregungen der Nerven als den inhaltlichen Erfahrungen der Wahrnehmung und Empfindung parallele Prozesse gesehen werden, ist es nicht mehr weit zur Vorstellung, daß sie diese auch abbilden. Damit gelten sie in der Folge als Zeichen der Empfindungen, wie es Helmholz ausgedrückt hat, und damit als Informationen. Die Gefahr, die Weizsäcker in dieser Entwicklung gesehen hat, kann mit ihm als eine Variante des Vitalismus bezeichnet werden. Durch den Parallelismus von Körper und Seele, von Objekt und Subjekt, von mechanistischen und vitalistischen Aspekten fällt entweder ein Teil der auseinandergespaltenen Welt als unmethodisch aus der Betrachtung heraus, oder aber er muß mittels einer neuen Methodik neu aufgegriffen werden. Die Überwindung einer dualistischen Spaltung der Welt ist das erklärte Ziel einer Einführung des Gestaltkreises in die Biologie.

Der Parallelismus ist durch seine scheinbare Unverbindlichkeit, das Nebeneinander von Körper und Seele, auch ein Grundproblem der Sinnesphysiologie. Er ist in einfachster Form im sog. Gesetz der spezifischen Sinnesenergien von Johannes Müller enthalten. Wird ein Sinnesnerv mechanisch oder elektrisch gereizt, und beobachtet ein wacher Mensch dabei, was er erlebt, sind es z.B. Farb- und Lichtempfindungen, Blitze und Sternchen usw., wenn der Sehnerv gereizt wird. Wird der Hörnerv gereizt, so können Töne und Laute, Geräusch oder Knall erlebt werden. Damit liegt der Schluß nahe, den auch Johannes Müller gezogen hat, daß im Nerven selbst die Empfindungen latent verborgen lägen und durch den mechanischen Reiz freigesetzt würden. Allerdings ist dieser Schluß, wie Weizsäcker betont, nicht zwingend. Zwar ist es richtig, daß durch die Reizung des Sehnerven eine Lichtempfindung entsteht. Aber es stellt sich die Frage, ob die Empfindung wirklich am oder im Nerven auftritt. Tatsächlich ist das Funken- oder Farbensehen nicht im Sehnerven zu lokalisieren, ebensowenig wie die Knallempfindung im Hörnerven zu spüren ist. Vielmehr erleben wir beides mehr oder weniger in der Umwelt, ähnlich wie z. B. die Gegenfarben, die sich als Nachbilder nach dem Sehen einer Farbe ausbilden.

Hier möchte ich ein kleines Experiment einschalten, das die besonderen Verhältnisse des räumlichen Sehens bei Reizung des Sehnerven demonstriert. Zugleich dient das Experiment der Verdeutlichung einiger Grundbegriffe des Weizsäckerschen Gestaltkreises. Bitte beobachten Sie die in der Versuchsanordnung gegebenen 3 Farbflächen, indem Sie den weißen Zwischenraum zwischen Ihnen etwa 10-20 s lang intensiv fixieren. Anschließend richten Sie bitte den Blick auf eine Stelle neben diesen Farbflächen. Sie erblicken dann an dieser Stelle das Nachbild in den Gegenfarben von Rot, Purpur und Grün. Nun vergleichen Sie die Größe des Nachbildes mit dem Urbild. Es ist etwa gleich groß. Anschließend bitte ich Sie nochmals, den Raum zwischen den Farbflächen etwa 15 s lang zu fixieren und daraufhin den Blick auf eine näherliegende (oder weiter entfernte) Fläche, z. B. auf ein Blatt Papier dicht vor Ihren Augen, zu werfen. Sie werden vielleicht anfangs etwas Schwierigkeiten haben, das Bild darauf zu entdecken, soviel kleiner erscheint es. Man erkennt daran, daß die Reizung der Retina, welcher wir das Nachbild verdanken, zu einem Farberlebnis in der Umgebung führt, das räumlich variabel ist. Anstelle einer elektrischen oder mechanischen Reizung des Sehnerven, die wir hier nicht durchführen können, haben wir durch das Experiment mit dem Nachbild eine Reizung der Netzhaut bewirkt, die in gleicher Weise verdeutlichen kann, daß dabei nicht der Nerv, sondern die Umwelt erlebt wird. Ganz entsprechend liegen die Verhältnisse bei der Reizung weiter zentral liegender Abschnitte des Sehnerven. Wie beim Sehen der Umwelt führt die Funktionsstörung aller Abschnitte der organischen Glieder des Gestaltkreises zu einer Sehwahrnehmung in der Umwelt.

Nun zum Gestaltkreis selbst. Zum Gestaltkreis gehören immer Organismus (o) und Umwelt (u). Jede biologische Leistung ist einem Gestaltkreis zuzuordnen. Weizsäcker bildet folgendes Symbol:

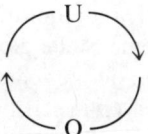

So ist die Sehwahrnehmung eine biologische Leistung, die - gleichgültig, ob durch Reizung des Sehnerven oder durch intentionale Beobachtung der Umwelt veranlaßt - immer sowohl die gesamten zum organischen Teil des Gestaltkreises (o) gehörigen Organe in Tätigkeit versetzt, wie auch zugleich ein Umwelterlebnis darstellt. Die besondere Empfindlichkeit des Sehnerven für mechanische und elektrische Reize ist damit zwar ein Grenzfall, der an Störung und Krankheit erinnert, ändert aber nichts daran, daß das Sehen stets ein Umwelterlebnis bleibt. Die Leistung des Sehens ist schlicht als die Existenz des Ich in der farbigen Lichtwelt zu charakterisieren. Das Ich sieht nicht im Auge oder gar im Gehirn, wie der Parallelismus nahelegt, sondern dort, wo es in der Farbe weilt. Seine biologische Leistung ist in gewisser Weise leibfrei. Die Beobachtung des Leistungsprinzips in einem eigenen, phänomenalen biologischen Spielraum nötigt uns also geradezu, die Grenzen des Organismus zu verlassen und uns in dem Raum der wirklich erlebten Phänomene aufzuhalten.

Von Weizsäcker unterscheidet hier das Leistungsprinzip vom Leitungsprinzip. Die künstliche Reizung des Sehnerven und das Verfolgen der chemisch-physikalischen Prozesse in seinem Verlauf ist, im Unterschied zur biologischen Leistung des Sehens, ein viel engeres, grenzverhaftetes Ereignis, das Weizsäcker einem Leitungsprinzip zuordnet. Dem Leitungsprinzip folgen die funktionellen Glieder des Gestaltkreises im Organismus durch einen zeitlichen Ablauf. Ob dieser zeitliche Ablauf etwas mit dem Erlebnis, ob die Leitung mit der Leistung etwas zu tun hat, diese Frage ist zunächst offen. Es gibt zunächst keinen Grund für die Annahme, daß Leitung und Leistung in einem parallelistischen Abbildungsverhältnis stünden. Vielmehr bestimmt die Leitung zunächst nur einen besonderen Störungsbereich, während sich die Leistung in einem freien, organungebundenen Umweltbereich spielerisch entfaltet.

Damit hat uns das kleine Experiment 3 fundamentale Begriffe zu verdeutlichen geholfen: Erstens die biologische Leistung, die in diesem Fall auch eine psychologische ist, das Sehen einer Farbe im Umraum, zweitens ihre Unabhängigkeit von der Leitung, die wir in diesem Beispiel als Reizung der Netzhaut durch die Hauptfarbe ansehen, und drittens den Gestaltkreis selbst, der Umwelt und Organismus zusammenschließt.

Das Prinzip, nach welchem Leistung und Leitung (bzw. Lokalisation) geschieden sind, gilt ebenso wie für die sensiblen auch für die motorischen Nerven. Mit den Begriffen „motorisch" und „sensibel" sind letztlich Leistungen gemeint, die auf den Gesamtorganismus und sein Verhältnis zur Umwelt bezogen sind. Es ist nach diesem Prinzip unzulässig, im Gegensatz zu herrschenden Denkgewohnheiten in der Physiologie, von motorischen und sensiblen Nervenleitungen zu sprechen. Denn hiermit werden 2 Ebenen in widersprechender Weise verquickt. Das Leitungsprinzip, das Weizsäcker mit dem Lokalisationsprinzip gleichsetzt, muß damit in Widerspruch zur Organungebundenheit motorischer und sensibler Leistungen stehen. Es gibt keine Stelle des Organismus, die rein motorisch wäre und damit sensible Funktionen ausschlösse, wie es auch keine Stelle gibt, die nur rein sensibel wäre, ohne zugleich intentionale Komponenten der gerichteten Aufmerksamkeit bzw. Motorik zu enthalten. Die Trennung der Nerven in sensible und motorische ist damit sicherlich zu revidieren - ein im „Gestaltkreis" wiederholt angeschlagenes Motiv.

Damit kommen wir nun zum umgreifenden Thema der Sinne. Alle biologischen Leistungen sind Angehörige eines großen Sinneskreises. Wir erfahren sie durch die korrespondierenden Sinnesorgane, deren Gestaltkreis die wahrgenommenen Leistungen stets mit umfaßt. Mit der Ordnung biologischer Leistungen bewegen wir uns bereits in bestimmten Sinnesfeldern. Diese sind es auch allein, die den Organismus zu deuten erlauben. Beispielsweise ist der gesamte Muskelmensch nur durch die Erfahrung der Bewegung erfaßbar. Hier bildet sich also das eigentümliche Erlebnisfeld eines *Sinnes der Bewegung* aus. Die Theorie der Einheit von Wahrnehmung und Bewegung, der Untertitel des Buches *Gestaltkreis,* spricht von einem qualitativen Erlebnisfeld, das im Gefüge der klassischen 5 Sinne noch nicht enthalten war.

Versuchen wir, uns in die Bewegung als Sinnesqualitäten einzuleben! Die Pole des Bewegungssinnes sind Form und Beschleunigung, völliger Ruhepol und höchste Dynamik (Ekstase), Raum und Zeit. Zwischen diesen Polen bilden sich die mannigfaltigen Bewegungsqualitäten aus, wie sie etwa im Spiel der Gesten zum Ausdruck kommen. In Gestik und Mimik, in Ausdrucks- und Arbeitsbewegungen wird der Teil des Lebens unmittelbar verständlich, der sich durch Bewegung ausspricht. Es bedarf hier keiner weiteren Theorien, vorausgesezt daß man bereit ist, sich auf die Bewegungsqualitäten einzulassen, sie als Ich mitzuleben und sich in ihrem Wandel selbst mitzuverwandeln. Jede Geste spricht sich, wie ein Wort, selbst aus.

Ein anderer Sinn, der ebenfalls hier neu auftaucht, hängt mit dem Begriff der Kohärenz zusammen, die Weizsäcker im Zuge seiner biologischen Forschung wenn nicht neu entdeckt, so doch neu beschrieben hat. Die einer Leistung zugeordneten Organe können deshalb keiner fixen Aufgabe zugeordnet werden, weil im Biologischen immer wieder eine Leistung zugunsten einer anderen aufgeopfert wird. Weizsäcker beschreibt (*Gestaltkreis* 1950, S. 8), wie bei der Beobachtung eines Schmetterlings der Beobachter mit dem Flugobjekt durch den Blickkontakt verhaftet bleibt, obwohl dessen Abbild über ständig neue Partien der Netzhaut gleitet. Mittels entsprechender Bewegungen versucht der Beobachter, dadurch in Kohärenz mit dem ständig veränderten Flugobjekt zu bleiben, daß er die im Blickfeld ständig neu auftauchenden übrigen Gegenstände aufopfert, um den Blickkontakt mit dem ersten Objekt zu bewahren. Das gilt für das Sehen überhaupt, beispielsweise für das Sehen aus den Fenstern eines fahrenden Zuges (Eisenbahnnystagmus) als auch für das Lesen von geschriebenen Worten oder die Betrachtung im Spiegel. Die Aufopferung gewisser Wahrnehmungsbereiche um der Kohärenz mit anderen willen ist unter anderem Namen als „Konstanz der Wahrnehmungsdinge" (Hering) bekannt. Dieser Leistung liegt eine Identifikation mit dem Gegenstand zugrunde, die nicht auf dem Sehen allein beruht, sondern ihm übergeordnet ist. Man kann diese Wahrnehmungsleistung Identifizierung und den entsprechenden Sinn *Identifikations-* oder *Ich-Sinn* nennen. Er spielt z. B. beim Wiedererkennen von Menschen, die sich nach längerer Zeit äußerlich sehr verändert haben und doch als die gleichen wiedererkannt werden können, eine Rolle.

Schließlich ist es auch die Gedanken- und Ideenwahrnehmung, in innerer Nähe zum Wortphänomen, die als Leistung eines qualitativen Wahrnehmungsbereichs darzustellen ist. Weizsäcker weist hier auf die Agnosien hin, die als Leistungs*störungen* im Grenzort des Pathologischen das Lokalisations- bzw. Leitungsprinzip tangieren. Aber was tritt beim normalen Ding- und Worterkennen auf? Sicher wiederum kein Ortserleben, nicht eine Bedeutungswahrnehmung im Gehirn, sondern die unmittelbare geistige Orientierung in der Dingwelt.

Den Leistungen des Umwelterkennens sind die in der Physiologie bekannten sachlichen Leistungen wie Trennschärfe, Kontrast, Fusion, Reizdauer, Intensitätssteigerung usw. untergeordnet. Möglicherweise sind überhaupt nur die ihnen übergeordneten Sinnesleistungen als stabil und real zu bezeichnen, während die untergeordneten Leistungen, zumindest teilweise, als theoretische Konstruktionen erscheinen. Ein von Weizsäcker ausgeführtes Beispiel ist die Erklärung des Schielens durch mangelnde Fusion zweier räumlich nicht mehr übereinstimmender

Netzhauteindrücke. Die Fusionstheorie erklärt dann zwar das Schielen, aber nicht das normale Sehen. Beim gewöhnlichen Sehen können nämlich häufig wechselnde Stellen der Netzhaut beider Augen den Eindruck nur eines Gegenstandes ergeben. Es bedarf also, um das normale Sehen zu erklären, einer neuen Theorie der wechselnden Ortswerte auf der Netzhaut. Die Erklärung des normalen Sehens durch die untergeordnete, aber scheinbar objektive Leistung der Fusion hat also den Nachteil, daß durch sie nahezu das gesamte übrige Sehen unerklärlich wird, wenn man nicht viel kompliziertere Theorien zu Hilfe nehmen will. Es ist zudem ein Problem der Subjekt-Objekt-Spaltung, von der biologischen Gesamtleistung die konstruierten untergeordneten Leistungen wie Kontrast, Fusion usw. abzutrennen und im Sinne des Lokalisationsprinzips den Organen zuzuordnen. Denn damit werden die beständigen und invarianten Funktionen, die der Wahrnehmung ihre Beständigkeit und Zuverlässigkeit verleihen, als „objektiv" dem Apparat zugeordnet und von den vermeintlich höheren Leistungen, die damit nur noch „subjektiv" erscheinen, in fragwürdiger Weise abgesondert. Betrachtet man jedoch die sachlich objektiven Einzelleistungen genauer, sind sie in der realen Wahrnehmung tatsächlich viel weniger beständig als die reale Sinnesleistung, z. B. das konkrete Dingerkennen.

Nicht nur die Einzelleistungen sind transformierbar, auch die besonderen Sinne selbst verschmelzen in einer höheren Synthese. Weizsäcker nennt sie die Wahrnehmung des *Sensorium commune,* dessen übergeordnete Leistungen er als Synästhesien bezeichnet: „Es handelt sich bisher immer nur um einzelne Synergien oder Beeinflussungen, noch nicht um eine umfassende Grundlehre einer allgemeinen Synästhesie, wie wir sie für unvermeidlich halten. Man war auch hier allzuweit von gewissen großen Begriffen abgekommen, welche an der Wiege neuzeitlicher Biologie gestanden haben. Der Gedanke eines Sensorium commune verdient eine gründliche historische Studie, aber auch eine Restauration. Auf verschiedenen Wegen ist das wiedergefunden worden, was er meint. Unter Synästhesie verstand man zunächst z. B. das Anklingen eines Tones bei einer Farbe und umgekehrt. Die Tätigkeit der Phantasie im hypnagogen Zustand, in Halluzination und Traum ist reich an Transpositionen und Symbolisierungen nicht nur zwischen den Sinnesgebieten, sondern auch von der Denksphäre zur Sinnessphäre ... Daß auch der Gesunde mehr Synästhesien hat und benutzt, als wir in der Physiologie zu lernen gewohnt waren, ist nicht zu bezweifeln. Man kann auf eine Pappschachtel geschriebene Zahlen mit dem Ohr erkennen! Und unabmeßbar bedeutsam ist die optisch erfaßte Bewegung des Dirigenten für die musikalische Gefolgschaft seines Orchesters." – In der Synästhesie wird Bewegung zum Symbol. Sie vereinigt sich mit gedanklicher und musikalischer Wahrnehmung zum Gesamterlebnis.

Fassen wir zusammen, ist der Ansatz Viktor von Weizsäckers durch eine eigenständige Betrachtungsweise der biologischen und psychologischen Leistungen ausgezeichnet. Diese sind im Bereich der Sinnesphysiologie gleichbedeutend mit einer eigenständigen Wahrnehmungslehre. Was in der Fortsetzung des Gestaltkreises zu geschehen hat, und hier schließt sich ein Ausblick an, ist, das Gebiet der Gesamtwahrnehmung zu ordnen. Hierzu reichen die seit der antiken Sinneslehre bekannten 5 Sinne, wie gesagt, nicht aus. Immerhin hat schon Aristoteles die Frage diskutiert, ob es nicht noch mehr Sinne, z. B. des Bewegens oder des Denkens, gäbe. Die Schwierigkeit liegt hier in den Kriterien, nach denen sich aus dem Gesamtgebiet des

Sensorium commune die besonderen Sinne abgliedern lassen. Welches Kriterium bestimmt z. B., wo der Bewegungssinn aufhört und der Gleichgewichtssinn anfängt? Es gibt hierfür keine physiologischen oder morphologischen Kriterien, welche sich auf den für beide Wahrnehmungen ausschlaggebenden Muskeltonus beziehen ließen. Nur die Leistung entscheidet, ob wir mit der Muskulatur mehr die Eigenbewegung oder mehr die Einordnung in den Raum erfahren. Die Sinne lassen sich daher nur durch Kriterien unterscheiden, die z. B. in der spezifischen Empfindung der *Bewegung,* also einer *Qualität zwischen Form und Dynamik,* liegen kann, oder der *Qualität der Lage,* die zwischen richtungs- und erdbezogener Schwere und Leichte, zwischen unten und oben, entstehen kann.

Ein weiteres Kriterium neben der Empfindung ist die intentionale Beziehung zwischen Wahrnehmungsinhalten. Richten wir die Aufmerksamkeit z. B. auf eine schmerzhafte Stelle des Körpers, können u. U. nach Abklingen des Schmerzes ähnliche oder verwandte Qualitäten wie Jucken und Kitzel wahrgenommen werden. Auch Lustempfindungen können in einer gewissen qualitativen Ähnlichkeit, wenn auch polar zum Schmerz, erlebt werden. So konstituiert sich der Sinnesbereich der Schmerz- und Lustwahrnehmung, die wir einem eigenen *Lebens- oder Behagenssinn* zuordnen können.

Nach den Kriterien der Empfindung und der Intentionalität, zu welchen noch das Kriterium des Erkennens hinzutritt, hat Herbert Hensel, einer der prominenten Schüler von Weizsäckers, die Ordnung der Sinne vorgeschlagen. Er hat sie nicht selbst durchgeführt. Als Hensels Schüler hatte ich Gelegenheit, mich mit der Ausarbeitung der Sinnesmannigfaltigkeit zu befassen. Unsere Frage war, ob sich der Sinneskreis in einer klar umrissenen Zahl von Modalitäten beschreiben läßt, so daß es keine Wahrnehmung mehr gibt, die nicht einem Sinn zuzuordnen wäre. Die Frage habe ich in einer Studie über die Gesamtsinnesorganisation mit ja beantwortet.

Die Gestaltkreislehre Weizsäckers und die allgemeine Sinnesphysiologie haben gemeinsame Forschungsanliegen. Der Sinnesphysiologie fehlt bislang ein klares Konzept über den Aufbau der Sinne, der Gestaltkreislehre fehlt eine Ordnung des biologischen Ereignisbereiches, dem sie ihre Erfahrungen entnimmt. Eine übergreifende Sinneslehre, und hier würde ich den Zukunftsaspekt in der Weiterführung von Weizsäckers Forschungen sehen, dürfte nicht eine weitere Einzeldisziplin werden. Aber gerade die Sinneslehre ist geeignet, eine Grundwissenschaft vom Lebendigen unter Einbeziehung des Leben beobachtenden Ichs in Biologie und Medizin zu bilden.

## Literatur

Fechner GT (1889) Elemente der Psychophysik. Bonset, Amsterdam

Hensel H (1966) Allgemeine Sinnesphysiologie. Haut, Sinne, Geschmack, Geruch. Springer Berlin Heidelberg New York

Hensel H (1979) Allgemeine Sinnesphysiologie. In: Keidel WD (Hrsg) Kurzgefaßtes Lehrbuch der Physiologie, 5. Aufl. Thieme, Stuttgart New York

Scheurle HJ (1984) Die Gesamtsinnesorganisation – Überwindung der Subjekt/Objekt-Spaltung in der Sinneslehre. Phänomenologische und erkenntnistheoretische Grundlagen der allgemeinen Sinnesphysiologie. Thieme, Stuttgart New York

Schmidt RF, Thews G (1976) Einführung in die Physiologie des Menschen. Springer, Berlin Heidelberg New York

Weizsäcker V von (1926) Einleitung in die Physiologie der Sinne. In: Bethe A, Bergmann G von, Embden G, Ellinger A (Hrsg) Handbuch der normalen und pathologischen Physiologie, Bd 11. Berlin

Weizsäcker V von (1950) Der Gestaltkreis. Theorie der Einheit von Wahrnehmen und Bewegen. Thieme, Stuttgart

# Integrative Aspekte
# in der Psychosomatik

# Stationäre Psychotherapie einer Patientin mit Morbus Crohn unter besonderer Berücksichtigung der Objektbeziehungen

A. M. Fürmaier

## Einführung

In dieser Darstellung einer stationären psychoanalytischen Fokaltherapie möchte ich früher erhobene psychodynamische Befunde über Besonderheiten der Objektbeziehungen von M.-Crohn-Patienten (Fürmaier 1979), auf die auch in der Literatur der letzten Jahre immer wieder hingewiesen wurde (v. Rad 1981; Zander et al. 1982; Zepf et al. 1981), auf ihre Gültigkeit und Konsequenzen für ein mögliches therapeutisches Vorgehen hin überprüfen.

Ein wichtiges Charakteristikum der Objektbeziehungsstrukturen dieser psychosomatischen Patienten ist ihre Tendenz zur Externalisierung der sie innerlich regulierenden Instanzen auf äußere Personen. Mentzos (1976) führt hierfür den Begriff der „interpersonalen Abwehrkonstellation" ein, für die charakteristisch sei, „daß der Partner nicht nur als psychische Repräsentanz, sondern als reale Person mit realem Verhalten in die Abwehrorganisation eingebaut wird".

Da diesen Patienten nur ein sehr mangelhafter Aufbau ihrer inneren Repräsentanzenwelt gelungen ist, suchen sie sich von außen her ihre Stabilität herzustellen. Andere Personen helfen mit, das fehlende „innere Identitätsgefühl" (v. Rad 1981) zu ersetzen und ein zumindest zeitweilig stabilisierendes Lebensmuster herzustellen. Zu solchen „Schlüsselfiguren" (Zepf et al. 1981) besteht ein Bedürfnis nach intimer, symbioseähnlicher Ungeschiedenheit mit Tendenz zur Aufhebung psychologischer Grenzen (vgl. hierzu Wirsing 1984). Ein solches labiles Gleichgewicht kann durchaus über viele Jahre hinweg soziales Funktionieren und subjektives Wohlbefinden sicherstellen.

Als weiterer Punkt in der Entstehung dieser Krankheiten wird nun immer wieder ein Objektverlusterlebnis in der Anamnese psychosomatischer Patienten beobachtet. In der Zeit vor Beginn der körperlichen Erkrankung traten in der Lebensgeschichte aller von mir untersuchten Patienten belastende Ereignisse ein, die den Charakter einer Veränderung der bisher für sie so lebenswichtigen Objektwelt hatten. In dem Augenblick, in dem der Patient nicht mehr mit der realen Präsenz eines für ihn wichtigen Objekts rechnen kann, bricht die Funktion des gesamten Beziehungsmusters zusammen. Wie Zander et al. (1982) beschreibt, sind es ohnehin anstehende Entwicklungsschritte, die eine solche Veränderung bewirken. Wirsching (1984) weist auch darauf hin, daß infolge der Rigidität ihrer Bindungen die geforderte Entwicklungsfähigkeit in den Beziehungen eingeschränkt ist. Deshalb besitzen Konflikte um Ablösung, Verlust und Tod häufig krankheitsauslösenden

Stellenwert. Mit dem Objektverlust bricht für diese Patienten ihre psychosoziale Abwehrkonstellation zusammen. Da sie nicht auf internalisierte Objekte zurückgreifen können, kommt es zu einem weiteren autoplastischen Regressionsschritt, und der Darm dient als Darstellungsmittel für die im psychischen Bereich nicht mehr verarbeitbaren Konflikte und Energien.

In meinen eigenen Untersuchungen konnte ich beobachten, daß sich in der aktuellen Beziehung zwischen den Patienten und dem Untersucher ähnliche Beziehungskonstellationen herzustellen schienen, wie sie auf biographischer Ebene beschrieben wurden. Die Patienten nahmen ungeachtet des fachlichen Status des Gegenübers ein Gesprächs- und Beziehungsangebot dankbar an. In Trennungssituationen reagierten sie in verschiedenen Fällen krisenhaft mit der Tendenz zu erneutem regressivem Rückzug. Hieraus ergab sich für uns folgender Hinweis: Der körperliche Zusammenbruch eröffnet bei allem Leid dem Patienten auch die Möglichkeit, mit neuen Bezugspersonen in Kontakt zu kommen. Jeder Partner kommt als abwehrstabilisierendes Objekt in Frage, wenn er bereit ist, sich dem Kranken unvoreingenommen zuzuwenden und ihn mit der Deutung seiner Gefühle nicht allein läßt. Wenn die psychosoziale Abwehrkonstellation zusammengebrochen ist und die Symptomatik begonnen hat, könnte der Arzt oder Psychotherapeut eine neue „Schlüsselfigur" werden, durch die das verlorengegangene Objekt ein Stück weit substituiert werden kann.

Unsere These ist, daß auch bei körperlich schon schwer erkrankten Patienten ein – wenn auch begrenzter – Therapieerfolg erreicht werden könnte, sofern bestimmte Bedingungen gegeben sind: In der Person des Therapeuten, der zunächst durch seine „teilnehmend-interessierte Präsenz für den Patienten emotionale Sicherung vermittelt", bietet sich ein solches neues „Hilfsobjekt" an (Freyberger et al. 1980 b). Es kann ein Neuanfang werden, wenn der Therapeut das verlorengegangene Objekt nicht nur ersetzt und eine frühere Beziehungsdynamik wiederholt, sondern die anstehenden Konflikte gleichzeitig mit dem Patienten bearbeitet. Wenn der Fokus der Therapie sich auf die zentrale Objektverlust- und Trennungsproblematik ausrichtet, könnte es auch gelingen, die verdrängten schmerzhaften Gefühle aus der stummen Körpersprache in die Beziehungsebene zurückzuholen und sie damit einer Verarbeitung zugänglich zu machen.

## Kasuistik

### Allgemeine Vorstellung

Die Patientin, über die berichtet werden soll, wurde im Frühsommer 1985 7 Wochen lang in der Abteilung Psychotherapie und Psychosomatik der Klinik St. Irmingard in Prien behandelt. Wir arbeiten nach dem Konzept psychoanalytischer Fokaltherapie auf Einzeltherapiebasis, das wir auch bei schwer gestörten Patienten mit Borderlinestruktur, Persönlichkeitsstörungen und Psychosomatosen anwenden. Zur genaueren Information über dieses Konzept sei auf eine Arbeit von Lachauer (1986) verwiesen.

Bei der Patientin handelt es sich um eine 22jährige Frau, bei der zum Zeitpunkt der Aufnahme die Diagnose M. Crohn schon 6 Jahre lang bestand. Mit Ausnahme der Monate einer Schwangerschaft gab es bisher kein symptomfreies Intervall. Bisherige internistische Behandlungsversuche, zusätzlich einer Dünndarmteilresektion, blieben ohne den gewünschten Erfolg. Bei der Aufnahme stand eine Durchfallsymptomatik mit einer Frequenz von 8–10 Stühlen pro Tag im Vordergrund. Die Patientin wog bei einer Körpergröße von 164 cm nur 44 kg. Sie wurde uns von ihrem Hausarzt zugewiesen, der in der letzten Zeit eine Behandlung mit naturheilkundlichen Präparaten versucht hatte. Vom psychischen Aspekt her war sie eine freundliche, jedoch zart und etwas schüchtern wirkende junge Frau, die mit viel Motivation und großen Erwartungen in die Behandlung kam.

### Anamnese

Frau A. ist die Zweitjüngste von 6 Schwestern einer Familie, in der der Vater Buchdrucker war und später als Vertreter arbeitete. Die Mutter verstarb wenige Monate vor der Aufnahme an den Folgen einer Tablettenintoxikation in suizidaler Absicht, nachdem sie über ein Jahr lang im Koma gelegen hatte.

Die Patientin, genauso wie ihre jüngere Schwester ein unerwünschtes Kind, erinnert sich aus der Kleinkinderzeit an häufigen Streit der Eltern untereinander und an Schläge des Vaters gegen die Mutter und ältere Schwestern. Früheste Deckerinnerungen schildern Szenen, in denen sie mit einer Schwester in der Badewanne sitzt oder ihre jüngere Schwester im Kinderwagen spazierenfährt. Die Eltern trennten sich, als die Patientin 9 Jahre alt war; alle Kinder blieben bei der Mutter. In den folgenden 8 Jahren bis zur Wiederverheiratung der Eltern miteinander wurde Frau A. eine enge Vertraute der Mutter und beobachtete deren zunehmende Depressivität und ihren Verfall in den Alkohol.

Schon in den Kindheitsjahren entwickelte Frau A. Todessehnsüchte und äußerte viel Verständnis für die Selbstmordabsichten der Mutter, von denen sie heimlich hoffte, daß sie gelingen mögen.

Zum Krankheitsausbruch kam es bei der Patientin mit 16 Jahren. Sie verließ damals zum erstenmal in ihrem Leben für eine Urlaubsreise ihr Elternhaus und nahm zu ihrem Freund auch ihre ersten sexuellen Beziehungen auf. Auf der Rückreise von ihrem Urlaubsziel traten unklare Durchfälle auf, die mehr oder weniger bis heute nicht mehr verschwanden. Die Symptomatik verschlechterte sich erheblich wenige Wochen vor dem Suizidversuch der Mutter. Damals war die Patientin 20 Jahre alt und hatte mit ihrem Freund bereits eine 1½jährige Tochter. Sie entschied sich auf Drängen des Freundes, den elterlichen Wohnort zu verlassen. Nach dem Auszug hat die Patientin ihre Mutter nie mehr bei Bewußtsein sehen können. Heute lebt Frau A. mit ihrem Freund und ihrer jetzt 3jährigen Tochter in einer anderen Stadt und plant, eine Buchhändlerlehre zu beginnen.

### Psychodynamik der Krankheitsentwicklung

Die alles beherrschende Figur in der Beziehungskonstellation dieser Patientin scheint die Person der Mutter zu sein. Symbiotische Vereinigungswünsche auf der einen und mehrere versuchte Lösungsschritte auf der anderen Seite geben die Kernkonflikte für einen therapeutischen Ansatz vor. Von Bedeutung sind v.a. die Trennungsversuche um die Zeit der Krankheitsauslösung herum. Sie führen bei Frau A. jedoch nur zu „Pseudounabhängigkeiten" (Biebl et al. 1984; Bräutigam 1973): Unter Beibehaltung anklammernder Wünsche in Richtung Elternhaus schafft sie zwar die äußere Trennung, erlebt sich jedoch weiterhin als unselbständig und abhängig. Die Trennung von der Mutter durch Wegzug und später durch deren Tod stellt das bei diesen psychosomatischen Patienten so häufig beobachtete traumatisierende Objektverlusterlebnis dar, das bei Frau A. einen schweren weiteren Regressionsschritt zur Folge hatte. Diesen auslösenden Ereignissen liegt in der psychogenetischen Entwicklung eine schwere prägenitale Störung der Persönlichkeit zugrunde, die in der frühen Herstellung einer stabilen symbiotischen Zweierbeziehung und auch später in deren Auflösung und notwendigen Weiterentwicklung in Richtung Individuation ihren Ursprung hat. Hierfür finden sich in der Anamnese deutliche Hinweise. Die Patientin als eines von 6 schnell aufeinanderfolgenden Geschwistern tat sich von Anfang an schwer, Raum für eine alleinige Beziehung zur Mutter zu finden. Frühe Deckerinnerungen, in denen sie sich immer in einer Gruppe sieht, belegen es. Spürbar ist dabei auch der deutliche Mangel an Sicherheits- und Vertrauensgefühlen, der die Patientin begleitet.

Das Bild der Eltern wird schon früh in das eines gefährlichen und bösen Vaters und das einer fürsorglichen und auch in ihrer Depressivität noch idealisierten Mutter aufgespalten. Als Folge hiervon erscheinen die Beziehungen der Patientin immer brüchig; das eigene Ich wird von äußeren Gefahren wie auch von introjizierten Todeswünschen bedroht. Für diese Zusammenhänge ergibt sich auch ein zusätzlicher Hinweis aus der aktuellen Szene der Therapie: Bei der Erinnerung an die damalige Zeit reagiert die Patientin mehrmals mit Verwirrung und Tränen. Sie wird am Weitersprechen gehindert, tritt aus der Beziehung heraus und droht im Kleinen erneut den Realitätskontakt zu verlieren. In den Jahren der Kindheit konnten weder der schwache Vater noch die Geschwister der Patientin helfen, sich aus dieser Identifikation mit der depressiven Seite der Mutter zu lösen und die entstandenen aggressiven Regungen sinnvoll zu verarbeiten.

Das Auftreten des Freundes in der Phase der auslaufenden pubertären Entwicklung stellte nun plötzlich ein neues Beziehungsangebot dar und setzte eine neue psychische Dynamik in Gang. Durch die nun erfolgten Lösungsversuche hoffte die Patientin, mit Hilfe des Partners zu einer eigenen Identität zu gelangen. Doch die hierbei aufbrechende Konfliktdynamik erwies sich als übermächtig und führte, verstärkt durch den realen Tod der Mutter, zu einem doppelten Verlusterlebnis und zu der malignen Regression in die körperliche Krankheit.

### Behandlungsverlauf

In der 7 Wochen dauernden stationären Behandlung der Patientin standen 4 Einzelgespräche in der Woche im Mittelpunkt. Sie waren von einer gestaltungstherapeutischen Gruppe sowie von einem ihren Möglichkeiten angepaßten bewegungstherapeutischen Programm begleitet. Die gleichzeitig erforderliche internistische Behandlung erfolgte integrativ: Der beratende Kollege der internistischen Abteilung wurde nicht konsiliarisch hinzugezogen, sondern nahm regelmäßig an allen Teamgesprächen teil. So wurde in ständiger gegenseitiger Absprache eine gleichzeitige medikamentöse Behandlung mit Azathioprin und symptomatischen Durchfallmitteln durchgeführt.

In der psychoanalytischen Arbeit rückten die traumatischen Objektverlusterlebnisse in den Mittelpunkt, mit dem Ziel, die mit der Trennung verbundenen Ängste und sie bedrohenden Gefühle ein Stück weit mehr zulassen zu können und damit die emotionale Autonomie der Patientin zu fördern. Für das zentral zu bearbeitende Problem formulierten wir folgenden Fokussatz:

„Ich bin ratlos, lustlos und fühle mich wie gelähmt, weil ich fürchte, daß Loslösung tödliche Kräfte mobilisiert."

Dieser Doppelsatz rückt im ersten Teil das von Patient und Therapeuten erkannte Hauptproblem in den Mittelpunkt, und setzt es im zweiten Halbsatz mit der aktuell vorherrschenden unbewußten Dynamik in Beziehung. Er war der Leitfaden für die Assoziationen der Patientin in der Therapie sowie für die Beobachtung des aktuellen Verhaltens im therapeutischen Milieu. Sehr schnell zeigte sich, wie sich die Dynamik des Fokussatzes auf allen Beziehungsebenen wiederholte. So empfand sie z. B. die Beziehung zu ihrem Partner als einengend. Ihr vorübergehendes Getrenntsein von ihm durch die Klinik half ihr einerseits, Wünsche nach Eigenständigkeit zu formulieren. Andererseits erlebte sie das Getrenntsein als unerträglich, was sie veranlaßte, sich in eine neue Beziehung zu einem ihrem Freund sehr ähnlichen Mitpatienten zu stürzen, wodurch sie wiederum in neue, bedrängende Abhängigkeit geriet und heftige Schuldgefühle und Ambivalenz verspürte.

Die Dynamik in der Übertragungssituation verlief ähnlich. Die therapeutische Haltung war zunächst davon geprägt, sich als unvoreingenommenes und real anwesendes Objekt anzubieten, z. B. durch eine häufige Stundenzahl über die ganze Woche verteilt, um hierdurch eine gewisse Stabilisierung im Sinne der erwähnten Objektbeziehungsstrukturen zu erreichen. Die Patientin stellte auch schnell große Nähe her, erzählte viele Details aus ihrer Lebensgeschichte, die teilweise mit heftigen Affekten in den Stunden begleitet waren. In dieser Phase mit einem symbioseähnlichen Wunsch nach Sichverstehen schien es uns notwendig, eine depressive Identifizierungsmöglichkeit zu vermeiden, um den „mütterlichen Sog" nicht zu verstärken. In dieser Notwendigkeit, Grenzen abzustecken, wurden die Fragen nach angemessener Nähe/Distanz aktualisiert und thematisierten für die Patientin auch die eigenen Loslösungswünsche. Es gelang ihr, diese Wünsche in der therapeutischen Beziehung zu formulieren. Anhand von Themen wie Reduzierung der Stundenzahl, ihrem Zögern gegenüber der Gestaltungstherapie oder einer frühzeitigen Festsetzung ihres Entlassungstermins, kamen sie zur Sprache. Die Ambivalenz kam in heftigen Gegenübertragungsgefühlen zum Ausdruck. Sie rief beim Therapeuten eher Enttäuschung hervor, verbunden mit der Reaktion, sie nicht gehen lassen zu wollen, sondern ihr ein verstärktes Präsenzangebot zu machen. Die Deutung dieser Dynamik konnte sie zunächst nicht akzeptieren. Sie löste sich weiter einen Schritt, indem sie sich innerlich zurückzog und das Ausmaß ihrer Beziehung zu dem Mitpatienten nicht mehr in die Therapie einbrachte. Entsprechend standen in der folgenden Trennungsphase von der Klinik Gefühle von Schuld, Verwirrung und scheinbarer Emotionslosigkeit im Vordergrund, die wir zuletzt noch versuchten, mit ihr zu bearbeiten.

**Diskussion und Zusammenfassung**

Frau A. hat sich nach kurzer Zeit des stationären Aufenthalts entschlossen, die Klinik wieder zu verlassen. Es standen viele Fragen offen, es schien vieles aufgebrochen und unfertig geblieben zu sein. Die Gefühle von Enttäuschung blieben auch über den stationären Aufenthalt hinaus. Aufgrund der Dynamik hielten wir es auch für angebracht, der Patientin kein konkretes ambulantes Behandlungsangebot zu machen, sondern wir entließen sie mit dem Hinweis, ihr bei der Suche nach einem ambulanten Therapeuten, wenn sie dies wünscht, behilflich zu sein.

Trotzdem war das auffallendste Ergebnis die überraschende, fast völlige Symptomfreiheit bereits in den letzten Wochen des Klinikaufenthalts mit einer Regulierung der Stuhlfrequenz auf ein normales Maß, wie es bei dieser Patientin in den letzten Jahren nie vorgekommen war. Frau A. meldete sich von selbst 6 Wochen später zu einem ambulanten Nachgespräch, um sich die Adresse eines ambulanten Therapeuten geben zu lassen. Eine Befundänderung ergab sich über diesen kurzen Zeitraum nicht. Einer späteren Bitte um eine Nachuntersuchung 6 Monate nach Beendigung der Therapie ist sie allerdings nicht gefolgt. In diesem Punkt bestätigt sie die Beobachtungen von Freyberger et al. (1980b), daß gerade Patienten mit M. Crohn ihre psychosomatischen Kontakte auf den stationären Aufenthalt beschränken und eine längere ambulante psychotherapeutische Betreuung nur schwer akzeptieren können.

Bei der Bewertung unserer Behandlungsergebnisse muß sicher auch die konsequent durchgeführte medikamentöse Therapie in Rechnung gezogen werden.

Doch Frau A. hat sich hier zum erstenmal einer psychotherapeutischen Behandlung unterzogen. Die anfangs dargestellten eigenen diagnostischen und in der Literatur gefundenen Befunde haben sich in diesem therapeutischen Verlauf bestätigt. Für die Patientin hat sich in der Person des Therapeuten – und erweitert in den Personen des therapeutischen Milieus – eine neue, abwehrstabilisierende Perspektive eröffnet, mit deren Hilfe sie sich erstmals ihren vernichtenden ängstlichen Gefühlen zuwenden und sie formulieren konnte. Wie Freyberger et al. (1980a) es formuliert, hat hier der Therapeut als „Schlüsselfigur" das verlorengegangene Objekt substituiert, und logischerweise wurden auch mit ihm diese Konflikte von Trennung und Zuwendung, von Abkehr und Schuld bearbeitet, die damals in der frühen Lebensgeschichte der Patientin so übermächtig waren und ungelöst blieben. In den Therapeuten und in dem Sprechen über diese Ängste haben die Gefühle Gestalt angenommen, und das Körpersymptom als Bewältigungsversuch dieser Trennungsangst wurde vorübergehend zumindest nicht mehr benötigt. Diese Entwicklung konnte man auch sehr deutlich anhand der Bilder sehen, die die Patientin im Laufe ihres Aufenthalts angefertigt hat. Während zu Beginn ein feuerroter, einem Darm nicht unähnlicher Fleck das Bild dominierte, waren gegen Ende Personen, wenn auch in teilweise bedrohlich wirkender Stimmung, Themen ihrer Zeichnungen.

Selbstverständlich kann nach dieser kurzen stationären Behandlung und dem Katamnesezeitraum von wenigen Wochen kein abschließendes Urteil gefällt werden. Zu einer stabilen Besserung des Krankheitsbildes dieser Patientin ist sicher ein langer psychotherapeutischer Prozeß erforderlich. Ein Behandlungserfolg wird u. a. davon abhängen, inwieweit es der Patientin gelingen wird, solche außen mobilisierten Hilfsobjekte zu internalisieren, um so allmählich eine innere Repräsentanzenwelt aufzubauen.

Unter den gegebenen Bedingungen meine ich jedoch trotzdem, eine günstige Prognose stellen zu können.

Und es wird deutlich, daß auch bei psychosomatisch schwer gestörten Patienten mit einem so langen Krankheitsverlauf eine integrierte psychoanalytische Behandlungsmethode, die sich zwar nur über einen kurzen Zeitraum erstreckt, die jedoch verbale und averbale Ebenen, körperliche Notwendigkeiten und psychische Bedürfnisse gleichermaßen berücksichtigt, auch von Erfolg sein kann und positive Ansätze in Richtung einer Stabilisierung des Krankheitsbildes hervorbringt.

## Zusammenfassung

Aus früher erhobenen diagnostisch-psychodynamischen Befunden über Patienten mit M.Crohn wird der besondere Umstand der Externalisierung regulierender und haltgebender Instanzen auf äußere reale Objekte referiert und mit den Ergebnissen der Literatur der letzten Jahre verglichen. Hieraus leitet sich die Bedeutung des Objektverlustes in der Psychogenese dieser Erkrankungen ab.

Anhand eines Behandlungsberichts einer psychoanalytischen stationären Fokaltherapie 5 Jahre nach Veröffentlichung dieser Befunde wird ihre Anwendung in der klinischen Praxis überprüft.

## Literatur

Biebl W et al (1984) Psychosomatische Untersuchung bei Patienten mit Colitis ulcerosa und Morbus Crohn. Psychosom Psychother 29: 184–191

Bräutigam W (1973) Psychosomatische Medizin. Thieme, Stuttgart

Freyberger H, Liedtke R, Wellmann W (1980a) Möglichkeiten und Grenzen der Psychotherapie bei Colitis ulcerosa und Morbus Crohn. Dtsch Ärztebl 46: 2731–2734

Freyberger H, Wellmann W, Pries K (1980b) Anorexia nervosa Symptomatik bei Morbus Crohn. Psycho 6: 454–458

Fürmaier A (1979) Zur Psychodynamik des Morbus Crohn. Med Dissertation, Universität Tübingen

Lachauer R (1986) Entstehung und Funktion des Fokus in der stationären Psychotherapie. Prax Psychosom Psychother 31: 197–207

Mentzos S (1976) Interpersonale und institutionelle Abwehr. Suhrkamp, Frankfurt

Schultheis K-H (1979) Psychosomatische Aspekte des Morbus Crohn. In: Uexküll T von (Hrsg) Lehrbuch der psychosomatischen Medizin. Urban & Schwarzenberg, München

Rad M von (1981) Zur Theorie und Therapie psychosomatisch Kranker. Z Psychosom Med 27: 1–20

Wirsching M (1984) Familientherapeutische Aspekte bei Colitis ulcerosa und Morbus Crohn. Z Psychosom Med 30: 238–246

Zander W, Lehner F, Birk M, Blümel G (1982) Experimentelle Untersuchungen zur Psychodynamik der Colitis ulcerosa und des Morbus Crohn. Prax Psychosom Psychother 27: 161–173

Zepf S, Künsebeck HW, Sittaro N (1981) Körperbeschwerden und narzißtische Objektbeziehung bei Patienten mit Colitis ulcerosa. Z Psychosom Med 27: 59–72

# Ansätze zu einer integrativen Theorie chronisch entzündlicher Darmerkrankungen

W. Häuser

## Fragen in der Ätiologiediskussion

Definition und abgrenzende Unterscheidung der chronisch entzündlichen Darmerkrankungen M. Crohn und Colitis ulcerosa erfolgen nach morphologischen, klinischen, laborchemischen, röntgenologischen und endoskopischen Kriterien (Malchow u. Daiss 1984; Miller u. Ehms 1981). Kein Parameter allein, noch Parameterkombinationen (Malchow u. Daiss 1984) ermöglichen in allen Fällen eine definitive Unterscheidung. Ebenso ist trotz umfangreicher Forschungen die Ätiologie der chronisch entzündlichen Darmerkrankungen unbekannt (Miller u. Ehms 1981). Bezüglich des M. Crohn, der in der Folge als Beispiel dient, werden aus medizinisch-naturwissenschaftlicher Sicht v. a. genetische, Ernährungs-, mikrobiologische und immunsystemische Faktoren diskutiert (Miller u. Ehms 1981). Aus psychosomatischer Sicht kommen psychosoziale Faktoren hinzu (Gerbert 1980; Weiner 1977). Innerhalb der einzelnen Forschungsbereiche naturwissenschaftlicher und psychosomatischer Medizin bestehen erste Ansätze, die jeweiligen Daten zu einem kohärenten Konzept zusammenzufassen.

Im medizinisch-naturwissenschaftlichen Bereich wird die Enterocolitis Crohn als Autoimmunerkrankung beschrieben: Die Entzündung des Darms wird durch Immunreaktionen gegen Bestandteile des Pankreassekrets hervorgerufen. Unbewußt versuchen die Patienten, durch geeignete Ernährung (erhöhter Kohlenhydrat-, verminderter Fett-, Proteinkonsum) ihr exokrines Pankreas ruhigzustellen, um die Belastung des Darms mit dem Antigen zu reduzieren (Stöcker et al. 1984). In der psychosomatischen Medizin weisen die Konzepte des Situationskreises (Uexküll 1985), der anthropologischen Medizin (Weizsäcker 1949; Wyss 1982) sowie der ökologischen Medizin (Begemann 1985; Engel 1977) integrierende Potenz auf. In anthropologischer Sicht wird die chronisch entzündliche Darmerkrankung als Teil eines kommunikativen Geschehens interpretiert, das sich synchron auf der Beziehungsebene und diachron in der Lebensgeschichte des Kranken intersubjektiv entwickelt. Die Krankheit ist kein isoliertes Geschehen, kein Rückstand eines organischen Prozesses oder Niederschlag psychogenetischen Kausalgeschehens (Zacher u. Weiß 1985).

Ein beide Sichtweisen integrierendes Konzept liegt bisher nicht vor. Wechselseitig werden Methodik und Wertung der Befunde kritisiert. An der psychosomatischen Forschung werden die anekdotischen Fallgeschichten, die inadäquaten Testverfahren, die Retrospektivität der Untersuchungen und der Mangel an kontrollierten Studien kritisiert (Miller u. Ehms 1981). Die von der Psychosomatik beschriebenen Persönlichkeitsstrukturen werden nicht als primär ätiologisch, sondern als sekundäre Folge der Primärerkrankung gesehen (Miller u. Ehms 1981). Der naturwissenschaftlichen Forschung wird ein eingeengtes Ätiologie- und Pathogeneseverständnis vorgeworfen. Auch seien die radiologischen, endoskopischen und histopathologischen Studien nur retrospektiv (Weiner 1977).

Die wissenschaftstheoretische Analyse eint beide Forschungsrichtungen in dem Problem der Einordnung der Befunde. Sind die beobachteten Phänomene als primäre (ätiologische) oder als sekundäre (reaktive) Veränderungen anzusehen? Spielen Mikroorganismen eine primäre Rolle als ätiologische Faktoren, oder sind sie sekundär von pathogenetischer Bedeutung, indem sie in das durch andere Mechanismen geschädigte Gewebe eindringen (Miller u. Ehms 1981)? Sind die Defekte im zellulären Immunstatus immunologische Epiphänomene als Folge einer erhöhten Permeabilität für intestinale Immunogene im Bereich des entzündeten Gewebes, oder liegen primäre Veränderungen des Immunsystems vor (Tönnesmann et al. 1979)? Sind depressiv-aggressionsgehemmte Persönlichkeitszüge ätiologisch bedeutsam, oder entstehen sie erst im Lauf der chronischen Erkrankung (Gerbert 1980)?

## Das analytisch-dualistische Krankheitsmodell

Weaver (1978) unterscheidet 3 Typen von Problemen:

- Probleme einfacher Zusammenhänge, d.h. Probleme, die im wesentlichen auf 2 Variablen und ihre lineale bzw. lineare Beziehung reduziert werden können. Die Beziehung zwischen 2 Variablen kann als linear beschrieben werden, sobald sich eine Gerade ergibt, wenn sie in einem rechtwinkligen Koordinatensystem verbunden werden. Linealität beschreibt eine Relation zwischen 2 und mehreren Variablen, bei der die Sequenz nicht zum Ausgangspunkt zurückkehrt.
- Probleme unorganisierter Komplexität: Unendlich viele Variablen sind vorhanden, die mit den Methoden der Wahrscheinlichkeitstheorie und der statistischen Mechanik behandelt werden können. Das Verhalten jeder einzelnen Variablen kann völlig erratisch oder unbekannt sein, dennoch weist das System als Ganzes im Durchschnitt regelmäßige und analysierbare Eigenschaften auf.
- Probleme organisierter Komplexität: Probleme, die sich auf eine große Anzahl von Variablen beziehen, die zu einem organischen Ganzen verbunden sind.

Die Probleme einfacher Zusammenhänge sind der Bereich der klassischen Naturwissenschaften (Galilei, Descartes, Newton) und der einfachen technischen Apparate (Häuser 1985). Die hier entwickelten Problemlösungen waren so erfolgreich, daß sie bis heute in der Medizin die Vorstellungen von strenger Wissenschaftlichkeit prägen (Uexküll 1985). Der Naunyn zugeschriebene Satz: „Medizin wird Naturwissenschaft sein, oder sie wird keine sein", schreibt dieses wissenschaftstheoretische Konzept fest. Seine 2 Grundannahmen lauten: Prozesse können durch eine detaillierte Analyse ihrer Mikroprozesse erklärt werden (analytischer Ansatz). Die Prozesse auf den einzelnen Ebenen sind linear/lineal miteinander verknüpft (reduktionistischer Ansatz; Engel 1977). Die Anwendung dieses wissenschaftstheoretischen Konzepts in der Medizin war anfänglich sehr erfolgreich: Bei Infektionskrankheiten konnten klinisch und morphologisch wohl definierte Krankheitsbilder spezifischen Mikroorganismen zugeordnet werden. Durch die Ein-Gen-ein-Enzym-Theorie konnten einige angeborene Stoffwechselerkrankungen erklärt werden. Diesem linealen Krankheitsmodell folgend wird der M. Crohn als Infektionserkrankung oder hereditärer Immundefekt oder psychogene Erkrankung angesehen.

**Das systemische Krankheitsmodell**

Längst jedoch haben sich die klassischen Naturwissenschaften den Problemen organisierter Komplexität zugewandt. Die Relativität von Raum und Zeit, unscharfe Relationen, Quantensprünge, Makrofluktuationen in Gleichgewichtszuständen und die wahrscheinliche Nichtexistenz „letzter" Einheiten der Materie haben in der Physik weg von der künstlichen Isolierung und von In-Beziehung-Setzen einzelner Variablen geführt (Guntern 1980). In der Biologie hat das simplifizierende Eins-zu-eins-Verhältnis von Genotyp und Phänotyp differenzierten Konzepten der Polygenie, Polyphänie und der Chromosomenfeldtheorie Platz gemacht. Das kybernetische Interaktionsmodell hat das Aktions-Reaktions-Modell ersetzt; es ist zirkulär, multidimensional, selbstregulierend und weist viele Freiheitsgrade auf (Guntern 1980). Kurz, in den Naturwissenschaften und auch beginnend in den Humanwissenschaften hat ein Paradigmawechsel stattgefunden: Das lineale Denken wird durch ein systemisches Denken ersetzt.

Die Kritik an den medizinischen Modellen tritt in eine neue Phase: Es wird nicht nur die Selbstbeschränkung auf den menschlichen Körper und seine Funktionen, sondern auch der zugrundeliegende Denkansatz in Frage gestellt: die als Basis der Medizin fungierende, auf dem Boden der klassischen Mechanik ruhende Theorie der Biologie (Begemann 1985).

Die ökologische Medizin (Begemann 1985) beschreibt in Anlehnung an die Konzepte der Systemtheorie (Bertalanffy 1968; Miller 1977) den Organismus als System in seinen Bezügen zur physikalischen und biosozialen Umwelt:

- Ein System ist ein Komplex von Komponenten in einer selbstregulierenden Interaktion,
- ein System zeigt multivariable Interaktionen, Aufrechterhaltung des Ganzen im Zusammenspiel seiner Komponenten,
- Systeme zunehmender Komplexität zeigen eine Multiebenenorganisation,
- komplexe Systeme sind nicht lineal vernetzt. Zwischen Ursache und Wirkung gibt es keine direkte Punkt-zu-Punkt-Anordnung; Kausalitäten werden sprunghaft, Prozesse zirkulär (nonlineal), und dadurch entstehen zwischen den Komponenten Wechselwirkungen, positive und negative Rückkopplungen.
- Komplexe Systeme sind gegenüber ihrer Umwelt relativ autonom (Guntern 1979; Miller 1977).

Will die Medizin weiterhin dem Postulat von Naunyn genügen, so muß sie eine Akkomodation in ihren Ätiologiekonzepten vollziehen und systemisch denken. Sie muß den Menschen als ein mit seiner Umwelt vernetztes System ansehen und nicht als ein physikalisch-chemisches oder psychodynamisches Aggregat.

Durch die Einführung systemischer Modelle in die Medizin (Engel 1977; Guntern 1979) ist die Konzeptualisierung multifaktorieller/multidimensionaler Erkrankungen möglich. Demnach ist

- die Ätiologie von Erkrankungen eine Funktion eines komplexen transaktionellen Feldes.
- Dieses besteht aus interdependenten Subfeldern, wie dem genetischen und syngenetischen Programm des Organismus, den biochemischen, affektiven und kognitiven Aktionen/Reaktionen des Organismus, den Interaktionsprozessen von Umwelt und Organismus und schließlich dem symptomatischen Verhalten/pathologischen Organprozessen selbst.
- Kausalität wird ersetzt durch Probabilität und durch einen strukturierten Determinismus, der über die hierarchischen Ebenen des Organismus hinweg steuernd wirkt. Mehrere Faktoren erhöhen aufgrund ihres spezifischen Reaktionsmusters an „sensiblen" Punkten des Organismus die Wahrscheinlichkeit so lange, bis symptomatisches Verhalten/pathologische Organprozesse auftreten.

Die bei der Manifestation und im Verlauf der Erkrankung beobachtbaren Belastungen des Organismus lassen sich als Stressoren (Guntern 1980, 1981) auf verschiedenen Ebenen beschreiben:
Stressoren im Laufe der Entwicklung des Humansystems, infolge dysfunktioneller Bewältigungsstrategien (Häuser 1985), infolge der Erkrankung (Friedrich 1978) und Stressoren außerhalb des Humansystems (Guntern 1979). Bei den Aktionen/Reaktionen des erkrankten Organismus lassen sich Interaktionen zwischen den zentralnervösen Mechanismen und Gastrointestinaltrakt und Immunsystem beschreiben (Uexküll, 1985). Die vorliegenden medizinisch-naturwissenschaftlichen und psychosomatischen Daten lassen sich innerhalb des Streßkonzeptes (Guntern 1979, 1981) als komplementäre Beschreibungsebenen einordnen.

### Konsequenzen des systemischen Krankheitsmodells

Dieses Modell zeigt bezüglich des M. Crohn, daß die Diskussion, ob beobachtete Phänomene primärer (ätiologischer) oder sekundärer (reaktiver) Art sind, Folge einer linealen Fragestellung ist und nur für die Frage einer primären Prävention von Bedeutung ist. Bei Manifestation der Erkrankung liegt ein Netz miteinander verflochtener Regelkreise (biochemisch, affektiv, kognitiv, transaktionell) vor, das sich nicht in eine lineare Folge von Ursache und Wirkung, vorher und nachher auflösen läßt.

Konsequenzen ergeben sich für Forschung, Patientenversorgung und Psychotherapieverständnis: Will die ökologische Medizin ernst machen mit dem Primat der Verflechtungen der Ereignisse über die isolierten Ereignisse selbst (Begemann 1985), dann ist interdisziplinäre Forschung notwendig: z.B. Interaktion Mikroorganismen – Immunsystem – ZNS – Streß; subjektiv/medizinische Krankheitstheorie-Krankheitsverhalten in Institutionen – Patienten/Therapeut – Compliance/Defiance.

Die integrative Sicht medizinisch-naturwissenschaftlicher und psychosomatischer Daten hat die integrierte internistische/psychosomatische Behandlung zur

Folge. Diese führt zu einer Verlängerung der Remission zwischen den Schüben, zu einer Verkürzung der Schübe sowie zu einer Milderung des Leidensdrucks und zur Förderung der Rehabilitation (Freyberger et al. 1980; Künsebeck et al., im Druck).

Angesichts des bisherigen Wissenstands ist es nicht verantwortbar, dem Therapeuten, dem Patienten und seinem sozialen Umfeld Psychotherapie als konfliktbearbeitend und damit ätiologisch wirksam zu deklarieren, in dem Sinne, daß Erinnern/Wiederholen/Durcharbeiten neurotische Fehlentwicklungen oder strukturelle Maßnahmen dysfunktionelle Familienhomöostasen und damit die Erkrankung beseitigen. Vielmehr bedeutet Psychotherapie – falls diese Bezeichnung dem Patienten und seiner Familie gegenüber überhaupt erwähnt wird – Adaptationshilfe an die chronische Erkrankung, Akzeptierung und Utilisierung der individuellen/familiären Krankheitstheorien und Wertesysteme (Schmitt 1985). Die Effekte solcher Maßnahmen scheinen wirkungsvoller zu sein, wenn die relevanten Bezugspersonen des Patienten, d.h. soziales Umfeld einschließlich aller Behandelnden einbezogen werden (Wirsching 1984).

## Zusammenfassung

Es wird der Versuch der Integration medizinisch-naturwissenschaftlicher und psychosomatischer Daten zu chronisch entzündlichen Darmerkrankungen unternommen. Das Modell fußt auf der Systemtheorie: Streß in Humansystemen (Guntern 1981), „unified concept of health and disease" (Engel 1977). Demnach sind chronisch entzündliche Darmerkrankungen als Produkt eines dysfunktionellen transaktionellen Feldes beschreibbar. Dieses besteht aus interdependenten Subfeldern, wie dem genetischen und syngenetischen Programm des erkrankten Organismus, seinen biochemischen/affektiven/kognitiven Aktionen/Reaktionen, den Interaktionsprozessen von Umwelt und Organismus und dem symptomatischen Verhalten/pathologischen Organprozessen selbst. Zwischen den einzelnen Konstituenten des transaktionellen Feldes sind von einzelnen Forschungsrichtungen Dysfunktionalitäten des Materie/Energie- und Informationsaustauschs beschrieben worden, z.B. zwischen Immunsystem und Mikroorganismen oder den Organismen eines Humansystems. Das Streßmodell (Guntern 1979) beschreibt ein interdependentes Stressorenfeld (Stressoren im Laufe der Entwicklung des Humansystems, in Folge der Erkrankung, in Folge dysfunktionellen Copings), das Copingpotential des erkrankten Organismus sowie die Aktionen/Reaktionen des erkrankten Organismus im Streß. Die Konzepte „Stressorenfeld" und „Copingpotential" integrieren bisherige psychosomatische Befunde auf Individual- und Familienebene, während das Konzept des Organismus im Streß mögliche Berührungspunkte affektiver/kognitiver und biochemischer Aktionen/Reaktionen (Streß-Immunsystem, Streß-Gastrointestinaltrakt) aufzeigt.

Konsequenzen ergeben sich für die Forschung (mehr interdisziplinäre Forschung), für die Patientenversorgung (kombinierte internistisch/psychosomatische Therapie) sowie für das Psychotherapieverständnis (Anpassungshilfe an chronische Erkrankung statt konfliktbearbeitende Psychotherapie).

# Literatur

Begemann H (1985) Entwurf einer ökologischen Medizin. Familiendynamik 1: 50-57

Bertalanffy L von (1968) General system theory. Braziller, New York

Engel GL (1977) The need for a new medical modell: A challenge for biomedicine. Sciene 196: 129-136

Freyberger H, Liedtke R, Wellmann W (1980) Möglichkeiten und Grenzen der Psychotherapie bei Colitis ulcerosa und Morbus Crohn. Dtsch Ärztebl 77: 2731-2736

Friedrich H (1978) Familie und Krankheitsgeschehen bei chronischen Erkrankungen. Psychosozial 1: 108-125

Gerbert B (1980) Psychological aspects of Crohn's disease. J Behav Med 1: 41-58

Guntern G (1979) Social change, stress and mental health in the pearl of the Alps. Springer, Berlin Heidelberg New York (Monographien aus dem Gesamtgebiete der Psychiatrie, Bd 22)

Guntern G (1980) Die Kopernikanische Wende in der Psychotherapie. Der Wandel vom psychoanalytischen zum systemischen Paradigma. Familiendynamik 1: 2-42

Guntern G (1979) Streß und Bewältigungsmechanismen im menschlichen Humansystem. Familiendynamik 1: 140-147

Häuser W (1985) Psychosomatik und Epistemologie. Grundlagen und Wandlungen des Konzepts Psychosomatik. Z Klin Psychol Psychopathol Psychother 33: 197-207

Künsebeck HW, Liedtke R, Wellmann W, Lempa W, Freyberger H (im Druck) Effekte kombinierter internistisch-psychosomatischer Behandlung bei Patienten mit Morbus Crohn. Verh Dtsch Ges Inn Med

Malchow H, Daiss W (1984) Diagnostik des Morbus Crohn. Dtsch Med Wochenschr 109: 1770-1775

Miller B, Ehms H (1981) Ätiologie der chronisch entzündlichen Darmerkrankungen. Internist (Berlin) 22: 379-389

Miller JC (1977) Living systems. McGraw-Hill, New York

Schmitt GH (1985) Colitis ulcerosa und Morbus Crohn aus psychosomatischer Sicht. Monatschr Kinderheilkd 133: 119-122

Stöcker W, Otte M, Scriba PC (1984) Zur Immunpathogenese des Morbus Crohn. Dtsch Med Wochenschr 109: 1984-1986

Tönnesmann E, Börkle PA, Schäfer B (1979) Humoraler und zellulärer Immunstatus bei Patienten mit Morbus Crohn. Klin Wochenschr 57: 1097-1107

Uexküll T von (1985) Lehrbuch der Psychosomatischen Medizin, 2. Aufl. Urban & Schwarzenberg, München Berlin Wien

Weaver W (1978) Wissenschaft und Komplexität. In: Türk H (Hrsg) Handlungssysteme. Westdeutscher Verlag, Opladen, S 72-103

Weiner H (1977) Psychobiology and human disease-A note on Crohn's disease. Elsevier, New York

Weizsäcker V von (1949) Psychosomatische Medizin. Psyche 3: 331-341

Wirsching H (1984) Familientherapeutische Aspekte bei Colitis ulcerosa und Morbus Crohn. Z Psychosomat Med 30: 238-246

Wyss D (1982) Der Kranke als Partner. Lehrbuch der anthropologisch-integrativen Psychotherapie. Vandenhoeck & Ruprecht, Göttingen

Zacher A, Weiß H (1985) Konfliktstrukturen und Biographie bei Morbus-Crohn-Kranken. Z Klin Psychol Psychopathol Psychother 33: 259-269

# Ein integratives Modell zur Entstehung und Aufrechterhaltung der Bulimie

B. Schmitz

## Das Syndrom der Bulimie

Das Syndrom der Bulimie hat in den letzten 10 Jahren in Klinik, Forschung und Öffentlichkeit zunehmend an Bedeutung gewonnen. Es ist anzunehmen, daß diese Entwicklung nicht nur ein vermehrtes Interesse an diesem Krankheitsbild widerspiegelt, sondern auch Ausdruck einer tatsächlichen Zunahme der Erkrankungshäufigkeit ist (Fichter 1985).

Trotz intensiver Forschungsbemühungen ist die wissenschaftliche Literatur zu diesem Krankheitsbild durch verwirrende und unklare diagnostische Kriterien, Begriffe und Zuordnungen gekennzeichnet. Die zahlreichen neuen Wortschöpfungen wie „Bulimarexie" (Boskind-Lodahl 1976), „Bulimia nervosa" (Russell 1979), „dietary chaos syndrome" (Palmer 1979), „Bulimia" (American Psychiatric Association 1980) oder „abnormal normal weight control syndrome" (Crisp 1981) geben dem Ausdruck. Einige Autoren haben das zentrale Leitsymptom des Störungsbildes, die Bulimie (im deutschen Sprachgebrauch wird oft von „Freßattacke" oder „Heißhungeranfall" gesprochen) zur Namensgebung verwandt. Mit den unterschiedlichen Kennzeichnungen sind z. T. auch kontroverse Standpunkte in Bezug auf die Eigenständigkeit des Krankheitsbildes der Bulimie und seine Abgrenzung oder Nähe zur Anorexia nervosa verbunden.

Obwohl noch viele Fragen offen stehen, wird in den meisten neueren Untersuchungen davon ausgegangen, daß das Syndrom der Bulimie, in Abgrenzung zur Bulimie als Symptom, als ein eigenständiges Krankheitsbild anzusehen ist, das v. a. bei normalgewichtigen jüngeren Frauen auftritt. Fichter (1985) vermutet, daß ca. 2–4% der jüngeren Frauen zwischen 18 und 35 Jahren an einer Bulimie erkrankt sind.

Die Aufnahme des Syndroms 1980 in das DSM III (American Psychiatric Association 1980) dokumentiert den Stellenwert als eigenständige Krankheitsgruppe und stellt einen Versuch dar, die klinische und wissenschaftliche Beschäftigung durch verbindliche diagnostische Kriterien zu vereinheitlichen. Bulimische Episoden im Sinne unkontrollierbaren, hastigen Verzehrs großer Nahrungsmengen sind nicht ausreichend zu einer sicheren Diagnose des Syndroms der Bulimie. So finden sich bulimische Episoden als Symptome ebenfalls bei Anorexia nervosa und Adipositas, bei neurologischen Störungen, aber auch bei der – vorwiegend weiblichen – Normalbevölkerung (Stunkard 1959; Loro u. Orleans 1981; Halmi et al. 1981; Fairburn u. Cooper 1982; Clark u. Palmer 1983).

Hauptmerkmale des Störungsbildes sind nach dem DSM III wiederkehrende Phasen von Heißhunger, in denen große Speisemengen in relativ kurzer Zeit (gewöhnlich in weniger als 2 h), verschlungen werden, das Bewußtsein, daß die Eßgewohnheiten abnorm sind, die Furcht, das Essen nicht willentlich beenden zu können, sowie depressive Verstimmungen und Selbstvorwürfe nach den Episoden. Die bulimischen Episoden sollten nicht auf Anorexia nervosa oder irgendeine bekannte körperliche Krankheit zurückzuführen sein.

Während eines Heißhungeranfalls werden hochkalorische, leicht aufzunehmende Nahrungsmittel bevorzugt, die Nahrungsaufnahme erfolgt gewöhnlich so unauffällig wie möglich, die Episoden werden meist beendet durch Bauchschmerzen, Schlaf, Unterbrechung durch andere oder selbstprovoziertes Erbrechen. Dieses Verhaltensmuster ist gewöhnlich eingebettet in eine extreme Angst vor einer Gewichtszunahme, die zu wiederholten Versuchen führt, durch strenge Nahrungsrestriktion (Fasten oder Diät), Erbrechen oder die Anwendung von Abführmitteln und Diuretika die kalorischen Konsequenzen des Überessens zu vermeiden. Aufgrund der abwechselnden Phasen von „Fressen" und „Fasten" treten meist Gewichtsschwankungen auf.

Im Unterschied zu anorektischen Patientinnen sind bulimische Patientinnen meist normalgewichtig, zeigen in der Regel einen starken Leidensdruck und eine deutlich verminderte Impulskontrolle, so daß Drogen- und Alkoholmißbrauch, Diebstahlshandlungen, Suizidversuche und Stimmungslabilität in dieser Krankheitsgruppe gehäuft auftreten (Brand-Jacobi 1984).

Die diagnostischen Kriterien des DSM III haben sich zwar in vielen Untersuchungen durchgesetzt, Unklarheiten, offene Fragen und kontroverse Standpunkte existieren jedoch weiterhin. So wird kritisiert, daß sich die Diagnosen der Bulimie und der Anorexia nervosa gegenseitig ausschließen (Abraham u. Beumont 1982) und unklar ist, welche psychopathologische Bedeutsamkeit die einzelnen diagnostischen Kriterien haben, auch in Abgrenzung zur Normalbevölkerung (Johnson et al. 1984). In den letzten Jahren sind eine Reihe von Untersuchungen veröffentlicht worden, welche eine Unterteilung der Anorexia nervosa in eine bulimische und eine nichtbulimische Form rechtfertigen (Beumont et al. 1976; Casper et al. 1980; Garfinkel et al. 1980; Garfinkel u. Garner 1982; Strober et al. 1982; Halmi 1983), und die auf eine große Ähnlichkeit zwischen bulimischen Anorexien und normalgewichtigen Bulimien hinweisen (Johnson et al. 1984).

Weitere Untersuchungen sind erforderlich, um diese Fragen und Zusammenhänge zu klären.


## Ein integratives Modell zur Entstehung und Aufrechterhaltung der Bulimie

Die Bulimie ist eine komplexe Störung, deren Entstehung und Aufrechterhaltung durch verschiedene soziale, psychologische und körperliche Faktoren und deren Interaktion bedingt ist (Abb. 1) und nicht durch eine eindimensionale Betrachtungsweise erklärt werden kann (Johnson et al. 1984; Garner et al. 1985).

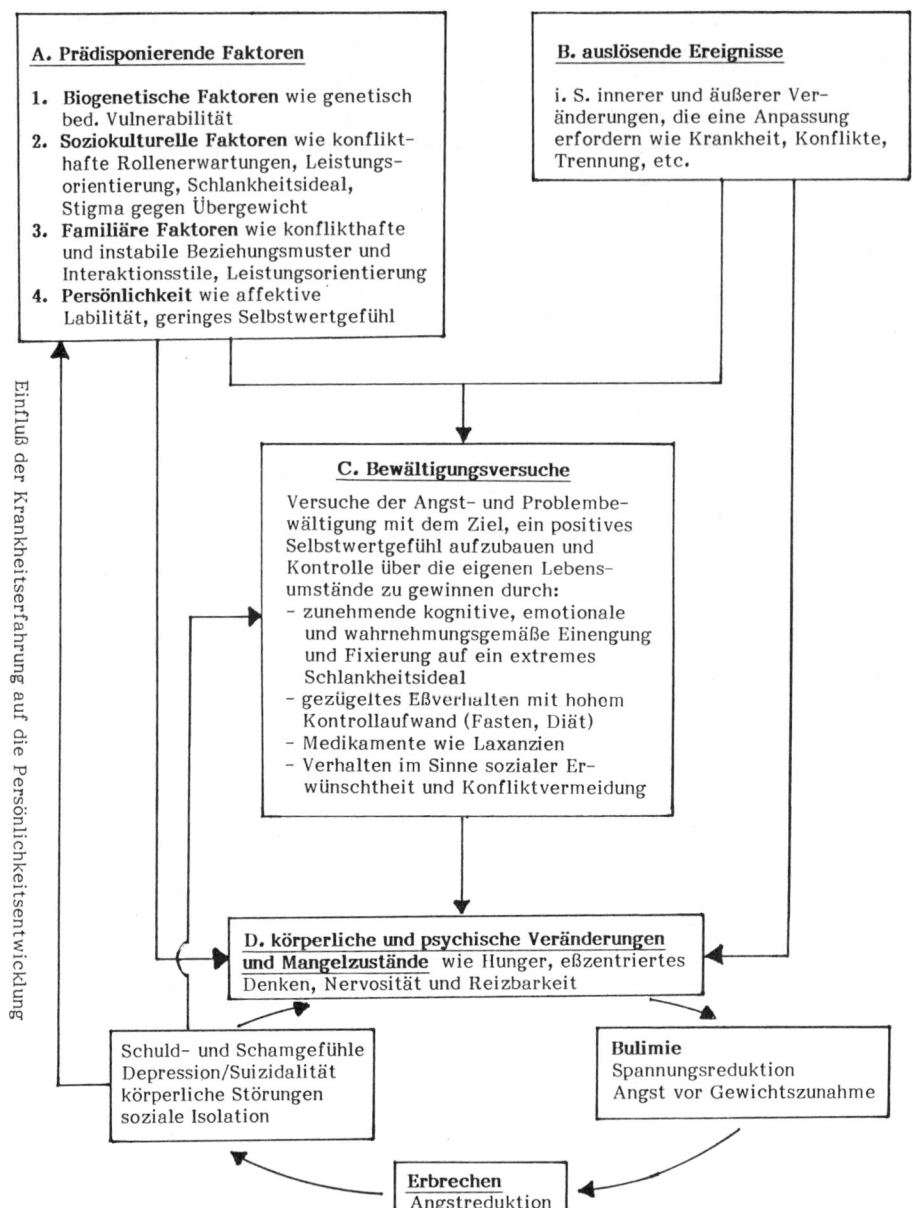

**Abb. 1.** Ein integratives Modell zur Entstehung und Aufrechterhaltung der Bulimie

*Erste Stufe der Krankheitsentwicklung: prädisponierende Faktoren, auslösende Ereignisse, Bewältigungsversuche*

Überlegungen zu Pathogenese und Ätiologie der Bulimie müssen dem gehäuften Vorkommen bei Frauen und der Zunahme der Insidenz in den letzten Jahrzehnten Rechnung tragen (Schwarz et al. 1982).

Die Rahmenbedingungen für die Entwicklung der Bulimie finden sich in einem komplexen gesellschaftlichen Veränderungsprozeß, der v. a. junge Frauen mit vielfältigen und widersprüchlichen Rollenerwartungen, Werthaltungen und Erfahrungen konfrontiert. Eine Frau, die den gesellschaftlichen Anforderungen genügen will, hat schön und schlank zu sein, sehr schlank (Boskind-Lodahl 1976). Wie Statistiken zeigen, hat sich das Schlankheitsideal der westlichen Gesellschaften in den letzten Jahren verstärkt entwickelt und dominiert in allen sozialen Schichten (Nylander 1971; Garner et al. 1980; Fichter et al. 1983). Darüber hinaus sollte eine junge Frau aber auch den Anspruch einer perfekten Hausfrau und Mutter erfüllen und sich zugleich erfolgreich persönlich und beruflich verwirklichen in einer betont leistungsorientierten Gesellschaft.

Verschiedene Autoren sehen als Folge dieser Entwicklung eine Verunsicherung und Überforderung der jüngeren Frauen, v. a. in der Adoleszenz, der Phase, die für die Entwicklung der eigenen weiblichen Identität von besonderer Bedeutung ist (Bruch 1973; Selvini-Palazzoli 1974; Garner u. Garfinkel 1983).

Die soziokulturellen Werthaltungen und Rollenerwartungen wie Geschlechtsrollenstereotype und Leistungsorientierung werden über die Familie (u. a. gesellschaftliche Bezugsgruppen) an den Patienten vermittelt und erfahren dort in spezifischen Beziehungs- und Interaktionsmustern ihre individuelle Ausprägung. Aus psychoanalytischer und familientherapeutischer Sicht liegen zahlreiche Arbeiten vor, die die Bedeutung der Familie als pathogenetischen Faktor für die Anorexie diskutieren. So wird seit den Veröffentlichungen systemisch oder strukturell orientierter Familientherapeuten wie Selvini-Palazzoli (1974) oder Minuchin et al. (1978) den Beziehungsmustern und den Interaktionsstilen in den Familien anorektischer Patientinnen eine besondere Bedeutung für die Pathogenese beigemessen. Schwarz et al. (1985) konnten in einer Untersuchung an 30 Familien von Patientinnen mit Bulimie beinahe in jeder Familie alle von Minuchin et al. beschriebenen Interaktionsstile wiederfinden (Verstrickung, Überfürsorglichkeit, Rigidität, Konfliktmeidung und Einbeziehung des Patienten in den elterlichen Konflikt). Zusätzlich fanden sie 3 weitere typische Interaktionsstile: soziale Isolation der Familie, Betonung der äußeren Erscheinung und der besondere Stellenwert von Essen und Nahrung in diesen Familien.

Beim gegenwärtigen Stand der Forschung (vgl. Johnson et al. 1984; Fichter 1985) ist zu vermuten, daß insbesondere jene jüngeren Frauen für eine bulimische Krankheitsentwicklung besonders gefährdet sind, die, bei einer genetisch bedingten Vulnerabilität für affektive Erkrankungen (Strober et al. 1982; Hudson et al. 1983), im Rahmen konflikthafter und instabiler soziokultureller und familiärer Bedingungen eine affektiv-labile Persönlichkeit mit geringem Selbstwertgefühl entwickelt haben (Johnson et al. 1984).

Johnson et al. (1984) geben einen Überblick über die Untersuchungen zur Persönlichkeit bulimischer Patientinnen und sehen insbesondere 2 grundlegende und signifikante Auffälligkeiten. Die Persönlichkeit bulimischer Patientinnen als Gruppe ist einmal gekennzeichnet durch affektive Instabilität, die in Stimmungsschwankungen, impulsivem Verhalten, geringer Frustationstoleranz und hoher Ängstlichkeit sichtbar wird. Zum zweiten zeigen bulimische Patientinnen ein geringes Selbstwertgefühl, das durch Gefühle der Minderwertigkeit, Hilflosigkeit, Ineffektivität, Schuld und Undifferenziertheit und Selbstkritik zum Ausdruck kommt.

Da die vorliegenden Untersuchungen erst nach Krankheitsbeginn durchgeführt wurden, ist unklar, inwieweit die erfaßten Auffälligkeiten bereits vor Erkrankungsbeginn vorlagen oder Folgen der Erkrankung selbst darstellen, Untersuchungen zur prämorbiden Persönlichkeit fehlen. Es ist anzunehmen, daß diese Persönlichkeitsstruktur auch Ergebnis einer langjährigen Krankheitsentwicklung und der tagtäglichen Erfahrung der eigenen Insuffizienz in der Bewältigung der Krankheit darstellt.

Die bisher beschriebenen soziokulturellen, familiären, genetischen und persönlichkeitsspezifischen Faktoren werden als prädisponierende Faktoren für eine bulimische Krankheitsentwicklung angenommen. Es wird weiterhin davon ausgegangen, daß die Anforderungen und Belastungen im Verlauf der Adoleszenz als Bedrohung des eigenen Selbstwertgefühls erlebt werden und starke Ängste vor dem Verlust der Kontrolle über die eigenen Lebensumstände entwickelt werden. Das durchschnittliche Alter bulimischer Patientinnen bei Erkrankungsbeginn von ca. 18 Jahren (Johnson et al. 1984) verweist auf den besonderen Stellenwert dieses Lebensabschnitts für die Entwicklung der Bulimie. Die Adoleszenz stellt eine kritische Lebensperiode zwischen Kindheit und Erwachsensein dar, in der die Anforderungen an Anpassungsfähigkeit, Autonomie und Selbstkontrolle Jugendlicher erheblich sind. Die Unfähigkeit und Hilflosigkeit im Umgang mit den Veränderungen und neuen Anforderungen während der Adoleszenz führt zu inadäquaten Bewältigungsversuchen durch die Fixierung auf ein extremes Schönheits- und Schlankheitsideal.

Dieses Einstellungs- und Verhaltensmuster wurde auch bereits in der familiären Sozialisation durch die Betonung der äußeren Erscheinung und durch den besonderen Stellenwert von Essen und Nahrung vorbereitet (Schwarz et al., 1985).

Die sich daraus ergebende extreme Angst vor dem Dickwerden oder Dicksein äußert sich dann in einem gezügelten Eßverhalten mit hohem Kontrollaufwand in Form ständiger Diätmaßnahmen und Gewichtskontrollen (Herman u. Polivy 1975). Der Kampf ums Gewicht und die tägliche Nahrungseinschränkung wird zum beherrschenden Alltagsthema, und ein Sieg verspricht nicht nur Anerkennung und Zuwendung, sondern spiegelt auch die Fähigkeit zur Selbstkontrolle wider, zur Bewältigung der in Unordnung geratenen Lebensumstände, und wird zu einem wesentlichen Kriterium der weiblichen Identität.

### Zweite Phase der Krankheitsentwicklung: Manifestation und Chronifizierung der Bulimie

Die Entwicklung der Bulimia nervosa und ihre Chronifizierung werden wesentlich durch die körperlichen und psychischen Folgen des schlankheitsfixierten, gezügelten Eßverhaltens bedingt (Garner et al. 1985). Pyle et al. (1981) fanden, daß 88% der von ihnen untersuchten bulimischen Patientinnen vor Entwicklung des bulimischen Verhaltens zahlreiche Diätversuche unternommen hatten. Fairburn u. Cooper (1982) stellten dies bei über 80% der von ihnen untersuchten Stichproben fest. Aus der „Starvation"-Forschung ist bekannt, wie der Organismus gesunder Versuchspersonen unter den Bedingungen des Fastens und der niederkalorischen Ernährung reagiert. Keys et al. (1950) haben die bisher umfangreichste Studie in diesem Zusammenhang vorgelegt und beobachteten bei ihren Versuchspersonen während einer 6monatigen niederkalorischen Ernährung eine erhöhte Depressivität, Irritierbarkeit, Nervosität, emotionale Labilität, vermehrten sozialen Rückzug, eine Einengung der Gedanken auf Nahrung und Essen, eine Veränderung des Sexualverhaltens und Störungen der Konzentration. Darüber hinaus berichteten viele Versuchspersonen Phasen von Heißhungerattacken, die sich über Monate hinzogen, selbst nachdem sich die Versuchspersonen wieder normal ernährten.

Garner et al. (1985) diskutieren die Auswirkungen des gezügelten Eßverhaltens auf dem Hintergrund der „set-point-theory" und der Anpassung des Stoffwechsels an ein verändertes Körpergewicht. Sie kommen zu dem Ergebnis, daß das Körpergewicht eines Menschen keine frei manipulierbare Größe ist, die langfristig ohne Konsequenzen je nach Bedürfnis und gesellschaftlichem Ideal variiert werden kann.

Die Befunde von Keys et al. weisen darauf hin, daß sich der Organismus durch Fasten und niederkalorische Ernährung in einem Mangelzustand befindet, der nur durch starke Anstrengung und kognitive Kontrolle aufrechterhalten werden kann. Bricht diese kognitive Kontrolle zusammen, evtl. auch getriggert durch äußere Belastungen, kommt es zu Heißhungeranfällen. Da in der Studie von Keys nicht alle Versuchspersonen Heißhungeranfälle zeigten, ist zu vermuten, daß es individuelle Unterschiede sowohl in den biologischen Regulationsmechanismen, als auch in den kognitiven Prozessen gibt, um den Eßdruck unter Kontrolle zu halten.

Stellt man die affektiv-labile Persönlichkeit bulimischer Patientinnen in Rechnung, ihre Neigung zu impulsivem Verhalten, ihre geringe Frustrationstoleranz etc., so sind die Bedingungen ausreichend beschrieben, die den Kontrollverlust im Sinne einer Heißhungerattacke beeinflussen. Der Übergang vom gezügelten Essen zum bulimischen ist also durch den Verlust der Kontrolle des Eßverhaltens gekennzeichnet, der dann eintritt, wenn aufgrund von emotionalem Streß die kognitive Kontrollfunktion des schlankheitsfixierten Eßverhaltens herabgesetzt ist (Wardle u. Beinart 1981).

Der Heißhungeranfall führt allerdings nicht nur zu Spannungsreduktion, die verstärkend erlebt wird, sondern gleichzeitig zu einer panikartigen Angst vor der Gewichtszunahme. Dies führt in der Krankheitsentwicklung in der Regel einige Zeit später zum Erbrechen als Methode, die kalorischen Folgen des Überessens zu vermeiden.

Der Kreislauf von Nahrungseinschränkung, Heißhungeranfällen und Erbrechen verselbständigt sich, er wird damit zu einem selbstperpetuierenden Kreisprozeß, da keine Sättigung eintritt. Darüber hinaus legitimiert das Erbrechen den nächsten Heißhungeranfall, da ein Weg gefunden scheint, den kalorischen Folgen zu entgehen, und führt damit zu vermehrten Kontrollverlusten. Bestehen bleibt der körperliche Mangelzustand, die dem Erbrechen folgenden Schuld- und Schamgefühle und Depressionen erhöhen den psychischen Streß, und die evtl. anstehenden Probleme sind weiterhin ungelöst. Neue Probleme entstehen durch die finanziellen Kosten des Verhaltens, durch die negativen Folgen des Verhaltens für Beruf und Partnerschaft und durch die körperlichen Folgeschäden (z. B. Elektrolytstörungen).

Darüber hinaus kann der Zyklus von Nahrungseinschränkung, Heißhungeranfall und Erbrechen genau zum Gegenteil dessen führen, was eigentlich intendiert war, nämlich zu einer Gewichtszunahme und nicht zu einer Gewichtsabnahme, was den Teufelskreis zusätzlich verstärkt. Die von Garner et al. (1985) zusammengetragenen Forschungsergebnisse stützen die Annahme, daß der Organismus über intern kontrollierte Regulationsmechanismen verfügt, auf Gewichtszunahme oder -abnahme mit Widerstand zu reagieren, und durch eine Anpassung des Stoffwechsels versucht, das Körpergewicht in einen Zustand des körperlichen Gleichgewichts zurückzuführen.

Liegt der Organismus noch unterhalb seines individuellen biologischen Gleichgewichts, leidet er unter Energiemangel und sucht seinen Mangelzustand zu beheben. So ist ein Gewichtsverlust begleitet von einer Senkung im Energieumsatz, in dem der Organismus versucht, die knappe Energiezufuhr effizienter zu nutzen und dadurch auch eine Gewichtszunahme zu erleichtern. Dies zeigt sich darin, daß Gewichtsabnahmekurven zunächst wegen des Wasserverlusts rapide abfallen und dann trotz gleichbleibender Energiezufuhr zunehmend abflachen. Bei einem derart abgesenkten Energiebedarf stellt eine danach folgende normale oder auch leicht reduzierte Nahrungsaufnahme bereits eine hyperkalorische Ernährung dar, die zu einer rapiden Gewichtszunahme führen kann (Pudel 1985).

Mit jedem neuen Diätversuch scheint eine weitere Gewichtsabnahme immer langsamer und eine anschließende Gewichtszunahme bei normaler Nahrungsaufnahme immer schneller zu geschehen. Das heißt, der Stoffwechsel paßt sich den Veränderungen an, indem er immer schneller den nächsten Zyklus der Nahrungsdeprivation kompensieren kann. Dieser Vorgang hat erhebliche Bedeutung für das Verständnis bulimischen Verhaltens. Es bedeutet, daß mit jedem neuen Diätversuch bulimische Patientinnen größere Schwierigkeiten haben, abzunehmen und daß die Kalorien, die während eines Freßanfalls aufgenommen werden, sich beschleunigt in zusätzlichem Fett und Körpergewicht umsetzen. Die Stoffwechselrate hat keine Gelegenheit, sich im Rahmen dieses zyklischen Verhaltens von Diät und Bulimie zu erholen. Eine beschleunigte Gewichtszunahme konnte auch bei anorektischen Patientinnen nachgewiesen werden, die wesentlich schneller zunahmen, als daß dies aufgrund der aufgenommenen Kalorienmenge vorausgesagt werden konnte (Garner et al. 1985).

Die Patientinnen erleben im Verlauf der Entwicklung der Störung, daß ihre Verhaltensabsichten, nämlich durch Nahrungseinschränkungen eine Gewichtsabnahme, vermehrte Selbstkontrolle und ein positives Selbstwertgefühl zu erzielen, ins Gegenteil umschlagen. Sie erleben als Folge ihres Verhaltens zunehmenden Kontrollverlust, verstärkte Selbstzweifel und Depressionen bis hin zur Suizidalität.

Wie bereits angesprochen, ist anzunehmen, daß das geringe Selbstwertgefühl bulimischer Patientinnen und ihre affektiv-labile Persönlichkeit auch das Ergebnis einer langjährigen Krankheitsentwicklung und der tagtäglichen Erfahrung der eigenen Insuffizienz in der Bewältigung der Krankheit darstellen. Zur Wahrung wenigstens des äußeren Scheins, auch zur Aufwertung, Wiedergutmachung oder Entschädigung, wie auch immer, werden oft überkontrollierte und fassadenhafte Verhaltensweisen entwickelt, die primär am Erscheinungsbild einer sozial überangepaßten „öffentlichen" Persönlichkeit orientiert sind, die sich nicht von anderen abgrenzt, die Erwartungen anderer zu erfüllen sucht, nicht nein sagen kann, niemanden ablehnt, immer bereit ist, anderen zu helfen. Alle Kraft und Energie wird dann dazu verwandt, den Schein aufrecht zu erhalten. Die sich daraus ergebende Unzufriedenheit bezüglich der eigenen Bedürfnisse wird zu der grundsätzlichen Erfahrung: „Egal was ich tue, ich werde nicht satt, immer und überall und nicht nur auf's Essen bezogen", und offenbart sich bei den meisten Patientinnen in unrealistischen Versorgungs- und Zuwendungswünschen.

Auf dem Hintergrund des beschriebenen Modells zur Entstehung und Aufrechterhaltung der Bulimie wurde ein stationäres verhaltensmedizinisches Behandlungskonzept entwickelt, über das an anderer Stelle berichtet wird (Schmitz, 1987: Ein integrativer, verhaltensmedizinisch orientierter Ansatz zur Pathogenese und stationären Behandlung der Bulimie. Verhaltensmodifikation und Verhaltensmedizin, im Druck).

## Literatur

Abraham SH, Beumont PJV (1982) How patients describe bulimia or binge eating. Psychol Med 12: 625–635

American Psychiatric Association (1980) Diagnostic and statistical manual for mental disorders (DSM III). Washington

Beumont PJV, George G, Smart D (1976) „Dieters" and „vomiters and purgers" in anorexia nervosa. Psychol Med 6: 617–622

Boskind-Lodahl M (1976) Cinderella's stepsisters: A feminist perspective of anorexia nervosa and bulimia. Signs 342–356

Brand-Jacobi J (1984) Bulimia nervosa: Ein Syndrom süchtigen Eßverhaltens. Psychother Med Psychol 34: 151–160

Bruch H (1973) Eating disorders. Obesity, anorexia nervosa and the person within. Basic Books, New York

Casper RC, Eckert ED, Halmi KA, Goldberg SC, Davis JM (1980) Bulimia. Its incidence and clinical importance in patients with anorexia nervosa Arch Gen Psychiatry 37: 1030–1034

Clarke MG, Palmer RL (1983) Eating attitudes and neurotic symptoms in university students. Br J Psychiatry 142: 299–304

Crisp AH (1981) Anorexia nervosa at a normal weight! The abnormal normal weight control syndrome. Int J Psychiatry Med 11: 203–234

Fairburn C, Cooper PJ (1982) Self-induced vomiting and bulimia nervosa: An undetected problem. Br Med J 284: 1153–1156

Fichter MM (1985) Magersucht und Bulimia. Springer, Berlin Heidelberg New York Tokyo

Fichter MM, Weyerer S, Sourdi L, Sourdi Z (1983) The epidemiology of anorexia nervosa: A comparison of Greek adolescents living in Germany and Greek adolescents living in Greece. In: Darby P, Garfinkel P, Garner D, Coscina D (eds) Anorexia nervosa: Recent developments. Liss, New York, pp 95–105

Garfinkel PE, Garner DM (1982) Anorexia nervosa. Brunner/Mazel, New York

Garfinkel PE, Moldofsky H, Garner DM (1980) The heterogeneity of anorexia nervosa: Bulimia as a distinct subgroup. Arch Gen Psychiatry 37: 1036–1040

Garner DM, Garfinkel O (1983) An overview of sociocultur factors in the development of anorexia nervosa. In: Darby P, Garfinkel PE, Garner DM et al. (eds) Anorexia nervosa: Recent developments in research. Liss, New York, pp 65–82

Garner DM, Garfinkel PE, Schwartz D, Thompson M (1980) Cultural expectations of thinness in women. Psychol Rep 47: 483–491

Garner DM, Rockert W, Olmsted MP, Johnson C, Coscina DV (1985) Psychoeducational principles in the treatment of bulimia and anorexia nervosa. In: Garner DM, Garfinkel PE (eds) Anorexia nervosa and bulimia. Guilford, New York London, pp 513–572

Halmi KA (1983) Diverse courses of bingeing and fasting anorectics. (Paper Presented at the VII World Congress of Psychiatry, July, Vienna)

Halmi KA, Falk JR, Schwarz E (1981) Binge-eating and vomiting: A survey of a college population. Psychol Med 11: 697-706

Herman CP, Polivy J (1975) Anxiety restraint and eating behavior. J Abnorm Psychol 84: 666-672

Hudson JI, Pope HG, Jonas JM, Yurgelun-Todd D (1983) Family history study of anorexia nervosa and bulimia. Br J Psychiatry 142: 133-138

Johnson C, Lewis C, Hagmann J (1984) The syndrome of bulimia. Psychiatr Clin North Am 7/2: 247-273

Keys A, Brozek J, Henschel A, Mickelson O, Taylor HL (1950) The biology of human starvation. University of Minneapolis Press, Minneapolis

Loro AD, Orleans LS (1981) Binge eating in obesty-preliminary findings and guidelines for behavioral analysis and treatment. Addict Behav 6: 155-166

Minuchin S, Rosman BL, Baker L (1978) Psychosomatic families. Harvard University Press, Cambridge

Nylander I (1971) The feeling of being fat and dieting in a school population. An epidemiologic interview investigation. Acta Sociomed Scand 3: 17-26

Palmer RL (1979) The dietary chaos syndrome: A useful new term? Br J Med Psychol 52: 187-190

Pudel V (1985) Essen: Wenn das Selbstverständlichste zum Problem wird. Psychol heute 5: 22-29

Pyle RL, Mitchell JE, Eckert ED (1981) A report of 34 cases. J Clin Psychiatry 42: 60-64

Russell GFM (1979) Bulimia nervosa. An ominous variant of anorexia nervosa. Psychol Med 9: 429-448

Schwartz DM, Thompson MG, Johnson CL (1982) Anorexia nervosa and bulimia: The socio-cultural context. Int J Eating Disord 1: 20-36

Schwarz RC, Barett MJ, Saba G (1985) Family therapy of bulimia. In: Garner DM, Garfinkel PE (eds) Anorexia nervosa and bulimia. Guilford, New York London, pp 280-307

Selvini-Palazzoli M (1974) Self-starvation. Form the intrapsychic to the transpersonal approach to anorexia nervosa. Chaucer, London

Strober M, Salkin B, Burroughs J, Morrell W (1982) Validity of the bulimia-restrictor distinction in anorexia nervosa. J Nerv Ment Dis 170: 345-351

Stunkard A (1959) Obesity and the denial of hunger. Psychosom Med 21: 281-289

Wardle J, Beinart H (1981) Binge eating: A theoretical review. Br J Clin Psychol 20: 97-109

# Integrative Psychosomatik in der Dermatologie – Erfahrungsbericht über ein Kooperationsmodell

S. Becker

Daß die Haut der Spiegel der Seele sei, ist ein bei Dermatologen ebenso wie bei Psychosomatikern bekanntes Schlagwort. Dennoch besteht die Psychodermatologie mit wenigen Ausnahmen (Rechenberger 1979) bis heute im wesentlichen aus interessanten Einzelfallstudien und der psychosomatischen Erforschung einzelner Krankheitsbilder bei hochmotivierten Patienten. Die Diskrepanz zwischen dem Wissen um psychosomatische Zusammenhänge zwischen Haut und Psyche einerseits und der Realität der dermatologischen Versorgung andererseits ist enorm. (So gibt es auch keine Stelle für einen Psychosomatiker bzw. Psychotherapeuten in einer Hautklinik der BRD.)

Bei der Durchsicht der allgemeinen Literatur über Konsiliar- und Liaisondienst entsteht folgender Eindruck:

- Fertige Modelle des Vorgehens werden in eine Institution hineingetragen und dort realisiert.
- Entweder verläuft dieses Vorgehen reibungslos erfolgreich, oder es wird über Nichtakzeptanz der Somatiker geklagt.

Im folgenden soll ein Projekt „psychodermatologische Kooperation" vorgestellt und über Erfahrungen und Schwierigkeiten dabei berichtet werden. Das Projekt wird seit 2½ Jahren von der Robert-Bosch-Stiftung gefördert. Es wird von der psychosomatischen Klinik (die es initiiert hat) und der Hautklinik der Universität Heidelberg gemeinsam getragen.

Vor Beginn des Projekts hatte ich 2 Beobachtungen gemacht:

1) Die Überweisung von Patienten aus der Hautklinik in die psychosomatische Klinik verlief oft unbefriedigend bzw. blieb folgenlos:
   - Der Patient kam nicht zu dem vereinbarten Termin,
   - der Patient bekam die Diagnose „schizoid" und wurde ohne psychotherapeutisches Angebot wieder zurückgeschickt (d.h. der Psychosomatiker konnte keinen Kontakt zum Patienten herstellen),
   - der Interviewer der psychosomatischen Klinik hatte den Eindruck eines sehr guten Gesprächs, der Patient kam jedoch nicht wieder (vermutlich hatte sich der Patient zu schnell geöffnet und mußte sich deshalb dann ganz zurückziehen).

2) Versuche der Kooperation mit verschiedenen Kliniken waren häufig von kurzer Dauer. Ausschlaggebend dafür war v. a., daß der Psychosomatiker „außen" blieb. Ein anderes Hindernis für eine Kooperation lag darin, daß die Ärzte in den organischen Kliniken häufig wechselten, sich damit auch die Interessen gegenüber den Psychosomatikern immer wieder änderten.

Aus diesen Beobachtungen konnten bereits vor Projektbeginn einige Schlußfolgerungen gezogen werden:

1) Die Interessen der Dermatologen an der Psychosomatik können nicht vorhergesagt oder vorausgesetzt, sondern müssen in der Zusammenarbeit mit den einzelnen Dermatologen erforscht werden.
2) Kooperationsmodelle können nicht in die Hautklinik hineingetragen, sondern müssen entwickelt werden (z. B. wäre eine Teilnahme des Psychosomatikers an Visiten oder Stationskonferenzen zu Beginn des Projekts inadäquat gewesen).
3) Die radikale Alternative zwischen psychischer und somatischer Ätiologie ist abzulehnen, da sie weder das Verständnis des Patienten noch die Kooperation fördert.
4) Der Psychosomatiker hat kein Monopol auf Humanität, er sollte weder als Besserwisser noch als Missionar auftreten (Lipowski 1983; Wichmann 1984).

Das Projekt wurde mit einer zunächst wöchentlichen psychosomatischen Konsiliarsprechstunde in der Hautklinik begonnen, die dann allmählich ausgeweitet wurde: Ambulante Patienten wurden in der Sprechstunde in der Ambulanz der Hautklinik, stationäre Patienten auf der jeweiligen Station gesehen. Im Anschluß an ein Gespräch wurde sofort ausführlich Rücksprache mit dem Dermatologen (z. T. auch mit dem Pflegepersonal) genommen. Diese Rücksprache hatte den Zweck, die Patienten zu verstehen und die Bedürfnisse der Dermatologen an den Psychosomatiker herauszufinden. Dazu gehörte auch die Erkundung der spezifischen Frustrationen des Faches Dermatologie (z. B. keine raschen therapeutischen Erfolge) und die immer wieder erneute Klärung der Frage, welche Überweisungen sinnvoll sind.

Bei dem Dialog zwischen dem Psychosomatiker und dem Dermatologen erschienen folgende Aspekte besonders wichtig:

1) Die komplementäre (statt: alternative) Sicht psychischer und somatischer Befunde.
2) Der wechselseitige Austausch (der auch der Realität der Patienten entspricht: Die Patienten zeigen dem Arzt auch ihre Seele und mir oft auch ihre Haut, obwohl sie wissen, daß ich Psychologin bin).
3) Die Wahrnehmung der impliziten psychologischen Theorien der Dermatologen; dies bedeutet auch, sie (und auch das Pflegepersonal) zur Mitteilung eigener Beobachtungen über die Psyche der Patienten zu ermuntern.
4) Das Besprechen von Konflikten in der Zusammenarbeit zwischen Arzt und Patient, das Hilfe beim Umgang mit dem Patienten und bei der medizinischen Behandlung bedeuten kann. Diese Hilfe ist nur möglich, wenn der Psychosomatiker nicht nur die Psychodynamik der Konflikte des Patienten, sondern auch die subjektive Bedeutung ärztlicher Maßnahmen für die psychische Situation des Patienten wahrnimmt. (Ein Psoriatiker mit einer schweren Zwangsneurose

z. B. brachte Ärzte und Schwestern zunächst zur Verzweiflung, weil er jede Salbe ablehnte, „nicht vertrug". Durch das gemeinsame Verstehen seiner Angst vor „Fett" konnte eine Form und Dosierung des Auftragens von Salbe gefunden werden, die der Patient annehmen konnte. Bei anderen Patienten kann es wichtig sein, die Bedeutung der Klinik als Erholungsraum zu verstehen etc.)

Durch den ständigen Austausch zwischen dem Psychosomatiker und den Hautärzten, der durchaus nicht immer konfliktfrei verlief, fand eine Entwicklung statt:

- Anfangs wurden mehr ambulante Patienten überwiesen, dann zunehmend immer mehr stationäre Patienten.
- Anfangs wurden mehr Patienten im Sinne der „Ausschlußpsychosomatik" („da nichts Organisches gefunden werden kann, muß etwas Psychisches vorliegen") überwiesen. Anfangs (und auch später manchmal in Konfliktphasen) gab es auch Überweisungen von psychopathologisch ganz fixierten und chronifizierten, unzugänglichen Patienten. (Solche Überweisungen konnten je nachdem Ausdruck von Hilflosigkeit gegenüber dem Patienten oder von aggressiven Gefühlen gegenüber dem Psychosomatiker sein, waren also immer auf der Interaktionsebene zu verstehen.) Später wurden immer mehr Patienten mit Hautkrankheiten geschickt, bei denen ein Anlagefaktor bzw. somatische Bedingungen *und* psychische Faktoren eine Rolle spielen (also von Neurodermitis über Psoriasis bis Prurigo etc. – diese Patientengruppe ist mittlerweile die größte).
- Es wurden zunehmend Patienten mit im wesentlichen oder ausschließlich organisch bedingten Krankheiten mit psychischen Folgen geschickt (vom malignen Melanom über Epidermolysis bullosa bis zum M. Bowen etc.).
- Weiterhin wurden auch Patienten überwiesen, die die Haut als Austragungsort für ihre Neurose wählen (vom Zungenbrennen bis zur „acné excoriée des jeunes filles" etc.).

Die bisherigen Aussagen beziehen sich auf die dermatologischen Patienten. Weitere Schwerpunkte der Kooperation sind die Andrologie (insbesondere Potenzstörungen und infertile Paare) und AIDS- sowie AIDS-Vorfeld-Patienten.

Anlässe des psychosomatischen Konsils waren folgende:

1) Der Patient erscheint dem Dermatologen (unabhängig von der somatischen Diagnose) psychisch auffällig. Für ein weitergehendes psychologisches Gespräch fühlt sich der Arzt nicht kompetent, oder er hat zu wenig Zeit dazu.
2) Schwere Verlaufsformen, die nicht mehr allein mit dermatologischen Methoden zu behandeln sind.
3) Interaktionsprobleme zwischen Arzt/Pflegepersonal und Patient. Dabei kann es um „schwierige" Patienten gehen, um Patienten, die ihre Krankheit nicht ernst nehmen etc. Die Deutung der Gegenübertragung, auch der des Psychosomatikers, kann häufig dem dermatologischen Team Entlastung bringen.

Die Kriterien der Auswahl der Patienten für ein psychosomatisches Konsil müssen dabei immer wieder neu diskutiert werden.

Die Mehrheit der Patienten, mit denen ich heute in der Hautklinik spreche, würde nie in die psychosomatische Klinik gehen. Daß diese Gespräche möglich sind, liegt zum einen daran, daß die Hautärzte die Patienten besser auf die Gespräche vorbereiten, wenn sie sich selbst Hilfe davon versprechen. Zum andern ist wohl wichtig, daß die Patienten mich als integrierten Bestandteil der Hautklinik erleben; auch Patientenaufklärung untereinander und durch die Schwestern spielt eine Rolle. Je nach Situation variiere ich auch die Einleitungsfrage: Habe ich früher in der psychosomatischen Klinik das Gespräch mit der Frage: „Was führt Sie zu uns?" eröffnet, so frage ich heute in der Hautklinik auch mal zu Beginn: „Hat Ihnen Dr. X eigentlich erklärt, warum Sie mit mir sprechen sollen?" Manche Patienten können dann Mißtrauen und Ängste von vornherein äußern.

Je nach Patient und Problem unterscheiden sich die psychotherapeutischen Interventionsformen:

1) Nur ein Gespräch: Weil ein Gespräch ausreicht oder weil die Abwehr des Patienten zu groß ist oder weil ein weiteres Gespräch erst nach einem gewissen zeitlichen Abstand sinnvoll ist.
2) Kriseninterventionen (5–20 Stunden); das ist die häufigste Interventionsform.
3) Längere Betreuung bzw. Psychotherapie.

Der Schwerpunkt liegt heute auf der gleichzeitigen dermatologischen und psychotherapeutischen Behandlung, besonders bei stationären Patienten, die oft wochenlang in der Hautklinik liegen. Dabei geht es nicht um ein zusammenhangloses Nebeneinander, sondern es wird versucht, die Dynamik der beiden Behandlungsansätze in ihrer Wechselwirkung zu verstehen und therapeutisch zu nutzen.

Es könnte nun beschrieben werden, wie sich die Einstellung der Dermatologen zur Psychosomatik veränderte. Ich möchte einen anderen Weg der Darstellung gehen, nämlich zeigen, wie *ich* mich im Laufe der Kooperation veränderte:

1) Weitere Aufgabe monokausalen Denkens (psychisch *oder* somatisch). Dadurch kam es auch zu Neuentdeckungen wie z.B. der, daß es auch Patienten mit schweren organischen, z.B. vererbten Erkrankungen gibt, bei denen eine psychogenetische subjektive Krankheitstheorie der Abwehr der Kränkung durch eine schicksalhaftbedingte Erkrankung dient.
2) Ein wachsendes Interesse meinerseits an körperlichen Symptomen und Vorgängen. Daraus resultierte auch die Erkenntnis, daß es mit manchen Patienten sinnvoll ist, im ersten Gespräch ausschließlich über ihre Wahrnehmung und ihr Erleben ihres körperlichen Zustands zu sprechen. Dem entsprach eine zunehmende Wahrnehmung eigener körperlicher Vorgänge im Gespräch. Wurde der erste Juckreiz von mir noch als Irritation empfunden, konnten später die Registrierung solcher körperlichen Vorgänge bei mir als Diagnostikum eingesetzt werden (z.B. um etwas körperlich zu fühlen, was der Patient nicht ausdrücken kann oder als Anzeichen einer besonders symbiotischen Verbindung mit dem Patienten etc.).
3) Ganz besonders wichtig scheint mir die Auseinandersetzung mit den verschiedenen Rollen, in die ich (teils durch eigene bewußte und unbewußte Absichten, teils von Patienten, Ärzten und Pflegepersonal zugeschoben) geriet:
   - die Position des „Deus ex machina" (Auseinandersetzung mit Omnipotenz und Enttäuschung),

– der „Störenfried", der Unruhe in den Betriebsfrieden der Klinik bringt und die Patienten rebellisch macht. Hierzu gehört auch die Diskussion darüber, ob ein psychotherapeutisches Gespräch oder ob das Versäumnis eines solchen Gesprächs einen Eingriff in die Integrität des Patienten bedeutet. (Aus mangelnder eigener Erfahrung meinen manche Ärzte, ein psychotherapeutisches Gespräch sei in jedem Fall eine Belastung für den Patienten, die ihm evtl. zu ersparen sei. Hier ging es darum, herauszuarbeiten, daß es auf die *Form* des Gesprächs ankommt und daß auch die Vermeidung eines Gesprächs den Patienten sehr belasten kann.)

– Der „Anwalt" des Patienten.

Diese Rollen wechseln, sie bestimmen auch die Auswahl der Patienten durch die Ärzte. Oft kommt es auch zu Konkurrenzsituationen oder Aufspaltungen zwischen dem Arzt und dem Psychosomatiker (z. B. der böse Arzt und ich als die Gute oder auch umgekehrt). Die ständige Diskussion über diese Rollenzuweisung und -übernahme ist m. E. sehr wichtig. Nur so kann es zu gegenseitigen Einsichten kommen: Anfangs fand ich z. B. manchmal das Umgehen mit Krebspatienten unmenschlich. Später wurde mir deutlich, daß ich selbst nicht mehr als 2 sterbende Patienten auf einmal betreuen kann und daß ein Arzt oder eine Schwester, die mehrere sterbende Patienten auf einmal behandeln, sich einfach emotional mehr verschließen müssen, um die Behandlung durchführen zu können. Andererseits konnten Hautärzte erkennen, daß sie manchmal einen Artefakt bei einem Patienten vermuten, weil der Patient so schwer organisch krank ist und die eigene therapeutische Hilflosigkeit so schwer zu ertragen ist. Insgesamt scheint mir gerade in diesem Bereich der Rollenübernahme und -zuweisung das Austragen von Konflikten besonders produktiv.

4) Die Notwendigkeit einer Meinungsbildung auch zu somatischen Fragen (z. B. zum Kortison und zur Eigenbehandlung der Hautkranken).

5) Die Modifikation der psychotherapeutischen Intervention (so ist z. B. gerade bei Hautpatienten oft ein ganz allmählicher Beginn von Psychotherapie sinnvoll, oft auch mit langen zeitlichen Abständen in der Anfangsphase. Ebenfalls konnte ich lernen, daß gerade bei Hautpatienten frühe Deutungen zunächst ganz unangebracht sind).

6) Die Auseinandersetzung mit aktivem und passivem Verhalten. Einerseits lernte ich, mich manchmal aktiver als es meiner psychoanalytischen Ausbildung entspricht, zu verhalten. Andererseits lernten die Hautärzte, daß es manchmal sinnvoll sein kann, sich auch als Arzt passiv-abwartend zu verhalten. Dazu gehört auch, psychologische Erkenntnisse dem Patienten nicht immer unmittelbar mitzuteilen, sondern auch seine Abwehr zu respektieren.

Aus der Retrospektive erscheinen folgende Punkte für das Gelingen einer psychosomatischen Kooperation besonders wichtig:

1) Der Austausch muß *vor* Ort und wechselseitig erfolgen (vor dem psychosomatischen Gespräch und nachher, auch mit dem Pflegepersonal). Die Rückvermittlung psychosomatischer Kenntnisse sollte informell und je nach Wunsch erfolgen, entsprechend spezifisch sollten auch Fortbildungsveranstaltungen angesetzt werden.

2) Kooperationsformen sollten flexibel entwickelt werden (z. B. sollte nicht von vornherein eine Balint-Gruppe oder Visitenteilnahme oder ähnliches angeboten werden, sondern bei Bedarf und bei aktuellen Problemen, z. B. auf der Station, wo die AIDS-Patienten behandelt werden). Auch die Teilnahme von Ärzten an psychosomatischen Gesprächen sollte erst angeboten werden, wenn Neugier entstanden ist.

3) Problembereiche sollten von Somatikern und Psychosomatikern *gemeinsam* definiert werden. Zum Beispiel wurde im Laufe der Kooperation beschlossen, allen Ehepaaren, die heterologe Insemination wünschen, ein psychologisches Beratungsgespräch anzubieten. Derzeit wird diskutiert, bei Melanompatienten die psychotherapeutische Betreuung bereits nach der ersten Operation, und nicht wie bisher oft erst im Finalstadium einzuschalten. Dem liegt die Erkenntnis zugrunde, daß bei vielen Patienten mit malignem Melanom die rasche Fortsetzung des gleichen Lebens wie vor der Operation nur scheinbar eine geglückte Bewältigung ihrer Krankheit bedeutet und es oft gerade bei diesen Patienten zu Rezidiven und Metastasen kommt (Rogentine et al. 1979).

4) Der Aufbau einer psychosomatischen Kooperation kann nicht linear erfolgen, Konflikte stören nicht, sondern sind produktiv.

Das Ziel des Projekts ist es, die Regelversorgung einer Klinik zu verbessern, statt nur exemplarische Einzelfälle psychosomatischer Behandlung zu dokumentieren.

## Literatur

Lipowski ZJ (1983) Aktuelle Probleme des psychosomatisch-psychiatrischen Konsiliar- und Liaison-Dienstes. Psychother Med Psychol 34: 307–312

Rechenberger I (1979) Tiefenpsychologisch ausgerichtete Diagnostik und Behandlung von Hautkrankheiten. Vandenhoeck & Ruprecht (Medizinische Psychologie), Göttingen

Rogentine G Jr, Kamen D van, Fox H, Docherty J, Rosenblatt J, Boyd S, Bunney W Jr (1979) Psychological factors in the prognosis of malignant melanoma: a prospective study. Psychosom Med 41: 647–655

Wichmann U (1984) Zuständig für Fragen der Menschlichkeit? Problematische Aspekte eines patientenorientierten Selbstverständnisses psychosozialer Experten in der Medizin. Psychother Med Psychol 34: 307–312

# Zur Effizienz koordinierter Selbsthilfegruppen in der Behandlung psychosomatischer Störungen

W. Söllner und W. Wesiack

## Selbsthilfe im Gesundheitswesen

Selbsthilfegruppen sind in den letzten Jahren, nach ihrer rasanten Verbreitung in den USA, auch in großer Zahl im deutschsprachigen Raum entstanden.

Winkelvoss et al. (1981) schätzten 1981 die Zahl der krankheits- und lebensproblembezogenen Selbsthilfezusammenschlüsse in der Bundesrepublik auf 5000-10000.

Nach ihrer Stellung zum institutionalisierten System der gesundheitlichen Versorgung können sie nach Kickbusch u. Trojan (1981) in solche, die neben diesem System (etwa die Anonymen Alkoholiker), solche, die gegen dieses System (viele Selbsthilfegruppen der Autonomen Frauenbewegung) und solche, die im System (die meisten krankheitsspezifischen Selbsthilfegruppen, wie Multiple-Sklerose-Selbsthilfegruppen, Selbsthilfegruppen brustkrebsoperierter Frauen etc.) entstanden sind und arbeiten, eingeteilt werden.

Die Zusammenarbeit zwischen Selbsthilfegruppen und professionellen Helfern (Ärzten, Psychotherapeuten, Sozialarbeitern . . .) hat dabei vielfältige Formen angenommen. Das Spektrum reicht von der Ablehnung von Experten auf der einen Seite bis zur weitgehenden Integration in psychosoziale Versorgungssysteme auf der anderen.

Speziell im Bereich psychotherapeutischer Arbeit sind eine Reihe von *Mischformen* zwischen professioneller Psychotherapie und Selbsthilfegruppen entstanden. Wolf u. Schwartz (1972) und Kadis (1959) beschrieben Formen psychoanalytischer Gruppentherapie, bei denen die Gruppen im Intervall oder vor bzw. nach der Therapiesitzung ohne Therapeuten arbeiten. Moeller (1978, 1981) weist auf Selbsthilfegruppen hin, bei denen Psychotherapeuten fallweise oder regelmäßig in festen Zeitabständen als Berater teilnehmen, und nennt sie *koordinierte Selbsthilfegruppen*.

## Semiselbsthilfegruppen – ein Modell

Eine besondere Form solcher mit psychotherapeutischem Ansatz koordinierten Selbsthilfegruppen sind die hier vorgestellten, nach Wesiack (1984) so benannten „Semiselbsthilfegruppen".

Im Rahmen der hier vorgestellten katamnestischen Studie wurden Effizienz und Probleme der Koordinierung und Integration dieser Semiselbsthilfegruppen untersucht.

Wesiack u. Mitarbeiter (1984) haben in einer internistisch-psychosomatischen Praxis mit psychoanalytischer Ausrichtung im Jahr 1980 diese Selbsthilfegruppen initiiert. Motivation zu diesem Schritt war ursprünglich, die Diskrepanz zwischen dem möglichen psychotherapeutischen Angebot und der sehr viel größeren Nachfrage zu vermindern. Die Klientel der Praxis waren hauptsächlich von Allgemein- oder Fachärzten zugewiesene Patienten mit funktionellen und psychosomatischen Erkrankungen.

Die Semiselbsthilfegruppen waren halboffene Gruppen, die sich regelmäßig einmal wöchentlich abends im Wartezimmer der Praxis trafen. Am Ende der – im Durchschnitt – 2stündigen Sitzung kam ein Psychotherapeut für 10–20 min zur Gruppe dazu. Insgesamt 3 Therapeuten „betreuten" mehrere parallel laufende Semiselbsthilfegruppen, wobei das Hauptaugenmerk der psychotherapeutischen Beratung auf festgefahrenen Gruppenprozessen, Anfangsschwierigkeiten der Gruppen und der Integration neuer Teilnehmer lag.

Darüber hinaus erhielten die Teilnehmer der Semiselbsthilfegruppe das Angebot, beim jeweiligen Gruppenberater Kurzgesprächstermine (à 20 min) außerhalb der Semiselbsthilfegruppe – speziell beim Auftreten persönlicher Krisen – wahrnehmen zu können. Dieses Angebot wurde von den Teilnehmern im Schnitt einmal im Monat aufgegriffen, wobei einige Patienten nahezu wöchentlich zu diesen Kurzgesprächen kamen, andere hingegen nur überaus selten (Tabelle 1).

Die Semiselbsthilfegruppen bestanden bis zur Auflösung der Praxis 3½ Jahre lang und wurden von 107 Teilnehmern besucht. 85% der Teilnehmer waren Angehörige der Unterschicht oder der unteren Mittelschicht, was einen deutlichen Unterschied zur durchschnittlichen sozialen Zusammensetzung von Selbsthilfegruppen ergibt. Untersuchungen von Stübinger (1977), Scheer u. Moeller (1976) und Kickbusch (1978) zeigen, daß sich Selbsthilfegruppen in der BRD vorwiegend aus Patienten der oberen Mittelschicht zusammensetzen (Tabelle 2).

Während des Untersuchungszeitraums von 3½ Jahren erhielten 37,5% der Teilnehmer zusätzlich eine professionelle Psychotherapie, und zwar Autogenes Training oder psychoanalytische Einzel-, Paar- und Gruppentherapie. Der überwiegende Teil (75%) dieser Untergruppe war *nach* der Semiselbsthilfegruppe in psychotherapeutischer Behandlung, der kleinere Teil (25%) kam – in einer Art „Nachsorge" – nach der professionellen Psychotherapie in die Selbsthilfegruppe. Vorwiegend Angehörige der oberen Mittelschicht erhielten eine zusätzliche Psycho-

**Tabelle 1.** Teilnahme an der Nachuntersuchung (nominelle Zahlenangaben)

|  | Frauen n | Männer n | Gesamt n |
|---|---|---|---|
| Nachuntersucht (Fragebogen + Interview) | 48 | 24 | 72 |
| Verstorben | – | 2 | 2 |
| Telefonisch kontaktiert | 15 | 4 | 19 |
| Kein Kontakt | 9 | 5 | 14 |
|  | 72 | 35 | 107 |

**Tabelle 2.** Relative Häufigkeiten (Rel.-%) der sozialen Schichtzugehörigkeit

| Schichtzugehörigkeit | Frauen [%] | Männer [%] | Gesamt [%] |
|---|---|---|---|
| Ungelernte Arbeiter ("Unterschicht") | 15,3 | 2,9 | 11,2 |
| Facharbeiter, Angestellte, Lehrlinge ("Mittelschicht") | 80,6 | 60,0 | 73,8 |
| Akademiker/Fachhochschule, Studenten ("Oberschicht") | 4,2 | 37,1 | 15,0 |
| | 100,1 | 100,0 | 100,0 |

**Tabelle 3.** Relative Häufigkeiten der sozialen Zusammensetzung bei Patienten, die außer der Semiselbsthilfegruppe *(SSHG)* keine oder eine weitere Psychotherapie erhielten.

| Schichtzugehörigkeit | Neben der SSHG | | | |
|---|---|---|---|---|
| | Keine weitere Therapie [%] | Autogenes Training [%] | Analytische Therapie [%] | |
| "Unterschicht" (ungelernte Arbeiter) | 66,7 | 33,3 | – | 100 |
| "Mittelschicht" (Facharbeiter, Angestellte, Lehrlinge) | 64,5 | 15,2 | 20,3 | 100,1 |
| "Oberschicht" (leitende Angestellte, Akademiker, Studenten) | 50,0 | 18,8 | 31,3 | 100,1 |

therapie, während Unterschichtpatienten nie in den „Genuß" einer analytischen Psychotherapie kamen (Tabelle 3).

Ursprünglich war von den Betreuern die Semiselbsthilfegruppe als „Therapie zweiter Wahl" oder „Vorbereitung" bzw. „Nachsorge" zu einer professionellen Psychotherapie betrachtet worden. Die *Evaluation* der Semiselbsthilfegruppe, die mittels eines eigens dafür entwickelten halbstandardisierten Fragebogens, eines Partnerfragebogens, eines Vergleichs der Persönlichkeitsprofile im Gießen-Test vor und nach der Semiselbsthilfegruppe und eines ca. 1stündigen tiefenpsychologisch orientierten Interviews stattfand, brachte überraschende Ergebnisse.

**Ergebnisse der Evaluation**

In der Eigenbeurteilung bezeichnen die Teilnehmer ihre *Beschwerden* im Mittel als „gebessert" (Mittelwert 2,2 auf einer kontinuierlichen 5teiligen Skala von 1 = sehr gebessert bis 5 = sehr verschlechtert; Abb. 1, Tabelle 4).

Besonders interessant ist, daß gerade Symptome und Erkrankungen, die sich in der klinischen Praxis als besonders hartnäckig erweisen, wie Suchtprobleme, herz-

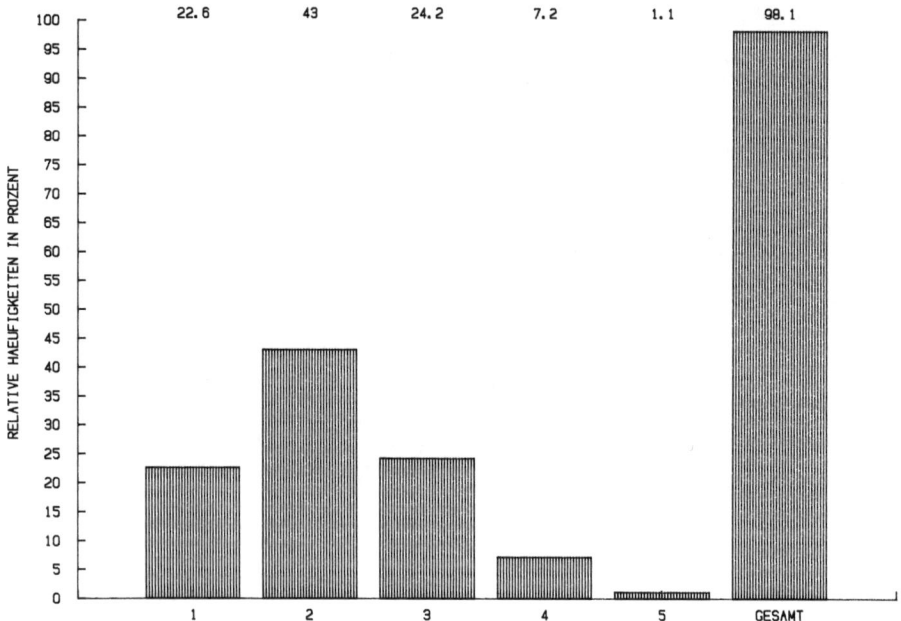

**Abb. 1.** Symptomveränderung und SSHG. Relative Häufigkeiten der Bewertung der Symptomveränderung entlang der Skala 1–5 (Frauen und Männer)

**Tabelle 4.** Symptomgruppen in der Reihenfolge der Stärke der Symptombesserung (Mittelwerte der kontinuierlichen 5teiligen Skala von 1 = sehr gebessert bis 5 = sehr verschlechtert). Dabei werden Gruppen mit n ≤ 9 aus Gründen des zu geringen Stichprobenumfanges nicht berücksichtigt

| Code | Symptomgruppe | $\bar{x}$ | n |
|------|---------------|-----------|---|
| 11 | Suchtproblematik | 1,9 | 10 |
| 6 | Funktionelle Herz-Kreislauf-Symptome | 2,11 | 55 |
| 4 | Depressive Begleitsymptome | 2,12 | 50 |
| 5 | Angstsymptome | 2,17 | 47 |
| 7 | Kopfschmerzen | 2,24 | 17 |
| 9 | Funktionelle abdominelle Symptome | 2,32 | 28 |
| 3 | Depressive Symptomatik | 2,37 | 30 |
| 10 | Sexuelle Störungen | 2,56 | 16 |

neurotische Beschwerden, körperliche Begleitsymptome depressiver Zustände und Kopfschmerzen, als überdurchschnittlich gebessert angegeben werden. Neben diesen Beschwerden zeigten v. a. Selbstwertprobleme und Kontaktstörungen die deutlichste Besserung. Als am wenigsten verändert wurden sexuelle Störungen angegeben. Möglicherweise war dieser Bereich in den Semiselbsthilfegruppen zu sehr tabuisiert.

Gleichzeitig mit der Besserung der Symptome ist der *Verbrauch von Medikamenten* stark zurückgegangen. Dieser Effekt beruht v. a. auf dem starken Rückgang der Einnahme von Psychopharmaka (in erster Linie von Tranquilizern, Abb. 2). Es han-

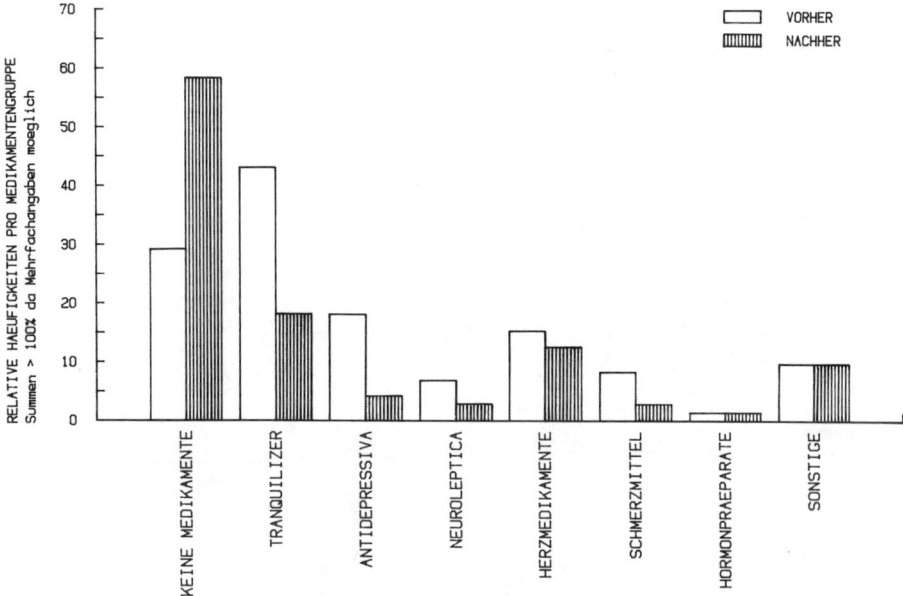

**Abb. 2.** Veränderungen des Medikamentenkonsums. Graphische Darstellung der Häufigkeiten der Nennungen pro Medikamentengruppe vor und nach der Teilnahme an der SSHG (Gesamt: Frauen und Männer)

delt sich dabei um einen stabilen Therapieeffekt im Sinne einer verminderten Abhängigkeit von Medikamenten, weil im gleichen Zeitraum nicht vermehrt andere Medikamente oder Drogen (Alkohol, Halluzinogene) eingenommen wurden.

Eine *Symptomverschiebung* sowohl auf andere körperliche oder psychische Beschwerden als auch auf Familienmitglieder (im Sinne einer „sozialen Symptomverschiebung") wurde nicht beobachtet.

Die Dauer der *stationären Aufenthalte* in Krankenhäusern oder Kurkliniken hat sich im Gesamt gegenüber unbehandelten psychosomatisch Erkrankten (vgl. Ringel u. Kropiunigg 1983) nicht vermindert. Es ist aber eine Verschiebung dieser stationären Behandlungen weg von somatisch orientierten und v. a. im diagnostischen Bereich sehr kostenintensiven Krankenhäusern und Kliniken hin zu Behandlungen in psychosomatischen Kurkliniken eingetreten. Neben dem volkswirtschaftlichen Spareffekt ist das ein Hinführen zu einer patienten- und symptomgerechteren Behandlung, die hilft, einer Chronifizierung der Symptomatik vorzubeugen.

Im Vergleich der *Gießen-Test*profile nach Beckmann u. Richter (1972) zu Beginn und am Ende der Semiselbsthilfegruppe zeigt sich eine sehr signifikante Verminderung der Depressivität und der negativen sozialen Resonanz und eine Angleichung der Selbst- und Idealselbstbilder im Sinne einer Verminderung überstarker Über-Ich-Faktoren (Abb. 3).

Aus den *Interviews* mit den Teilnehmern der Semiselbsthilfegruppen, die mittels der qualitativen Methode nach Mayring (1985) ausgewertet wurden, konnte eine deutliche Entwicklung zu mehr Autonomie von der Herkunftsfamilie und mehr Autonomie einerseits und Bindungsfähigkeit andererseits in der Partnerbeziehung beobachtet werden.

Skala "SOZIALE RESONANZ" :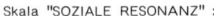

negativ resonant                                                                 positiv resonant

```
          s.s.  ──────────────────>
          s.s.  ──────>
|    X      X   <───────────>   X              X
22   24    26        28      30    32    34    36    40    42
     <─ s. ─>                 μ        <── s.s. ──>
     Sv    Sn                 In          Iv
```

Skala "DOMINANZ" :

dominant                                                                         gefügig

```
      X  <─── s.s. ───>  X
      X n.s.→ X
|     X  X 25   27 |   29    31    33    35    37
21   23              μ
      X n.s. X   X <─ s.s. ─> X
      Sv  Sn  In     Iv
```

Skala "KONTROLLIERTHEIT" :

unterkontrolliert                                                                zwanghaft

```
                                        X ns
                              X<─ s.s.─>X  X  X
|     |     |     |     |     X  26    27 X 28   30
20    21    22    23    24   25           μ
                              X<── s.s.──> X←ns→X
                              In        Sn Iv Sv
```

Skala "GESTIMMTHEIT" :

hypomanisch                                                                      depressiv

```
X <────────── s.s. ──────────────────────────>  X
X <──── s.s. ──────────────────────> X
| X | | X | | X | |23 | 25  27  29  X 31   33  X 35
15  X 17   19   21   μ               X
X <─ s.s. ─> X                       X <─ s.s. ─> X
Iv      In                          Sn          Sv
```

Skala "DURCHLÄSSIGKEIT" :

durchlässig                                                                      retentiv

```
X <─────── s.s. ───────> X ns→
X <──── s.s. ───> X      X
| X | | X | |19 | 21 | 23 | 25 X 27   29   31
15  X 17         μ           X
X <─ s.s. ─> X               X
Iv      In              Sn Sv
```

Skala "SOZIALE POTENZ" :

sozial potent                                                                    sozial impotent

```
X <──── s.s. ────> X  X
X <── s.s. ──> X
| | X | X | |19 | 21 X 23   25   27   29
13  15  17         μ X
X ←ns→ X           X ns→
                   X ns→ X
Iv     In          Sn  Sv
```

**Abb. 3.** Graphische Darstellung der Veränderung von Selbstbild und Idealbild in den 6 Skalen des Gießen-Test (Gesamt: Frauen und Männer)

| | | | |
|---|---|---|---|
| Sv | = Selbstbild vorher | s. | = signifikant |
| Sn | = Selbstbild nachher | s.s. | = sehr signifikant |
| Iv | = Idealbild vorher | n.s. | = nicht signifikant |
| In | = Idealbild nachher | μ | = Standardmittelwert |

Aus dem Gesamtkollektiv der Teilnehmer an den Semiselbsthilfegruppen haben wir jene Gruppe, die *zusätzlich eine professionelle Psychotherapie* erhielt, der Gruppe, die nur in der Semiselbsthilfegruppe ihre Probleme bearbeitete, gegenübergestellt.

Signifikant andere Therapieergebnisse zeigte die Gruppe mit zusätzlicher Psychotherapie nur bei der Veränderung der Symptome. Alle anderen untersuchten Bereiche wie Medikamentenverbrauch, Krankenhausaufenthaltsdauer, Arbeitssituation, Beziehung zu Partnern und Familienangehörigen sowie die mit dem Gießen-Test beschriebenen Persönlichkeitsmerkmale zeigten keine signifikante Veränderung zwischen den beiden Gruppen. Innerhalb der Gruppe mit zusätzlicher Therapie wiesen jene Patienten, die eine analytische Therapie erhielten, erwartungsgemäß bessere Ergebnisse auf als diejenigen, die ein autogenes Training durchführten.

Verantwortlich für die stärkere Besserung von Krankheitssymptomen bei Patienten mit zusätzlicher Psychotherapie sind v. a. die signifikant deutlichere Besserung von *Angstzuständen* und von *Kopfschmerzen*. Die übrigen Symptomgruppen zeigen keine signifikanten Unterschiede, wobei z. T. jedoch der zu kleine Stichprobenumfang eine Rolle spielt (Tabelle 5).

Patienten mit Suchtproblemen und vorwiegend Selbstwertproblemen scheinen sich in der reinen Semiselbsthilfegruppe deutlicher zu bessern. Bei Patienten mit funktionellen Herz-Kreislauf- und funktionellen abdominellen Symptomen sowie bei vorwiegend depressiver Symptomatik scheinen koordinierte Selbsthilfegruppen als eigenständige Behandlungsform neben der professionellen Psychotherapie erfolgversprechend.

**Zur Frage der Indikation**

Abgesehen von dem Hinweis, daß für Patienten mit ausgeprägter Angstsymptomatik eine Behandlung mittels professioneller Psychotherapie und für Patienten mit

**Tabelle 5.** Mittelwerte und Mittelwertvergleiche der Symptomveränderung auf einer 5teiligen Skala für Teilnehmer von Semiselbsthilfegruppen mit *(M)* und ohne *(O)* zusätzliche Psychotherapie

| Symptome | $\bar{x}_O$ | $\bar{x}_M$ | p |
|---|---|---|---|
| Paranoide Symptome | (2,0) | – | |
| Zwangssymptome | (3,0) | 1,33 | (n zu klein) |
| Depression | 2,41 | 2,42 | n. s. |
| Depressive Begleitsymptome | 2,26 | 2,05 | n. s. |
| Angstsymptome | 2,35 | 1,95 | Tendenz (0,10) |
| Funktionelle Herz-Kreislauf-Symptome | 2,16 | 2,04 | n. s. |
| Kopfschmerz | 2,82 | 1,57 | s. (0,05) |
| Rheumatische Symptome | 2,75 | 3,0 | n. s. |
| Funktionelle abdominelle Symptome | 2,44 | 2,18 | n. s. |
| Sexuelle Störung | 2,86 | (2,5) | |
| Suchtproblem | 2,11 | (2,0) | |
| Selbstwertproblem | 2,25 | 2,22 | n. s. |
| Kontaktproblem | 2,14 | 1,75 | n. s. |

Suchtproblematik eine Behandlung in den koordinierten Selbsthilfegruppen eher angezeigt ist, stellt sich die Frage, ob es darüber hinaus Indikationsstellungen für die eine oder die andere Art der Behandlung gibt.

Im Gesamtkollektiv der Gruppenteilnehmer waren deutlich 2 Untergruppen zu unterscheiden:

- Solche, die sich im Interview und im Fragebogen *selbsthilfezentriert* zeigten (das heißt v. a. über ihre Beziehung zu anderen Gruppenmitgliedern und ihre eigene Stellung und Befindlichkeit in der Gruppe Auskunft gaben)
- und solche, die *therapeutzentriert* waren, vorwiegend kritisierten, daß ein „richtiger Leiter" gefehlt habe, die sich allein- und im Stich gelassen fühlten.

In dieser zweiten Gruppe, der „therapeutzentrierten", waren sehr signifikant häufiger Patienten, die schon nach wenigen Sitzungen der Gruppe fernblieben oder in eine professionelle Therapie wechselten. Diejenigen von ihnen, die in der Semiselbsthilfegruppe blieben und keine zusätzliche Therapie erhielten, hatten deutlich schlechtere Therapieergebnisse als die „selbsthilfezentrierten".

Zusätzliche Kriterien für eine Indikationsstellung konnten allerdings nicht gewonnen werden. Das Merkmal „selbsthilfezentriert" oder „therapeutzentriert" kann weder medizinischen Krankheitsbildern noch psychodynamischen Diagnosen zugeordnet werden. Auch im Gießen-Test zeigen sich keine signifikanten Unterschiede im Persönlichkeitsprofil.

Für die oft geäußerte Behauptung oder Befürchtung, Patienten mit schweren psychischen Störungen, insbesondere mit *frühen Störungen* im psychoanalytischen Sinn, würden in Selbsthilfegruppen „dekompensieren", psychotisch werden, in Krisen geraten oder Suizid begehen, konnten keine Hinweise gefunden werden. Zwei der 107 Patienten begingen Selbstmord (bei beiden war eine frühe Störung, einmal eine Borderlinestörung, diagnostiziert worden), beide hatten die Semiselbsthilfegruppe schon nach der ersten Sitzung wieder verlassen und sich auch nicht auf eine professionelle Psychotherapie einlassen können.

Patienten mit „frühen Störungen" waren überproportional häufig in den Semiselbsthilfegruppen vertreten und scheinen von diesen besonders viel zu profitieren. Sie erhielten aber unterdurchschnittlich häufig eine zusätzliche psychoanalytische Therapie (Tabelle 6).

Diese scheinbar paradoxe Beobachtung „je schwerer die psychische Erkrankung, desto weniger intensiv die Therapie" wird zumindest ein Stück weit durch die Ähnlichkeit *möglicher Mechanismen in Selbsthilfegruppen* mit therapeutischen Techniken in der Behandlung früher Störungen, speziell von Borderlinesyndromen erklärbar. Eine stabile Selbsthilfegruppe ist *ich-stärkend,* vermittelt durch die vorwiegende Problembearbeitung im Hier-und-Jetzt Halt und Stütze und fördert wenig Regression. Die Fähigkeit zu Selbstbeobachtung und zu autonomer Arbeit an seinen Problemen wird beim Patienten durch die Gruppe gestärkt, gleichzeitig bietet die Selbsthilfegruppe die Möglichkeit *korrektiver emotionaler Begegnungen.* Der oft beobachtete Stolz, sich selbst und auch anderen helfen zu können, kann zum „Auffüllen eines narzißtischen Defizits" beitragen.

**Tabelle 6.** Absolute und relative Häufigkeiten psychodynamischer Diagnosen, differenziert nach Selbsthilfe- und Therapeutzentriertheit und nach der Art der erhaltenen Therapieformen. *SSHG* Semiselbsthilfegruppen, *AT* autogenes Training, *AN* Psychoanalyse

| Diagnosen | Selbsthilfe-zentriert n | Therapeut-zentriert n | SSHG n | Therapie | | Gesamt n |
|---|---|---|---|---|---|---|
| | | | | +AT n | +AN n | |
| *Übertragungsneurosen* (Konversionsneurosen, Zwangsneurosen, Phobien) und reaktive Depressionen | 5 | 6 | 6 (54,5%) | 3 (27,3%) | 2 (18,2%) | 11 |
| *Zwischengruppe* „Mischneurosen", Angstneurosen, nicht klar zuordenbare neurotische Depressionen | 10 | 8 | 5 (27,8%) | 5 (27,8%) | 8 (44,4%) | 18 |
| *„Frühe Störungen"* narzißtische Störungen, Psychosomatosen (Grundstörung), Borderlinesyndrom, paranoide Psychosen | 22 | 21 | 31 (72,1%) | 5 (11,6%) | 7 (16,3%) | 43 |

## Selbsthilfe und Institution

Gartner u. Riessman (1976) und Behrent et al. (1981) haben auf die Gefahr hingewiesen, daß durch *Integration* von Selbsthilfegruppen in das System psychosozialer Versorgung viel vom typischen Charakter und der Wirksamkeit des Selbsthilfeprinzips verlorengehen kann: Selbstorganisation, demokratisches Arbeitsbündnis, die autonome gegenseitige Hilfe, Spontanität und die Kraft zu Veränderung und Erneuerung (im persönlichen wie im institutionellen Bereich). Ohne diese Gefahren der „Vereinnahmung" und „Verwässerung" aus den Augen zu verlieren, möchten wir auf Möglichkeiten und Vorteile einer Integration von Selbsthilfegruppen in institutionalisierte psychotherapeutische Ansätze hinweisen:

Scheer u. Moeller (1976) und Kickbusch (1978) zeigen, daß sich selbstorganisierte Selbsthilfegruppen vorwiegend aus Angehörigen der oberen Mittelschicht (wahrscheinlich aufgrund des höheren Informations- und Bildungsgrades) zusammensetzen. Patienten aus Unterschicht und unterer Mittelschicht neigen mehr zur Somatisierung von Konflikten und zur Teilnahme an expertengeleiteter professioneller Psychotherapie (Stübinger 1977). Aufgrund des bei Patienten aus der Unterschicht und der unteren Mittelschicht stärker internalisierten traditionellen hierarchischen Arzt-Patient-Rollenbildes kommen autonom organisierte Selbsthilfegruppen bei dieser Personengruppe sehr viel seltener zustande.

Von den in unserer Studie befragten Patienten hat nur ein einziger von sich aus den Wunsch nach der Teilnahme in einer Selbsthilfegruppe geäußert. Der überwiegende Teil der Patienten kam im traditionellen Sinn „leidend", zentriert auf die körperlichen Symptome und mit dem passiven Wunsch nach Hilfe in die ärztliche Praxis. Ohne die Empfehlung und Ermutigung durch die Psychotherapeuten wären diese Semiselbsthilfegruppen nicht zustandegekommen. Eine Empfehlung in einer ärztlichen Praxis hat bei einem traditionellen Arzt-Patient-Rollenverständnis auf Seiten der Patienten (und natürlich auch der Ärzte) immer sehr stark den Charakter einer *Verschreibung*.

Dem Vorteil, daß symptomzentrierten Patienten, die überdurchschnittlich häufig aus sozial schwächeren Schichten kommen, die Möglichkeit der Selbsthilfe nahegebracht werden kann, steht der Nachteil gegenüber, daß bei einer „Verschreibung" der Teilnahme an einer Selbsthilfegruppe sehr oft das Gefühl entsteht, von der Person, an die man sich – oft nach längerem Zögern – um Hilfe wendet, abgewiesen und alleingelassen worden zu sein. Viele der interviewten Teilnehmer beschrieben dieses Gefühl der Kränkung am Beginn der Semiselbsthilfegruppe. Der überwiegende Teil der oben beschriebenen Untergruppe der auch nach längerer Arbeit in der Semiselbsthilfegruppe noch therapeutzentrierten Teilnehmer hat diese Kränkung nicht überwinden können, wenn sie nicht zusätzlich eine professionelle Psychotherapie erhalten haben.

Die Integration der Selbsthilfegruppe in eine therapeutische Institution, die „Semistruktur", also der koordinierte Charakter der Selbsthilfegruppen, hilft, das kränkende Gefühl des „Im-Stich-gelassen-Seins" zu vermeiden oder zumindest zu vermindern, und bietet die Möglichkeit einer zusätzlichen Psychotherapie.

Die *Art der Koordinierung* muß sich den Bedürfnissen der Klienten und der Art und dem Ziel der Institution anpassen. Der beschriebene „Semi"charakter mit der zeitlich begrenzten Teilnahme eines Therapeuten am Ende der Sitzungen scheint uns v. a. bei 2 Konstellationen am Platz: erstens in Fällen, bei denen ein Spezialist für die Arbeit der Selbsthilfegruppe für Informationszwecke zur Verfügung stehen sollte (das ist v. a. im Bereich der „Organmedizin", etwa bei Selbsthilfegruppen für Hochdruckkranke, Diabetiker oder Karzinompatienten der Fall); zweitens dort, wo aufgrund eines bei den Patienten starken Abhängigkeitswunsches von einem beschützenden Helfer eine *anfängliche* engere Koordination die Teilnahme an einer Selbsthilfegruppe erst möglich macht. Um eine „Zementierung" dieses Abhängigkeitsverhältnisses zu vermeiden, muß diese engere Kooperation im weiteren Verlauf einer loseren Koordination weichen (etwa eine Teilnahme eines Therapeuten in längeren Intervallen oder nur mehr auf Anfrage der Selbsthilfegruppe).

Wichtig scheint uns, *nicht ein starres Konzept* zu verfolgen (das ja nur Ausdruck der Angst der professionellen Helfer wäre, die Selbsthilfegruppe „aus der Kontrolle zu verlieren"), sondern es den Bedürfnissen der Teilnehmer, in der gemeinsamen Beratung mit diesen, anzupassen.

Sicherlich ist die Gefahr der „Vereinnahmung" der Selbsthilfegruppen durch Professionelle um so größer, je stärker die Koordinierung mit psychotherapeutischen Ansätzen und die Einbindung in Institutionen ist. Aber andererseits *wirken ja Selbsthilfegruppen auch auf professionelle Helfer und Institutionen zurück*. Wesiack et al. beschrieben den Einfluß der Semiselbsthilfegruppen im Sinne einer Verminderung des Allmachtdenkens beim Therapeuten, einer weniger rigiden und paternalistischen, sondern mehr gewährenden, Experimente ermutigenden Haltung.

## Literatur

Beckmann D, Richter HE (1972) Gießen-Test. Huber, Bern

Behrent J-U, Deneke C, Itzwerth R, Trojan A (1981) Selbsthilfegruppen vor der Vereinnahmung? Zur Verflechtung von Selbsthilfezusammenschlüssen mit staatlichen und professionellen Sozialsystemen. In: Badura B, Ferber C von (Hrsg) Selbsthilfe und Selbstorganisation im Gesundheitswesen. Oldenburg, München Wien, S 91 ff

Gartner A, Riessmann F (eds) (1976) Self-help and health: A report. New human services institute Queens College. Cuny, New York

Kadis AL (1959) The role for coordinated group meeting in group psychotherapy. Acta Psychother Psychosom Orthop 7: 174 ff

Kickbusch J (1978) Selbsthilfe im Gesundheitswesen: Autonomie oder Partizipation. In: Nelles W, Oppermann R (Hrsg) Partizipation und Politik. Schwartz, Göttingen S 381 ff

Kickbusch J, Trojan A (Hrsg) (1981) Gemeinsam sind wir stärker – Selbsthilfegruppen und Gesundheit. Fischer, Frankfurt/M, S 9–11

Mayring P (1985) Qualitative Inhaltsanalyse. In: Jüttemann G (Hrsg) Qualitative Forschung in der Psychologie. Beltz, Weinheim Basel, S 187 ff

Moeller ML (1978) Selbsthilfegruppen. Rowohlt, Reinbek

Moeller ML (1981) Anders Helfen – Selbsthilfegruppen und Fachleute arbeiten zusammen. Klett-Cotta, Stuttgart

Ringel E, Kropiunigg W (1984) Der fehlgeleitete Patient. Psychosomatische Patientenkarrieren und ihre Akteure. Facultas, Wien

Scheer JW, Moeller ML (1976) Krankheitskonzepte psychotherapeutischer Patienten. Med Psychol 21: 13–29

Stübinger DK (1977) Psychotherapeutische Selbsthilfe-Gruppen in der BRD. Med Dissertation, Justus Liebig-Universität Gießen

Wesiak W (1984) Psychosomatische Medizin in der ärztlichen Praxis s. Probleme, Möglichkeiten, Grenzen. Urban & Schwarzenberg, München

Wesiack W, Biebl W (1986) Gruppentherapiemethoden in der Psychosomatischen Medizin. In: Uexküll T von (Hrsg) Psychosomatische Medizin, 3. Aufl. Urban & Schwarzenberg, München, S 300–303

Winkelvoss H, Trojan A, Itzwerth R (1981) Zur Definition und Verbreitung von Gesundheitsselbsthilfegruppen. In: Kickbusch J, Trojan A (Hrsg) Gemeinsam sind wir stärker – Selbsthilfegruppen und Gesundheit. Fischer, Frankfurt/M, S 133–139

Wolf A, Schwartz EK (1972) Psychoanalysis in groups. Grune & Stratton, New York

# Chronischer Schmerz - interdisziplinäres Behandlungskonzept in der Schmerzambulanz

R. Schwab, U. T. Egle und M. Bassler

Ohne Schmerz ist menschliches Leben nicht denkbar, Schmerz hat vitale Bedeutung als lebenserhaltendes Warnsystem. Die rechtzeitige Ortung eines schädigenden Reizes ermöglicht es dem Organismus, Reaktionen zu dessen Vermeidung in Gang zu setzen.

Solange sich Menschen wissenschaftlich mit dem Phänomen Schmerz beschäftigen, hat es nicht an Versuchen gefehlt, Schmerz im Sinne einer kurzen und faßbaren Form zu umschreiben. 1979 hat eine Kommission der International Association for the Study of Pain (IASP) folgende Definition veröffentlicht: „Schmerz ist ein unangenehmes Sinnes- und Gefühlserlebnis, das mit aktueller oder potenzieller Gewebsschädigung verknüpft ist oder mit Begriffen einer solchen Schädigung beschrieben wird."

Obwohl Definitionsversuche bereits vorher zu ähnlichen Formulierungen führten, ist doch in der Kürze der Aussage etwas durchaus Bemerkenswertes festzuhalten, was auch heute noch nicht zum Allgemeingut derjenigen Ärzte zu gehören scheint, die von Berufs wegen ständig mit dem Schmerzpatienten konfrontiert sind. Es ist nämlich im ersten Teil der Definition festgehalten, daß es sich hierbei nicht nur um eine reine Sinneserfahrung handelt, sondern ebenso ein unangenehmes Gefühlserlebnis darstellt und eine Schädigung des Gewebes eingetreten sein kann, bzw. bevorsteht. Dagegen wird im zweiten Teil überraschend formuliert, daß es sich hierbei keineswegs um eine Schädigung handeln muß, sondern daß Schmerz mit Begriffen einer solchen Schädigung beschrieben wird. Es ist also für das Erlebnis des Schmerzes keineswegs Voraussetzung, daß Gewebe traumatisiert wird. Schmerz kann also durchaus unabhängig von einem schädigenden Erregungsmuster auftreten. Dies bedeutet, daß es definitionsgemäß Schmerzen geben kann, die ausschließlich oder teilweise eine psychische Ursache haben und vom Patienten trotzdem real erlebt werden.

Die neurophysiologische und biochemische Komponente des Schmerzes, die zweifellos gerade auch beim akuten Schmerz eine wesentliche Rolle spielt, ist in vielen wissenschaftlichen Arbeiten, zum großen Teil auch tierexperimentell, belegt.

Es kommt hierbei durch Erregung von Nozizeptoren - dies kann physikalisch oder biochemisch, d. h. durch körpereigene algetische Substanzen geschehen - zu Nervenimpulsen über afferente Fasern zum ZNS. Dies geschieht über die rasch leitenden A-Delta- und die langsam leitenden C-Fasern. Nozifensive Reaktionen, z. B. Fluchtreflexe beim Tier oder Schmerzwahrnehmung beim Menschen werden bei entsprechender Reizstärke, d.h. bei Überschreitung eines Schwellenwertes, über efferente Fasern ausgelöst.

Des weiteren ist es im Hinblick auf Diagnostik und Behandlung des Schmerzes von Bedeutung, akute Schmerzen von chronischen zu unterscheiden. Der akute Schmerz (Trauma, Nierenkolik, Operation) bietet für den Arzt in der Regel keine besonderen Probleme. Hier führen Anamnese, Lokalisation und andere Charakteristika zur richtigen Diagnose. Im Falle des chronischen Schmerzgeschehens aber, d.h. wenn der Schmerz über einen Zeitraum von mehr als 3-6 Monaten im wesentlichen unverändert anhält, haben in der Regel die diagnostischen Bemühungen keine eindeutige Ursache erbracht oder Behandlungsversuche die Beschwerden nicht verändert.

Es ist seit geraumer Zeit bekannt, daß Schmerz nicht nur ein neurophysiologisch meßbares Ereignis ist, sondern auch eine psychische und soziale Komponente besitzt, die der wissenschaftlichen Erörterung sehr viel schwerer zugänglich ist. Dies trifft auf den chronischen Schmerz in besonderem Maße zu.

Bei dieser vorwiegend klinischen Beobachtung bot die „Gate-control theory" von Melzack u. Wall (1965, 1982) ein tragfähiges Konzept, um neurophysiologische und psychosomatische Betrachtungsweise zu integrieren. Sie geht im Gegensatz zur seitherigen „Ursache-Wirkung"-Vorstellung von sehr komplexen Regelmechanismen aus, die auf verschiedenen Ebenen des ZNS ablaufen und darüber entscheiden, wie und wo die Aktivität des nozizeptiven Systems erfahren, beantwortet und in Schmerzäußerungen umgesetzt wird. Hierbei stellt die Substantia gelatinosa im Hinterhorn des Spinalmarks das „gate" für periphere Reize dar. Die zentral gesteuerte Öffnung dieses Tores entscheidet also darüber, ob das Individuum diesen Reiz als Schmerz wahrnimmt.

Ausgehend von diesem integrativen Konzept, kann auch für die praktische Arbeit der Schmerzambulanz und ebenso für das Gespräch mit dem Patienten eine tragfähige Basis zur Erklärung des zunächst nicht ohne weiteres einzuordnenden Schmerzgeschehens gefunden werden.

Bereits zu Beginn der 50er Jahre wurde die Erkenntnis, daß das Phänomen Schmerz nicht in der herkömmlichen Struktur der medizinischen Einzeldisziplinen erklär- und behandelbar ist, umgesetzt in spezielle diagnostische und therapeutische Verfahren (Bonica 1953). Es entstanden zunächst in den USA (Seattle), später in Skandinavien und seit Ende der 60er Jahre auch in der Bundesrepublik Deutschland spezielle Einrichtungen, die sog. Schmerzkliniken (Pain Clinics). Die erste deutsche Behandlungseinheit wurde 1970 von Frey und Gerbershagen in Mainz begründet. Frey hatte hier seit Beginn der 60er Jahre den ersten Lehrstuhl für Anästhesiologie inne. Die Behandlungsmethoden waren daher auch vorwiegend anästhesiologischer Art (d.h. Blockadetherapie somatischer und sympathischer Nerven), ergänzt durch physikalische Therapiemaßnahmen und Entspannungsverfahren. Das Konzept sah bereits frühzeitig eine intensive Zusammenarbeit zunächst im Hinblick auf eine eingehende Diagnostik der verschiedenen Fachdisziplinen vor. Als ständiges Instrument bestand zwar eine regelmäßige, wöchentlich stattfindende Schmerzkonferenz, an der auch in der Regel Mitarbeiter der psychiatrischen und psychotherapeutischen Klinik teilnahmen. Aber erst in den letzten Jahren kam es zu einer deutlichen Zunahme der Anforderung an psychosomatischen Konsiluntersuchungen, wie die Entwicklung der Patientenzahlen zeigen. Die zuvor problematische Motivation des Patienten, sich einer psychosomatischen Exploration zu unterziehen, konnte organisatorisch dadurch erleichtert werden, daß die Patienten das

Gespräch mit dem Kollegen aus der psychosomatischen Klinik in den Räumen der Schmerzambulanz führen. Der Ablauf einer Patientenaufnahme sei hier kurz dargestellt und einige wichtige Aspekte herausgegriffen:

1) Die Anmeldung des Patienten erfolgt entweder durch den behandelnden Facharzt, den Hausarzt, gelegentlich durch den Patienten selbst oder im Rahmen der Überweisung einer der Universitätspolikliniken.
2) Bei der Erstvorstellung wird eine ausführliche schmerzorientierte Anamnese erhoben, die ergänzt wird durch vorliegende Befundberichte und Fragebögen, die dem Patienten bereits bei der Anmeldung zugesandt wurden.
3) Es erfolgt eine orientierende körperliche Untersuchung mit vorwiegend neurologischem und orthopädischem Akzent, besonders im Hinblick auf funktionelle Störungen.
4) Es werden ggf. ausstehende fachspezifische Untersuchungen vereinbart sowie die speziellen schmerztherapeutischen Behandlungsverfahren besprochen.
   Bei der Festlegung von zusätzlichen Untersuchungen kommt der Motivation für ein psychosomatisches Gespräch eine besondere Bedeutung zu.
5) Es wird ggf. eine Vorstellung in der Schmerzkonferenz vorgesehen.

Aufgrund der in den letzten 3 Jahren gewonnenen Erfahrung, insbesondere durch die intensive Zusammenarbeit mit der psychosomatischen Klinik, gilt es, einige Grundsätze zum Umgang mit dem chronischen Schmerzpatienten aufzustellen, um eine möglichst umfassende Diagnostik zu gewährleisten und eine effiziente Therapie zu beginnen:

1) Der Schmerzpatient benötigt Zeit, d.h. wir planen etwa 60-90 min für die Erstvorstellung eines Patienten ein. Dies mag für einen Psychologen oder einen psychosomatisch tätigen Arzt ein durchaus wenig beeindruckender Zeitaufwand sein, für einen niedergelassenen Kassenarzt führt eine solche Zeitplanung zu erheblichen Problemen.
2) Die geschilderten Beschwerden müssen auch auf körperlicher Ebene ernstgenommen werden. Zum einen ist es unabdingbar, daß eine vorhandene körperliche Schmerzursache festgestellt und einer kausalen Behandlung zugänglich gemacht wird. Zum zweiten kann der Schmerzpatient in aller Regel zunächst keinesfalls eine psychogene Ursache seiner Beschwerden für denkbar halten.
   Auch eine offensichtlich psychische Genese der geschilderten Beschwerden ist dem Patienten zunächst meist nicht verständlich zu machen.
3) Es sollten keine falschen Erwartungen geweckt werden. Der Patient ist durch multiple Arztbesuche bereits vielfach enttäuscht worden. Er hat Formulierungen wie „das kriegen wir schon hin" schon oft gehört und ebensooft Frustrationen erfahren.
4) Eine frühzeitige Integration psychosomatischer Denkansätze erspart später langwierige Motivationsarbeit. Es sollte bereits zu Anfang die Möglichkeit der gegenseitigen Beeinflussung von körperlichen und seelischen Beschwerden im Gespräch mit dem Patienten integriert sein.
5) Vermeidung von Etikettierungen. Formulierungen wie „eingebildete Schmerzen" oder „die Schmerzen existieren nur im Kopf" führen zu erheblicher Kränkung des Patienten und ziehen nicht selten den Abbruch der therapeutischen

Bemühungen nach sich. Es sollte durch subtile psychosomatische Diagnostik eine eindeutige Differenzierung von psychogenen Faktoren angestrebt werden.

6) Durch rasche, suffiziente Schmerztherapie kommt es oft zu einer entsprechenden Vertrauensbasis, die es dem Patienten ermöglicht, sich bisher unüblichen Betrachtungsweisen zu öffnen.

7) Eine ständige Kooperation mit den in Frage kommenden Fachdisziplinen ist unabdingbar. Schmerzpatienten bedürfen einer intensiven interdisziplinären Betreuung. Zum einen zur breiten diagnostischen Abklärung, zum anderen überfordern die Behandlungsverfahren die Einzeldisziplinen.

Die klinische Beobachtung von inzwischen mehr als 200 Patienten mit chronischen Schmerzen, bei denen eine zusätzliche psychosomatische Exploration stattfand, macht uns deutlich, daß eine eindimensionale Betrachtungsweise, die lediglich somatische Aspekte des Schmerzgeschehens sieht, nicht ausreicht. Erst die Integration beider Anschauungen kann, insbesondere im Hinblick auf einen längerfristigen Effekt der Schmerzbehandlung, zu einer umfassenderen Sicht und zu einem effektiveren Konzept führen.

## Literatur

Baar HA, Gerbershagen HU (1974) Schmerz-Schmerzkrankheit-Schmerzklinik. Springer, Berlin Heidelber New York

Bassler M, Egle UT (1985) Der psychotherapeutische Zugang zu Patienten mit chronischen Schmerzen. Psycho 11: 923-24

Bonica JJ (1953) The management of pain. Lea & Febiger, Philadelphia

Engel GL (1959) „Psychogenic" pain and the pain-prone patient. Am J Med 26: 899-918

Frey R, Gerbershagen HU (Hrsg) (1977) Schmerz- und Schmerzbehandlung heute. Fischer, Stuttgart New York.

Melzack R, Wall P (1965) Pain mechanisms: A new theory. Science 150: 971-979

Melzack R, Wall P (1982) The challenge of pain. Basic Books, New York

Zimmermann M, Handwerker HO (1984) Schmerz - Konzepte und ärztliches Handeln. Springer, Berlin Heidelberg New York

# Integratives psychosomatisches Vorgehen bei Patienten mit chronischen Schmerzen

M. Bassler, U. T. Egle, R. Schwab und S. O. Hoffmann

## Einleitung

Seit Mitte der 60er Jahre hat sich in der Schmerzforschung ein grundlegender Konzeptwandel vollzogen, der durch die sog. „gate-control-theory" von Melzack u. Wall (1983) eingeleitet worden ist. Galt bis dahin die klassische Vorstellung, daß ein peripherer Reiz nach dem Prinzip einer Art „Einbahnstraße" nach mehrmaligen neuronalen Umschaltungen schließlich zum entsprechenden Zentrum im Gehirn weitergeleitet wird, postuliert demgegenüber die „gate-control-theory" daß bereits auf der Ebene der ersten neuronalen Umschaltung im Rückenmark komplexe Rückkopplungsmechanismen stattfinden. Für das bislang gültige Verständnis des Schmerzes ergeben sich so durch die „gate-control-theory" folgende neue wesentliche Gesichtspunkte:

1) Die „gate-control-theory" erlaubt zum ersten Mal auch auf neurophysiologischer Ebene, Schmerz als Ausdruck einer engen Verzahnung von körperlichen und seelischen Faktoren zu interpretieren. Die heute noch gängige Unterscheidung zwischen „echtem bzw. eingebildetem Schmerz" ist damit überwunden.
2) Die Schmerzwahrnehmung bzw. -äußerung ist daher primär als psychologisches Phänomen aufzufassen; sie hat damit qualitative Ähnlichkeit mit Empfindungen wie Hunger und Durst.
3) Eine Gewebsläsion ist weder eine notwendige noch eine hinreichende Bedingung für Schmerz. Diese These hat insbesondere für die Behandlung von chronischen Schmerzpatienten weitreichende Konsequenzen, da hier die bei somatischer Schmerzbekämpfung üblichen physikalischen Maßnahmen häufig fehlschlagen bzw. die Schmerzen sogar noch verschlimmern können.

Der therapeutische Umgang mit chronischen Schmerzpatienten stellt seit jeher große Anforderungen an die Geduld bzw. Toleranz der behandelnden Ärzte. In vielen Fällen kommt es zu einer regelrechten „Schmerzkarriere", d. h. häufiger Arztwechsel, zahllose diagnostische wie therapeutische Maßnahmen, meist alle mittel- oder langfristig ohne Erfolg, nicht selten tritt sogar Verschlimmerung der Schmerzen ein.

Nach Gildenberg u. DeVaul (1985) lassen sich bei den chronischen Schmerzpatienten 3 Gruppen unterscheiden, die wir klinisch ähnlich beobachten konnten und die daher kurz skizziert werden sollen:

1) Der leidensbedürftige Patient: Bei diesen Patienten befriedigt Schmerz bzw. Krankheit überhaupt ein starkes unbewußtes Leidensbedürfnis, z. B. als Folge von Selbstbestrafungstendenzen. Äußerlich gesehen mutet ihr Leben wie eine Kette tragischer Unglücksfälle an, pathognomonisch treten Schmerzen meist dann zum ersten Mal auf, wenn sich die Lebensumstände bessern oder zu bessern drohen.

2) Der überforderte Patient: Bei diesen Patienten ist Schmerz Reaktion auf Probleme, die sie innerlich überfordern. Häufig hatten diese Patienten schon vor Beginn ihrer Schmerzen erhebliche Schwierigkeiten, den alltäglichen Anforderungen gerecht zu werden. Ihre unbewußt starken Wünsche nach Zuwendung bzw. Versorgtwerden wehren sie jedoch stark ab (häufig durch überaktives Verhalten im Sinne eines ‚workaholic‘). Erst das Auftreten einer Krankheit oder Verletzung bieten ihnen die soziale Legitimation, nunmehr ihre bis dahin verdrängten Wünsche voll ausleben zu können.

3) Der psychogene Schmerzpatient: In diese Gruppe fallen alle diejenigen Patienten, bei denen im Unterschied zu den beiden vorgenannten Gruppen die Schmerzen eine ausschließlich psychische Ursache haben. Häufig handelt es sich dabei um konversionsneurotische Symptombildungen, daneben aber kann Schmerz auch Begleitsymptom zahlreicher psychischer Erkrankungen sein.

**Behandlungskonzept**

Im weiteren soll unser Behandlungskonzept für diese verschiedenen Gruppen von Schmerzpatienten dargestellt werden. In enger Zusammenarbeit mit der Schmerzambulanz der anästhesiologischen Klinik hatten wir sehr früh die Erfahrung gemacht, daß nur im Rahmen einer Art „therapeutischen Kette" eine Chance besteht, bei diesen Patienten einen psychotherapeutischen Zugang zu gewinnen. Zunächst haben wir daher in den Räumen der Schmerzambulanz eine psychosomatische Sprechstunde eingerichtet, in der zum ersten Mal mit den Patienten ausführlicher über ihre Schmerzen gesprochen wird. In dieser Sprechstunde werden sie schließlich mit den Grundgedanken der „gate-control-theory" vertraut gemacht. Häufig ist damit ein erster Brückenschlag gelungen, so daß diese Patienten sich ohne zu große Kränkung auf die Möglichkeit einer seelischen Mitverursachung ihrer Schmerzen einlassen können.

Im Anschluß daran finden in den Räumen unserer Poliklinik ausführliche Vorgespräche statt, wobei der biographischen Anamneseerhebung nach Engel (1959) ein besonderer diagnostischer Stellenwert zukommt. Bei prognostisch geeigneten bzw. ausreichend zugänglich erscheinenden Patienten schlagen wir schließlich eine stationäre Behandlung vor.

Im folgenden sollen zunächst einige grundsätzliche Erfahrungen bei der stationären Therapie chronischer Schmerzpatienten angesprochen werden, daran anschließend ein klinischer Fall vorgestellt werden.

1) Um überhaupt eine tragfähigere Beziehung herstellen zu können, ist es vor allen Dingen in der Anfangsphase der stationären Behandlung wichtig, daß sich der Patient in seinen Schmerzen ernst genommen fühlt. Gleich nach der stationären

Aufnahme besprechen wir daher mit dem Patienten evtl. notwendige weitere diagnostische Untersuchungen, daneben werden frühzeitig physiotherapeutische Maßnahmen eingeleitet (z. B. Massagen, physikalische Schmerzbehandlung in der Schmerzambulanz). Grundsätzlich sollte der Patient von Anbeginn das Gefühl haben, parallel zu ersten psychotherapeutischen Erfahrungen auch körperlich adäquat betreut bzw. ernstgenommen zu werden. Wie die Erfahrung lehrt, riskiert eine frühe bzw. einseitige Festlegung auf psychische Verursachung seiner Schmerzen, daß bei dem Patienten ein starkes Mißtrauen gegen die weitere Behandlung aufkommt bzw. er nicht selten verärgert die Therapie abbricht.

Schmerzmittel nehmen in der Behandlung chronischer Schmerzpatienten einen besonderen Platz ein, da ihnen unbewußt eine sehr große Bedeutung zukommt. Für viele Schmerzpatienten haben Schmerzmittel offenbar den Charakter eines „Übergangobjekts" im Sinne Winnicotts (1971). Dies bedeutet, daß Schmerzmittel unbewußt starke Bedürfnisse nach Geborgenheit und Zuwendung abdecken, Gefühle, die in der Kindheit vieler dieser Patienten schmerzlich entbehrt wurden. Absetzen oder unabgesprochenes Reduzieren von Schmerzmitteln lösen daher meist mehr oder weniger starke Verlustängste aus, bei manchen Patienten kommt es gar zu Therapieabbrüchen. Auf einer anderen Ebene wird zudem ungewollt die oft erlebte kränkende Situation wiederholt, man halte die Schmerzen eben doch für „eingebildet" und insofern für nicht therapiebedürftig. Am günstigsten sollten Schmerzmittel in genauer Absprache mit dem Patienten zu festgesetzten Zeiten nach festem Verordnungsplan ausgegeben werden. Die manchmal geübte Praxis, Schmerzmittel nach Bedarf zu verordnen, ist aus lerntheoretischer Sicht abzulehnen, da damit beim Patienten nach dem Prinzip des operanten Konditionierens seine Schmerzfixierung noch verstärkt wird: Er bekommt seine Schmerzmittel gerade dann, wenn er Schmerzen äußert oder zeigt, d. h. Schmerzverhalten wird durch Zuwendung belohnt.

2) Wir streben im Rahmen der stationären Behandlung an, daß der Patient so weit wie möglich seine Konflikte reinszeniert. Hierbei dient die Station als Bühne, auf der die Patienten und das Team als Akteure eines Stücks auftreten, bei dem das unbewußte bzw. verdrängte Konfliktmaterial als heimlicher Regisseur fungiert. Im regressiven Milieu der Station gewinnen so viele chronische Schmerzpatienten einen ersten Zugang zu ihren meist stark abgewehrten (gleichwohl unbewußt agierten) Wünschen nach Zuwendung und Geborgenheit. Daneben aber tauchen auch – bedingt durch die allgemeine Lockerung der Abwehrformation – die eigentlichen Vorläufer verdrängter Konflikte auf: z. B. depressive Verstimmungen, quälende Schuldgefühle, häufig unbestimmte Ängste bzw. Gefühle von Verunsicherung überhaupt. Manche Patienten erleben Symptomwandel, gelegentlich wechselt der Schmerz bevorzugte Körperlokalisationen. In dieser mittleren Phase der Behandlung ist es sehr wichtig, daß diese bedrohlich erlebten Gefühle in der therapeutischen Beziehung aufgefangen und so weit wie möglich bearbeitet werden. Manchmal wird es nötig sein, daß dem Patienten der Rückgriff auf bewährte Formen der Abwehr entlastend zugestanden wird (z. B. zusätzlich stützende Pharmakotherapie, vermehrte körperliche Zuwendung). Gelang es, mit dem Patienten die oben erwähnten Gefühle bzw. Bedürfnisse klärend durchzuarbeiten und in der Erinnerung festzuhalten, konnten wir beobachten, daß ein seelischer Prozeß angestoßen wurde, der in eine Art innere Umstim-

mung mündet: Die vormals starre Fixierung auf körperlichen Schmerz kann teilweise aufgegeben und durch adäquatere Formen seelischer Konfliktverarbeitung ersetzt werden.

3) Insgesamt scheint wichtig, daß von der eigentlichen impliziten Zielsetzung her die stationäre Behandlung nicht so sehr die Beseitigung chronischer Schmerzen erstreben sollte (was so häufiger ohnehin nicht gelingt), sondern primär den Patienten besser befähigt, seelisch reifere Formen der Konfliktbewältigung zu erlernen. Daraus ergibt sich für die Vorgespräche, daß man den chronischen Schmerzpatienten nicht mit der Aussicht auf Schmerzbeseitigung zur stationären Therapie motivieren sollte, eine spätere Enttäuschung würde so quasi schon vorprogrammiert. Klar ist aber auch, daß eine gewisse „einfühlsame Überredungskunst" wohl notwendig ist, da für viele Schmerzpatienten sonst die innerlich zu nehmende Hürde doch zu groß wird (allein schon das Erschrecken vor der Zeitdauer einer mehrwöchigen stationären Therapie). Sehr wichtig ist auch, daß bereits in die Vorgespräche die nächsten Angehörigen miteinbezogen werden, da diese ja ebenfalls indirekt von der stationären Behandlung betroffen werden. Bei nicht wenigen Schmerzpatienten hat sich ein stabiles, über Schmerzen vermitteltes Beziehungsarrangement entwickelt, dessen mögliche Änderung auch bei den Angehörigen bzw. Partnern erhebliche unbewußte Widerstände bzw. Ängste auslöst. Wird dies nicht frühzeitig angegangen, mag dies für die stationäre Behandlung zum entscheidenden limitierenden Faktor werden (z. B. vorzeitige Beendigung der Therapie aus Schuldgefühlen den Angehörigen gegenüber).

## *Fallbeispiel*

Eine 43jährige Patientin wurde von der zahnmedizinischen Uniklinik direkt in unsere poliklinische Ambulanz wegen unklarer chronischer Zahnschmerzen überwiesen. Auf besonderes Drängen der Patientin waren bereits mehrfach Zahnextraktionen (im Bereich des rechten Oberkiefers) vorgenommen worden, ohne daß bislang ein pathologischer Befund erhoben bzw. eine Besserung der Schmerzen erzielt werden konnte. Seit einigen Monaten klagte die Patientin zusätzlich über brennende Schmerzen im Bereich der rechten Mund-Nasen-Partie. In der Vergangenheit hatte sie bereits alle gängigen Analgetika durchprobiert, meist nur mit kurzfristigem oder gar keinem Erfolg. Vom Auftreten her wirkte die Patientin in den Vorgesprächen auffallend resolut und selbstsicher. Nachdem sie mit dem Grundgedanken der „gate-control-theory" vertraut gemacht worden war, nahm sie trotz erklärter Skepsis den Vorschlag zur stationären Behandlung in unserer Klinik relativ rasch an.

*Zur Vorgeschichte:* Die Patientin ist seit 18 Jahren verheiratet, ihr Mann ist technischer Angestellter, sie selbst seit etwa 6 Jahren ausschließlich Hausfrau, nachdem sie zuvor halbtags als Zahnarzthelferin gearbeitet hatte. Sie hat eine 14jährige Tochter und einen 16jährigen Sohn. Ihr Mann leidet seit seiner Kindheit an Migräneanfällen, die in den letzten Jahren zunehmend häufiger auftreten (manchmal 2- bis 3mal pro Woche) und ihn nicht selten tagelang ans Bett fesseln. Seit der Pubertät würde auch ihre Tochter eine deutliche Neigung zu migräneartigen Kopfschmerzen zeigen, häufig begleitet von Übelkeit und Erbrechen. Einzig der Sohn ist einigermaßen beschwerdefrei. Die Patientin sieht es als ihre besondere Pflicht an, ganz in der Fürsorge für ihre Familie aufzugehen. Streitigkeiten oder Konflikte würden kaum aufkommen, da man sich gegenseitig mit Rücksicht auf die Schmerzanfälligkeit möglichst schonend behandle. Ihre eigenen Schmerzen würde sie im Gegensatz zu den übrigen Familienmitgliedern meist verbergen, da sie die anderen nicht noch zusätzlich belasten wolle. Neben ihren Schmerzen leide sie etwa seit 2 Jahren zunehmend auch an depressiven Verstimmungen, käme kaum mehr aus dem Haus, fühle sich von ihren Haushaltspflichten immer häufiger frühzeitig erschöpft.

Auf Station inszenierte sich schon in den ersten Tagen ihr zentraler Konflikt: Jede Form von Abgrenzung bzw. Durchsetzung eigener Bedürfnisse erlebte die Patientin als unmäßig egoistisch bzw. als sehr aggressiv. Eine Woche nach ihrer stationären Aufnahme klagte sie über starke Zunahme ihrer Schmerzen – sie beschrieb diese als „unerträglich bzw. bestialisch" - und wollte voller Verzweiflung die Therapie abbrechen. In den Einzel- und Gruppengesprächen zeigte sich, daß sie wegen ihres vermeintlich kaltherzigen bzw. abweisenden Verhaltens ihren Mitpatienten gegenüber an heftigen Schuldgefühlen litt. In dieser für sie kritischen Phase der Therapie erhielt sie zum einen eine stützende Pharmakotherapie mit Tegretal (eines der wenigen Mittel, das sie noch nicht genommen hatte), was ihren Schmerzen nach ihrem Eindruck deutlich „die Spitze abbrach". Zum anderen erlebte sie es in den Gruppengesprächen sehr entlastend, daß ihr negatives Selbstbild von den Mitpatienten nicht bestätigt wurde. Die Gruppe spiegelte ihr vielmehr sehr eindrücklich, daß sie keineswegs so „bestialisch bzw. böse" war, wie sie sich selbst bzw. ihre Schmerzen empfand. Nach etwa 3 Wochen besserten sich ihre Schmerzen soweit, daß die Medikation mit Tegretal abgesetzt werden konnte; auch in der Folge benötigte sie keine weiteren Schmerzmittel mehr.

Im letzten Drittel der stationären Behandlung kam sie zögernd auf ihre Beziehung zu ihrer Mutter zu sprechen. Es tauchten vermehrte Erinnerungen an ihre Kindheit auf. Damals waren beide Eltern berufstätig gewesen, sie selbst war häufig auf sich allein gestellt. War die Mutter früher meist dominierend gewesen, so wäre sie seit dem Tod des Vaters vor 13 Jahren zunehmend kränklich und klagsam geworden. Täglich käme sie zu Besuch, um ihr stundenlang ihr Leid zu klagen. Obwohl sie selbst häufig Schmerzen gehabt hätte, wäre es ihr nicht möglich gewesen, die Mutter zu unterbrechen. Machte die Mutter ihr Vorhaltungen wegen schlampiger Haushaltsführung oder zu weichherziger Kindererziehung, hätte sie jedesmal wie gelähmt zuhören müssen. In den Einzelgesprächen taucht unter großen Widerständen schließlich die Phantasie auf, die Mutter würde jede Form von Abgrenzung als unerträgliche Zurückweisung erleben und darüber tief gekränkt todkrank werden. Sie entdeckte, daß hinter ihren lähmenden Schuldgefühlen sich tiefe Ängste verbargen, gewollt-ungewollt den Tod ihrer Mutter bewirken zu können. Die Aufdeckung und teilweise Durcharbeitung dieser Problematik entlastete die Patientin merklich. In den letzten 3 Wochen vor Entlassung konnte sie häufiger etwas für sich allein unternehmen, während sie zuvor ihre gesamte Freizeit den Nöten und Sorgen ihrer Mitpatienten gewidmet hatte. In dieser Zeit wurde sie zunehmend schmerzfrei. In der Schlußphase der Behandlung wurde auch der Ehemann in die Gespräche mit einbezogen. Die Patientin einigte sich mit ihm, in Zukunft ganz bewußt eigene Zeit für sich abzuzweigen. Es stellt sich heraus, daß ihr Ehemann ihr früher verbal bereits ähnliche Vorschläge gemacht hatte, jedoch jedesmal ohne Erfolg.

Von den psychodynamischen Zusammenhängen, die im Verlauf der Behandlung bei dieser Patientin sichtbar geworden sind, soll nur erwähnt werden, daß der tragische frühe Tod ihres Bruders eine große Rolle in ihrer seelischen Entwicklung gespielt haben dürfte. Vermutlich wegen Unachtsamkeit der Eltern verbrühte sich ihr 1½ Jahre alter Bruder kurz vor ihrer Geburt tödlich. Die Patientin erfuhr offenbar schon sehr früh in ihrer Kindheit von diesem schrecklichen Ereignis. In der stationären Behandlung wurde diese ganze Begebenheit nicht weiter thematisch, da wir den Eindruck hatten, daß dies allein einer längerfristigen ambulanten Psychotherapie vorbehalten sein sollte. Die Patientin selbst war bei Entlassung motiviert, sich um eine solche weiterführende ambulante Behandlung zu bemühen.

Zum gegenwärtigen Zeitpunkt können wir auf bislang 9 abgeschlossene stationäre Behandlungen bei chronischen Schmerzpatienten zurückblicken. Bei 6 Patienten (die Mehrzahl davon mit psychogenen Schmerzen) konnten wir eine gute bis sehr gute Besserung der Schmerzen erreichen, bei 2 Fällen nur geringe bzw. keine. Ein Patient brach wegen Druck des Ehepartners frühzeitig ab. Derzeit verfügen wir noch über keine längerfristigen katamnestischen Daten. An diesen aber wird sich letztlich erst entscheiden, wieweit es gelungen ist, die durch die stationäre Behandlung angestrebte strukturelle Veränderung in der Persönlichkeit des chronischen Schmerzpatienten dauerhaft zu konstituieren.

## Literatur

Egle UT, Bassler M (1985) Der psychotherapeutische Zugang zu Patienten mit chronischen Schmerzen. Psycho 11: 923-924

Egle UT, Hoffmann SO (im Druck) Grundlagen psychosomatischen Denkens und Handelns. In: König B (Hrsg) Allgemeinmedizin in der Praxis. Edition Medizin, Weinheim

Engel GL (1959) „Psychogenic" pain and the pain-prone patient. Am J Med 26: 899-918

Gildenberg PL, DeVaul RA (1985) The chronic pain patient, evaluation and management. Karger, Basel München Paris London New York Tokio Sydney

Melzack R, Wall P (1983) The challenge of pain. Basic Books, New York

Morgan WL, Engel GL (1977) Der klinische Zugang zum Patienten. Huber, Bern Stuttgart Wien

Winnicott DW (1971) Playing and reality. Tavistock, London

# Familientherapie
# in der Psychosomatik

# Familiäres Coping bei lebensbedrohender Krankheit

M. Wirsching

## Einleitung

Nachdem die 60er Jahre in der Familientherapie von pionierhaftem Aufschwung bestimmt waren, und in den 70er Jahren die Konzepte und Schulen zur Blüte kamen, sind die 80er Jahre verschiedentlich als Dekade der kritischen Bestandsaufnahme und des integrativen Vergleichs bezeichnet worden.

Für die Entwicklung unseres Themas erkennen wir, wie am Anfang die von Weakland (1977) so genannte „Familienpsychosomatik" versuchte, krankeitsauslösende oder krankheitsverstärkende Beziehungskonstellationen zu beschreiben, die dann von Minuchin et al. (1978) im Bild der „psychosomatischen Familie" zusammengefaßt wurden. In der Folgezeit ist dieses Konzept als zu einseitig störungs- und ursachenzentriert kritisiert worden, von Familientherapeuten (z. B. Duss von Werdt 1984), und von Familiensoziologen (z. B. Gerhardt u. Friedrich 1982), die im Gegensatz dazu betonten, auf welche Weise die Verarbeitung einer körperlichen Krankheit die Entwicklungskräfte einer Familie beansprucht. Die Aufspaltung in primäre Ursachefaktoren und sekundäre Folgeerscheinungen einer Krankheit ist zwischenzeitlich durch die von Don Bloch (1983) publizierte „family systems medicine" als Scheinalternative herausgestellt worden: Was krankmachend in der Familie wirkt, wird sich auch als Hindernis bei der Krankheitsbewältigung zeigen, und umgekehrt wird eine fehlgelaufene Krankheitsverarbeitung zum Ausgangspunkt weiterreichender, u. U. krankheitsfördernder Entwicklungen.

Eine solche Systemsicht stellt uns jedoch immer wieder vor die Entscheidung, bestimmte Ausschnitte des Gesamtfeldes (etwa den Einzelpatienten, die Familie oder das Familien-Medizin-Behandlungssystem) für eine bestimmte Fragestellung auszuwählen und bestimmte Ausschnitte des Gesamtprozesses (Sequenzen) einer „linearen" Betrachtung zu unterziehen. Dementsprechend finden wir in der Literatur nur ganz gelegentlich, daß neben der Familie (meist definiert als „diejenigen, die zusammen leben") auch biologische Aspekte (z. B. Minuchin et al. 1978) oder individuelle Beiträge (z. B. Wirsching u. Stierlin 1982) berücksichtigt wurden. Nie wurde bislang das medizinische Behandlungssystem in die Untersuchung einbezogen.

Im Sinne einer sequentiellen Betrachtung wurde in allen vorliegenden Untersuchungen irgendein Zeitpunkt (selten eine längere Phase) nach Auftreten einer Krankheit ausgewählt. Rückschlüsse auf die Zeit vor der Krankheit müssen als *Hypothesen* angesehen werden, ebenso wie Projektionen auf die künftige Entwicklung der Familie, sofern keine Verlaufsbeobachtungen durchgeführt wurden. Für eine kritische Bestandsaufnahme bietet es sich demnach an, im Zuge einer bewußt sequentiellen und linearen Betrachtung den Prozeß der familiären Krankheitsverarbeitung (Coping) auszuwählen.

Als theoretischen Rahmen nehmen wir angesichts der herrschenden Vielfalt ein möglichst integratives Konzept (das natürlich sehr allgemein und oberflächlich bleibt), wie es von Olson (1983) mit den beiden Dimensionen *Kohäsion* (Zusammenhalt) und *Flexibilität* (Entwicklungsfähigkeit) in seinem bekannten Circumplexmodell zusammengefaßt wurde, ergänzt durch eine 3. Variable, die der *Kommunikation* (Ausdruck von Gefühlen und Konfliktlösung).

Betrachten wir unter diesen 3 Begriffen einige der bekanntesten Beiträge zur Familienpsychosomatik (zur Übersicht s. Wirsching 1986) und vergleichen sie mit einer eigenen Studie zum initialen familiären Coping beim Bronchialkarzinom.

### Zusammenhalt in Familien mit Schwerkranken (Kohäsion)

*Die Familienmitglieder rücken näher zusammen und versuchen einander zu unterstützen.*

Im Augenblick einer lebensbedrohenden Krankheit werden die Barrieren in einer Familie abgebaut. Jeder denkt mehr an den anderen als an sich selbst. Der Abstand zum Umfeld wird größer.

Vielfach ist dieses Phänomen beschrieben worden. Gleich zu Anfang sprachen Titchener et al. (1967) „vom festen Zusammenhalt" der Familien Kolitiskranker. Minuchin et al. (1978) führten den am weitesten verbreiteten Begriff der „Verfilzung" (enmeshment) zur Beschreibung von Familien mit asthma-, diabetes- oder anorexiekranken Jugendlichen ein und stellten darüber hinaus eine Überbesorgtheit dieser Familien fest, die bereits zuvor von Melitta Sperling (1949) den Müttern asthma- und kolitiskranker Kinder bescheinigt worden war. Bei der gleichen Patientengruppe beschrieben wir selbst (Wirsching u. Stierlin 1982) Bindungen auf der Über-Ich und der Es-Ebene und innerfamiliäre Fusionen.

Die Einschätzung von 46 Familien, mit denen wir kurz nach der Feststellung eines Bronchialkarzinoms sprachen, bestätigt sehr weitgehend die Angaben in der Literatur (Abb. 1 a)[1]: Die Familien wurden ganz überwiegend als gebunden, besorgt und gegenüber dem Umfeld abgegrenzt eingestuft, lediglich bei den Grenzen innerhalb der Familie fanden wir eine größere Streubreite, bei einer Betonung eher schwacher Abgrenzungen.

Dieses Verhalten der Familien erschien uns angesichts der starken Belastungssituation auch sehr verständlich. Was sollten sie denn anderes tun als zusammen zu rücken, sich gegenseitig zu helfen, Barrieren abzubauen und Einmischungen von außen fernzuhalten?

---

[1] Ich danke J. Riehl und P. Schmidt für Hilfen bei der Auswertung.

## Entwicklungsfähigkeit in Familien Schwerkranker (Flexibilität)

*Die Familien versuchen ihr Gleichgewicht durch Vermeidung von Veränderungen und durch starke wechselseitige Ergänzung zu erhalten.*

Die Erhaltung der familiären Homöostase wurde von Jackson (1959) als Grundprinzip jeder krisenhaften Entwicklung beschrieben. Gemeinsam mit Yalom (1966) bezeichnete er Familien mit kolitiskranken Kindern als besonders homöostatisch eingeengt (restricted families). Haley (1964) wies bei der gleichen Diagnosegruppe die hohe Voraussagbarkeit der Interaktionen im Familieninterview nach. Minuchin et al. (1978) sahen die von ihnen behandelten Familien als gleichermaßen starr an (rigidity).

Bei diesen primär psychosomatisch orientierten Autoren fällt wiederum die starke Pathologiezentriertheit der Begriffe auf. In einer bewältigungsorientierten Sprache beschreiben wir vermutlich die gleichen Phänomene, wenn wir bei den von uns untersuchten Familien Bronchialkrebskranker eine geringe Veränderungsbereitschaft und eine starke wechselseitige Ergänzung sehen (Abb. 1 b).

In der akuten Krise versucht die Familie, verständlicherweise, allen vermeidbaren zusätzlichen Anforderungen zu entgehen. Was nicht unbedingt entschieden werden muß, wird verschoben. Sehr nachvollziehbar ist auch die betonte Komplementarität. Zeigt der eine Schwächen, verhält sich der andere um so stärker.

## Kommunikation in Familien Schwerkranker

*Konflikte und belastende Gefühle werden in der Krankheitskrise unterdrückt.*

Harmonisierende Konfliktvermeidung, Unterdrückung oder Verleugnung belastender, v. a. aggressiver Gefühle und Anpassungsbereitschaft sind seit langem als Merkmale psychosomatischer Familien und psychosomatischer Patienten beschrieben worden (vgl. Minuchin et al. 1978; Nemiah u. Sifneos 1970). Auch in den Arbeiten zur Psychologie des Krebses wird auf die zentrale Bedeutung von Verleugnungs- und Vermeidungsmechanismen hingewiesen (vgl. Bahnson 1986).

In einer etwas weniger abwertenden Sprache zeigen sich in den von uns untersuchten Familien die gleichen Phänomene (Abb. 1 c): Die Konfliktbereitschaft ist kurz nach der Mitteilung der verheerenden Diagnose sehr gering. Auseinandersetzungen innerhalb der Familie und mit Außenstehenden wird möglichst ausgewichen. Die Familienmitglieder vermeiden es auch, in Anwesenheit der Interviewer einander zu kritisieren. Die Spannung in der Familie wird allerdings von allen Beteiligten als sehr hoch eingestuft, sei es als Ausdruck der starken aktuellen Belastungen oder als Ausdruck der vermiedenen Auseinandersetzungen.

Auch hier läßt sich abschließend zusammenfassen: Was sollten die Beteiligten in dieser aktuellen Krise wohl anderes tun? Wer bereits unter größtem Belastungsdruck steht, wird versuchen, sich, wo immer es möglich erscheint, zusätzliche Erleichterungen zu verschaffen und dazu gehört wohl auch der Wunsch nach einer unterstützenden harmonischen Umgebung.

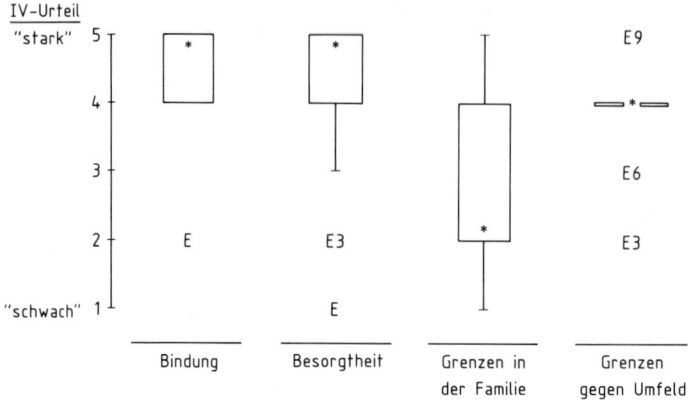

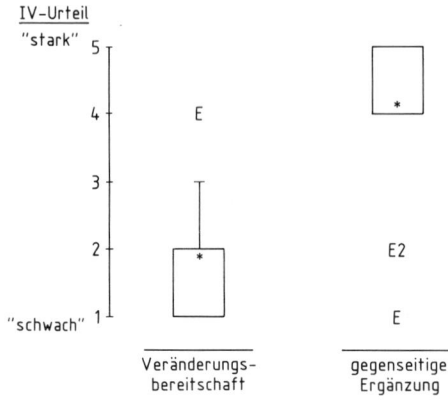

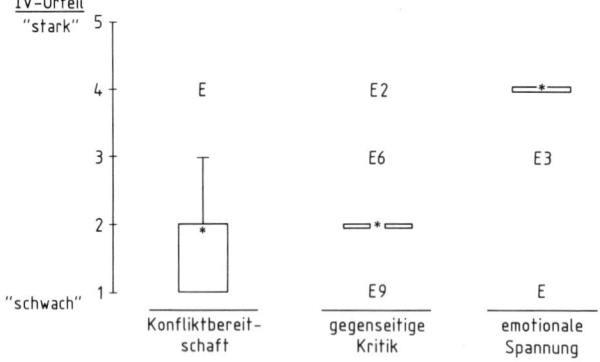

**Abb. 1 a–c.** Bronchialkrebsprojekt. Familienerstgespräch 1–2 Wochen nach Beginn der medizinischen Primärbehandlung (n = 46). Einschätzung durch Therapeut und Kotherapeut. * Medianwert, □ 50% der Stichprobe, ⊣ 25% der Stichprobe, *E* Extremwerte. **a** Einschätzung bezüglich Bindung, Besorgtheit, Grenzen in der Familie und Grenzen gegen Umfeld; **b** Einschätzung bezüglich Veränderungsbereitschaft und gegenseitige Ergänzung; **c** Einschätzung bezüglich Konfliktbereitschaft, gegenseitige Kritik und emotionale Spannung

## Zusammenfassung

*Es besteht eine hohe Übereinstimmung der Merkmale trotz unterschiedlicher Begriffswahl.*

Der Vergleich ergibt eindeutig: Mit ganz verschiedenen Methoden und Konzepten wird für eine Vielzahl verschiedener Krankheitsbilder eine Reihe wiederkehrender Grundphänomene beschrieben. Unterschiede finden sich hingegen bei der Interpretation der Befunde, und damit geht v. a. auch eine unterschiedliche Begriffswahl einher. Bei einer im engeren Sinne psychosomatischen Sichtweise werden überwiegend störungszentrierte (teilweise abwertende) Begriffe gebraucht.

Soweit lassen sich zusammenfassend die in der Literatur angegebenen Merkmale sog. psychosomatischer Familien, die durchweg an Familien mit schwer und chronisch erkrankten Mitgliedern erhoben wurden, unter dem Aspekt der Bewältigung der Krankheitskrise zusammmenfassen. In extremer Ausprägung finden wir sie auch bei einer unausgelesenen Gruppe von Familien mit einem frisch an Lungenkrebs erkranktem Mitglied. Bindung, Status-quo-Erhaltung und Konfliktvermeidung sind weit verbreitete Mechanismen der Systemstabilisierung bei lebensbedrohenden Krisen. Angesichts der geringen Streubreite der Ergebnisse treten Einflüsse weiterer Faktoren (z. B. demographischer Art) in den Hintergrund.

## Entwicklung der familiären Bewältigungsverhaltens in den ersten beiden Behandlungsjahren

Abschließend wollen wir feststellen, wie stabil das beschriebene Bewältigungsverhalten im Krankheitsverlauf bleibt. Dazu untersuchten wir die überlebenden Bronchialkrebspatienten mit ihren Familien erneut 3 Monate, 1 Jahr und 2 Jahre nach der Diagnosestellung (Tabelle 1).

Die stärksten Veränderungen sehen wir im Kohäsionsbereich: Die zuvor extreme Bindung nimmt kontinuierlich ab und die Grenzen innerhalb der Familie werden kontinuierlich stärker. Besorgtheit und Außenabgrenzung bleiben hingegen konstant.

Die Flexibilität bleibt gering. Lediglich am Ende des 1. Behandlungsjahrs sehen wir eine etwas höhere Veränderungsbereitschaft und geringere Komplementarität.

Beim Kommunikationsverhalten fällt auf, daß im 2. Behandlungsjahr deutlich mehr Kritik zugelassen wird, bei nach wie vor starker Konfliktvermeidung und tendenziell geringerer emotionaler Spannung.

Insgesamt zeigt sich jedoch, daß die stärksten Veränderungen im Mittel nicht über die anfängliche Einschätzungsstufe hinausgehen, d. h. eine zuvor extreme Bindung, Starrheit und Konfliktvermeidung schwächt sich quantitativ ab, qualitativ bleibt das Grundmuster jedoch erhalten. Es handelt sich demnach um Veränderungen 1. Ordnung, keine Strukturveränderungen 2. Ordnung, sondern um ein (etwas) Mehr oder Weniger des gleichen.

Zwei Jahre sind keine lange Entwicklungsperiode und viele der von uns Untersuchten sind zwischenzeitlich dem Krebsleiden erlegen. Dennoch werfen die vorgestellten Befunde 2 Fragen für weiterführende Untersuchungen auf:

**Tabelle 1.** Entwicklung des familiären Coping in den ersten beiden Behandlungsjahren einer Bronchialkrebserkrankung. Mittlere Differenz der Einschätzungen (5stufig) nach 3 Monaten (n = 36), 1 Jahr (n = 22) und 2 Jahren (n = 11)

Kohäsionsmerkmale

| Intervall | Bindung | Besorgtheit | Innen-Grenzen | Außen-Grenzen |
|-----------|---------|-------------|---------------|---------------|
| 3 Monate | −0,39** | −0,17 | +0,56* | −0,25 |
| 1 Jahr | −0,68*** | −0,27 | +0,95** | −0,27 |
| 2 Jahre | −0,91* | +0,18 | +1,1* | −0,18 |

Flexibilitätsmerkmale

| Intervall | Veränderungsbereitschaft | Wechselseitige Ergänzung |
|-----------|--------------------------|--------------------------|
| 3 Monate | +0,28 | −0,29 |
| 1 Jahr | +0,64** | −0,52* |
| 2 Jahre | +0,27 | −0,20 |

Kommunikationsmerkmale

| Intervall | Konfliktbereitschaft | Kritik | Spannung |
|-----------|----------------------|--------|----------|
| 3 Monate | −0,03 | +0,11 | −0,31 |
| 1 Jahr | −0,41* | +0,59** | −0,13 |
| 2 Jahre | −0,27 | +1,00*** | −0,91 (*) |

(*) - *** = p < 0,10 -  < 0,001 (T-Test für abhängige Strichproben)

1) Sind Bindung, Erstarrung und Konfliktvermeidung lediglich kurzfristige (vorübergehende) Reaktionen auf ein belastendes Krebsereignis („states") oder handelt es sich hier um langfristig konstante Grundregeln bestimmter Beziehungssysteme („traits")?

2) Sind Zusammenrücken, Vermeiden von Veränderungen und Harmonisierung lediglich geeignet, kurzfristig die extremen Belastungen einer Krebskrise zu ertragen; entfalten sie aber auf längere Sicht eine entwicklungshemmende Wirkung? Wird die kurzfristige „Lösung" schließlich zum Zentralproblem?

## Literatur

Bahnson CB (1986) das Krebsproblem in psychosomatischer Dimension. In: Adler R, Herrmann JM, Köhle K, Schonecke OW, Uexküll T von, Wesiak W (Hrsg) Psychosomatische Medizin, 3. Aufl. Urban & Schwarzenberg, München Wien Baltimore, S 889-909

Bloch DA (1983) Family systems medicine: The field and the journal. Fam Syst Med 1: 3-11

Gerhardt U, Friedrich H (1982) Familie und chronische Krankheit - Versuch einer soziologischen Standortbestimmung. In: Angermeyer M, Freyberger H (Hrsg) Chronisch kranke Erwachsene in der Familie. Enke, Stuttgart, S 1-25

Haley J (1964) Research on family patterns: An instrument measurement. Fam Process 3: 48-65

Jackson DD (1959) Family interaction, family homeostasis and some implications for conjoint family psychotherapy. In: Hasserman J (ed) Individual and family dynamics. Grune & Stratton, New York

Jackson DD, Yalom I (1966) Family research on the problem of ulcerative colitis. Arch Gen Psych 15: 410-418

Jackson DD, Yalom I (1974) Familiale Interaktionsmuster und Colitis ulcerosa. In: Brede K (Hrsg) Einführung in die psychosomatische Medizin. Fischer, Frankfurt S 242-258

Minuchin S, Rosman BL, Baker K (1978) Psychosomatic families: Anorexia nervosa in context. Harvard University Press, Cambridge

Minuchin S, Rosman BL, Baker K (1982) Psychosomatische Familien. Klett, Stuttgart

Nemiah JC, Sifneos PE (1970) Psychosomatic illness: A problem in communication. Psychother Psychosom 18: 154-160

Olson DH (1983) Families – what make them work. Sage, Beverly Hills

Sperling M (1949) The role of the mother in psychosomatic disorders in children. Psychosom Med 11: 377-385

Titchener JL, Riskin J, Emerson R (1967) The family in psychosomatic process. In: Handel G (ed) The psychosocial interior of the family. Aldine, Chicago, pp 401-423

Titchener JL, Riskin J, Emerson R (1974) Die Familie im psychosomatischen Prozeß. In: Brede K (Hrsg) Einführung in die psychosomatische Medizin Fischer, Frankfurt, S 214-241

Weakland JH (1977) „Family somatics" – A neglected edge. Fam Process 16: 263-273

Wirsching M (1986) Familiendynamik und Familientherapie in der Psychosomatik. In: Adler R, Herrmann JM, Köhle K, Schonecke OW, Uexküll T von, Wesiak W (Hrsg) Psychosomatische Medizin, 3. Aufl. Urban & Schwarzenberg, München Wien Baltimore, S 305-315

Wirsching M, Stierlin H (1982) Krankheit und Familie – Konzepte Forschungsergebnisse, Therapie. Klett, Stuttgart

# „Der Spiegel im Spiegel."
## Einige Spielregeln „psychosomatischer" Familien

F. B. Simon und H. Stierlin

Es gibt wohl kein Paradigma, das besser geeignet wäre, Lebensprozesse zu beschreiben, als das Modell des Spiels. In besonderem Maße gilt dies für menschliches Verhalten. Fußball, Eishockey, Schach oder auch Mensch-ärgere-dich-nicht sind simple Beispiele dafür.

Das Verhalten derjenigen, die sich an solchen Spielen beteiligen, ist einerseits vom Zufall, andererseits von Regeln bestimmt (Simon u. Stierlin 1984, S.328).

Wer als Außenstehender die Verhaltensweisen der Teilnehmer an einem solchen Spiel beobachtet und zu beschreiben versucht, kann Gesetzmäßigkeiten feststellen, die ihm innerhalb einer gewissen Bandbreite erlauben, Vorhersagen über das künftige Geschehen abzugeben. Wenn er zum Beispiel ein Fußballspiel verfolgt, so kann er die Hypothese, daß sich plötzlich einer der Spieler mit Schlittschuhen und Eishockeyschlägern in das Spielgeschehen mischen wird, als recht unwahrscheinlich verwerfen. Er kann die Gesetzmäßigkeiten, die er festgestellt zu haben meint, beschreiben, indem er Regeln formuliert. Sie sind ein Mittel der Beschreibung, d.h. es sind deskriptive Regeln. Sie ermöglichen es dem Beobachter, das Verhalten der Spieler als geordnet und einer in sich schlüssigen, kohärenten Logik folgend zu erklären. Daß er dennoch über das künftige Verhalten der Beteiligten lediglich Wahrscheinlichkeitsaussagen machen kann, liegt daran, daß ihr Verhalten offensichtlich durch diese Regeln nicht vollständig determiniert ist. Auch der Zufall, d.h. nicht vorhersehbare Ereignisse und Bedingungen, die auch ganz anders hätten ausfallen können, entscheidet über den tatsächlichen Verlauf eines solchen Spiels.

Eine ganz andere Bedeutung hat der Begriff der Regel für denjenigen, der sich an dem Spiel beteiligt. Für ihn haben die Spielregeln sowohl einen deskriptiven als auch einen präskriptiven Charakter. Einerseits beschreiben sie auch für ihn, welche Art von Spiel gespielt wird. Darüberhinaus sagen sie ihm aber, was er zu tun hat, wenn er erfolgreich sein oder auch nur vermeiden will, vom Platz gestellt zu werden. Aus den Regeln des Spiels – wie er sie sieht – leitet er Handlungsanweisungen ab. Sie dienen ihm als Richtlinie für seine Entscheidungen und liefern ihm die Kriterien, nach denen er eine Selektion unter allen denkbaren Verhaltensweisen vornimmt (v. Wright 1963). Die Regeln, mit denen ein Beobachter aus der Außenperspektive und ein Beobachter aus der Innenperspektive ein solches Spiel beschreiben, brauchen demgemäß nicht übereinzustimmen. Der Teilnehmer an der Interaktion kann ganz andere Regeln angeben, als der Zuschauer.

Von außen lassen sich z.B. auch die körperlichen Symptome, die jemand zeigt, als Schachzüge (deskriptiv) in einem solchen Spiel verstehen. Von innen werden sie hingegen eher als unbeeinflußbare Ereignisse gewertet, die es gerade verhindern, daß Regeln (präskriptiv) befolgt werden.

In deskriptiven wie präskriptiven Regeln zeigt sich jedoch ein Bild der Wirklichkeit, eine Art innerer affektiv-kognitiver Landkarte, an deren Strukturen man sich orientieren kann. Sie läßt sich als eine Sammlung von „wenn ..., dann ..."-Sätzen, als ein System von Prämissen und Folgerungen, darstellen. Diese bestimmen auf der individuellen Ebene das Denken, Fühlen und Handeln, das Wohlfühlen oder Schlechtgehen, Schuld- und Schamgefühle, Selbstwert und Selbstwertverlust. Auf der Ebene des Sozialsystems regeln sie die Interaktion. Bestimmte Klassen von Verhaltensweisen werden zu Mustern assoziiert und zu einer logischen Organisation gefügt.

Wenn wir also im folgenden über einige Regeln der Familien mit einem oder mehreren psychosomatisch erkrankten Mitgliedern berichten, müssen wir auch den Unterschied von deskriptiven und präskriptiven Regeln im Auge behalten. Dabei wird deutlich, daß Regeln, die präskriptiv jeweils individuell höchst sinnvoll Verhalten zu leiten vermögen, kombiniert zu bestimmten pathogenen Interaktionen Anlaß geben können. Diese lassen sich wiederum deskriptiv als Regeln folgende Interaktionsmuster beschreiben.

### Fallbeispiel

Frau K. leidet seit etlichen Jahren an Migräne und gelegentlichen Depressionen. Ihr Mann wird seit einiger Zeit von Magengeschwüren geplagt. Wie und wann alles angefangen hat, sei hier ausgeklammert. Wir betrachten stattdessen die Interaktion der beiden, die - ebenfalls seit etlichen Jahren - nach dem gleiche Muster abläuft.

Frau K. berichtet während einer Paartherapiesitzung über ein Gespräch mit ihrem Mann, in dem sie ihm gezeigt habe, daß es ihr „schlecht" gehe:

„Nach dem Gespräch ging es mir eigentlich *ganz* schlecht, weil ich dann ein schlechtes Gewissen hatte, weil er mir gesagt hatte, er kommt so schlecht damit zurecht, daß es mir schlecht geht. (...) Ich habe ein schlechtes Gewissen, daß ich ihm das gezeigt habe. (...) Und dann habe ich eine Sache praktiziert, ich habe versucht, *versucht!*, gar nichts mehr an Gefühlen zu zeigen, und ... die Migräne ist wieder da, und ... dicke!"

Der Ehemann bestätigt diesen Ablauf, den beide als typisch für ihre Interaktion beschreiben. Offenbar ist für beide der Maßstab des eigenen Gut- oder Schlechtgehens das Gut- oder Schlechtgehen des anderen. Sie leben nach der präskriptiven Regel: „Mir gehts nur gut, wenn's dir gut geht!"

Wenn zwei Menschen aufeinander treffen, die beide einer solchen Regel folgen, so entwickelt sich nahezu zwangsläufig ein Prozeß, den ein Außenbeobachter - der deskriptiv Regeln feststellt - als selbstrückbezüglich und unendlich regressiv erkennt. Er sieht ein Spiel ohne Ende, die Katze beißt sich in den Schwanz. Das wiederum ist Ausdruck und Folge der Tatsache, daß sich die Partner wechselseitig unter Regeldruck setzen:

Sieht der Ehemann, daß es seiner Frau schlecht geht, fühlt er sich dafür verantwortlich, bekommt ein schlechtes Gewissen und Schuldgefühle. Er fühlt sich hilflos, wird wütend (auf wen ist ihm nicht ganz klar) und bekommt Magenschmerzen. Dasselbe gilt im Prinzip für seine Frau. Die einzige Lösungsmöglichkeit, die nun beide im Rahmen ihres Regelkodex sehen, besteht darin, niemals irgendwelche Probleme zu zeigen, da sie vom anderen ja sofort enteignet und zu dessen Problem gemacht werden. In dieser Hinsicht reagieren beide nach einem identischen Muster. Es handelt sich bei diesem Prozeß nicht allein um die Ausbreitung einer Befindlichkeit, um eine Gefühlsansteckung, Identifikation oder ähnliches, die auf eine mangelhafte interpersonelle Grenzenbildung zurückzuführen ist, sondern um einen Verstärkungsprozeß. Spätestens wenn einer der Beteiligten Symptome zeigt, beginnt eine Eskalationsdynamik, die – wiederum von außen gesehen – offenbar autonomen Regeln folgt.

Mit den Worten des Ehemanns aus unserem Beispiel läßt sich die Logik dieses Prozesses folgendermaßen illustrieren:

„Ich glaub' schon, daß das so ein Spiegeleffekt ist, nicht wahr. Zwei Spiegel gegeneinander, und da sieht man da einen, und da guckt der rein, sieht sich auf der anderen Seite, und so geht die Reihe immer weiter bis nach hinten ... So könnte man das auch sehen: dem einen geht's schlecht, weil's dem anderen schlecht geht, und dem geht's wieder schlecht, weil er das Gefühl hat, ihm geht's schlecht, weil's dem anderen schlecht geht oder irgendwie so. Wenn ich das positiv ausdrücken darf, so würde ich sagen, ich wäre zufrieden, wenn ich wüßte, daß meine Frau im gegenwärtigen Zustand glücklich ist".

## Implikationen der Regel

Durch dieses (von Patienten oft selbst verwendete) Bild des „Spiegels im Spiegel" wird eine operationelle Schließung beschrieben (vgl. v. Foerster 1985). Keiner der Beteiligten sieht den anderen losgelöst von sich selbst als abgetrenntes, autonomes Individuum. In die Selbstdefinition eines jeden ist der andere miteinbezogen. Die Methode, nach der beide ihr Selbstbild ermitteln, führt zu einer selbstrückbezüglichen Schleife, die sich stets aufs neue selbst reproduziert.

Aus der Regel „mir geht's nur gut, wenn's dir gut geht", die zunächst ja nicht mehr als eine Diskription, eine logische Verknüpfung zweier Befindlichkeiten ist, ergibt sich für den Partner so etwas wie ein Kausalgesetz mit Handlungsverpflichtung: „Wenn es dir schlecht geht, so bin ich schuld". Will er dafür sorgen, daß er ein reines Gewissen behält, so muß er dafür sorgen, daß es dem anderen gut geht. Der in der Literatur beschriebene Altruismus der Mitglieder „psychosomatischer" Familien und ihre sprichwörtliche Selbstlosigkeit entwickelt sich entsprechend der nunmehr präskriptiven Regel: „Sorge dafür, daß es dem oder den anderen gut geht".

Doch diese Regel läßt sich auch gegen den Strich lesen. Sie ändert dann ihre Gestalt und lautet in etwa folgendermaßen: „Mir geht es schlecht, weil du schuld bist!"

Solange etwa in einer Paarbeziehung die Rollen klar im Sinne einer Kollusion (vgl. Willi 1975) verteilt sind, und einer von beiden die progressive, der andere die regressive Rolle übernimmt, ist Konfliktvermeidung und Harmonisierung eine probate Möglichkeit, der Regel gerecht zu werden. Der in der dominanten Rolle befindliche wird seine eigenen regressiven Bedürfnisse verleugnen und damit zufrieden sein, wenn er seinen Partner in der regressiven Rolle „glücklich" sieht. Der regressive Partner wird umgekehrt seine progressiven Bedürfnisse und Wünsche verleugnen und zufrieden sein, wenn er seinen Partner in der progressiven Rolle „zufrieden" sieht.

Aus dem Gleichgewicht gerät alles, wenn die Rollendefinitionen – zum Beispiel in Folge des Auftretens von Symptomen oder den Wirkungen einer Therapie – in Frage gestellt werden. Zwei Muster scheinen uns dabei typisch: entweder es kommt zum Kampf um die progressive oder zur Rivalität um die regressive Rolle. Im ersten Fall wird der regressive Partner – immer unter Einhaltung der Regel – dem progressiven Vorwürfe machen, er trage die Schuld daran, daß er seine Wünsche nach Autonomie nicht richtig realisieren könne. Im zweiten Fall kann es zum Wettstreit darum kommen, wer der schwerer Erkrankte ist.

In einem solchen Konfliktfall sind letztenendes jedoch durch die Rückbezüglichkeit ihrer Selbstdefinition beide gefangen. Solange jeder als Prämisse seines eigenen Wohlbefindens, seines Selbstwerts, seiner Selbstabsolution von Schuld (oder wie immer wir es nennen mögen) das Wohlbefinden des anderen verwendet, sind beide in einer Paradoxie verstrickt, die Veränderung nahezu unmöglich macht.

Nehmen wir den Fall, daß der bislang regressive Partner A sich wohler fühlt, weil der Partner B einen Teil seiner Rolle übernommen hat. Da es A in seiner Rolle schlecht ging, setzt er voraus, daß es B nunmehr auch schlecht gehen müsse. Wenn das aber der Fall ist, so geht es A auch wieder schlecht ... usw.

Viel wahrscheinlicher und auch häufiger zu beobachten ist hingegen, daß der progressive Partner seine Rolle aufgibt und Symptome produziert. Krankwerden ist nicht als Handlung definiert. Es wird als autonomes Geschehen gesehen, das präskriptive Regeln außer Kraft setzt. Eine Veränderung kann legitim, d. h. unter Respektierung der genannten Regel, am leichtesten in Richtung auf das eigene Leid hin erfolgen. Doch auch hier zeigt sich, zumindest aus der Außenperspektive, das gleiche Dilemma: der progressive Partner kann seine regressiven Wünsche nur zur Geltung bringen und eventuell befriedigen, wenn er leidet. Ihm geht es gewissermaßen nur gut, wenn es ihm schlecht geht. Für den Ehemann in unserem Beispiel bedeutet dies, daß er nur dann der Verantwortung für die Migräne seiner Frau entkommen konnte, wenn er selber Magenschmerzen hatte.

Die Entwicklung des Musters, das hier am Beispiel einer Zweierbeziehung dargestellt wurde, erscheint uns für Familien mit psychosomatischen Störungen im allgemeinen typisch zu sein. Es läßt sich darauf zurückführen, daß die Wirklichkeitskonstruktionen in solchen Familien übermäßig verhärtet sind. Es gibt keine Regeln über die fällige Änderung von Regeln. So muß stets das immer gleiche Spiel mit den immer gleichen Rollenverteilungen gespielt werden – ohne Rücksicht auf Entwicklungsprozesse und sich in ihnen verändernde Bedürfnisse, Wünsche und Fähigkeiten. Jeder abstrahiert gewissermaßen vom Faktor Zeit und sieht sich und die anderen als unveränderlich gleichbleibend. So ist allen die Möglichkeit genommen, den sich selbsterfüllenden Prophezeiungen, die durch die Rekursivität ihrer Selbstdefinitionen entstehen, zu entkommen.

Zum Schluß noch einige Anmerkungen zur Persönlichkeitsstruktur des psychosomatisch Kranken bzw. zu dem, was allgemein mit diesem Begriff beschrieben wird. Ein großer Teil der „typischen" Charakteristika, die in individuumzentrierten Konzepten als Eigenarten des Psychosomatikers beschrieben werden, lassen sich auch als Ergebnis der Befolgung einer Regel, die mehr oder weniger obengenannte Form aufweist, erklären. Dies läßt sich auch experimentell belegen: werden mehrere Personen in eine Konfliktsituation versetzt (z. B. in einem Rollenspiel), die so gestaltet ist, daß es keinen alle befriedigenden Kompromiß gibt, und erhalten sie dann die Anweisung, sich stets der Regel „mir geht's nur gut, wenn's dir (bzw. allen) gut geht" entsprechend zu verhalten, so ist festzustellen, daß innerhalb kürzester Zeit eine Vielzahl körperlicher Symptome produziert werden.

## Literatur

Foerster H von (1985) Sicht und Einsicht. Vieweg, Braunschweig
Simon FB, Stierlin H (1984) Die Sprache der Familientherapie. Klett-Cotta, Stuttgart
Willi J (1975) Die Zweierbeziehung. Rowohlt, Reinbek
Wright GH von (1963) Norm und Handlung. Eine logische Untersuchung. Scriptar, Königstein

# Zu den Möglichkeiten der Fragebogenmethoden in der Familiendiagnostik[1]

M. Cierpka

Familiendynamische Überlegungen haben inzwischen in der Diskussion um Ätio-pathogenese und Verlauf psychosomatischer Krankheiten einen festen Platz einge-nommen. Damit wurde dem klinischen Eindruck Rechnung getragen, daß die fami-liäre Situation des psychosomatisch Kranken einen nicht unwesentlichen Einfluß auf Ausbruch und Verlauf der Krankheit nimmt. In den Familienerstgesprächen versuchen sich die Therapeuten ein genaues Bild von jenen Prozessen zu verschaf-fen, die die Symptomatik beim identifizierten Patienten zum Ausbruch brachte und noch aufrechterhält. Die Erfassung von prozessualen Wirkgrößen, die später zum Ziel therapeutischer Veränderung werden, ist das entscheidende familiendiagnosti-sche Ziel.

Der Kliniker stützt sich bei der Familiendiagnostik auf sein theoretisches Vorver-ständnis und leitet daraus seine Hypothesen ab. Der Familienforscher hat es bei der Frage der Erfassung und Evaluation von Prozeßvariablen wesentlich schwerer. Der Zwang der Objektivität seiner zur Anwendung kommenden Methoden führt zu mehreren Nachteilen.

1) Er muß sich darüber im klaren sein, daß seine empirischen Methoden nur einen Ausschnitt jener Befunde hervorbringen, die der Therapeut durch seine klini-sche Methode ermitteln kann.
2) Er muß wissen, daß die verschiedenen Methoden unterschiedliche Arten von Informationen liefern. Cromwell et al. (1976) haben den theoretischen Rahmen der verschiedenen Ansätze skizziert.
3) Aus den vorgenannten 2 Punkten ergibt sich, daß bei der Anwendung eines sog. objektiven Erhebungsverfahrens Kriterien angegeben werden müssen, aus denen sich die Bewertung der diagnostischen und evaluativen Techniken ergibt.

Obwohl die Familienforschung den familientheoretischen und -therapeutischen Ansätzen hinterherhinkt, sind in den letzten 10 Jahren, vor allem in den angelsäch-sischen Ländern, deutliche Fortschritte erzielt worden. Für die Entwicklung von Erhebungsverfahren ist es naturgemäß erforderlich, daß die Theorie formuliert sein muß, aus der sich das Verfahren ableitet. Gerade für die Fragebogeninstrumente erwies es sich als besonders problematisch, daß die Vielzahl der Familientheorien kein kohärentes Bild der einer Familie zugrundeliegenden Dynamik bietet. Die

[1] Aus der Abt. Psychotherapie, Universität Ulm (Ärztl. Direktor Prof. Dr. H. Thomä).

**Tabelle 1.** Überblick über familiendiagnostische Fragebögen

| Fragebogen | Theorie | Autoren |
|---|---|---|
| Family Environment Scale (FES) | Familienklima sozialpsychol. Modell | Moos u. Moos 1981 |
| Family Assessment Device (FAD) | McMaster Model | Epstein et al. 1978 |
| Family Concept Q Sort und Family Concept Inventory | Family Concept Assessment Method | Van der Veen 1960, 1969 (unveröffentlicht) |
| Family Adaptability and Cohesion Evaluation Scales (FACES II, III) | Circumplex Model | Olson et al. 1982, 1983, 1985 |
| Family Assessment Measure (FAM III) | Prozeßmodell | Skinner et al. 1983 |

Familienforschung suchte deshalb zunächst nach Prozeßmodellen, die eine möglichst große Zahl von verschiedenen Familientheorien integrieren und möglichst unabhängig von den therapeutischen Techniken bleiben.

Der Überblick über die entwickelten Fragebogeninstrumente zeigt 5 Fragebogeninventare und das jeweils dazugehörige familientheoretische Prozeßmodell (Tabelle 1).

Ohne an dieser Stelle im einzelnen auf die Instrumente eingehen zu können, möchte ich im folgenden vor allem auf den Family Assessment Measure, FAM III, der von Skinner et al. (1983) entwickelt wurde, eingehen. Neben diesem Instrument haben wir hauptsächlich den Gießen-Paartest bei Paaren und den Faces II, bzw. den Faces III, von Olson und Mitarbeitern in unserer familiendiagnostischen Ambulanz eingesetzt und in empirischen Untersuchungen mit dem FAM III verglichen.

Der FAM wurde in seiner 3. Version 1983 von Skinner et al. erstmals im Canadian Journal of Community Mental Health veröffentlicht. Es handelt sich um ein Fragebogeninstrument, das versucht, Aussagen über die Familienstärken und -schwächen zu machen. Im Gegensatz zu den früheren Versionen (FAM I und FAM II) ist der FAM III in drei Ebenen gegliedert:

1) im allgemeinen Familienbogen wird die Familie als System fokussiert
2) der Zweierbeziehungsbogen untersucht die Beziehungen in bestimmten Paaren und
3) im Selbstbeurteilungsbogen wird die eigene Wahrnehmung der Funktion in der Familie befragt.

Während der allgemeine Familienbogen 50 Items in 9 Skalen umfaßt, sind im Zweierbeziehungsbogen und im Selbstbeurteilungsbogen jeweils 42 Items in 7 Skalen aufgeteilt. Die erhöhte Anzahl der Items im allgemeinen Familienbogen erklärt sich durch 2 zusätzliche Skalen, nämlich einer Skala für soziale Erwünschtheit und einer Skala Abwehr. Durch die Aufteilung des Instruments in 3 Ebenen wurde versucht, die Familiendynamik aus 3 verschiedenen Perspektiven zu beleuchten. Die Autoren

Beobachtungsebene

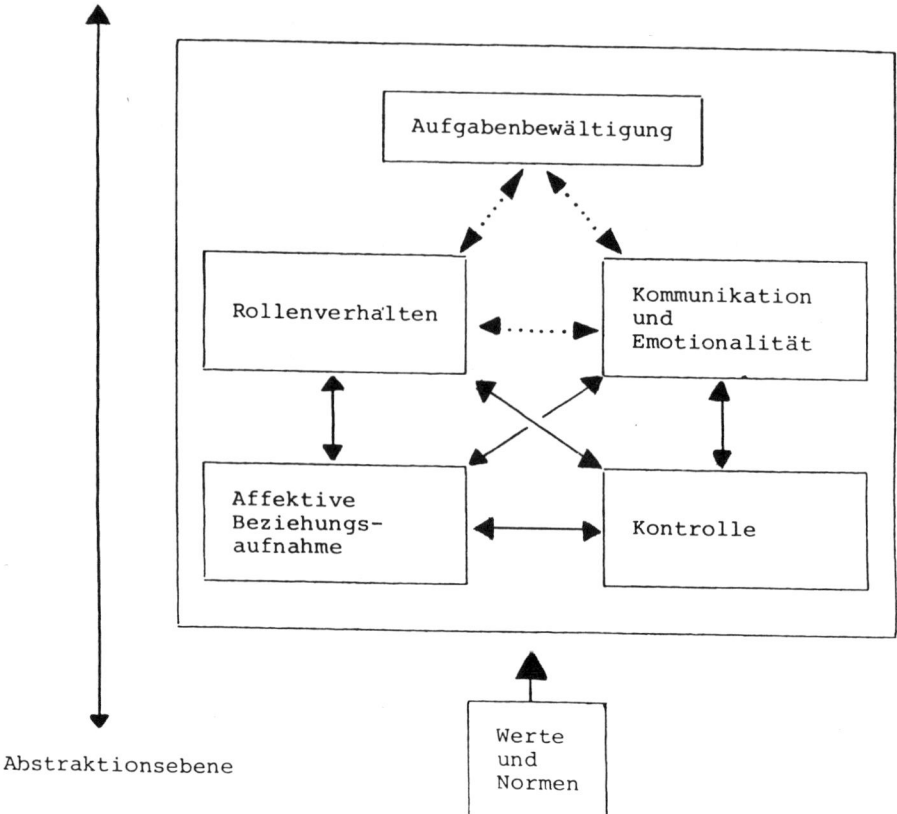

Abstraktionsebene

**Abb. 1.** Schematische Darstellung des familiendynamischen Prozeßmodells nach Steinhauer et al. (1984)

folgen damit dem Ratschlag anderer Familienforscher, z. B. Cromwell u. Peterson (1983) die zur Erforschung von Familien den Multisystem-Multimethod-Ansatz vorschlugen. Das Zergliedern der Familie in mehrere Untersysteme kann der Komplexität der Dynamik eher Rechnung tragen.

Die Autoren haben ihr familiendiagnostisches Instrument auf dem Hintergrund eines Prozeßmodells erstellt und dabei verschiedene Ansätze der Familientheorie (u. a. der Lerntheorie, der Entwicklungspsychologie, der Krisentheorie, aber auch vor allem der Psychoanalyse) integriert (Steinhauer et al. 1984). Das Prozeßmodell des FAM III baut auf dem sog. Family Categories Schema (Epstein et al. 1962, unveröffentlicht) auf, das auch dem sog. McMaster-Modell (Epstein et al. 1978) zugrunde liegt. Steinhauer betont jedoch in seinem Prozeßmodell das Interagieren der verschiedenen Prozeßvariablen. Gleichzeitig berücksichtigt er die intrapsychische und die interpersonale Ebene. Die Aufgabenbewältigung und die Problemlösung wurde als übergeordnetes Ziel definiert (vgl. Abb. 1). Jede Aufgabenstellung fordert von der Familie, daß sie sich organisiert, evtl. neu organisieren muß. Die Aufgabenbewältigung muß dabei so erfolgen, daß alle Familienmitglieder ihre eigenständige Entwicklung fortsetzen können, die Kohäsion der Familie als Einheit gewahrt bleibt und die Familie auch als Teil der Gesellschaft funktioniert. Die Aufgabenbewältigung, als erste von 7 Dimensionen des Prozeßmodells, beinhaltet

a) die Aufgaben- oder Problemidentifizierung,
b) die Erforschung von alternativen Lösungen,
c) die Anwendung der ausgewählten Ansätze und
d) die Überprüfung der Wirksamkeit.

Damit diese Aufgaben in einer Familie in einer möglichst günstigen Weise gelöst werden können, sind eine Reihe von sich wechselseitig beeinflussenden Dimensionen zu beachten. Die erfolgreiche Aufgabenbewältigung erfordert die Differenzierung von Rollen in einer Familie und die entsprechende Bereitschaft der Familienmitglieder, die ihnen zugeteilten Rollen zu übernehmen. Für die Erfüllung der Rollen ist eine möglichst effektive Kommunikation notwendig, die wiederum einen möglichst günstigen affektiven Austausch voraussetzt. Dieser affektive Austausch kann die Kommunikation stören oder auch erleichtern. Die affektive Beziehungsaufnahme dagegen bezieht sich auf das Ausmaß und die Qualität des Interesses der einzelnen Familienmitglieder füreinander. Dieser Begriff ist, wie auch der Begriff der Kontrolle, auf der individuellen intrapsychischen Ebene definiert. Kontrolle bezeichnet jenen Prozeß, mit dem sich die einzelnen Familienmitglieder untereinander beeinflussen und abstimmen. Die Familie sollte fähig sein, bestimmte Funktionen zuverlässig aufrechtzuerhalten, andere in eher flexibler Weise zu verändern. Die gesellschaftlich vermittelten Werte und Normen, die von der Familie assimiliert werden, gehen in alle diese Dimensionen ein. Sie stehen deshalb außerhalb des eigentlichen Schemas. Wesentlich ist, ob die entsprechenden Familienregeln explizit oder implizit sind und wie sich die Familie im Vergleich zu ihrem kulturellen Kontext sieht.

Dieses Modell wurde so angelegt, daß sich die Familienstärken und Familienschwächen in einem Profil darstellen lassen. Am Beispiel der affektiven Beziehungsaufnahme läßt sich zeigen, daß als Familienstärken z. B. die Empathie, die Fürsorge, die Sicherheit, emotional und materiell unterstützt zu werden, gelten. Als Schwäche in dieser Dimension gilt die Abwesenheit von Interesse füreinander, eher narzißtisches oder manchmal auch symbiotisches Interesse. Die einzelnen Familienmitglieder zeigen sich als verunsichert und in ihrer Autonomie beeinträchtigt. Die Profile über die 7 Skalen Aufgabenerfüllung, Rollenverhalten, Kommunikation, Emotionalität, affektive Beziehungsaufnahme, Kontrolle und Wertvorstellungen und Normen lassen sich getrennt für die Familie als Ganzes, die Zweierbeziehungen und die individuellen Familienmitglieder erstellen.

Bevor unsere Anwendung des FAM III durch ein Beispiel illustriert wird, noch einige Anmerkungen zur Testkonstruktion: Zunächst wurden die einzelnen Dimensionen spezifiziert und operationalisiert. Dann wurde für jede Dimension als Testskala ein Itempool gegründet. Die Items wurden entsprechend ihrer semantischen Eindeutigkeit, ihrem Inhalt und der klinischen Relevanz geordnet. Für jede Skala wurden zunächst 30 Items ausgesucht. Nach der entsprechenden statistischen Auswertung wurde ein kürzeres, 115 Items umfassendes Instrument, der FAM II, entwickelt. In einem weiteren Schritt wurde das Instrument dann in die bereits

**Tabelle 2.** Vergleich der Cronbach-Alphas

|  | | Skinner et al. (1983)<br>Cronbach-Alpha<br>(n = 933 Erwachsene) | Cierpka et al. (1986)<br>Cronbach-Alpha |
|---|---|---|---|
| I. | *Allgemeiner Familienbogen* | | (n = 147) |
| | Summe | .93 | .70 |
| | Aufgabenerfüllung | .67 | .53 |
| | Rollenverhalten | .73 | .62 |
| | Kommunikation | .73 | .54 |
| | Emotionalität | .74 | .57 |
| | Affektive Beziehungsaufnahme | .78 | .72 |
| | Kontrolle | .71 | .54 |
| | Wertvorstellungen/Normen | .70 | .63 |
| | Soziale Erwünschtheit | .87 | .83 |
| | Abwehr | .65 | .81 |
| II. | *Zweierbeziehungsbogen* | | (n = 529) |
| | Summe | .95 | .92 |
| | Aufgabenerfüllung | .74 | .72 |
| | Rollenverhalten | .82 | .66 |
| | Kommunikation | .77 | .71 |
| | Emotionalität | .59 | .42 |
| | Affektive Beziehungsaufnahme | .64 | .56 |
| | Kontrolle | .72 | .67 |
| | Wertvorstellungen/Normen | .72 | .63 |
| III. | *Selbstbeurteilungsbogen* | | (n = 208) |
| | Summe | .89 | .86 |
| | Aufgabenerfüllung | .51 | .49 |
| | Rollenverhalten | .53 | .47 |
| | Kommunikation | .67 | .60 |
| | Emotionalität | .64 | .27 |
| | Affektive Beziehungsaufnahme | .44 | .39 |
| | Kontrolle | .39 | .43 |
| | Wertvorstellungen/Normen | .60 | .57 |

besprochenen 3 Ebenen unterteilt. Mit einer Population von 475 Familien, davon 28% sog. pathologische Familien, wurden vorläufige statistische Analysen durchgeführt, die in der Itemanalyse sehr zufriedenstellende Ergebnisse brachten. In einer eigenen Itemanalyse mit einem n von 67 sog. Normalfamilien (n = 147 für den allgemeinen Familienfragebogen, n = 529 für den Zweierbeziehungsbogen und n = 208 für den Selbstbeurteilungsbogen) fanden wir eine relativ gute Übereinstimmung mit den Analysen von Skinner et al., von denen wir hier nur die Cronbach-Alpha-Werte im Vergleich darstellen (Tabelle 2).

*Fallbeispiel*

Der 22jährige Patient hatte sich wegen seiner herzneurotischen Symptome an unsere psychotherapeutische Ambulanz gewandt. Diese Symptome waren erstmals aufgetreten, nachdem er herausgefunden hatte, daß ihn seine Freundin mit einem anderen jungen Mann betrogen hatte. Ein Familienerstgespräch wurde vereinbart, weil es sich herausstellte, daß nicht nur der Patient, sondern auch seine Freundin in die jeweilige Herkunftsfamilie verstrickt war und die Ablösung von zu Hause erschwert erschien.

Zum Familienerstgespräch kamen der Vater, die Mutter, der 22jährige Indexpatient (IP) Frieder, und sein 18jähriger Bruder Karl.

Im Familienerstgespräch stellte sich schnell heraus, daß der Patient ein Geheimnis mit der Mutter teilte: er hatte der Mutter anvertraut, daß seine Freundin fremdgegangen war, wollte jedoch gleichzeitig nicht, daß Vater und Bruder etwas davon erfahren. Die Therapeuten gewannen den Eindruck, daß die Mutter im Zentrum der Familie steht und im Harmonisierungsstreben die Familie zusammenhält, aber auch dominiert. Der Vater erschien als zurückgezogen und depressiv. Er fühlte sich seit Beginn seiner Ehe von seiner Frau abhängig und ihr unterlegen. Wir vermuteten, daß der Vater die Selbständigkeitswünsche an seinen studierenden Sohn delegiert hatte, um seine eigene Trennungsangst bewältigen zu können. Frieder mußte sich als Versager empfinden und innerlich damit in die Nähe des Vaters rücken, wenn er diesem gestanden hätte, daß er in dem Augenblick Herzschmerzen bekam, als sich seine Freundin von ihm trennte. Strukturell konnten wir im Familienerstgespräch diagnostizieren, daß Frieder an die Stelle des Vaters in der Familie getreten war und zunächst an der Seite der Mutter stand, solange bis die Freundin auftauchte und es zu heftigen Auseinandersetzungen zwischen dieser und der Mutter kam. Frieder hatte sich über seinen Vater gestellt. Er konnte sich seines Beistands nicht mehr sicher sein und dies in einer Situation, wo es für ihn darum ging, ob er gegenüber zwei Frauen seine männliche Identität aufrechterhalten konnte.

Therapeutisch ging es darum, das Familiengeheimnis in eine offene Auseinandersetzung auf der Ebene der Eltern und zwischen Frieder und seiner Freundin umzumünzen. Gleichzeitig sollten dadurch die Generationsgrenzen gestärkt werden, damit Frieder seine Ablösungswünsche verwirklichen konnte. Nach und nach klangen die herzneurotischen Beschwerden ab, die im übrigen ebenfalls die Funktion hatten, aggressive Auseinandersetzungen in der Familie zu vermeiden und die Familie zusammenzuhalten. Die Therapeuten achteten darauf, daß der jüngere Bruder wieder mehr in die Familie integriert wurde, er hatte sich zwischenzeitlich über ein eigenständiges Leben außerhalb der Familie „gerettet".

Am Ende des Erstgesprächs überreichten wir der Familie die Fragebögen. Näher diskutiert werden soll lediglich der Allgemeine Familienfragebogen. Die Zweierbeziehungsbögen zwischen den Familienmitgliedern und die Selbstbeurteilungsbögen können hier nicht näher vorgestellt werden.

## Der allgemeine Familienbogen

Die Fragebögen wurden durch ein von uns erstelltes computermaschinelles Programm ausgewertet und durch einen Plotter graphisch dargestellt. In Abb. 2 ist der Familien-Antwortbogen wiedergegeben. Vater, Mutter und die 2 Söhne sollten ihre Familie als Ganzes beschreiben, wie sie sie wahrnehmen.

Auffallend ist im Diagramm, daß Frieder, der IP, in fast allen Dimensionen, außer dem Rollenverhalten, in den Werten höher liegt als die anderen. Sein jüngerer Bruder weist ein ähnliches Profil auf, allerdings auf einem niedrigen Niveau. Dies könnte darauf hindeuten, daß der Bruder dem Patienten wesentlich ähnlicher ist, als es die Kliniker zunächst eingeschätzt haben. Therapeutisch müßte eventuell verstärkt darauf geachtet werden, daß der jüngere Bruder nicht in ähnlich pathologische Bindungen gerät, wenn die Verselbständigung des Patienten anhält. Der Vater bleibt unauffällig im Mittelbereich. Die Mutter nimmt sich als stark in den Dimensionen Kommunikation, affektive Beziehungsaufnahme und Kontrolle wahr. Dies bestätigt den Eindruck der Kliniker, daß sie im Zentrum steht und die Familiendynamik beherrscht. Eindrucksvoll ist der „Knoten" im Rollenverhalten. Dies deutet darauf hin, daß die Rollenformulierungen, die Rollenzuteilungen und die Rollenübernahmen effektiv und spannungslos sind. Die Stärke der Mutter in der Kontrolle scheint diese reibungslosen Abstimmungsvorgänge zu ermöglichen. Das Problem dieser Familie liegt nicht in den basalen Schwierigkeiten der Lebensbewältigung sondern im emotionalen Bereich, auf den der IP hinweist.

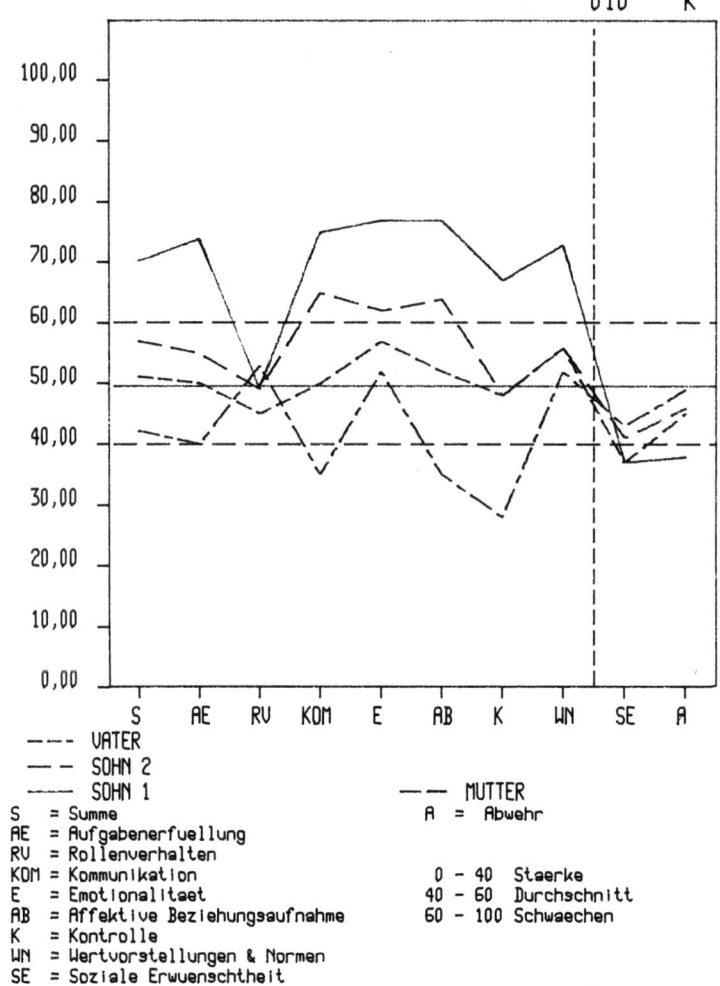

Abb. 2. Familienantwortbogen

**Zusammenfassende Bemerkungen**

1) Das dem FAM III zugrundeliegende Prozeßmodell ist schulübergreifend. Es erlaubt genauere Vorstellungen darüber, wie eine Familie basale und situativ anfallende Aufgabenstellungen bewältigt.

2) Durch die Aufteilung des FAM III in drei Bögen, den Familienbogen, den Zweierbeziehungsbogen und den Selbstbeurteilungsbogen, wird die komplexe Familiendynamik auf der systemischen, der dyadischen und der individuellen Ebene erfaßt.

3) Ein Fragebogeninstrument fördert natürlich nur solche Antworten zutage, die erfragt wurden. Trotzdem ermöglicht der FAM III dem Kliniker überprüfende

und ergänzende Einschätzungen seiner familiendiagnostischen Befunde. Sowohl für die Prozeß- als auch für die Outcomeforschung im Familienbereich erscheint dieses Instrument besonders interessant.

4) Die testimmanenten methodischen Mängel können durch weitere Versionen verbessert werden. Eine Standardisierung sollte auch im deutschsprachigen Raum angestrebt werden.

## Literatur

Cierpka M, Rahm R, Schulz H (1987) Die Testgütekriterien des „Family Assessment Measure" (FAM-Version III). In: Cierpka M, Nordmann E (Hrsg) Methoden in der Familienforschung. Springer, Berlin Heidelberg New York

Cromwell RE, Peterson GW (1983) Multisystem-multimethod family assessment in clinical contexts. Fam Process 22: 147–163

Cromwell RE, Olson DH, Fournier DG (1976) Tools and techniques for diagnosis and evaluation in marital and family therapy. Fam Process 15: 1–49

Epstein NB, Fakoff V, Sigal JJ (1978) The McMaster model of family functioning. J Marr Fam Counselling 4: 19–31

Moos RH, Moos BS (1981) Family environment scale manual. Consulting Psychologists Press, Palo Alto

Olson DH, Bell R, Portner J (1982) FACES II. Family Social Science, University of Minnesota. St Paul

Olson DH, Russell CS, Sprenkle DH (1983) Circumplex model of marital and family systems: VI. Theoretical update. Fam Process 22: 69–83

Olson DH, Portner J, Lavee Y (1985) Faces III. Family Social Science, University of Minnesota

Skinner HA, Steinhauer PD, Santa-Barbara J (1983) The family assessment measure. Can J Commun Ment Health 2: 91–105

Steinhauer PD, Santa-Barbara J, Skinner HA (1984) The process model of family functioning. Can J Psychol 29: 77–88

# Familientherapie mit Mimikrypatienten

R. Plassmann

Vor einem Jahr konnte ich auf der Frühjahrstagung des DKPM über die ersten Ergebnisse stationärer Psychotherapie bei Patienten mit artifiziellen Krankheiten berichten. Unsere Arbeitsgruppe in der Hainbergklinik Bad Hersfeld repräsentierte damals mit 4 Fällen ca. 20% der jemals publizierten Therapieversuche (20 Fälle), was sich zunächst beeindruckend anhört. Mittlerweile ist der Patientenzustrom erheblich größer geworden, so daß wir jetzt 14 begonnene und abgeschlossene Behandlungen überblicken. Unser Fernziel dabei ist, Wesen und Behandlungsmöglichkeit dieser rätselvollen Krankheiten im Rahmen der psychosomatischen Klinik zu klären. Wir fühlen uns in der Einzeltherapie mittlerweile schon etwas sicherer. Ich möchte Ihnen aber nicht deren Ergebnisse hier vorlegen, sondern wiederum, wie vor einem Jahr, von einem Neubeginn sprechen und zwar von dem familientherapeutischen Ansatz.

Wir haben mit einer Familie im stationären Rahmen Familiensitzungen durchgeführt und dabei den Eindruck gewonnen, daß in diesem Fall und wahrscheinlich auch in weiteren, die artifizielle Krankheit der Patientin sehr viel mehr mit der aktuellen Familiensituation zu tun hatte, als bisher bekannt war. Wie kann es kommen, daß dieser eine Behandlungsfall ziemlich genau 100% aller jemals versuchten Familientherapien bei artifiziellen Krankheiten darstellt, sofern unsere Arbeit bereits die Bezeichnung Familientherapie verdient? Dies hat verschiedene Gründe. Einer davon ist natürlich die Tatsache, daß die artifiziellen Krankheiten erst langsam als psychosomatische Krankheiten anerkannt werden. Es gibt aber sicherlich noch weitere Gründe, die teils im Patienten, teils in der Medizin liegen.

Der Behandlungsrahmen der psychosomatischen Kliniken ist nach jenen Vorstellungen konstruiert, die in der somatischen Medizin üblich sind. Die Krankheit wird als Problem des einzelnen Patienten angesehen, diagnostiziert und behandelt. Die psychosomatische Medizin entlehnt diese Einpersonenvorstellung und siedelt sich infolgedessen in Kliniken an, die ebenfalls dafür gebaut sind den einzelnen Patienten aufzunehmen, ihm (in Einzelzimmern) ein Bett zu geben, ihn als Einzelnen zu untersuchen, zu behandeln und als Einzelnen wieder nach Hause zu entlassen. Die Einpersonendenkweise ist auch im Krankenkassenrecht fest verankert. Es gibt bis heute, wie Sie wissen, keine Ziffer für Familientherapie, geschweige denn für stationäre Familientherapie.

Während wir unsere psychotherapeutischen Denkmodelle noch relativ leicht verbessern könnten, ist die Einpersonenbehandlung im System der Kliniken und der Kassenregeln strukturell verfestigt und zu Papier und Beton geworden. Wir werden also beachten müssen, bei welchen Patienten uns dieser Rahmen, der für den individuellen Konflikt geschaffen wurde, den Blick verstellt für zirkuläre (eheliche oder familiäre) Entstehungsweisen von Krankheit.

Eine solche Patientengruppe ist, wie Sie wissen und wie sich immer deutlicher zeigt, die Anorexie, häufig auch die Bulimie, viele Fälle phobischer Organneurosen (Herzneurosen), welche alle als Resultat von Familienkonflikten aufgefaßt werden können, und wir stehen jetzt vor der selbstkritischen Frage, ob unser noch ganz junger einzeltherapeutischer Behandlungsansatz der artifiziellen Krankheiten bereits antiquiert ist.

Patienten mit heimlicher Selbstmißhandlung, wir sagen mit einer Mimikry-Krankheit, tarnen sich dreifach:

Ihre körperliche Krankheit ist nur scheinbar spontan aufgetreten, in Wirklichkeit wird sie heimlich selbst erzeugt. Das körperliche Leiden (scheinbar spontan, in Wirklichkeit selbstgemacht) tarnt seinerseits einen persönlichen, seelischen Notstand und dieser schließlich verdeckt in manchen Fällen eine zugrunde liegende Familienpathologie, in welche der Patient verstrickt ist und die nicht erkannt werden darf.

Nehmen wir die entzündeten Augen einer jungen Frau als Beispiel:

Sie ist fast unzählige Male in Augenkliniken, stets mit schwer entzündetem, stark schmerzendem Auge, mal rechts, mal links, das Augenlicht wird immer schlechter und ist auf dem einen Auge fast erloschen. Die Krankenkasse hat schon eine Kostenzusage für den Flug zu einem weiteren Augenspezialisten in den Vereinigten Staaten gegeben, der vielleicht, so hofft man, das Rätsel der entzündeten Augen lösen kann. Familie, Ärzte und Patientin sind fixiert auf das Problem Auge, auch der Vater, er ist Augenarzt. Sie finden unter fortwährender Krankheitsverschlechterung keine Lösung, bis eine Assistenzärztin in einem plötzlichen Einfall ihr Denken um die Dimension des Selbstgemachten erweitert und eine psychosomatische Behandlung vorschlägt.

Wie sind nun die Verhältnisse in dieser Familie?

Die 20jährige Tochter ist seit 7 Jahren an den Augen krank und zwar etwa seit Pubertätsbeginn. Sie war vor Krankheitsausbruch etwas weniger gut in der Schule als gewohnt und sollte auf Druck der Eltern die Klasse wiederholen, wogegen sie sich erfolgreich zur Wehr setzte. Von der Mutter ist sie für ein Leben als Nonne vorgesehen. Gleichzeitig, während die Patientin ihre Periode und ihr Symptom bekommt, ist die Mutter mit einem Geistlichen befreundet. Es entsteht jedoch solches Gemunkel, daß die Beziehung abgebrochen wird und die Mutter längere Zeit depressiv wirkt.

Nach Schulabschluß tritt die Patientin tatsächlich in eine Ordensschule ein, soll Erzieherin werden, bekommt dort aber häufig so starke Augenentzündungen, daß sie das Kloster gegen heftigen aber kurz dauernden Widerstand der Eltern verlassen muß. Danach scheint alles wieder in Ordnung zu sein. Sie wohnt zu Hause und versucht als Hilfskraft in einem Kinderheim zu arbeiten, bis dort so heftige Augenentzündungen auftreten, daß sie fast ständig arbeitsunfähig ist und schließlich die Stelle aufgibt. Etwa zu diesem Zeitpunkt, nach 7jähriger Krankheitsdauer, wird das Selbstgemachte, mithin Psychogene der Beschwerden erkannt und die Patientin an uns vermittelt.

Einige Szenen aus einer Familiensitzung:

In einer der Begegnungen zwischen den Eltern der Patientin, dem Therapeuten und mir bietet der Vater energisch seine Kooperation an und fordert nun endlich erfolgreiche Aufklärung der Krankheitsursache, die er weiterhin im Auge zu finden erwartet. Die Mutter will wissen, ob die Tochter mit ihrem Therapeuten über die Krankheit, die Krankheitsentstehung oder die Familie gesprochen hat und ob sie jetzt mit dem Therapeuten zusammen Geheimnisse hat. Sie deutet an, bei der Aufklärung der Krankheit sei doch wichtig, daß diese ursprünglich im 4-Wochen-Abstand der Menstruationsblutung aufgetreten sei. Die Tochter kauert sich im Gespräch zusammen, spricht kaum, gerät unter den Druck der Eltern, etwas zu sagen, hat vor der Familiensitzung Angst geäußert, ihr Therapeut könnte sich mit den Eltern verbünden und ihnen verraten, was er von der Patientin erfahren hat. Die Mutter erklärt weiter, wenn die Tochter nicht sprechen wolle, könnte sie, die Mutter, dadurch sehr belastet sein und die Tochter trüge deshalb die Verantwortung für alles, was passiert. Sie deutet an, daß Wohl und Wehe der Familie jetzt von der Tochter abhängt. Wenn die Tochter, so die Mutter, jetzt darauf bestehe, eine Psychotherapie zu machen und in diesem Zusammenhang erneut von zu Hause auszuziehen gedenke, so könne dies eigentlich nur ein fatales gesundheitliches und berufliches Desaster geben. Sie läßt durchblicken, daß dies dann voll in die Verantwortlichkeit der Tochter falle.

In dieser Familiensitzung, in der die Stimmung zwischen freundlicher Harmonisierung und heftigster Verurteilung schwankt, befinden sich die Tochter in der Rolle der Angeklagten, die Eltern in der der Geschädigten, Klagenden, die Therapeuten sind teils Verteidiger, teils Mittäter der als schuldig phantasierten Patientin. Das Delikt ist die Fahnenflucht, sie entzieht sich ihren Verpflichtungen der Familie gegenüber und die Strafe ist die Verstoßung, von welcher sie sich, allerdings durch invalidisierende Selbstbeschädigung, befreien kann. Um diesen Preis verbleibt sie in der Familie. Die Tochter phantasiert sich in Übereinstimmung mit der Mutter als schuldig an den Auflösungserscheinungen dieser gebundenen Familie.

Dieses Beispiel führte und führt uns therapeutisch zu 3 möglichen Interpretationen der Krankheit im individuellen, familiären und systemischen Kontext.

Den individuellen Konflikt der Patientin könnte man so beschreiben: es gibt für sie gemäß den in der Familie besonders von der Mutter vertretenen Normen das ödipale Problem, daß eine sexuelle Reifung in Pubertät und Adoleszenz zwangsläufig mit einer moralisch äußerst verwerflichen Abwendung von Mutter und Familie verbunden sei und mit einer ebenso verwerflichen Hinwendung zu (verheirateten) Männern. Sexuelle Wünsche nach körperlicher Zärtlichkeit sind infolgedessen mit schroffsten, noch religiös verstärkten Schuldgefühlen verbunden vor der inneren und äußeren Mutter. Zugleich ist sie ziemlich eindeutigen Verführungsversuchen ihres Vaters ausgesetzt, der ihr sehr interessiert in die Augen schaut und ihr zu verstehen gibt, sie solle nicht so schüchtern sein sondern einem eventuellen Freund nur geben, was dieser brauche. Aus nur andeutungsweise verständlichen Gründen ist dabei das Schauen, das Auge, hoch besetzt, wird zum konkreten körperlichen Symbol der gefürchteten Wünsche und erhält an deren Stelle die Strafe der Blendung. Sobald der Konflikt akut ist, wird das Auge mit dem Finger unaufhörlich gerieben und zwar über eine kurze Phase der Stimulation hinaus (mit zu vermutendem

Befriedigungsanteil) immer weiter bis zur Zerstörung, d. h. zur extrem schmerzhaften Epithelablösung und Entzündung von Hornhaut und Bindehaut. Den selben Ablauf von kurzer Stimulation und anschließender äußerst schmerzhafter Zerstörung kann die Patientin auch durch Einträufeln eines ätzenden Mittels erreichen.

Die zweite familienbezogene analytische Interpretation stellt einen anderen Zusammenhang her: die Mutter kämpft unter Zuhilfenahme religiöser Verbote gegen eigene, ihr unbewußte, ödipale Wünsche an, wobei sie, wie so häufig, ihrem Verzicht die sehr stimulierende Gestalt männlicher Geistlicher gibt. Sie ahnt oder kennt, sie fürchtet und bekämpft bei ihrem Mann dessen Interesse für junge Mädchen, das dieser auf die Patientin und (wir vermuten dies) vielleicht nicht nur auf sie richtet. Die eheliche Treue und Moral der Eltern ist in diesem scharfen, verdeckten Konflikt durch ödipale Versuchungen gefährdet und in diesen Konflikt der Eltern ist die Tochter einbezogen, seit ihre Pubertät begann. Alle drei scheinen sich in der Verwerflichkeit ihrer abgewehrten Wünsche einig und auch im Strafmaß: die Wünsche oder ihre Symbole (die Tochter als Ganzes oder ihr Auge als Teil) müssen vernichtet und ausgestoßen werden.

Eine systemische Interpretation des Familienproblems schließlich könnte so formuliert werden: die Familie verkraftet die Pubertät und Adoleszenz ihrer Kinder nicht, da dies mit Ablösung der Kinder und darauf folgender Verschärfung eines Ehekonflikts der Eltern verbunden wäre. Alle versuchen also, die Anpassung an die biologisch unvermeidliche Aufgabe zu vermeiden, indem sie ein Bindungsmuster in der Familie aufbauen, in dem es keine Geheimnisse gibt, wo jeder von jedem alles weiß, wo die Kinder zu Hause wohnen und die Patientin, wie der Vater ihr vorschlägt, Lehrling bei ihm bleiben soll.

Zu welchen Behandlungsergebnissen kommen wir nun mit Interventionsstrategien im Kontext der Annahme eines individuellen Konfliktes?

In mehrmonatigen stationären analytischen Einzeltherapien mit langen ambulanten Nachbehandlungszeiten ließ sich erreichen, daß z. B. eine invalide junge Frau, welche sich die Glieder heimlich derart stranguliert hatte, daß sie gehunfähig im Rollstuhl saß, jetzt immerhin mit deutlich weniger zerstörerischen Strangulationen auskommt, voll berufstätig wurde und Mutter eines Kindes ist. Eine andere Frau von etwa Mitte 40 Jahren mit bislang 30 schweren, heimlich selbsterzeugten Bauchwandabszessen reduzierte ihre gewebeschädigenden Manipulationen immerhin deutlich und floh kürzlich geradezu aus einer chirurgischen Klinik, wo man sie sehr gerne länger behalten hätte, d. h. sie suchte das Gespräch statt des Messers. Eine Anämiepatientin von ebenfalls Mitte 40 kam nach etwa der 800. Transfusion in ambulante supportive Einzelpsychotherapie (in der Arbeitsgruppe von Prof. Freyberger in Hannover). Sie ist zwar nach wie vor berentet, die heimlichen Selbstausblutungen haben aber drastisch abgenommen und mit ihnen die Transfusionshäufigkeit. Die oben beschriebene augenkranke Patientin ist mittlerweile in ambulanter Einzelpsychotherapie. Sie ist voll berufstätig und die Augenentzündungen haben sich in Häufigkeit und Schwere auf etwa ⅓ reduziert.

Die Wirkung der analytischen Einzelpsychotherapie scheint darauf zu beruhen, daß 1. diesen gefährlich entwurzelten Menschen, die im Grunde alle von Verstoßung und Beziehungsverlust bedroht sind, eine Beziehung geboten wird und 2. eine solche Beziehung, die ihrem Konflikt stand hält, und dazu verhilft die im Symptom averbal gebundenen Phantasien zu versprachlichen.

Dies ist eine mühevolle, enttäuschungsreiche Arbeit für beide Beteiligten, die zudem vom Zweifel begleitet ist, ob das alles mit Familientherapie nicht viel einfacher ginge. Natürlich wünscht man sich manchmal in die gute alte analytische Psychosomatik zurück, in die präambivalente, prä-Stierlin- und prä-Palazzoli-Episode, in der es nur den individuellen Konflikt gab. Die Psychosomatik ist heute in dem epistemologischen Dilemma, sich zwischen der Annahme eines individuellen Konfliktes, eines Familienkonfliktes oder einer Systemstörung zu entscheiden, ein Dilemma, was ich hier auch nicht durch Simplifikation vermeiden möchte. Vielleicht kann ich Ihnen aber in einem weiteren Jahr berichten, ob sich durch Familientherapie die Chancen dieser sonderbaren Krankheit noch verbessern lassen, die bisher als praktisch unbehandelbar galt.

**Literatur**

Clayton PT, Counahan R, Chantler C (1978) Munchausen by proxy. Lancet I: 102–103

Ford C von (1973) The Munchausen syndrome: A report of four new cases and a review of psychodynamic considerations. Psychiatry Med 4: 31–45

Ford C von (1982) The somatizing disorders. Elsevier, (Kap. 8–10)

Fras I (1978) Factitial disease: An update. Psychosomatics 19: 119–122

Fras I, F. A. C. P. (1971) The treatment of factitial disease. Psychosomatics 12: 117–122

Greenacre P (1958) The relation of the impostor to the artist. Psychoanal Study Child 13: 521–540

Kempe CH, Silverman FN, Brandt FS, Droegemueller W, Silver HK (1962) The battered-child syndrome. JAMA 7

Meadow R (1977) Munchausen syndrome by proxy: The hinterland of child abuse. Lancet II: 343–346

Meadow R (1984) Factitious epilepsy. Lancet II: 15–28

Nadelson T (1979) The Munchausen spectrum. General Hospital Psychiatry, Elsevier, New York Oxford

Nordmeyer J, Avenarius JJ, Zick R, Mielke H, Anagnou J, Mitzkat HJ, Freyberger H (1983) Psychosomatik der artifiziell erzeugten Erkrankung (factitious disease). Therapiewoche 33: 4725–4730

Plassmann R (1985) Ein Mimikry-Patient. Z Kinderpsychologie 34/4: 133–141

Plassmann R (1985) Geschlagenes Kind von einst – Mimikry-Patient von heute. Psycho 8: 707–714

Spiro HR (1968) Chronic factitious illness: Munchausen's syndrome. Arch Gen Psychiatry, 18: 569–579

Stankler L (1977) Factitious skin lesions in a mother and two sons. Br J Dermatol 97/2: 217–219

Verity CM, Winckworth C, Burman D (1979) Polle syndrome: children of Munchausen. Br Med J 2: 422–423

# Familienorientierte Arbeit und Familientherapie im Rahmen von poliklinischen und stationären Aktivitäten[1]

R. Buhl und H. Freyberger

## Ausgangspunkt
### Morbus-Crohn- und Bulimia-nervosa-Patienten

Den Ausgangspunkt für den Beginn der familienorientierten Arbeit und der systemischen Familientherapie innerhalb unserer Hannover-Abteilung stellte einesteils der supportiv-psychotherapeutische und konfliktbearbeitende Umgang (letzterer vor allem im Rahmen unseres stationär-psychosomatischen Settings) mit *Crohn-Patienten* dar und zwar im Rahmen eines – seitens der Volkswagen-Stiftung geförderten – Forschungsprojektes. Dieses Projekt beinhaltete das Ziel, ein Versorgungsmodell für hospitalisierte Crohn-Patienten darzustellen und zu evaluieren. Anderenteils gingen wir von den seit 4 Jahren gehäuft in unserer äußeren Poliklinik erscheinenden Patienten mit *Bulimia nervosa* aus. Bei diesen beiden Patientengruppen, die wir zunächst anhand psychodynamischer Erstinterviews und teilweise auch im Rahmen von Psychotherapien sahen, fiel uns, ähnlich wie bereits für Anorexia nervosa beschrieben wurde (Weber u. Stierlin 1981; Weber 1983), die *ungenügende Ausbildung einer Individuation* in deren Familien auf, d.h. die Unfähigkeit der Familienmitglieder, sich innerhalb und außerhalb der Familie abzugrenzen sowie gleichzeitig einen lebendigen Austausch zu haben, in welchem sich unterschiedliche Positionen bestimmen, Konflikte austragen und Kompromisse aushandeln lassen. Ferner konstatierten wir, ebenfalls ähnlich wie bei der Anorexia nervosa, bei den Crohn- und Bulimia-nervosa-Patienten, daß in deren Familien meist 3 (Großeltern, Eltern, Kinder) Generationen in gegenseitiger Abhängigkeit stark ineinander verklammert waren mit der Konsequenz einer überfürsorglichen Erziehung von Kindern, die dadurch an ihre (Groß-)Eltern gebunden blieben und zwar auch dann noch, wenn diese (früheren) Kinder selbst neue Familien gegründet hatten. Wegen dieses immer mehr offenkundig werdenden Mehrgenerationenaspektes bei den Crohn- und Bulimia-nervosa-Patienten entschlossen wir uns schließlich, nachfolgend zu den psychodynamischen Einzelerstinterviews der Indexpatienten auch *familiendynamische Erstinterviews* mit deren Herkunfts- und/oder Gegenwartsfamilien durchzuführen. Ergänzend verweisen wir noch darauf, daß wir im Vergleich der Crohn- und der Bulimia-nervosa-Patienten einen merklichen Verhal-

[1] Vortrag innerhalb der Sektion „Familientherapie" (Vorsitz: Prof. Dr. J. Willi) anläßlich der 24. Arbeitstagung des Deutschen Kollegiums für Psychosomatische Medizin (Vorsitzender: Prof. Dr. F. Lamprecht) Schömberg 6.–8. 3. 1986

tensunterschied wahrnahmen, den wir vorläufig mangels zusätzlich empirischer Befunde lediglich deskriptiv präsentieren können:

Gegensätzlich zu den Bulimia-nervosa-Familien waren die Crohn-Familien viel weniger introspektions- und reflektionsfähig bei gleichzeitig minimalerer Motivation für Psychotherapie. Demgegenüber ließ sich bei den Bulimia-nervosa-Familien familiendynamisch schneller etwas in Gang setzen, verliefen Familienerstinterviews ergiebiger und vermochten wir hier die Anzeige zur systemischen Familientherapie – ebenso auch Anzeigen zur stationären Psychotherapie – früher und häufiger zu stellen. Übereinstimmend wurde aber für uns bei beiden Patientengruppen evident, daß die Familien vor allem dann in Schwierigkeiten geraten waren, wenn sie sich an bestimmten Punkten ihres Lebenszyklus – vor allem nach emotional unverarbeiteten Objektverlusterlebnissen innerhalb des Familienverbandes – den jetzt eigentlich notwendigen inneren oder äußeren Veränderungen nicht hinreichend anzupassen vermochten. Die Folge war, daß die Familien in sich wiederholenden Interaktionsmustern steckenblieben, die sie selber nicht mehr genügend erkennen oder aus eigener Kraft nicht mehr verändern konnten, so daß schließlich bei einem oder mehreren Familienmitgliedern Symptome zutagetraten.

## Diagnostische Kriterien für die Anzeige zu Familienerstinterviews und Familientherapie

Für die *Indikation* zu *Familienerstinterviews* und *Familientherapie* orientieren wir uns an folgenden 3 diagnostischen Kriterien:

*1) Mehrgenerationenaspekt*
   a) *Ungenügend* ausgebildete *Individuation* in den Familien.
   b) *Abhängigkeitsverklammerungen* quer durch die Generationen (nicht selten mit Schwerpunkt auf stärker dominierenden großelterlichen Figuren im Sinne entscheidender Ideologieträger der Familien).
*2) Funktionen des Indexpatienten*
   a) *Parentifizierung,* so daß der Indexpatient eine Art „kollegialer Nachbar" der dominierenden großelterlichen Figur(en) wird.
   b) *Kompensatorische Stabilisierungsfunktion* angesichts einer labilen Ehe der (Groß-)Eltern oder/und der Ehe des Indexpatienten insofern, als das Symptom des Indexpatienten diesen nicht nur immobil macht, sondern gleichzeitig auch seiner Familie ermöglicht, sich hierauf – im Sinne der Verschiebung von grobem Unbehagen – emotional betont zu konzentrieren und damit existente innerfamiliäre Konfliktspannungen weitgehend zu überdecken einschließlich der Bildung von Koalitionen (seitens des Indexpatienten) z.B. Anorexia-nervosa-Patienten mit dem Vater, damit dieser seine problembeladene Ehe überhaupt ertragen kann.
*3) Anamnestische Daten*
   a) Faßbare *Fehlanpassung* der Familien nach Art von stereotyp repetierendem *Interaktionsagieren* (z.B. intensives Streben nach emotionaler und räumlicher „Verclinchung" der Familie sowie vorbewußtes bzw. unbewußtes Interesse der Familie an der Symptompersistenz beim Indexpatienten).

b) Manifestation des Interaktionsagierens vornehmlich nach *unbewältigten* innerfamiliären *Objektverlusterlebnissen* (z. B. reales oder drohendes oder imaginiertes Verlassen des Elternhauses seitens eines erwachsen gewordenen Kindes) mit schließlich innerfamiliären *Symptombildungen*.

## Die Relevanz der familienorientierten Arbeit und Familientherapie im Rahmen von klinisch-psychosomatischen Aktivitäten

### Verdeutlichung anhand zweier Patientenstichproben

Wir gehen aus von 257 Patienten unserer äußeren Poliklinik und 144 Patienten unserer Inneren Ambulanz (die Innere Ambulanz beinhaltet den interdisziplinär orientierten Konsiliardienst auf den klinisch-medizinischen Abteilungen außerhalb von Psychiatrie und Psychosomatik), die innerhalb eines Jahreszeitraumes (1984/1985) regelmäßig nicht nur anhand psychodynamischer *Einzel*erstinterviews mit betont *systemischer* Orientierung („familienorientierte Arbeit ohne Familie", Weiss 1986) untersucht wurden, sondern in einem Drittel der Fälle auch anhand von Familienerstinterviews.

Zum Stichwort „familienorientierte Arbeit *ohne* Familie" bzw. „Familientherapie *ohne* Familie" verdanken wir Weiss (im Druck) einige grundsätzliche Ausführungen. Anhand dieser beiden Stichworte meint der Autor die Umsetzung von systemisch-familienmedizinischen Prinzipien in andere Therapiefelder z. B. das Einbringen „von Gedanken aus der systemischen Familientherapie in ein individual-psychologisches, analytisch orientiertes Setting", um dem Patienten die familiäre Bezogenheit eines Symptoms ergänzend zu vermitteln. Im Falle einer Verwirklichung dieser ergänzenden Strategie werde deutlich, daß - angesichts des individuell-tiefenpsychologischen Behandlungsansatzes - die Familie bzw. die Partner in einem doppelten Sinne stets anwesend wären: erstens selbstverständlich als die inneren Repräsentanzen des Patienten und zweitens aber auch als außen real existentes Umfeld, auf das der sich verändernde Patient wiederum einwirke entsprechend dem Regulationskreis der Zirkularität (im Sinne der systemischen Familientherapie).

Sofern wir nun mit Weiss davon ausgehen, daß sich systemisches Denken primär an den aktuellen Beziehungsbezügen orientiert bei gleichzeitiger Tendenz zur Vernachlässigung einer intensiven Betrachtung der biographisch-individuellen Genese, dann kann der Versuch einer praxisbezogenen Kombination beider Sichtweisen - ungeachtet ihres ursprünglichen Widerspruches - einige therapeutische Effektivität beanspruchen in der Weise, daß die in einem Symyptom eingeflochtene aktuelle Beziehungsdynamik - z. B. im Rahmen einer Anorexia-nervosa-Familie - in einer individuellen Behandlung sehr plastisch werden kann, womit diese gleichzeitig u. U. merkliche Förderung erfährt.

Im einzelnen formuliert Weiss innerhalb des patientbezogenen, intrapsychischen Therapiesettings - wiederum ausgehend von hospitalisierten Anorexia-nervosa-Patienten - ergänzend eine Reihe von Fragen und Fragetypen, mittels derer wir imstande sein können, auch in einer Einzeltherapie die systemische Beziehungsdynamik zu erschließen. Hier führt Weiss - statt allgemein zu fragen: „Wann trat das Symptom zum ersten Mal auf?" - folgende 2 Beispiele an: „Wer in der Familie hat als erster die Symptomatik bemerkt?" und „Wie verhält sich der Bruder, wenn Sie bei Tisch nichts essen oder die Eltern streiten sich deswegen?" Neben diesen beiden Fragen zum Verhalten, anhand derer ein Symptom gezielt umrissen wird, formuliert Weiss weitere Fragen, „die Beziehungen herstellen zwischen Personen, was gleichzeitig auch Fragen nach Unterschieden betrifft, da jeder Unterschied eine Verbindung zwischen zwei verschiedenen Dingen beinhaltet", z. B.: „Wer bemüht sich mehr um das Essen, der Vater oder die Mutter?" sowie: „Was glauben Sie, würde der Vater jetzt antworten, wenn er hier wäre und ich die gleichen Fragen stellen würde?" Diese Fragen, welche die Familie häufig aus der phantasierten Perspektive eines anderen Familienmitgliedes darstellen, sollen dazu dienen, die komplexe Realität für den Patienten verständlich zu machen; gleichzeitig sind dies nach Weiss „für die meisten Patienten Fragen, über die sich diese bisher keine

Gedanken gemacht haben". Deshalb könnten durch solche Fragen beim Patienten weitere innere Prozesse ausgelöst werden, z. B.: „Was denkt der Vater wirklich? Zu wem steht er eigentlich mehr? Was würde passieren, wenn das und das in der Familie eintreten würde?" Schließlich formuliert Weiss die – familiendynamisch besonders effektiven – hypothetischen Fragen, z. B.: „Was würde Ihr Vater tun, wenn Ihre Mutter Sie nicht mehr zum Essen auffordern würde?" sowie: „Wenn, wie von Wunderhand, plötzlich das Symptom nicht mehr existierte, wie würde dann Ihr Vater reagieren?" und: „Stellen wir uns einmal vor, Sie könnten das Symptom ganz bewußt herbeiführen und Sie wollten das auch: wie müßten Sie sich dann verhalten, um das zu fördern? Wie müßte Ihr Bruder sich verhalten, wie Ihre Mutter, wie Ihr Vater etc.?" Für Weiss stellt die Beschäftigung mit diesen Fragen für viele Patienten „eine so intensive Herausforderung dar, daß eine weitere Deutung nicht notwendig ist". Nachfolgend erwähnt Weiss – je nach dem therapeutischen Kontext – die Anwendung von weiteren Repertoireanteilen der systemischen Familientherapie z. B. die Herausarbeitung der Bedeutung eines Symptoms für die Erhaltung des Gesamtsystems. D. h. es wird, nach Art der positiven Konnotation, der stabilisierende Effekt eines Symptoms für die Familie dargestellt.

Bei 193 der erfaßten Poliklinikpatienten und 108 der erfaßten Inneren Ambulanzpatienten ließ sich eine psychotherapeutische Formbarkeit konstatieren, so daß schließlich – bei Würdigung auch der *systemischen* Sicht – folgende 3 Möglichkeiten einer psychotherapeutischen Anzeige resultierten:

1) Für ein Patientendrittel Indikation zur *psychoanalytisch orientierten Psychotherapie* (stationär, einzeln, ambulante Gruppe, supportive Technik im Sinne eines Vorstadiums konfliktbearbeitender Therapie). Hier schienen intrapsychische Probleme eindeutig zu überwiegen.

2) Für ein weiteres Patientendrittel Indikation zur *Familientherapie* wegen offenkundigem Überwiegen von interpersonellen Problemen bei gleichzeitig aber auch faßbaren – jedoch intensitätsmäßig zurücktretenden – intrapsychischen Problemen des Indexpatienten. Jedoch ergaben sich zunächst so gut wie keine Versorgungsmöglichkeiten: a) wegen fehlender familientherapeutischer Verfügbarkeit (65%) und b) wegen ungenügender Motivation der Familie (35%), so daß auf die unter 1. aufgezeigten Versorgungsmöglichkeiten ausgewichen werden mußte.

3) Für das letzte Patientendrittel schließlich zweifache Indikation: psychoanalytisch orientierte Psychotherapie einerseits sowie Familientherapie andererseits wegen des gleichzeitig deutlichen Vorherrschens von intrapsychischen *und* interpersonellen Problemen. Die ergänzende Überlegung, welche der beiden Anzeigen zuerst verwirklicht werden sollte, wurde aber letztlich niemals aktuell wegen des Fehlens familientherapeutischer Versorgungsmöglichkeiten.

### *Verdeutlichung der Effektivität der familienorientierten Arbeit anhand der nachfolgend gesteigerten motivationalen Aufschließung des Patienten*

Parallel zur Erhellung von familiendynamischen Prozessen bei Crohn- und Bulimia-nervosa-Patienten stellten wir häufig nach den Familienerstinterviews fest, wenn wir die Indexpatienten abschließend zu psychodynamischen Einzelinterviews wiedersahen, daß bei diesen zwischenzeitlich die positive Motivation in Richtung von konfliktbearbeitender Psychotherapie etwas konturierter geworden war und zwar – so vermuten wir weiter – in einem Ausmaß, wie dies auf dem Wege psychodynamischer Einzelerstinterviews nicht realisierbar gewesen wäre. Diese bessere motivationale Aufschließung der Patienten, sozusagen als „Nebeneffekt" von

Familiensitzungen, führen wir hypothetisch auf folgende zwei dynamische Wirkfaktoren zurück:

1) Nach einem psychosomatischen Einzelerstinterview vermögen psychosomatische Patienten mit uns ergiebiger – im Vergleich zu weiteren psychodynamischen Einzelerstinterviews – zu kooperieren, sofern wir diese zunächst innerhalb ihrer Gegenwarts- und/oder Herkunftsfamilie sehen. Offenbar stellen sich dann für den Indexpatienten im direkten Kontext seiner Familie die eigenen Verhaltensweisen und Probleme nicht nur objektiv, sondern auch subjektiv plastischer dar.
2) Die *zirkuläre Befragung* (anläßlich der Familienerstinterviews) mit ihrer indirekt induzierten Informationserzeugung und -vermittlung sowie ihrem Schwerpunkt auf der Klarifizierung von innerfamiliären Beziehungsunterschieden gestaltet sich für das Compliance-Erleben des Indexpatienten ergiebiger als das alleinige – durch relativ direkte Befragung ausgezeichnete – diagnostische Vorgehen ausschließlich mittels psychodynamischer Erstinterviews.

Ausgehend von diesen beiden, anläßlich der Familienerstinterviews eruierten dynamischen Wirkfaktoren sind wir neuerdings in unserer Poliklinik während der psychosomatischen Erstversorgung der Patienten dazu übergegangen, regelhaft bei solchen Patienten, deren diagnostische Prozesse während der psychodynamischen Erstinterviews nicht hinreichend ergiebig verlaufen, *diagnostische* Familiensitzungen anzuschließen. Auf diesem Wege vermochten wir neuerdings schließlich auch solche – ursprünglich nur wenig motivierte – Patienten für stationäre Psychotherapie aufzuschließen, die ohne diese vorausgegangenen Familiensitzungen niemals in den großen Vorteil einer konfliktbearbeitenden Psychotherapie gekommen wären.

### Stationäre Psychotherapie versus Familientherapie

Sofern wir vom Beispiel der Anorexia-nervosa- und Bulimia-nervosa-Patienten ausgehen, dann ergibt sich, daß wir mittels Familientherapie beim Indexpatienten vor allem den *familienbezogenen* relevanten Anteil des Symptoms „Anorexia nervosa" bzw. „Bulimia nervosa" erreichen, der bedrohliche *Labilisierungen* der *familiären Homöostase* signalisieren soll: einesteils, „die Beziehungen innerhalb der Familie sind gestört" sowie anderenteils, „das Symptom ist notwendig, damit das familiäre System nicht auseinanderbricht, sondern die Familie zusammenbleibt bzw. in der bisherigen Art und Weise (ohne Änderung) weiter funktionieren kann". Sofern wir diese Familiendynamik würdigen, ferner unsere patient-orientierte Arbeitserfahrung berücksichtigen sowie schließlich das vorliegende Schrifttum einbeziehen, dann ziehen offensichtlich familientherapeutische Erfolge bei Anorexia-nervosa- und Bulimia-nervosa-Patienten folgende positive Effekte nach sich:

1) Symptomatologisch kommt es jetzt nicht nur zur *Gewichtsstabilisierung,* sondern auch zu einer solchen *Regularisierung* des *Eßverhaltens,* daß deren Pathologie ganz merklich eingeschränkt wird.
2) Systemisch lassen sich jetzt stärkere *Abgrenzungen zwischen* den *Generationen,* also eine bessere *Individuation* der einzelnen Familienmitglieder, fassen. Ferner wird der Indexpatient aus seiner innerfamiliären Funktionsrolle sozusagen

befreit und strebt nach draußen in Richtung vermehrter Verselbständigung. Schließlich imponieren die Interaktionsmuster der einzelnen Familienangehörigen als flexibler.

Jedoch erscheint uns vorläufig noch fraglich, ob wir mittels der Familientherapie imstande sind, auch die *intrapsychischen* Probleme der Patienten – bei Anorexia nervosa die ausgeprägte Verdrängung sexueller Triebwünsche, bei Bulimia nervosa die erheblich gestörte weibliche Identität – genügend zu erreichen. Deshalb lautet unsere Arbeitshypothese, daß hier – sicherlich auch bei weiteren psychosomatischen Störungen – in den meisten Fällen der Verbund von individueller Psychotherapie (z. B. stationäre Psychotherapie) *und* Familientherapie die besten Behandlungsergebnisse liefert. Diese aus unserer Sicht dringlich zu klärende Hypothese soll demnächst Gegenstand eines umfassenden Forschungsprojektes unserer Abteilung darstellen.

## Definition des „Mailänder Familientherapiemodells"

Bei der systemischen Therapie im Sinne des Mailänder Modells, die wir angesichts unserer Patienten praktizieren, handelt es sich um eine Form der Familientherapie, die sich von einem *kybernetischen* Verständnis der Familienbeziehungen herleitet. Eine spezielle Interviewtechnik, das *zirkuläre Befragen,* ermöglicht die Bildung, Verifizierung bzw. Falsifizierung dynamischer Hypothesen *(„Hypothetisieren")* über die interaktionellen Voraussetzungen und Funktionen familiärer Probleme und stellt zugleich die *„innere Landkarte"* (Epistemologie) infrage, also dasjenige Modell von der Welt, das eine Familie entwickelt hat. Indem die Therapeuten sich *neutral* verhalten, wahren sie gegenüber der Familie eine *Metaposition* (Simon u. Stierlin 1984).

## Literatur

Simon F, Stierlin H (1984) Die Sprache der Familientherapie. Klett-Cotta, Stuttgart
Weber G (1983) Systemische Familientherapie in der Praxis. Prax Psychother Psychosom 28: 293–304
Weber G, Stierlin H (1981) Familiendynamik und Familientherapie der Anorexia nervosa-Familie. In: Meermann R (Hrsg) Anorexia nervosa. Enke, Stuttgart
Weiss T (1987) Familientherapie ohne Familie? Ein systemischer Ansatz auf einer psychosomatischen Station. (Siehe Seite 137–142 in diesem Band)

# Familientherapeutische Interventionen bei stationärem Aufenthalt eines kolitiskranken Kindes

K. Perinelli

Die Familie, von der ich Ihnen berichten möchte, habe ich das erstemal zu diagnostischen Gesprächen im Rahmen einer Studie gesehen, die wir am Institut für Psychosomatik in Frankfurt durchgeführt haben. Nach den Testuntersuchungen und Erstinterviews schlossen sich mit der Familie 5 Beratungsgespräche an. Nach etwa 2¼ Jahren ergab sich dann erneut ein Kontakt mit dieser Familie und zwar anläßlich eines massiven Rezidivs, das zu einem längeren stationären Aufenthalt des Kindes führte. Bevor ich darüber berichte, möchte ich Ihnen einen Eindruck von der Familie vermitteln, wie sie sich mir im Erstgespräch dargestellt hat. Familie Degen kommt auf Anraten eines Stationsarztes der Kinderklinik. Die damals 10jährige Isolde lag dort seit einigen Wochen, sie bekam noch Astronautenkost, war aber zum Zeitpunkt des Interviews in Remission. Der Vater ist ein korpulenter 33jähriger Mann, so der Typ des „gemütlichen Dicken", der aber auch schnell ungemütlich werden kann, also barsch im Tonfall und ungeduldig. Neben ihm sitzt sein 5jähriger Sohn Thomas, motorisch unruhig spielt dieser mit den außerhalb des Sitzkreises bereitgelegten Spielsachen. Frau Degen ist unscheinbar, sie wirkt bieder, spröde. Von ihr kommen zum Teil detaillierte Darstellungen der medizinischen Untersuchungsergebnisse, es passiert dabei, daß ihr bald niemand mehr zuhört. Die Indexpatientin Isolde bringt sich spontan nicht ins Gespräch ein, sie ist ein blondes Mädchen, die eine altkluge pseudoerwachsene Haltung einnimmt, z.B. sitzt sie die Stunde über mit überschlagenen Beinen und aufgestütztem Kopf fast unbeweglich da.

Die Atmosphäre in diesem Erstgespräch ist insgesamt monoton, die Therapeuten fühlen sich schließlich ratlos und wie gelähmt. Leere und Monotonie der Stunde sprechen für eine weitgehende Affektisolierung, die Abwehr der Gefühle erfolgt über Verleugnung, Verharmlosung und Projektion. Besonders deutlich wird die Tendenz zur Verleugnung von Gefühlen und Realitäten in dem Bericht der Mutter zur Krankengeschichte von Isolde. Die Mutter sagt: „Das sind jetzt 2 Jahre, also vor 3 Jahren fing das an mit der Krankheit da, und, na ja, gut, der Hausarzt hat sie untersucht, sie war wie immer munter und lustig, ist eigentlich kontaktfreudig, also mehr mit Erwachsenen als mit Kindern." Und auf die letzten Krankheitsepisoden angesprochen: „Dann, auf einmal fing sie an zu zittern, es geht nicht, sie wurde von der Schule heimgeschickt und sofort ins Krankenhaus, da konnte sie nicht einmal mehr die Treppen hochgehen. Als im Januar wieder die Schule begann, hat sie am morgen gestöhnt über den Schulranzen und ist gerade noch bis da bei uns oben an der Ecke gekommen, da ist sie zusammengeklappt. Gleich wieder ins Krankenhaus,

... sie hatte Blutwerte von ... etc." Es folgen jetzt Einzelheiten der medizinischen Untersuchungen, die Mutter berichtet fachmännisch, ausführlich und monoton, kein Wort der Sorge ist zu hören. Ein extrem unempathisches Verhalten ist gegenüber der Tochter deutlich, denn Isolde muß erst von der Schule heimgeschickt werden, zittern oder an der nächsten Ecke zusammenklappen, bis die Eltern merken, sie ist krank. Isolde selbst trägt diese Verleugnungshaltung mit, sie dissimuliert stark.

Erst später konnte ich aus den Arztberichten entnehmen, daß der Krankheitsverlauf zu dem Zeitpunkt des Interviews äußerst besorgniserregend war. In den letzten 1¾ Jahren war Isolde unentwegt mit Darmbeschwerden belastet, die Intervalle zwischen den Schüben dauerten nie länger als einige Wochen, kaum in Remission, trat schon der nächste Schub auf. Für die Eltern war das kein Thema. Vom Arzt geschickt, kamen sie zu uns mit der übernommenen Vorstellung, Isolde habe einen seelischen Kummer, der zur Krankheit beitrage und den die Psychotherapeuten jetzt aus ihr herauslocken sollen. Tatsächlich durften wir aber keinerlei Probleme aufgreifen und vertiefen. Z. B. wurde im Gespräch zunehmend deutlich, daß Isolde völlig isoliert ist, keine Freundinnen hat, ja sogar von den Klassenkameradinnen gemieden wird. Die Mutter reagiert mit Schuldvorwürfen, der Vater winkt ab und Isolde springt hilfreich ein, indem sie eine schnelle Lösung für das Problem findet, nämlich einen Bastelkurs zu besuchen. Die Eltern stimmen erleichtert zu und in der 3. Stunde verkündet der Vater, alles sei bei ihnen wieder in Ordnung, auch Isolde habe keine Schwierigkeiten mehr, schaut seine Tochter an und fragt, hast du jetzt Freundinnen? Ein weiteres Problem, das ein Schulpsychologe der Familie mitteilte, wird von der Mutter thematisiert: die Zurücksetzung Isoldes gegenüber dem Bruder. Die Mutter weiß eine Erklärung dafür: „Sie ist ein schlechter Esser, immer gewesen, während er ein guter ist, Isolde ist eine sehr schlechte Esserin, da wurde viel geschimpft." Die Tragweite dieser Zuschreibung habe ich erst verstehen können, als ich Informationen aus dem Krankenblatt hinzunahm. Bereits mit 17 Monaten wurde Isolde von der Mutter das erstemal und später immer wieder zu Ärzten und in Kliniken gebracht mit der Klage, das Kind nehme nicht an Gewicht zu, esse schlecht und habe auch schon Abführmittel bekommen müssen. Die zahlreichen Untersuchungen ergaben nie einen Befund, normales Gewicht, keine Anämie, Diagnose: unauffälliges Kind. Doch im Erleben der Mutter war Isolde schon als Säugling in seinen normalsten Funktionen gestört: Essen, Ausscheidung und Wachstum schienen ihr an dem Kind suspekt. Gefühle des eigenen Ungenügens und Unsicherheit wurden so an Isolde festgemacht.

Die eigene Kindheit wird von den Eltern idealisiert. Die Mutter: „Ich wurde verwöhnt, ich war immer sauber, ordentlich, gut angezogen." Der Vater: „Die Eltern haben wir nicht gebraucht. Wir waren eine Großfamilie, alles war schön." Es dürfen keine Konflikte erinnert werden. Auch das Ansprechen von Problemen in der aktuellen Familie stellt eine Kränkung dar, die sofort eine Gegenbewegung hervorruft, der Idealzustand von gut funktionierenden Kindern und fehlerfreien Eltern muß wieder hergestellt werden. Der Kontakt zwischen den Therapeuten und der Familie blieb dünn, hinter einer Wand von Höflichkeit wird Angst und Mißtrauen spürbar. Diese latent ablehnende und unsichere Haltung der Eltern führten bei mir zu der Tendenz, möglichst vorsichtig, eher bestätigend als konfrontierend mit ihnen umzugehen. In den Beratungsgesprächen kam es mir in erster Linie darauf an, Vertrauen herzustellen. Dabei versuchte ich an den Idealvorstellungen und -wünschen der Eltern anzuknüpfen.

Insgesamt gelang es in den Familiengesprächen, die pseudoerwachsene Haltung von Isolde aufzulockern und die rigiden Familiennormen etwas zu mildern und zu relativieren. Wie ich später erfuhr, war tatsächlich auch eine Beruhigung eingetreten. Mit Ausnahme eines Rezidivs, das zu einem kurzen stationären Aufenthalt von 7 Tagen geführt hatte, war Isolde zwischenzeitlich beschwerdefrei geblieben. Bedenkt man die Häufigkeit der Kolitisschübe in den vorangegangenen zwei Jahren, so kann von einer Besserung gesprochen werden.

Nach fast 2½ Jahren höre ich erneut von Familie Degen. Die Mutter ließ mich über die Stationsschwester rufen. Isolde lag seit einigen Wochen dort, die Symptomatik hielt diesmal unvermindert an, sie blutete bereits seit drei Monaten, die Blutverluste waren zeitweilig so erheblich, daß eine Operationsindikation gegeben war, die konservativen medizinischen Therapiemöglichkeiten blieben diesmal ohne Erfolg.

Als ich Isolde das erstemal auf Station aufsuche, sind die Eltern gerade bei ihr. Sie sehen mich hereinkommen und schauen zunächst weg. Ich überbrücke diese ängstlich-ablehnende Haltung, indem ich alle drei betont und freundlich begrüße. Isolde ist mittlerweile 13 Jahre, größer geworden, reifer, ich greife das auf. Dann erfahre ich, daß die Eltern gerade gekommen sind, bald wieder gehen müssen, da sie am Wochenende mit dem Kegelklub eine Fahrt unternehmen. Ich vereinbare für die nächste Woche einen Termin. Beim zweiten Treffen sitzen Mutter und Tochter vor mir wie bei einer Gerichtsverhandlung. Sie schauen sich verlegen an, lachen, die Atmosphäre ist gespannt. Ich bin erstaunt, um wieviel unsicherer Frau Degen in Abwesenheit ihres Mannes ist. Sie zuckt mit den Schultern, wisse nicht, was sie sagen soll. Dann entschließe ich mich, mit Isolde alleine weiter zu arbeiten. Sie sitzt dabei an einem Schreibtisch, mir abgewandt und malt ausdauernd. Als ich die beklommene Atmosphäre zwischen uns anspreche, meint sie, ich sei eben fremd für sie, beginnt dann aber viel zu erzählen. U. a. von einem Freund, mit dem sie bis vorletzten Sommer viel gespielt habe, den sie jetzt aber nicht mehr sehe. Auch beim nächsten Gespräch mit Isolde geht es um den Freund, den ersten Kuß und die Trennung, die ihr nichts ausgemacht hätte. Gemeinsam mit der Mutter lache sie darüber. Spontan fällt ihr jetzt eine andere Geschichte ein: sie spielt mit Kindern aus dem Haus, der Bruder kommt hinzu und möchte mitspielen, die anderen lassen das nicht zu und der Bruder geht zur Mutter und petzt das. Sie sei daraufhin in den Keller des Hochhauses gegangen und habe dort geweint. Ich überlege, was Isolde mir da alles erzählt, es geht um Trennung und darum, alleine in einem Keller zu weinen. Diese Themen auf die momentane Situation beziehend, frage ich sie, wie es ihr hier auf Station gehe? Langweilig sei das, meint sie erstmal, sie möchte aber lieber alleine sein, mit niemanden reden, auch abends sitze sie alleine in ihrem Zimmer vor dem Fernseher. Da sie per Sonde ernährt wird, gibt es auch keine gemeinsamen Mahlzeiten, ihre Zimmernachbarin liegt auf der Intensivstation.

Als ich Isolde das nächste mal aufsuche, fängt sie plötzlich an bitterlich zu weinen. Unklar war mir, warum sie so unvermittelt ihre Verleugnungshaltung aufgeben konnte. Ich höre zu, tröste, sie läßt es sogar zu, daß ich den Arm um sie lege. Im Anschluß daran gehe ich zur Stationsärztin. Der Gesundheitszustand von Isolde sei nach wie vor schlimm. Seit gestern habe sie wieder vermehrt Blut im Stuhl. Die Ärztin vermutet, es könne damit zusammenhängen, daß die Mutter gestern nicht zu Besuch gekommen sei. Dann folgt ein Schwall von Klagen über die Familie: wie wenig realistisch die Eltern den Gesundheitszustand der Tochter sehen, daß sie ihr wahrscheinlich Essen mitbringen würden und sich zu wenig Zeit nehmen, sie zu besuchen. Sprechen die Ärzte von Operation, dann zucken die Eltern scheinbar gleichgültig die Schultern, „ja, wenn sie meinen". Im Stationspersonal wuchs Ärger und eine negative Einstellung gegenüber Familie Degen. Ich verstand das als eine Externalisierung der innerhalb der Familie bestehenden sadistischen Interaktionsmuster.

Beim nächsten Termin fand das erste Familiengespräch statt. Die Mutter wirkte jetzt wesentlich sicherer, auch Isolde machte einen zufriedeneren Eindruck. Zu Beginn strukturierte ich das Gespräch stark, z.B. forderte ich Isolde auf, sich zu überlegen, welche Wünsche sie an ihre Eltern habe. Offensichtlich wurde jetzt die rigide versagende Haltung der Eltern ihr gegenüber, die ich aufzugreifen versuchte, indem ich sie positiv konnotierte. Das Gespräch kam auf die Frage, welches Ereignis in diesem Sommer den Kolitisschub ausgelöst haben mag. Gab es Enttäuschungen für Isolde? Die Eltern verneinen, alles war in Ordnung. Da platzt Isolde förmlich aus sich heraus: „Ihr habt euch so viel gestritten, ich hatte Angst, ihr laßt euch scheiden und zu wem soll ich dann gehen, ich kann mich doch nicht teilen." Der Vater wiegelt ab: „Das war wie ein Gewitter, ist längst vorbei." Die Mutter: „Jeder streitet sich mal, das ist ganz normal." Ich erfahre einzelne Szenen: die Mutter packte nachts die Koffer und wollte das Haus verlassen, der Vater schlief daraufhin eine zeitlang im Flur, um die Tür zu bewachen. Isolde vermittelte zwischen beiden. Sie muß sehr viel Angst erlebt haben und auch immer noch verspüren, daß die Eltern sich trennen könnten. Sicherlich kann der Streit nur als ein Auslöser verstanden werden für eine bei Isolde grundsätzlich bestehende Verlustangst.

Seit diesem Familiengespräch erlebte ich Isolde insgesamt aufgeschlossener. Sie schaute mich während der Gespräche häufiger direkt an, die Atmosphäre war weniger spannungsgeladen und so entstand Raum, in dem es möglich wurde, ihre Erfahrungen von Enttäuschungen und Angst anzusprechen. Sie war im folgenden mal munter und zugänglich, dann wieder traurig-abweisend, das vor allem, wenn sie am Wochenende nicht nach Hause durfte. Sie bittet mich, für sie mit den Ärzten zu sprechen. Doch ihre Symptomatik hatte sich noch nicht entscheidend gebessert.

Nach etwa 3 Wochen fand eine Stationsbesprechung statt, an der die Stationsärzte, der Oberarzt, der Gastroenterologe, die Psychologen, Lehrer, Kindergärtnerin und die Schwestern teilnahmen. In der Besprechung herrschte erstmal ein Gefühl der Ratlosigkeit. Die medizinischen Möglichkeiten waren erschöpft, die Entscheidung zu einer Operation stand drohend im Raum. Wieder kamen Schuldvorwürfe auf, bis hin zu peinlichen Verdächtigungen. Zwei Schwestern hatten beobachtet, wie Isolde sich mit dem Vater in einer dem Kliniksgelände nahegelegenen Bäckerei aufhielten. Natürlich esse sie, ihr Darm werde belastet und von daher trete keine Heilung ein. Eine immer stärkere Wut entstand gegen die Eltern, die den Ernst der Situation nicht begreifen wollten. Der Vorschlag kam, noch einmal mit ihnen ein „ernstes Wort" zu reden, was in mir die Vorstellung einer Strafpredigt weckte. Eine Reinszenierung der innerfamiliären Psychodynamik auf der Ebene der Station zeichnete sich ab. Dabei nahm das Stationspersonal die Rolle der strafenden Eltern bzw. Großeltern der Familie ein, Herr und Frau Degen wurden in diesem Kontext zu den ungeliebten und ausgestoßenen Kindern. Sie fühlten sich tatsächlich auch gegenüber den „Weißkittlern" unterlegen und hilflos, interpretierten die geringe Zeit und Verfügbarkeit der Ärzte als eine persönliche Ablehnung, was ich in späteren Familiengesprächen von ihnen erfuhr. Auch die in der Stationsbesprechung aufkommenden Gefühle von Hilflosigkeit, Wut und Schuldvorwürfen können als eine szenische Wiederholung der innerfamiliären Themen und Abwehrmuster verstanden werden.

Ein weiterer Aspekt, den ich ansprach, bezog sich auf Isolde, die nach außen eine Haltung demonstriere, als wolle sie mit niemanden was zu tun haben, sich aber eigentlich nichts mehr wünsche, als daß andere auf sie zugehen und sie aus ihrer Isolation herausholen. Schließlich wurde von den Ärzten noch die Frage aufgeworfen, ob die Astronautenkost – die Isolde schon über 3 Wochen bekam – nicht abgesetzt werden sollte. Ich stimmte entschieden dafür, zum einen, damit Isolde eine Frustration weniger erleben muß, denn sie ißt gerne, zum anderen in der Erwartung, daß sie über das Essen mit anderen Kindern der Station besser in Kontakt komme.

Als ich am nächsten Tag Isolde in ihrem Zimmer aufsuche, finde ich eine völlig veränderte Situation vor. Sie sitzt auf dem Bett, von 3 Kindern umringt, Posters sind hinter ihrem Bett aufgehängt, sie knüpft ein Stirnband und unterhält sich. Parallel zur Stationsbesprechung wurde Isolde für die Kinder Mittelpunkt der Station. Es gehe ihr gut, sie freue sich, wieder essen zu dürfen. Mit einigen Kindern der Station ist sie jetzt viel zusammen, sie essen gemeinsam und sitzen abends zusammen in der Küche.

Die Darmsymptomatik ist von dem Zeitpunkt an drastisch zurückgegangen. Es fanden noch zwei Familiengespräche statt. Nach 3 Wochen konnte Isolde beschwerdefrei entlassen werden. Seitdem sind 1½ Jahre vergangen, bisher hat sie noch keinen Rückfall erlitten.

Die wenigen in der Literatur zu findenden Beschreibungen von kolitiskranken Kindern, ihrer Mütter und der Gesamtfamilie stimmen gut mit den charakteristischen Zügen der vorgestellten Familie überein. McDermott u. Finch (1967) schildern kolitiskranke Kinder als extrem unsicher, abhängig, auffallend normenorientiert und in ihren sozialen Kontakten gehemmt bis isoliert. Prugh (1951) verweist auf die Unfähigkeit der Kinder, offen aggressiv zu sein oder auf erlebte Angst aktiv zu reagieren, Sorgen und Enttäuschungen behielten sie generell für sich. Die Kolitiserkrankung wird als Abwehr gegen Depressionen interpretiert. Für Sperling (1969) führt die mangelnde Möglichkeit des Kindes, ausreichend Vertrauen zu entwickeln, zu seiner Abhängigkeit von einer ‚Schlüsselperson', jede Störung in der Beziehung zu dieser Person führe dann zu tiefer Hilflosigkeit. Die Mütter werden von Finch u. Hess (1961/62) als feindselig-zurückweisend beschrieben und nach Engel (1974) zeigen sie in der Mehrzahl sado-masochistische Züge, die Beziehung zwischen Mutter und Kind werde davon stark mitbestimmt. Auf die Gesamtfamilie bezogen charakterisieren Jackson u. Yalom (1974) Kolitisfamilien als „quiet-close-loving-families" und Titchener et al. (1974) vermuten, daß in diesen Familien nur Themen von einem liebevoll Aufeinanderbezogensein zur Sprache kommen dürfen. Auch Wirsching u. Stierlin (1982) rechnen Kolitisfamilien überwiegend zu dem Typus einer ‚gebundenen Familie'. Aus der Mehrgenerationsperspektive gesehen wurden von Perinelli u. Günther (1983) die emotional restriktive Gesamtatmosphäre in Kolitisfamilien sowie die pflichterfüllte, normenkonforme Haltung der Eltern als eine Bewältigungsform früher Personenverluste beschrieben, aber auch als Folge eines schon in der Großelterngeneration bestehenden rigiden Familienklimas. In dem Beispiel von Familie Degen trifft letzteres zu. Die Mutter der Mutter, mit der ich einige Gespräche führen konnte, habe ich als eine extrem dominante und kühle Frau erlebt. Die langanhaltende Periode der Darmsymptomatik bei Isolde vor dem ersten Kontakt mit mir setzte am Tage der Beerdigung der Großmutter väterlicherseits ein.

## Literatur

Engel G (1974) Untersuchungen über psychische Prozesse bei Patienten mit Colitis ulcerosa. In: Brede K (Hrsg) Sozioanalyse psychosomatischer Störungen. Fischer Athenäum, Frankfurt, S 279-334

Finch SM, Hess JH (1961/62) Ulcerativ colitis in children. Am J Psychiatry 118: 61-62

Jackson DD, Yalom J (1974) Familiale Interaktionsmuster und Colitis Ulcerosa. In: Brede K (Hrsg) Sozioanalyse psychosomatischer Störungen. Fischer Athenäum, Frankfurt, S 242-257

McDermott J, Finch M (1967) Ulcerative colitis in children. Reassessment of a dilemma. J Am Akad Child Psychiatry 6: 410-422

Perinelli K, Günther C (1983) Unverarbeitete Trauer in Familien mit einem psychosomatisch kranken Kind. Prax Kinderpsychol Kinderpsychiatr 3: 89-93

Perinelli K, Overbeck G (1984) Kasuistik einer Colitsfamilie und Veränderungsmessung mit Hilfe eines Familienbeurteilungsbogen. In: Hentschel (Hrsg) Persönlichkeitsmerkmale und Familienstruktur. Weixler, München Frankfurt, S 151-168

Perinelli K, Günther C, Overbeck G (1985) Eine Colitisfamilie im Rorschach. In: Overbeck G (Hrsg) Familien mit psychosomatisch kranken Kindern. Vanderhoeck & Ruprecht, Göttingen, S 108-121

Prugh G (1951) The influence of emotional factors in the clinical course of ulcerative colitis in children. Gastroenterology 18: 339-354

Sperling M (1969) Ulcerativ colitis in Children. Current views and Therapies. J Am Acad Child Psychiatry 8: 120-134

Titchener J, Riskin J, Emerson R (1974) Die Familie im psychosomatischen Prozess. In: Brede K (Hrsg) Einführung in die Psychosomatische Medizin. Fischer Athenäum, Frankfurt

Wirsching M, Stierlin H (1982) Krankheit und Familie. Klett-Cotta, Stuttgart

# Einzel- und Familientherapie bei Patientinnen mit Eßstörungen

G. Jantschek, I. Jantschek und J. v. Wietersheim

Der folgende Beitrag berichtet über ein stationäres und anschließendes ambulantes Behandlungskonzept bei eßgestörten Patientinnen, das im Rahmen einer internistisch-psychosomatischen Universitätsklinik entwickelt wurde. In dieser Einrichtung werden unter integrativen Aspekten hauptsächlich Patienten mit chronisch-entzündlichen Darmerkrankungen und mit anderen sogenannten psychosomatischen Krankheitsbildern, mit diversen funktionellen Störungen sowie die ständig an Zahl zunehmenden Frauen mit Eßstörungen behandelt (Feiereis 1982).

Diese Gruppe, die aus der Anorexia nervosa, der Bulimie und den kombinierten Formen besteht, ist relativ groß und erreicht zeitweilig in unserem Krankengut einen Anteil von etwa einem Drittel der weiblichen Patienten.

Das stationäre Konzept umfaßt eine Einzelgesprächsbehandlung (tiefenpsychologisch orientiert), verschiedene Entspannungstherapieformen in Gruppen, Gestaltungstherapien sowie die konzentrative Bewegungs-, Musik- und Gesprächsgruppentherapie.

Die Dauer der Behandlung beträgt ca. 4 bis 6 Wochen, wobei dieser Zeitraum bei der Behandlung der Patienten mit Eßstörungen im Durchschnitt um zwei Wochen überschritten wird.

Dieses auf den Einzelpatienten während des Krankenhausaufenthaltes zugeschnittene Konzept soll hier nicht weiter beschrieben werden, insbesondere bietet sich kein Raum für eine ausführliche Darstellung der tiefenpsychologisch orientierten Einzelbehandlung.

Das individuumzentrierte Vorgehen haben wir in den letzten Jahren um die Familientherapie erweitert, die unseres Erachtens eine Verbesserung der Behandlungsergebnisse versprach (Buddeberg 1985; Ockel 1981).

Unsere spezifische Modifikation der Kombination von Einzel- und Familientherapie besteht nun darin, daß der Einzeltherapeut einer von zwei Familientherapeuten ist, die gemeinsam die Familiengespräche führen. Wenn möglich, streben wir ein gemischtgeschlechtliches Therapeutenpaar an, um die Übertragungs- und Interaktionsmöglichkeiten so vielgestaltig wie möglich halten zu können. Diese sollen im folgenden ohne Wertung aufgelistet werden:

1) es bietet sich die Möglichkeit der Elternübertragung,
2) sie sind Vorbilder für männliche und weibliche Interaktion,
3) Übernahme der mütterlich verständlichen Rolle und der gegensätzlichen konfrontierenden väterlichen Rolle (Dell u. Goolishian 1981) ist möglich,

4) der Effekt zweier unterschiedlicher Therapeuten mit der Möglichkeit, sich innerhalb und außerhalb des Systems zu befinden (Kirschenbaum u. Luthman 1977)
ist gegeben.

Die Paarsituation läßt sich in verschiedenen Dimensionen und Gesichtspunkten
beschreiben:

a) die Therapeuten erscheinen als Paar,
b) es kann eine Aufteilung mit den Eltern in ein Frauen- und ein Männerpaar erfolgen und
c) in zwei Elternpaare,
d) eine diagonale, gegengeschlechtliche Kombination (Mann/Frau, Frau/Mann)
ist denkbar,
e) das um die Gunst der Familie rivalisierende Therapeutenpaar bietet die Ebene
der Geschwisterübertragung an,
f) bei der Mehrgenerationentherapie taucht das Kind/Schwiegerkind-Paar auf,
g) das Therapeutenpaar kann modellhaft streiten und diskutieren, aber auch
gegenseitig loben und bestätigen, unterstützen und ergänzen.

Die Indikation zu dem erwähnten familientherapeutischen Vorgehen definieren wir
wie folgt und in Anlehnung an andere Autoren (Buddeberg 1979; Stierlin et al.
1977). Für Adoleszente und für junge Erwachsene, die bereits von zu Hause ausge-
zogen sind, bestehen nach wie vor zwischen den einzelnen Familienmitgliedern
unserer Meinung nach enge Abhängigkeitsverhältnisse und unbewußte Loyalitäts-
bindungen. Fast immer sind dem Symptom Krisen im System vorausgegangen (z. B.
Ablösungsprobleme). Wir sehen die Notwendigkeit zur Nutzung aller vorhandenen
positiven Möglichkeiten der Familie (z. B. Zustimmung und Einverständnis bei
Eingriffen zur Abwendung vitaler Bedrohung, Vorbereitung und Erleichterung der
stationären und poststationären Therapiephase).

Wir gehen aber von dem Konzept ab, wenn bereits ein oder mehrere Versuche einer
Familientherapie stattgefunden haben oder wenn ganz offensichtlich ein innerer
Zusammenhang fehlt, d. h. eine Definition als Familie im sozialen Kontext von den
Mitgliedern nicht akzeptiert wird (Ludewig 1986).

Scheidungsfamilien oder gespaltene Systeme stellen dann keine Kontraindika-
tion dar, wenn klar ersichtlich ist, daß über die eßgestörte Patientin Beziehungen
untereinander gesucht werden oder umgekehrt die Patientin Verbindung und Vermittlung aktiv moderiert.

Der Zeitpunkt zu einem Familiengespräch während des stationären Aufenthaltes
ergibt sich meist schon nach ein bis zwei Wochen, und wir erreichen eine Gesamtzahl von durchschnittlich 2 bis 3 Sitzungen während der stationären Behandlungszeit.

Aus der Kombination von Einzel- und Familientherapie und den schon genannten mannigfaltigen Übertragungsmöglichkeiten, ergibt sich die zwingende Notwendigkeit der genauen und ausreichenden Absprache zwischen den Therapeuten, die
bei uns in Verbindung mit dem familientherapeutischen Team erfolgt. Unser Motto
dabei lautet: „Ich muß wissen, wo ich stehe, ich muß wissen, wo mein Cotherapeut

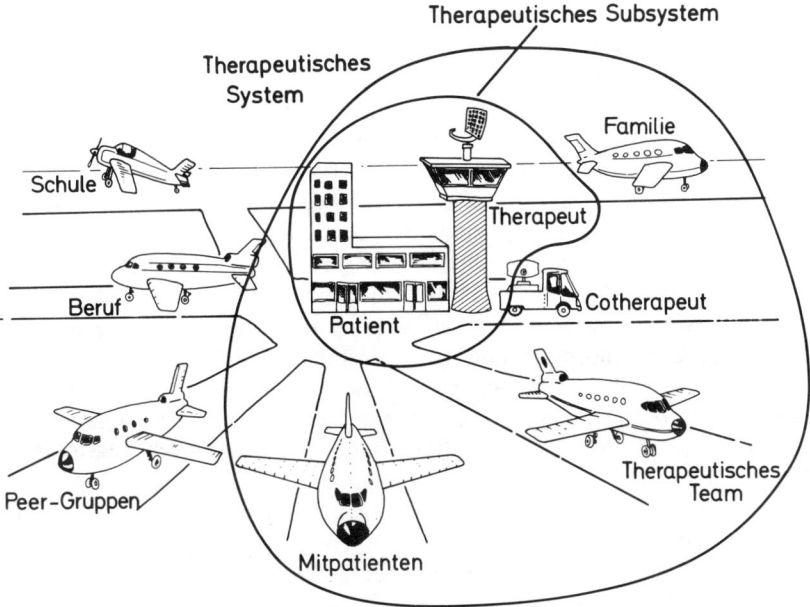

**Abb. 1.** Schematische Darstellung der integrierten Behandlung auf verschiedenen Systemebenen

steht, und wir müssen wissen, in welcher Paarkonstellation wir uns im Moment befinden!"

Wie ist der sich scheinbar ergebende Widerspruch aus exklusiver, analytischer, auf Übertragungsbeziehung basierender Einzeltherapie und systemischer, beziehungsverändernder Familientherapie zu lösen? Um aus diesem Dilemma heraus zu kommen, müssen wir unseres Erachtens ein Modell zugrunde legen, das es uns erlaubt, die Gefahr der Vermischung unterschiedlicher logischer Ebenen aufzuheben, denn darum handelt es sich hier. Uns scheint das gewählte Flughafenbild (Abb. 1) eine zwar sehr vereinfachende aber doch treffende Darstellung dieses Modells zu sein.

Im Mittelpunkt steht dabei die Patientin, die aufgrund ihrer Wünsche und ihrer augenblicklichen Lebenssituation gleichzeitig verschiedenen Systemen angehört. Die Position und Rolle ist jederzeit veränderbar und die Zugehörigkeit kann zeitlich begrenzt sein (Ludewig 1986).

In diesem Modell ergibt sich kein Widerspruch, wenn die exklusive Zweierbeziehung Patient/Therapeut allein besteht (die anderen Beziehungen sind immanent vorhanden) oder wenn sie je nach Bedarf, wie in unserer Vorgehensweise dargestellt, zu einem größeren System erweitert wird. Die analytische Zweierbeziehung mit ihrer zugrundeliegenden Theorie ist dann ein spezieller Aspekt des größeren Systemzusammenhangs, und beide widersprechen sich in keiner Weise (Wengle 1985).

Der Beitrag, den der Therapeut und die Therapeutin leisten müssen, besteht darin, die innere Fähigkeit zu haben, zwischen den verschiedenen Sichtweisen zu variieren und sich jeweils darauf einlassen zu können. Daß dies möglich ist, lehrt die allgemeine Erfahrung, daß der gewählte äußere Rahmen von Einzel-, Gruppen-oder Familientherapie die Beziehungsstruktur im Setting bestimmt.

Diese zwar auf die Eßstörung bezogenen aber verallgemeinerten Ausführungen über unser Konzept gründen sich auf ca. 5jährige Erfahrungen mit Anorexiepatientinnen und deren Familien. Sehr viel schwieriger gestaltete sich die Arbeit mit Bulimiepatientinnen und deren Angehörigen. Nur sehr selten kam es zu einer Zusammenarbeit in der geschilderten Art und Weise. Dies mag verschiedene Gründe haben, die wir bisher nicht systematisch darstellen können. Auch die hierzu vorliegende Literatur ist sehr uneinheitlich (Hudson et al. 1983; Stern et al. 1984). Wir glauben folgende thesenhafte Punkte anführen zu können: Das Alter der Bulimiepatientin ist im Durchschnitt höher als das der reinen Anorexiepatientinnen. Die Sexualität scheint normaler oder zumindest nicht so sehr gestört. Es besteht oft eine Partnerschaft und die Abhängigkeit zu den Herkunftsfamilien ist mehr ideell als materiell. Häufig hat eine äußere Trennung schon stattgefunden. Die Familien weisen sehr viel häufiger psychopathologische Auffälligkeiten, insbesondere Abhängigkeitspotentiale, auf. Bei den Familien, die wir gesehen haben, finden sich fast schon regelmäßig eine Alkoholabhängigkeit bei den Vätern. Die zentripetalen Kräfte in den Familien sind sehr viel stärker ausgeprägt als die zentrifugalen. Oder anders ausgedrückt, es besteht eine größere Tendenz zum Chaos als zur Kohäsion. Es bleibt jedoch nach wie vor unser Bestreben, die Familien oder auch die Partner der Bulimiepatientinnen miteinzubeziehen.

Im Anschluß an die stationäre Behandlungszeit mit durchschnittlich 2 bis 3 Einzelgesprächen pro Woche und der oben genannten Frequenz von Familiengesprächen erfolgt die ambulante Weiterbetreuung über einen längeren Zeitraum. Die Entscheidung, ob dann Einzel- oder Familientherapie oder beides erfolgt, wird der Entwicklung des Individuums angepaßt und variabel gehandhabt. Dies gilt auch für die zeitlichen Intervalle.

Trotz großer Bedenken haben wir versucht, die Ergebnisse unserer Behandlungen nach diesem Schema aus den beiden letzten Jahren zusammenzutragen. Es handelt sich dabei um vorläufige Mitteilungen, da die genauen katamnestischen Untersuchungen noch nicht abgeschlossen sind.

Im Zeitraum der beiden letzten Jahre haben wir 16 Patientinnen und ihre Familien gesehen und behandelt. Von allen wissen wir, wie es ihnen zur Zeit geht und haben daher versucht, eine Einschätzung des Therapieerfolges aufgrund dieser Informationen vorzunehmen.

Wir teilen nur grob ein in erfolgreich oder nicht erfolgreich. Die Kriterien für die Wertung erfolgreich sind:

- Eßverhalten normalisiert,
- Gewicht normal oder ausreichend,
- psychosoziale Reintegration.

Als nicht erfolgreich stufen wir das Ergebnis ein, wenn folgende Punkte erfüllt sind:

- weiter Eßprobleme,
- mangelnde soziale Integration und psychische Stabilisierung.

Unter Verwendung dieses groben Rasters haben wir 13 Behandlungen als erfolgreich und 3 als nicht erfolgreich eingestuft. In diesen 3 Fällen wurde einmal das Therapeutenpaar verändert und war uneinig (alle übrigen wurden von demselben Paar, einem Ehepaar, behandelt), ein anderes Mal war das junge insulinpflichtige Mädchen in der Familie total isoliert und im 3. Fall erfolgte ein ständiger Wechsel von Bindung und Ausstoßung in der Familie.

In Anbetracht der sehr positiv erscheinenden Ergebnisse, die im übrigen mit den Angaben und Zahlen aus der Literatur über singuläre Familientherapie bei dieser Erkrankung übereinstimmen (Buddeberg u. Buddeberg 1979; Minuchin et al. 1983; Petzold 1979; Selvini Palazzoli 1982) halten wir, nicht zuletzt auch im Interesse dieser aufwendigen Arbeit, genaue Katamnesen für erforderlich. Wenn sich unsere Ergebnisse dann bestätigen sollten, so wäre unser manchmal pragmatisch anmutendes Vorgehen besonders gut geeignet, um einen therapeutischen Zugang zu den nach unserer Meinung immer vorhandenen Störungen auf den verschiedenen Systemebenen, wie etwa der Ebene der gestörten Individuumsentwicklung, der psychosozialen, der familiären sowie der gesellschaftlich/ökologischen Ebene zu erreichen.

## Zusammenfassung

Es wird über ein Behandlungskonzept für die Therapie eßgestörter Patientinnen im Rahmen eines stationären, internistisch-psychosomatischen Settings berichtet. In diesem Konzept sind Einzel- und Familientherapie während und nach der stationären Behandlung kombiniert. Der Einzeltherapeut ist dabei einer der beiden Familientherapeuten. Die Vorteile eines gemischtgeschlechtlichen Therapeutenpaares werden aufgezeigt. Vorläufige Behandlungsergebnisse zeigen, daß das gewählte Vorgehen gut geeignet ist, die auf verschiedenen Systemebenen vorhandenen Störungen positiv zu beeinflussen.

## Literatur

Buddeberg C (1979) Indikation zur Familientherapie. Prax Psychother Psychosom 24: 185-194
Buddeberg C (1985) Kombination von Einzel- und Familientherapie in der stationären Psychotherapie. Vortrag, gehalten am 15.11. 85, auf der 23. Arbeitstagung des DKPM in Essen.
Buddeberg B, Buddeberg C (1979) Familientherapie bei Anorexia nervosa. Prax Kinderpsychol Kinderpsychiatr 2: 37-43
Dell PF, Goolishian H (1981) „Ordnung durch Fluktuation": Eine evolutionäre Epistemologie für menschliche Systeme. Fam Dyn 2: 104-122
Feiereis H (1982) Integrierte psychosomatische Diagnostik und Therapie am Beispiel der Inneren Medizin. Schleswig Holstein Ärztebl 10: 823
Hudson J, Hope H, Jonas J, Yurgelun-Todd D (1983) Family history study of anorexia and bulimia. Br J Psychiatry 142: 133-138
Kirschenbaum M, Luthman S (1977) Familiensysteme. Pfeiffer, München (Leben lernen, Nr 25, S 239-287)
Ludewig K (1986) Von Familien, Therapeuten und Beschreibungen. Fam Dyn 1: 18-28
Merl H (1983) Das Problem der Indikationsstellung in der Familientherapie. Mater Psychoanal 9: 167-241
Minuchin S, Baker L, Rosman B (1983) Psychosomatische Krankheiten in der Familie. Klett-Cotta, Stuttgart

Ockel HH (1981) Mögliche Interferenzen bei geplanten und ungeplanten Übergängen zwischen Einzel- und Familientherapie. Z Psychsom Med 27: 307–317

Petzold E (1979) Familienkonfrontationstherapie bei Anorexia nervosa. Vandenhoeck & Rupprecht, Göttingen

Selvini Palazzoli M (1982) Magersucht. Klett-Cotta, Stuttgart

Stern SL, Dixon KN, Nemzer E, Lake MD, Sansone RA, Smeltzer DJ, Lantz S, Schrier SS (1984) Affective disorder in the family of women with normal weight bulimia. Am J Psychiatry 41: 1224–1227

Stierlin H, Rücker-Embden I, Wetzel N, Wirsching M (1977) Das erste Familiengespräch. Klett-Cotta, Stuttgart

Wengle HP (1985) Systemische und psychoanalytische Ansätze in der Psychosomatik: Gegensatz oder Ergänzung? Prax Psychother Psychosom 30: 299–398

# Familientherapie ohne Familie?
## Ein systemischer Ansatz auf einer psychosomatischen Station

T. Weiss

Familientherapie ohne Familie? – Ich habe hinter diesen Titel ein Fragezeichen gesetzt, da es sich nicht um ein feststehendes Konzept handelt, das ich ausgearbeitet präsentieren könnte, vielmehr um einige Gedanken, Anregungen bezüglich der Umsetzung familientherapeutischer Prinzipien in andere Therapiefelder.

Dabei beschäftigt mich die Frage, ob Gedanken aus der systemischen Familientherapie auf einer psychosomatischen Station nutzbar gemacht werden können, die in ihrer Hauptrichtung individualpsychologisch, analytisch orientiert ist. Kann es zwischen diesen unterschiedlichen Konzepten einen Brückenschlag geben, oder sind sie von vornherein unvereinbar? Und falls doch eine sinnvolle Verbindung möglich sein sollte, wie kann dies praktisch aussehen?

Lassen Sie mich erklären wie ich zu dieser Fragestellung kam: Von der Psychoanalyse ausgehend habe ich mich in letzter Zeit zunehmend mit Familientherapie beschäftigt und war – nach anfänglicher Skepsis – davon zunehmend fasziniert. Dabei stieß ich jedoch auf einige bekannte Grenzen ihrer Durchführung. Die eine war lange Zeit die Verpflichtung der Familientherapeuten alle und wirklich alle Familienmitglieder heranzuziehen, die andere war, daß Familientherapie lege artis nur im ambulanten Bereich zu verwirklichen war.

Beide Bedingungen haben mir von Anfang an zu schaffen gemacht, da ich zum einen stets in Institutionen arbeitete, zum anderen konnte ich weder mir noch den Familien plausibel machen, weswegen wirklich alle und nicht nur die jeweils Beteiligten erscheinen sollten. Die Zeit ist jedoch weitergegangen und die Sichtweisen haben sich erweitert: Man geht heute von den jeweils relevanten Subsystemen aus, die während einer Therapie durchaus wechseln können (d. h. einmal nur die Eltern, das andere Mal die Kinder etc.).

Auch ist der Familientherapeut heute nicht mehr ausschließlich an eine niedergelassene Praxis gebunden, sondern zunehmend wenden Therapeuten aus verschiedensten Institutionen systematische Familientherapie mit Erfolg an. Nun gibt es auch Institutionen – und ich arbeite an einer solchen, da ist Familie aus vielerlei Gründen nicht oder nur selten heranziehbar. Dabei spielen sowohl die theoretische Orientierung der Mitarbeiter eine Rolle als auch organisatorische Probleme wie lange Anfahrtswege etc. Heißt das auf eine familienbezogene Sichtweise verzichten zu müssen?

Um diese Frage zu beantworten, sollte man sich zuerst bewußt machen, was eigentlich Individual- oder Gruppentherapie unter einem familiendynamischen Gesichtspunkt bedeutet. Was bedeutet eine stationäre Aufnahme für den jeweiligen familiären Kontext aus dem der Patient kommt? Familien, Angehörige, Ehepartner sind ja eine ständige Realität in jeder stationären Individualtherapie und jede Therapie hat größte Auswirkungen auf das weitere soziale Umfeld. In vielen Fällen ist das sogar der Hauptzweck.

Über diese Auswirkungen ist sich der Einzeltherapeut natürlich durchaus bewußt und reflektiert dies auch in seiner Bedeutung für die Familie. Dessen ungeachtet ergibt sich nach meiner Erfahrung auf einer Station sehr häufig die Situation wie sie die Metapher des Kaukasischen Kreidekreises beschreibt: Die Familie zieht an einem Arm des Patienten und der Therapeut am anderen. Dabei übernimmt der Therapeut leicht die progressiven Anteile des Patienten oder (und das ist schlimmer) die des besseren Partners bzw. der besseren Eltern. Die Reaktion der tatsächlichen Eltern bzw. des tatsächlichen Partners ist dann keineswegs überraschend: Sie sehen den Therapeuten als potentiell bedrohlich, wenn nicht sogar feindlich eingestellt an und steuern entsprechend entgegen. Bei der Aufnahme eines Familienmitgliedes auf einer Station ergibt sich für die Familie die zwiespältige Situation, auf der einen Seite eine Entlastung zu verspüren und auf der anderen Seite mit dem Gefühl des Versagens konfrontiert zu werden.

Der Patient selbst schwankt häufig zwischen Loyalität zu der einen oder anderen Seite. Eine Situation also die den Patienten in ein inneres Dilemma bringt und nur selten ein Gefühl der inneren Entscheidungsfreiheit hervorruft.

Diese Position des Therapeuten habe ich desöfteren eingenommen, was für mich zum Ausgangspunkt wurde, meine Rolle bezüglich der sogenannten Angehörigen neu zu überdenken.

Dabei wurde mir deutlich, daß die Familie bzw. die Partner in einem doppelten Sinne stets anwesend waren. Einmal selbstverständlich als die innere Repräsentanz im Patienten und zum zweiten auch als außen real existierendes Umfeld, auf das der sich verändernde Patient wieder einwirkt. Dieses Umfeld reagiert unweigerlich auf jede Änderung des Patienten, was wieder auf den Patienten und auf mich zurückwirkt. Diese keineswegs neuen Gedanken machten mir deutlich, daß die reale Anwesenheit von Familienmitgliedern keine notwendige Bedingung für systemorientiertes Denken darstellen muß. Vielmehr wirkt sich in einem Familiengefüge jede Änderung eines Mitglieds auf das gesamte System aus, was wieder komplexe Rückwirkungen auf das Individuum hat. Diese Folgen sind jedoch vielschichtiger Art aufgrund der vielen beteiligten Personen und Beziehungen und sind nur schwer mit einem einfachen Ursache-Wirkung-Denken zu erklären.

Wie kann man nun die komplexe Realität dieser Verflechtung zwischen Familienmitgliedern, Patient und Symptom auch in eine Einzeltherapie miteinbeziehen, so daß diese in der Therapie lebendig werden. Dabei betrachte ich also jetzt nicht das „System Familie", sondern vielmehr das „System Einzelpatient" mit seinen inneren Repräsentanzen der Familie. Ziel der Veränderung kann dabei sowohl eine innere Neubewertung sein als auch eine Änderung des Verhaltens des Patienten in der Familie bzw. der Familie selbst.

Einige Techniken der systemischen Familientherapie eignen sich meiner Meinung nach diese Zusammenhänge in einer Einzeltherapie herauszuarbeiten.

Systemisches Denken orientiert sich primär an den aktuellen Beziehungsgefügen unter bewußter Vernachlässigung der biographischen Genese einer individuellen

Symptomatik. Diese Sichtweise erhebt nicht den Anspruch auf eine tiefergehende Wahrheit, beansprucht jedoch therapeutische Effektivität.

Sie steht nicht in einem notwendigen Widerspruch zu einer biographisch orientierten Sichtweise etwa der Psychoanalyse, sondern benutzt ein anderes Erklärungsmodell.

Für die Individualtherapie, meine ich, kann man auf eine biographische Perspektive nur schwer verzichten, dies sei auch nicht der Inhalt meines Beitrages. Es stellt sich für mich eher die Frage, inwieweit die aktuelle Beziehungsdynamik, in die ein Symptom eingeflochten ist, in einer Individualtherapie plastisch werden kann.

Jetzt zur therapeutischen Praxis:

In der Individualtherapie kommt der Patient mit einem Symptom (z. B. Anorexie) auf die Station, deren Eingebundenheit in das familiäre System zunächst weder für den Patienten noch für den Therapeuten selbstverständlich sein muß. Das Symptom erscheint vielmehr als eine individuelle Problematik des Patienten bzw. der Patientin. Auf der anderen Seite enthält dieses Symptom auch eine Mitteilung, ist Teil eines kommunikativen Aktes. Um die Bedeutung *dieses* Anteiles der Symptomatik in der Therapie präsent werden zu lassen, kommt es darauf an, das Symptom in eine Beziehung zu den Personen zu setzen, die in einer Familie vorhanden sind. Dies läßt sich z. B. durch Fragen erschließen.

Ich möchte im folgenden eine Reihe von Fragen und Fragetypen darstellen, die sich eignen können, in einer Einzeltherapie die Beziehungsdynamik zu erschließen.

Statt allgemein zu fragen: „Wann trat das Symptom zum ersten Mal auf?", kann ich fragen: „Wer in der Familie hat als erster die Symptomatik bemerkt?"

„Was hat die Mutter gesagt, als der Vater das bemerkte?"

„Was hat der Vater gemacht, wenn die Mutter Sie zum essen gedrängt hat?"

„Wie verhält sich der Bruder, wenn Sie bei Tisch nichts essen oder die Eltern sich deswegen streiten?"

Mit diesen Fragen zum Verhalten kann ein Symptom zum ersten Mal umrissen werden.

Weitere Fragen, die Beziehungen herstellen zwischen Personen, sind auch Fragen nach Unterschieden, da jeder Unterschied eine Verbindung zwischen zwei verschiedenen Dingen herstellt.

„Wer bemüht sich mehr um das Essen, der Vater oder die Mutter?"

„Wer war eher für eine stationäre Behandlung?"

„Zu wem glauben Sie, hat die Mutter die engere Beziehung – zum Vater, zum Bruder oder zu Ihnen?"

„Was glauben Sie, würde der Vater jetzt antworten, wenn er hier wäre und ich die gleichen Fragen stellen würde?" etc.

Diese Fragen, die die Familie häufig aus der phantasierten Perspektive eines anderen Familienmitgliedes darstellen, sollen dazu dienen, die komplexe Realität für den Patienten lebendig zu machen. Gleichzeitig sind sie für die meisten Patienten Fragen, über die sie sich bisher keine Gedanken gemacht haben. Solche Fragen sind dann geeignet, einen inneren Prozeß auszulösen. Z. B. Was denkt der Vater wirklich? Zu wem steht er eigentlich mehr? Was würde passieren, wenn das und das in der Familie eintreten würde?

Andere Fragen sind eher hypothetischer Natur: z. B.

„Was würde Ihr Vater tun, wenn Ihre Mutter Sie nicht mehr zum Essen auffordern würde?"
„Wie ginge es der Mutter, wenn der Bruder von zuhause ausziehen würde?"
„Was meinen Sie, denkt Ihr Bruder dazu?"
„Würden sich die Eltern seiner Meinung nach eher zusammenschließen oder eher trennen?"

Auch hypothetische Fragen nach der Zukunft sind denkbar: „Wenn, wie von Wunderhand, plötzlich das Symptom nicht mehr existierte, wie würde dann Ihr Vater reagieren?"

„Würden sich die Eltern eher besser oder weniger gut verstehen?"
„Wie würde das Ihr Bruder wohl einschätzen?"
„Würde es dem Bruder leichter oder schwerer fallen, von zuhause auszuziehen?"
„Wer würde wohl eher ausziehen, Sie oder Ihr Bruder?"

Eine weitere hypothetische Frage:

„Stellen wir uns einmal vor, Sie könnten das Symptom ganz bewußt herbeiführen und Sie wollten das auch, wie müßten Sie sich dann verhalten, um das zu fördern? Wie müßte Ihr Bruder sich verhalten, wie Ihre Mutter, wie Ihr Vater etc.?"

Ich hoffe damit ist deutlich geworden, wie durch diese Art der Fragen Beziehungsinhalte eines Symptoms verdeutlicht werden können. Wie kann man damit therapeutisch umgehen? Dafür möchte ich vorausschicken, daß solche Fragen in sich eine Bedeutung gewinnen, da sie Reflexionen über sich und die Beziehungen anregen, die weit über die Therapiestunde anhalten. Die Beschäftigung mit diesen Fragen stellt, glaube ich, für viele Patienten eine so intensive Herausforderung dar, daß eine weitere Deutung nicht notwendig ist. Darüberhinaus gibt es jedoch eine Fülle von Möglichkeiten, wie man von Fall zu Fall anders damit umgehen kann. Je nach therapeutischem Kontext läßt sich das weitere Repertoire der systemischen Familientherapie auch hier anwenden. Eine Möglichkeit etwa ist die Bedeutung eines Symptoms für die Erhaltung des Gesamtsystems herauszuarbeiten, d. h. man stellt den stabilisierenden Effekt eines Symptoms für die Familie dar, was i. allg. als positive Konnotation bezeichnet wird. Auf die weiteren Möglichkeiten möchte ich jetzt hier nicht eingehen.

Wie kann nun eine solche Aktualisierung der kommunikativen Bedeutung eines Symptoms auf einer Station erreicht werden? Wie erwähnt stellt für mich die biographische Sichtweise keine verzichtbare Perspektive des Verstehens und der Therapie dar. Ich sehe die Aufgabe eher darin, die familiäre Bezogenheit eines Symptomes ergänzend zu vermitteln. Und der Ort, wo dies meiner Meinung nach sinnvollerweise möglich ist, ist die psychosomatische Visite. Diese Visite hat in einer psychosomatischen Station mehrere Aufgaben. Sie ist am ehesten mit der Rolle eines Hausarztes vergleichbar, der sowohl die körperliche Betreuung des Patienten,

d. h. die medizinische Versorgung als seine Aufgabe versteht, als auch die besondere Sprachübersetzung bezüglich der psychosomatischen Beschwerden. Der visitierende Arzt vermittelt ständig zwischen der Körpersprache und dem inneren Konflikt, d. h. er vermittelt zwischen dem konfliktaufdeckenden Einzel- oder Gruppentherapeuten und den körperlichen Beschwerden des Patienten. Weiterhin ist der Visitenarzt die Vermittlungsstelle zwischen der äußeren Realität des Patienten und der innerseelischen Realität, die mehr oder weniger den Einzel- oder Gruppentherapeuten zum Anwalt hat. Hier vermittelt der Visitenarzt bezüglich der Stationsregeln, Beziehungen zwischen den Mitpatienten, aber auch sozialen Fragen, z. B. Arbeitsplatzfragen etc.

An diese Grenzfläche zwischen innerem Erleben und äußerer Realität schließt sich nach meiner Meinung die Verbindung zwischen der familiären Realität des Patienten und seiner individuellen Symptomatik an. Hier kann der Visitenarzt eine ähnliche Übersetzungsarbeit leisten wie zwischen Konflikt und Symptom. Die Übersetzungsarbeit würde hier bedeuten, die kommunikative Bedeutung des Symptoms dem Patienten in der Visite real werden zu lassen, d. h. die Einbettung seines Symptoms in seine alltägliche Realität soll dem Patienten auf diese Weise deutlich werden. Damit ist der Visitenarzt eine ergänzende und vermittelnde Instanz zu dem Individualtherapeuten, der die intrapsychische Realität des Patienten in den Vordergrund stellt.

Die Visite, die einmal pro Woche stattfindet, ist also die Stelle des Außenbezuges in einer Therapie, die vorwiegend introspektiv orientiert ist. Dabei hat eine solche Visite für die Patienten oft eine provokative und beunruhigende Seite, die mit Einzeltherapeut und Mitpatienten in der Zeit zwischen den Visiten besprochen und bearbeitet werden können.

Es ist daher unumgänglich, das jeweilige Vorgehen mit Einzel- oder Gruppentherapeut abzusprechen, da sonst eine Spaltung des Teams auftritt. Gerade bei der Anwendung von unterschiedlichen theoretischen Konzepten ist eine Spaltung des Teams nur unter einem engen persönlichen Austausch möglich, in dem der Einzeltherapeut und Visitenarzt ihre jeweilige Rollentrennung absprechen.

### *Zum Schluß ein klinisches Beispiel:*

Ein 25jähriger depressiver Patient aus einem medizinischen Hilfsberuf befindet sich seit einiger Zeit auf der Station. Dabei ist die depressive Aggressivität bei dem Patienten für die Mitarbeiter sehr gut spürbar, es läßt sich jedoch therapeutisch nur schwer damit umgehen. Der Patient bleibt in einer masochistischen Unterwerfungshaltung, die dem Therapeuten die innere Aggressivität zwar deutlich werden lassen, es gelingt aber nicht, den Patienten dies zu vermitteln.

Eine gewisse Änderung ergibt sich als in der Visite folgende Fragen gestellt werden:

„Wie meinen Sie wird Ihr Zustand am Ende der Behandlung sein?" Der Patient antwortet: „Kaum besser".

„Wie wird es in einem Jahr aussehen?"

„Werden Sie an Ihrem 30. Geburtstag genauso depressiv sein wie heute?" etc.

Durch diese hypothetischen Fragen wurde der Patient sehr beunruhigt, auch provoziert, betrachtete den Visitenarzt mit unverhohlenem Ärger. Anschließend läßt sich der Patient eher mehr ein in der Therapie.

Kurz vor Weihnachten wurde der Patient erneut depressiv bei der Vorstellung, vorübergehend nach Hause entlassen zu werden. Hintergrund war, daß der Patient bisher stets die Verantwortung übernommen hatte, die Mutter gegenüber dem prügelnden Stiefvater zu verteidigen. Gleichzeitig sah der Patient keine Möglichkeit, dies real zu tun. Auch hier wurden in einer Reihe von Fragen deutlich, daß die beste Möglichkeit für den Patienten sei, depressiv zu werden, um dann die Sorge auf sich zu ziehen und somit den Stiefvater am Schlagen zu hindern. Eine weitere Möglichkeit war für den Patienten nicht erkennbar. Ich legte ihm also diese Möglichkeit nahe, da sie offenbar die einzige sei, die Mutter zu schützen.

Der Patient war durch diesen Vorschlag sehr empört, und berichtete mir später voll innerem Stolz und Abschätzung mir gegenüber, daß er nicht depressiv geworden sei, sondern daß er sich dazu entschlossen habe, nicht wie vorgesehen, die Zeit bei den Eltern zu verbringen, sondern lieber zu Freunden zu gehen, da sich die Eltern schließlich um sich selber kümmern müßten.

# Familientherapie in der Psychosomatik – Alternative oder Ergänzung

P. Möhring

Diese Fragestellung erfordert Annäherung von zwei Seiten: Einer allgemeinen, die Stellung bezieht, inwieweit Familientherapie generell innerhalb der Psychotherapie als Alternative oder als Ergänzung zu bisherigen Verfahrensweisen gelten soll, und einer speziellen Seite, die diese Frage innerhalb der psychosomatischen Medizin stellt, also in der Disziplin, in der sich das körperliche Leiden mit dem seelischen Leiden verbindet. Logischerweise muß die allgemeine vor der speziellen Frage beantwortet werden.

Damit treten wir ein in das weite Feld familientherapeutischer Schulen. So finden wir im als repräsentativ geltenden *Handbook of family therapy* von Gurman u. Kniskern (1981) 17 verschiedene Familientherapiemodelle beschrieben, die zu 5 Hauptgruppen zusammengefaßt werden:

1) Psychoanalytische und Objektbeziehungsfamilientherapie,
2) Intergenerationenfamilientherapie,
3) systemische Familientherapie,
4) verhaltenstherapeutische Familientherapie,
5) bereichernde Familientherapie und Scheidungstherapie.

Spezifikationen werden etwa genannt: kontextuelle Familientherapie, symbolisch-experimentelle Familientherapie, interaktionelle, strukturale, strategische, funktionelle, problemzentrierte Familientherapie. Es ist leicht einzusehen, daß die verschiedenen Schulen die Frage nach Alternative oder Ergänzung unterschiedlich beantworten. Wie kann man dieser Methodenvielfalt begegnen, sich in ihr orientieren und für die eigene Praxis die angemessene familientherapeutische Methode finden? Auch dafür finden verschiedene Schulen unterschiedliche Antworten. Ich werde Ihnen gleich berichten, wie ich als Psychoanalytiker familientherapeutisch arbeite. Vorab 2 allgemeine Bemerkungen: Je mehr familientherapeutische Verfahren sich entwickeln, desto fester begründet sich Skepsis gegenüber allzu theoretischen Ansprüchen. In jeder Facette, um die die familientherapeutische Szene erweitert wird, spiegelt sich einmal mehr wider, wie wenig Hoffnung auf eine irgendwie geartete familientherapeutische „Wahrheit" zu hoffen ist. Noch ein weiterer Hinweis erscheint mir bedeutsam: Es gilt zu vermeiden, hinter bereits erreichte Positionen zurückzufallen. Das für familientherapeutische Tätigkeit erforderliche Umdenken soll nicht mit einem Verzicht auf bereits erworbene psychotherapeutische Kompetenzen einhergehen. Damit wird auch deutlich, daß ich den familientherapeutischen Ansatz eher als Ergänzung und Erweiterung bisheriger psychotherapeutischer Methoden betrachte, denn als Alternative. Ich teile auch nicht die häufig vorgebrachte Ansicht, daß in der Psychotherapie ein radikaler Paradigmawechsel zugunsten der Familientherapie stattfindet oder stattfinden muß. Ohne die ganze Debatte um diesen Punkt aufzurollen, möchte ich am Beispiel der Psychoanalyse zeigen, wie individualpsychologisches und familiendynamisches Denken zueinander in Beziehung gesetzt werden können. In ihr verbindet sich distanzierendes Beschreiben mit unmittelbarem Erleben menschlicher Begegnung, sie ist nicht Methode aus Angst vor dem Eingebundensein in die Welt, sondern Methode der Reflexion eben dieser Prozesse mittels des Gegegenübertragungskonzeptes. Die Spannung zwischen Individuum und Gesellschaft ist in ihr durch kulturkritisches Potential und durch die Theorie des Ödipuskomplexes artikuliert, der sich auf den Grundkonflikt bezieht, sich selbst mit seinen Wünschen und Begehren eingliedern zu müssen in die vorgefundene Welt, dabei angesichts des Möglichen auf die Hoffnung eigener Allmacht zu verzichten. Das Feld, innerhalb dessen sich diese Entwicklung vollzieht, ist für das kleine Kind in erster Linie die Familie, darin die Beziehung zu Mutter, Vater und Geschwistern. Die Begehren der Kinder sind triebhaft – sexueller Natur, sie entfalten sich während der psychosexuellen Reifung in sozialen Kontexten, das heißt, unter der prägenden Einwirkung äußerer Einflüsse. Wenngleich die Wahrnehmungswelt des Kindes sich von den Anfängen seiner Entwicklung an erst allmählich von begrenzter und ausschließlicher Selbstwahrnehmung über eine symbiotische Stufe zur Objektwahrnehmung hin differenziert, steht das Kind doch von Beginn an in einer vorgegebenen Welt, deren Existenz ständig in seine Entwicklung hineinwirkt. Zunächst wirken diese Einflüsse hauptsächlich durch und über die Mutter. Dennoch ist der Vater von Anfang an ständig vorhanden, wie die gesamte soziale Welt mit ihren Regeln und Notwendigkeiten, die ständig auf ein Kind einwirkt. Ja sogar das Kind selbst ruft Reaktionen hervor, die ihrerseits Rückwirkungen haben, unabhängig davon, ob dies ihm bewußt ist oder nicht. Damit ist der Rahmen für eine psychoanalytische Familientherapie abgesteckt: Betrachten wir das Kind von vorne herein in einer Dreiersituation, wir nennen das unter den Bedingungen der Triangularität lebend, haben wir einen Rahmen für das Verständnis familiärer Interaktionen. Die Triangularität meint zunächst Vater, Mutter, Kind. Sie meint aber auch die verschiedenen Beziehungsformen von der narzißtischen über die duale zur triangulären Dimension. Psychoanalyse befaßt sich also in keiner Weise ausschließlich mit Zweipersonenbeziehungen, wie zuweilen behauptet wird.

Die Momente, die die Dynamik einer Familie gestalten, sind aus psychoanalytischer Sicht bewußte und unbewußte Motive, die Beziehung aufeinander folgender Generationen, Wahrnehmungs- und Interaktionsformen, sowie intra- und interpersonelle Abwehrvorgänge.

Die Gesamtheit der bewußten und unbewußten Erwartungen an die nachfolgende Generation sind von Richter (1963) als Rolle definiert worden; er beschreibt Projektionen und Übertragungen der Eltern auf die Kinder. Je nachdem, wie die Eltern ihren Generationskonflikt mit ihren eigenen Eltern gelöst haben, tradieren sie pathologische wie gesunde Beziehungsmuster, halten Kinder an sich gebunden oder ermöglichen ihnen, sich in relativer Autonomie zu entfalten. Beobachtete Familiensituationen sind daher nicht unmittelbar analysierbar, sie werden erst durch ihre Interpretation als metaphorische Wiederaufnahme (Ortigues 1974) eines

Themas des vorgängigen Generationskonfliktes verstehbar. So formt sich die Persönlichkeit des Kindes „als Antwort auf die ödipalen Positionen seiner Erzeuger (Vater und Mutter)" (S. 146).

Die Positionen der Eltern wirken darauf ein, wie die Kinder sich mit ihnen identifizieren und welche speziellen Ausformungen die Eltern-Imagines erhalten, die in ihrer allgemeinen Form an den Primär- und Sekundärprozeß gebunden sind: Die Mutter-Imagines entwickeln sich anhand der primären Objektbeziehung, die in der Regel mit der Mutter stattfindet und durch partielle oder totale Nichtunterscheidung von Subjekt und Objekt charakterisiert ist. „Der Grenzfall dieser Beziehung ist ein Zustand, in welchem Subjekt und Objekt eins sind, die Körpergrenzen zu verfließen beginnen, der Unterschied von innen und außen, Gegenwart und Vergangenheit verschwindet und die Wahrnehmungs-Bewußtseins-Funktionen geschwächt sind" (Mendel 1974). Neben einer „guten" Imago, die mit Liebe, Wärme, Nähe und Nahrung identifiziert wird, entwickelt sich eine „böse" Mutterimago, die Widerschein empfangener Entsagungen, Beeinträchtigungen und Traumata und mit Haß und Angst verbunden ist. Dieser primären Objektbeziehungsform ist die sekundäre entgegengesetzt, die mit den Vater-Imagines verbunden ist. In der Erlebnisweise des Subjekts ist sie nicht mehr global und diffus, sondern partiell und begrenzt. „Subjekt und Objekt bestehen je für sich, anstatt sich ineinander aufzulösen. Identifikationsziel ist nicht mehr die Fusion, d.h., die totale Verinnerlichung des Anderen, sondern die begrenzte Abneigung bestimmter Elemente seiner Macht" (Mendel 1974, S. 245). Diese Form der Objektbeziehung ist mit dem Bild des Vaters verbunden, weil dieser als Dritter in die Mutter-Kind-Beziehung eintritt, als weniger mit archaischen Phantasien kontaminiertes Objekt, als potentieller Befreier aus der verschlingenden Symbiose, aber auch als verbietende Instanz, die Regeln setzt und die Möglichkeiten der Mutter-Kind-Beziehung durch seine Gegenwart und Ansprüche begrenzt. Natürlich sind die Rollen der Eltern kulturabhängig different, ja, noch nicht einmal notwendigerweise an das biologische Geschlecht gebunden. Aber das Prinzip der primär- und sekundärprozeßhaften Umweltbeziehungen mit ihren jeweils spezischen Charakteristika ist für unsere Kultur bindend. In unseren Handlungen und Beziehungen verbindet sich primär- und sekundärprozeßhaftes, wie etwa beim Musiker, wo erst die Verbindung von Gefühl und Ausdruck mit Präzision und Technik den Künstler ausmacht. In klinischen Bereichen wird die Unterscheidung von Primär- und Sekundärprozeß unmittelbar relevant: Bei psychotischen Familien liegen primärprozeßhafte Mechanismen vor, Projektion und Identifikation, Verwischung von Ich-Grenzen lassen einen wahren Dschungel primitiver Abwehrformen entstehen, in denen ein Therapeut sich kaum zurecht findet. Bei neurotischen Familien kommen zwar auch projektive und identifikatorische Mechanismen zum Tragen, wie auch Störungen der Generationsgrenzen. Aber Wahrnehmungsstörungen sind nur partiell vorhanden, Interaktionsformen hinterfragbar, Verdrängung von Affekten und Vorstellungen feststellbar. Bei psychosomatischen Familien scheint der Fall nun so zu liegen, daß häufig eine harmonisierende, fatalistische und überkonforme Bereitschaft zur Unterwerfung unter Regeln und Zwänge verbunden ist mit einer fehlenden Differenzierung der Einzelpersönlichkeiten innerhalb der Familie zugunsten eines umspannenden, unantastbaren Wir-Gefühls.

Das ist eine erste Näherung an das Problem, wie sich Familien, in denen Störungen auftreten, unterscheiden. Allgemein ist es immer das jeweilige Beziehungsfeld, in dem sich entscheidet, welche psychischen Strukturen sich ausbilden, was verbleibt an unerfüllten Wünschen, an vermeidbaren und unvermeidbaren Leiden, welche Interaktionsformen sich entwickeln, und ob sie kommunikativ verfügbar gehalten werden, was davon abhängt, ob ihr Inhalt mit den Positionen der Eltern vereinbar ist. Nicht kommunikativ verfügbare, nach Lorenzer (1974) desymbolisierte Interaktionsformen sind „. . . dem Bereich der Sprache entzogen und setzen sich gerade deshalb um so stärker – dem situativen Zwang gehorchend – in Vollzug" (Buchholz 1982, S. 223). Zu diesen „exkommunizierten" Interaktionsanteilen, die also durch Verdrängung unbewußt sind, zählen häufig emotionale Vorgänge. So entwickeln sich innerhalb einer Familie Fixierungsstellen und Abwehrstrukturen, die auf Konfliktorte hinweisen und zu redundanten Kommunikationsmustern führen, deren unbewußter Sinn sich der Familie nicht erschließt.

Abwehrformen werden nach Reifegraden unterschieden, z. B., von Vaillant (1980) von „psychotisch" (z. B. wahnhafte Projektionen, Verleugnung der Realität) bis „reif" (z. B. Sublimierung, Antizipation). Menzos (1976) unterscheidet zwischen intrapersoneller Abwehr, die sich intrapsychisch als internalisierter Konflikt vollzieht und nicht unmittelbar an das Vorhandensein von äußeren Objekten gebunden ist, und interpersoneller Abwehr, deren Funktionieren an die Realpräsenz äußerer Objekte gebunden ist. Er vermutet eine besondere Notwendigkeit interpersonaler Abwehrarrangements beim Vorliegen narzißtischer Störungen, also bei Störungen im Bereich der Selbst-Objekt-Differenzierung. Interpersonelle Abwehrformen mögen zwar bei narzißtischen Störungen dominieren, sind aber grundsätzlich bei allen Störungen von Paarbeziehungen anzutreffen, wie Willi (1975) gezeigt hat, der das Ineinandergreifen von Abwehrformen in Paarbeziehungen, also auf der Ebene einer Generation, als Kollusion bezeichnet hat. Kollusion ist ein „von den Partnern heimlich, meist in unbewußtem Übereinkommen inszenierte(s) Zusammenspiel, in dem sie versuchen, miteinander und aneinander ihre neurotische Störung zu bewältigen oder zumindest auszuagieren, um sich so einerseits Surrogatbefriedigungen zu verschaffen, andererseits ihre eigene Abwehr zu potenzieren" (Willi 1975, S. 14). So sind die Partner in den pathologischen Anteilen ihrer Beziehung voneinander abhängig, und das um so mehr, je weniger die Partner in ihren Selbst- und Objektrepräsentanzen differenziert sind, also Individuationsstörungen zeigen, wie sie etwa von Kernberg (1976) für Borderlinepersönlichkeiten beschrieben wurden, bei denen Spaltung und Projektion als Abwehrformen überwiegen.

Wenngleich primärprozeßhaftes Erleben ubiquitär ist und gleichsam zum Leben gehört, wenngleich primitive Abwehrformen, wie z. B. Verleugnung von drohenden Gefahren, Projektionen von Feindbildern, auch bei durchaus als reif einzuschätzenden Menschen auftritt, weist es doch auf Pathologisches hin, wenn das Leben überwiegend nach dem Primärprozeß gestaltet wird. Auch Vaillant (1980) fand in seiner Studie primitivere Abwehrmechanismen bei denjenigen, die mit ihrem Leben schlechter zurechtkamen, wie auch bei denen, die im Verlauf seiner 30jährigen Studie krank wurden. Somit wird die Qualität der Abwehrmechanismen zum Gradmesser für die Schwere von psychischen Störungen, und damit auch von Interaktionsstörungen in Familien. Verleugnung, Projektion, projektive Identifikation und Spaltung, treten gehäuft dort auf, wo die Entwicklung stabiler Selbst-Objekt-Grenzen nicht gelingt. Sie sind als interpersonelle Abwehrformen auf die Realpräsenz der Objekte angewiesen, auf die projiziert werden kann, und sind eher dem Primärprozeß zuzuordnen. Sie erschweren Individuationsschritte in solchen Familien ungemein. Diese Überlegungen legen es nahe, an Familientherapie als geeignete Therapieform vor allem in solchen Fällen zu denken, bei denen vor allem auf präödipalem Niveau interagiert wird. Harmonisierende Konfliktvermeidung, Entwicklungsstillstand und verschmelzende Bindung sind Merkmale, die Wirsching (1983) bei psychosomatischen Familien für typisch hält, Merkmale, die im wesentlichen auch von Minuchin et al. (1981) postuliert werden. Overbeck (1984), der Formen psychosomatischer Symptombildungen eingehend beschrieben hat, kommt in einer Studie über psychosomatische Familien zu dem Schluß, „daß bei den schweren psychosomatischen Krankheitsformen, die im allgemeinen auch als Psychosomatosen bezeichnet werden, der gestörten Selbst-Objekt-Beziehung doch eine vorrangige Bedeutung zukommt" (Overbeck 1985, S. 389). Schöttler (1981) weist auf Affektstörungen und Ich-Schwäche psychosomatischer Patienten hin, und Fürstenau (1983) fordert für strukturell Ich-gestörte Patienten ein erweitertes Behandlungsparadigma, das sich auf den gesamten Bezugsrahmen des Patienten bezieht. Dies läßt Familientherapie bei schweren psychosomatischen Krankheiten als geeignete Therapieform erscheinen, besonders, da Störungen im Bereich der Selbst- und Objekt-Repräsentanzen immer mehr als eine Person betreffen, und einzeltherapeutische Settings eine schwere Bedrohung der nicht behandelten Mitglieder einer Familie bedeuten können.

Ob eine solcherart erweiterte Perspektive sich nur systemtheoretisch artikulieren kann, erscheint mir fraglich. Ich habe versucht, zu zeigen, daß das psychoanalytische Paradigma durchaus einen Rahmen für das Verständnis familiärer und darüber hinausgehender Interaktionsprozesse bietet. Allerdings fordert dies Reflexionen über Selbstverständnis, Setting, Therapieziel und Technik. Beim Selbstverständnis ist vor allen eine Besinnung auf die kulturkritischen Anteile der Psychoanalyse nötig, damit verhindert wird, daß Familientherapie auf familialistisches Anpassungsdenken reduziert wird. Das familientherapeutische Setting ist äußerlich leicht herzustellen: Statt eines einzelnen Menschen kommt eben eine Familie in Behandlung. Schwierigkeiten ergeben sich hier eher bei dem Therapeuten, der nun die Familie mit ihren Störungen insgesamt als seinen Patienten begreifen lernen muß. Damit ändert sich auch das Therapieziel: Es gilt, in Formen wie Inhalten gestörte Beziehungen zu behandeln. Daß dies ausschließlich mittels Bewußtmachung, des Verstehens von zuvor unbewußten Sinnzusammenhängen zu erreichen ist, wie es bei Anwendung der klassischen Behandlungstechnik der Psychoanalyse geschieht, muß verneint werden. Zum Beispiel bei dissozialen und psychotischen Familien sind die Kommunikationsstile so wirr, daß ein Therapeut wenig Wirkung hat, wenn er nicht strukturierende Maßnahmen ergreift. Hat die stellvertretende Übernahme von Ich-Funktionen für den Patienten, wie sie Fürstenau (1979) bei strukturellen Ich-Störungen empfiehlt, den Nachteil einer Petitio principii, die dem Patienten die Möglichkeit nimmt, sich jenseits einer Spiegelbeziehung zu erkennen, entgeht der Therapeut einer solchen vorwegnehmenden Unterstellung, wenn er nur für seine Handlungsfähigkeit nötige Bedingungen setzt. Da psychosomatische Familien sich durch Harmonisierung und Konfliktvermeidung auszeichnen, die als Abwehr von oral- und analsadistischen Impulsen aufzufassen sind, wird die Deutung solcher Impulse nur Angst und Verstärkung von

Widerständen nach sich ziehen, solange sie befürchten, diese Impulse würden sie zerstören.

Die meisten Therapeuten scheinen sich darüber einig zu sein, daß bei der Behandlung psychosomatischer Patienten spezielle Techniken angewandt werden müssen. So empfiehlt Fürstenau (1983) etwa für strukturell Ich-gestörte Patienten, zu denen wir die schweren psychosomatischen Kranken zählen, eine Erweiterung des Settings zur Familien- oder Paartherapie zu erwägen. Auch empfiehlt er, die Provokation von Widerstandsreaktionen zu vermeiden, den Kontakt genau zu dosieren, als Therapeut Aktivitäten wie Erklärungen, Handlungsanweisungen und supportive Übernahme von Ich-Funktionen in das technische Instrumentarium aufzunehmen. Schöttler (1981) empfiehlt für psychosomatische Patienten eine Behandlungsphase, die speziell die Stärkung von Ich-Funktionen bezweckt. Wirsching (1983) beschreibt, wie mittels paradoxer Interventionen die anfänglichen Widerstände von Familien mit psychosomatischen Kranken umgangen werden können. Systemisch arbeitende Therapeuten haben viele Techniken entwickelt, die vor allem an den Familienwiderständen ansetzen. Für den psychoanalytisch denkenden Therapeuten stellt sich die Frage, inwieweit es erforderlich und er bereit ist, seine Methodik an diese Patientengruppe anzupassen. Ich bin der Auffassung, das Konzept der Einsicht sollte in sich psychoanalytisch verstehender Familientherapie nicht aufgegeben werden, man kann nach meiner Einschätzung auf Techniken verzichten, die bei Patienten Veränderungen hervorrufen, ohne daß diese eine Chance haben, zu verstehen, was mit ihnen passiert (Möhring 1982). Unverzichtbar ist indessen die Verantwortung des Therapeuten für ein arbeitsfähiges Setting, das heißt, er muß in erster Linie dafür sorgen, daß er arbeiten kann, grundsätzlich nicht anders als in der Einzeltherapie, wo ebenfalls über Termine, Honorare etc. ein Rahmen gesteckt wird. Nur, daß in der Familientherapie die Aufrechterhaltung des Settings mit mehr Aufwand verbunden ist, wenn der Therapeut zum Beispiel dafür sorgen muß, daß seine Interventionen ankommen oder daß er seine Gegenübertragung kontrollieren kann. Veränderungsängsten, die Patienten möglicherweise haben, kann auch durch deutende Verfahren begegnet werden. Es scheint mir entbehrlich, den Status Quo in einer Familie zu verschreiben, wenn er als Angst vor Belastungen verstehbar ist, auch in einer psychoanalytischen Einzeltherapie wird der Widerstand vor dem Abgewehrten gedeutet, um dem Patienten zu ermöglichen, das Unbewußte anzunehmen. Damit habe ich einen weiteren Punkt benannt, der für die psychoanalytische Familientherapie zentral ist: der Familienmythos, der vorgängige unbewußte Generationenkonflikt, der sich in der Szene entfaltet, die die Familie vor dem Therapeuten unbewußt inszeniert. Dieses zur Einsicht zu bringen, und dabei die kommunikative Kompetenz der Familie zu vergrößern, ist Ziel ihrer Bemühungen.

Da wir wissen, daß primär in Familien oft kein starkes Bedürfnis nach Einsicht besteht, gilt es, sie behutsam dafür zu gewinnen, in dem Glauben, daß der Gewinn kommunikativer Kompetenz freier und reifer macht, und unabhängiger gegenüber gesellschaftlicher, politischer und therapeutischer Manipulation.

## Literatur

Buchholz M (1982) Psychoanalytische Methode und Familientherapie. Fachbuchhandlung für Psychologie, Frankfurt

Fürstenau P (1979) Zur Theorie psychoanalytischer Praxis. Klett-Cotta, Stuttgart

Fürstenau P (1983) Paradigmawechsel in der Psychoanalyse (angesichts der strukturellen Ich-Störungen). In: Studt HH (Hrsg) Psychosomatik in Forschung und Praxis. Urban & Schwarzenberg, München

Gurman AS, Kniskern DP (1981) Handbook of family therapy. Brunner/Mazel, New York

Kernberg O (1976) Object relations theory and clinical psychoanalysis. Aronson, New York

Kernberg O (1981) Objektbeziehungen und Praxis der Psychoanalyse. Klett-Cotta, Stuttgart

Lorenzer A (1974) Die Wahrheit der psychoanalytischen Erkenntnis. Suhrkamp, Frankfurt

Mendel G (1974) Die Mutter- und die Vaterimagines. In: Stork J (Hrsg) Fragen nach dem Vater. Alber, Freiburg

Menzos S (1976) Interpersonale und institutionalisierte Abwehr. Suhrkamp, Frankfurt

Minuchin S, Rosman BL, Baker L (1981) Psychosomatische Krankheiten in der Familie. Klett-Cotta, Stuttgart

Möhring P (1982) Überlegungen zur Beziehung von Psychoanalyse und Systemtheorie am Beispiel der Familientherapie. Psychoanalyse 3: 354-370

Ortigues E (1974) Das Inzestverbot und der Platz des Dritten. In: Stork J (Hrsg) Fragen nach dem Vater. Alber, Freiburg

Overbeck G (1984) Krankheit als Anpassung. Suhrkamp, Frankfurt

Overbeck G (1985) Familien mit psychosomatisch kranken Kindern. Verlag für Medizinische Psychologie, Göttingen

Richter HE (1963) Eltern, Kind und Neurose. Rowohlt Verlag, Reinbek

Schöttler C (1981) Zur Behandlungstechnik bei psychosomatisch gestörten Patienten. Psyche Stuttg 35: 111-141

Vaillant G (1980) Werdegänge. Rowohlt, Reinbek

Willi J (1975) Die Zweierbeziehung. Rowohlt, Reinbek

Wirsching M (1983) Familiendynamik und Familientherapie psychosomatischer Krankheiten. In: Studt HH (Hrsg) Psychosomatik in Forschung und Praxis. Urban & Schwarzenberg, München

Leibnahe Verfahren in der Psychotherapie
psychosomatisch Kranker

# Funktionelle Entspannung, ein körperbezogenes Therapieverfahren, das die Beziehung zu sich selbst und zur Umwelt verändert

M. Fuchs

Ein leibnahes Verfahren in der Psychotherapie, das unbewußtes Fehlverhalten aufzudecken versteht, sollte tiefenpsychologisch fundiert sein, damit es den Menschen ganzheitlich, mit Leib und Seele erreicht.

Unter Fundierung verstehe ich die gemeinsamen Grundlagen, die durch die psychoanalytische Theorie das Verständnis der Lebens- und Leidensgeschichte des Menschen vertieft hat, nämlich die Einsicht, daß Unsichtbares, Unbewußtes in uns selbst heilsam oder krankmachend wirkt, die Einsicht, daß zwischenmenschliche Beziehungen – beginnend mit der Geburt – Gefühle und Affekte auslösen, daß sie neben eigenen Empfindungen zu verarbeiten sind, daß sie belebend oder ängstigend wirken, die Einsicht, daß Konflikte Eindruck machen und nach Ausdruck verlangen oder verdrängt werden und dann krank machen können, die Einsicht, daß deshalb Verdrängtes – ist es erst einmal aufgedeckt – einverleibt und aufgelöst werden kann, damit eine „Unbefangenheit zu leben" wiedergewonnen wird. Das heißt, daß nicht nur aus Es mehr Ich, sondern auch aus Ich wieder Es werden möge.

Nichts geht ohne den erlebnisfähigen Körper, den V. v. Weizsäcker „Leib" nannte. Es gilt, Fehlverhalten, das sind auch Beziehungsstörungen, aufzudecken. Die funktionelle Entspannung (FE) beginnt nicht an den Konflikten, den Objektbeziehungsstörungen oder den Gefühlen, sondern am eigenen Körpererleben, am besseren Spürsinn für sich selbst. Ein leibhaftes Erinnern führt dorthin loslassend, wo Fehlverhalten, Widerstände gefunden werden. Es führt zu mehr Bewegtwerden, Sichbewegenlassen. Das wiederholte Wahrnehmen von konkreten Druckveränderungen lernt der Patient beschreiben. Indirekt vertieft sich sein Atemrhythmus. Das Zwerchfell, der autonome Anteil der Atmung, erfährt über das funktionelle Entspannen Impulse, die ordnend auf das vegetative Nervensystem wirken. Früher hieß es das „animalische" Nervensystem. Wer sich auf unsere Methode einläßt, geht mit dem „leiblichen Unbewußten" um. Es soll, wie in einer Psychotherapie, hier über den empfindbaren Leib, behutsam aufdeckend, von Ängsten und Zurückhaltungen befreit werden. Eine autonome, natürliche Reaktionsfähigkeit kann wiedergewonnen werden.

Mit der FE soll eine Methode vorgestellt werden, die zwischen 1945 und 1963 in Heidelberg in Zusammenhang mit der medizinischen Universitätsklinik entwickelt wurde und die sich bewährt hat. Schon zu Krehls Zeiten gab es dort eine „ganzheitliche" innere Medizin, die „ärztliche Gespräche", „sorgfältige Allgemeinbehandlung, biographische Anamnese, psychodynamische und psychosoziale Zusammenhänge in das Kranksein einbezog; das sind Grundhaltungen der anthropologischen

Medizin oder besser: der medizinischen Anthropologie, die sich mit dem Namen Siebeck und v. Weizsäcker verbinden.

Ein Krankheitsverlauf wird auch von der inneren Lebensgeschichte des Patienten bestimmt, so lehrte es v. Weizsäcker. Er fragt „Warum gerade hier? Warum gerade jetzt?" oder sagt: „Erlebnisse gehören zum Wesen der Krankheit und zu den objektiven Methoden der klassischen Medizin" (v. Weizsäcker 1947) oder „Das Erleiden von Gefühlen und Affekten und das Lernen, damit umzugehen, die Abhängigkeit des Menschen von Leidenschaften wie Liebe, Haß, Trauer, Glück, Unglück: das sind Themen, die krankmachend wirken und die im Therapieprozeß nicht ausgeschlossen werden können". Revolutionäre Ideen vor 40 Jahren, in den Kreisen einer medizinischen Universitätsklinik, die den Menschen als Subjekt ernst nahm und damals schon eine patientenorientierte, menschlichere Medizin anstrebte.

„Medizin kam in Heidelberg in Bewegung". Aus Siebecks (1983) Buch zitiere ich: „Der Kranke erlernt es unter zielbewußter Psychotherapie sich selbst zu befreien, er erkennt die Fehler seines Fehlverhaltens auch über den Leib." „Die Atmung ist ja oft nur der Spiegel seiner inneren Verhaltung". Neurose nannte er „Leben mit fehlgeleiteter Energie" und sprach vom „vegetativen Ordnungsgefüge". Aus solcher therapeutischen Haltung verstand er zu fragen, dem Patienten zu helfen, Fragwürdiges zu entdecken, nicht nur Störendes aufzudecken, sondern auch die Selbstheilungskräfte im Menschen zu finden, nicht ihm etwas aus- oder einzureden oder „Richtiges" zu suggerieren, sondern in einer Vertrauen und Solidarität gewährenden Beziehung, Lösung, Änderung anzustreben.

Nur weil ich wiederholt die Gelegenheit hatte, mit solchen Männern und Frauen ins Gespräch zu kommen und mit meinem Anliegen verstanden wurde, hat sich die FE so entfalten können.

Die FE ist eine behutsame Körpertherapie, die zwar auch abgewehrte, dynamische Kräfte im Patienten entbindet, sie aber nicht steigert oder im Agieren verstärkt, sondern die Beziehung zu sich selbst, rhythmusorientiert, nach innen *und* außen zu erspüren lehrt. Der Patient darf immer wieder klagen, genau beschreiben. Was stört? Wo? Wie? Wann? Was läßt sich daraus schließen? Was ändern? Das Körperempfinden bekommt Sprache, der Dialog zwischen dem Patienten und sich selbst und der zwischen ihm und dem Therapeuten beginnt. Körpersprachliche Wörter können bedeutungsvoll gehört werden, wie „loslassen", „zurückhaltend eng" oder „sich weit empfinden", das Aufhören bemerken. Im Rhythmus drückt sich Abwehr oder Zuwendung, Geben und Bekommen aus. Das Empfinden für sich (engl. „sensation") ist die präverbale Basis für Gefühle („emotions"). Unsere Patienten lernen empfindbare Veränderung beschreiben, die zur Grundlage ihrer natürlichen Lebendigkeit führen soll. Dieser Eigenrhythmus ist äußerst störbar von innen und außen. Vom ersten Schrei des Neugeborenen bis zum letzten Hauch des Sterbenden leben wir von dieser präverbalen Beziehung zur Welt, zum Luft-Stoff-Wechsel.

Der Austausch des Ein- und Ausatmens, das Gespannt- und Entspanntwerden, der Funktionskreis Atmen stellt die Verbindung von innen nach außen und von außen nach innen her, also die Beziehung zur Umwelt. Ob die Berührung mit der Luft oder das Angefaßt- oder gar Geklopftwerden durch den Geburtshelfer den ersten Schrei auslösen: auf das Ein- folgt das Ausatmen, der Schrei, *später* das Saugen. Das sind alles Vorgänge, die den sensiblen Mund- und Nasen-Rachen-Raum betreffen. Das ist der Ort des Luftaustauschs, in dem die ersten Objektbeziehungen vor sich gehen. Auf die leisesten Reize reagiert das Hautempfinden und das Atmen. Denken sie an die schnurrende Katze oder noch besser an sich selbst, wenn Sie zärtlich gestreichelt werden und Ihre animalischen Anteile unbefangen reagieren dürfen! - Animalisch kommt von *anima* (die Seele). So lese ich bei Th. v. Uexküll (1985), der Batson zitiert. Diesen beseelten Leib, der erlebnis- und veränderungsbereit sich auf sich und das Ordnungsprinzip seines persönlichen Rhythmus verlassen lernen kann: Das ist ein Lernziel der FE. Das biodynamische Prinzip des Atemrhythmus führt *nicht* zu einer egoistisch, narzißtisch verstandenen Autonomie, sondern zum dialogischen Hin und Her, erfährt Reiz und Reaktion vom einen zum anderen Partner, sucht die Gegenseitigkeit, weil wir auf uns selbst *und* aufeinander angewiesen sind, wie beim Ein- und Ausatmen. Der Atemrhythmus mit seinen nicht machbaren Anteilen ist ein, wenn auch leicht störbares, Ordnungsprinzip. Das Atmen wird in unserer Methode nie direkt verändert. Weder Versenkungs- noch Entgrenzungszustände sind angestrebt, kein Umschalten ins Hypnoid, wie das im autogenen Training entsteht, wenn das rhythmusorientierte Körpergeschehen wahrgenommen, die eigene Gestalt in ihrem Gewicht und ihrer Abgrenzung erfahren wird. Die Körperwahrnehmung für Innenraum oder Öffnungen, für Spielraum und kleine Reize, für Unterschiede und Veränderung werden vom Patienten sehr konkret beschrieben. Daraus ergeben sich für den Therapeuten neue Angebote oder Fragen. Der Patient lernt dieses dialogische auf sich Hören und mit sich Umgehen auch allein. Er wird neugierig auf sich selbst. Das ist unser Üben ohne Übungen. Erst diese Mitbeteiligung bringt erwünschte Erfolge. Häufiges, kurzes Erinnern hat sich mehr bewährt, als „Trainieren". Elementares, animalisches Lebendigsein soll an der Basis, wie „absichtslos" ermutigt werden. Wir kennen Spielregeln, damit aus der Anregung keine Aufregung wird, oder damit das Entspannen - wo möglich - zum funktionellen Gleichgewicht führt.

Die Schwingungsfähigkeit des Zwerchfells hat eine zentrale Bedeutung für Hergeben und Aufnehmen, für Abwehren und Einverleiben. Orale und anale Bereiche, Mundraum und Bauchraum lassen sich sensibilisieren oder einfach wahrnehmen. Auch für sexuelle Probleme kann angstlos Sprache gefunden werden. Wir lösen in der FE nicht über Urschreien, aber wir suchen den inneren Zusammenhang von oben und unten oder von außen und innen und umgekehrt. Das gelingt auch in einer spieltherapeutischen Kindertherapie. Sinnlich-Vegetatives kann erinnert werden, was autonomiestärkend wirkt. Die nächsten Beziehungspersonen werden für dieses Umgehen mit sich - wo möglich - auch gewonnen, rigide Verhaltensmuster können dadurch abgebaut, der Umgang mit sich selbst und untereinander verändert werden.

Vorbedingungen für frühe Störungen werden heute in der „sensiblen Phase" gesehen. Nicht erst Mahler (1975) weist darauf hin. Schon Fenichel spricht von einer „respiratorischen Phase" und in der Neoanalyse wird unterschieden zwischen einer „oral-rezeptiven" und einer „oral-aggressiven" Phase *neben* der „intentionalen Empfindungsphase". Die leibhaften Rhythmusstörungen, die durch eine ängstliche oder unsichere Mutter übertragen werden, beeinflussen nicht nur das seelische, sondern auch das neurovegetative Gleichgewicht.

Hier noch etwas zur Geschichte der FE. Die Methode wurde an einem Kleinkind entwickelt. Unser zweiter Sohn bekam halbjährig, mitten im Sommer für wenige

Tage hohes Fieber. Erst beim 3. Mal wurde er geröntgt und eine Bronchopneumonie festgestellt. Eine therapieresistente spastische Bronchitis ergab sich daraus. Das war 1943. Alles, was damals medizinisch möglich war, wurde getan. Klinik- und Sanatoriumaufenthalte schadeten dem Kind zwar nicht – sie besserten aber auch nichts. Seine inwendige Tendenz, vertikal kurz Luft zu holen, aber nur nicht tief zu den verschleimten Bronchien eine Beziehung aufzunehmen, bereiteten die ersten Asthmaanfälle vor. Ich erkannte die Rhythmusstörung, die in diesem Alter weder mit Wille noch Verstand umgewöhnt werden konnte. *Das* eben wurde die Chance, unbewußt funktionierenden Vorgängen aus ihrem Fehlverhalten heraus in ihre alte Ordnung zurückzuverhelfen. In diesem Alter wird in einer Therapie, die FE einsetzt, immer die Mutter als Kotherapeut gewonnen. Zu erläutern, wie wir das machen, führt hier zu weit und gehört in die Kindertherapie der FE. Daß es gelungen ist, bei dem kleinen Kind eine andere, positive Beziehung zu sich zu finden, wurde an der Rückmeldung deutlich. Wenn es ihm schlecht ging, rief es: „Mama puh machen!" Ganz still und gesammelt brummte der Junge dann, so kurz oder so lang wie er konnte. Er lernte mit diesem Puhmachen, die Verbindung abwärts zu seinem Brustkorb wieder zu finden. Zunächst unter den einfühlenden Händen der Mutter, wagte er, sich auch inwendig loszulassen. Er benutzte Bereiche wieder, die er bisher ängstlich vermieden hatte. Abhusten gelang, die Not konnte abgefangen werden.

Der Erfolg mit diesem Kind faszinierte mich und die ihn behandelnden Ärzte. Eine Begegnung mit Richard Siebeck, dem Chef der medizinischen Universitätsklinik (1946), wurde die Geburtsstunde der Methode. Meinen Bericht hörte er interessiert an – auch meinen arglosen Satz: „Ich glaube, ich habe mit diesem Weg den Einschlupf ins vegetative Unbewußte gefunden, gerade weil Wille und Verstand bei diesem Kind sich noch wenig beteiligen konnten!" Darauf antwortete er: „Wenn Sie über das *unbewußte* Atmen Einfluß auf das Vegetativum nehmen können, dann wäre das ja ein Weg, unsere funktionell Gestörten ins Gleichgewicht zu bringen. Das interessiert mich! Wir können nur sedieren oder anregen!"

Damit fing eine intensive Zusammenarbeit mit dieser Klinik an, besonders mit Viktor v. Weizsäcker, der mit seiner Abteilung aus Breslau dorthin zurückkam. Er war mit seiner anthropologischen Medizin und psychosomatischen Fragestellung für neue Wege offen.

Auf der Suche nach einem neuen Menschenbild, oder um den kranken Menschen besser zu verstehen, verschoben sich damals die Bezugspunkte vom Erklären zum Verstehen, vom Wissen zum tiefer Fragen, vom Bewußten zum Unbewußten, vom Trainieren zum Geschehenlassen. Vielschichtig aber immer leibhaft ist der Mensch: eindrucksbereit und ausdrucksfähig, erleidend und handelnd, wahrnehmend und sich bewegend, empfindend und denkend, spontan und kontrolliert, erinnernd und vorauswissend, offen oder verdrängend für Gefühle und Affekte, die ihm selbst und anderen wohltun oder verletzen, gebend und nehmend, ein agierendes und reagierendes Wesen. Er ist ausgespannt in Gegensätzen oder Entsprechungen, sehnt sich nach Einheit und Ruhe, ist Veränderungen ausgesetzt, klammert sich ängstlich an Halt, verliert die Unbefangenheit, animalisch zu leben oder tut sich schwer, sich auf seine Natürlichkeit, seine Spontaneität zu verlassen. Seine ihm zugewiesene Umwelt ist komplizierter als die des Tieres. Die Freiheit, sie zu gestalten, hat ihren Preis.

In dem erwähnten Aufsatz Th. v. Uexkülls sucht er, ähnlich der Systemtheorie, zu einem besseren Verstehen der komplizierten Sachverhalte der Psychosomatik zu finden. Das geht auch die an, die ganz praktisch und konkret – wie wir in der FE – nach einem vielschichtig störbaren „Fließgleichgewicht" (Bertalanffy) suchen. Je differenzierter „lebende Gebilde" sich entwickeln, desto mehr Möglichkeiten für Fehlverhalten ergeben sich, aber auch um so mehr sensible Korrekturen. Dazu gehört, daß verstanden wird, was das alte, falsche oder das neu erfahrene Verhalten bedeutet. Reaktionen sind Antworten auf Empfindungen, auf „Zeichen", auf Erfahrungen, Erlebtes, was Eindruck machte. Darauf wird gut oder weniger gut geantwortet, ökonomisch oder unökonomisch reagiert.

Bei all diesem tief unbewußten Fehlverhalten wird es notwendig, daß der Patient durch seine Mitarbeit eine elementare Beziehung zu sich, über seinen Eigenrhythmus bekommt. Über den erlebnisfähigen Leib sagt V. v. Weizsäcker (1949/1951): „Körper und Seele gehen miteinander um", oder er spricht von einem „rhythmischen Hin- und Herschwingen von einem zum anderen, wobei aber der Körper immer nur der Stellvertreter der Seele oder die Seele die Stellvertreterin des Körpers ist. Sie sind einander äquivalent, aber doch verschieden. Es gibt kein Gleichgewicht zwischen beiden, weil sie Gleichnis eines des andern sind". Er sagt aber auch: „Die „psychosomatische Medizin muß eine tiefenpsychologische sein, oder sie wird nicht sein".

Wenn ein Patient z. B. über HWS- oder Schultergelenkbeschwerden klagt, die sich nicht mit einer Wärme- oder Massagebehandlung bessern, vielleicht sich sogar unter einer krankengymnastischen Bewegungstherapie verschlechtern, dann lohnt es sich, nach Fehlverhalten, nach tieferen Verspannungen zu suchen, die autonom gesteuert sind. Das ist unsere Arbeit am Leiblichen. Sie ist ohne Verständnis für tiefenpsychologische Theorien und Selbsterfahrung für psycho- und soziodynamische Zusammenhänge nicht in ihrer Wirkung auszuschöpfen.

Wir sehen den Menschen vernetzt in eine ihm eigene „Wirklichkeit", multifaktoriell störbar, aber auch veränderungsbereit, um Gleichgewicht in mehreren Ebenen bemüht. Er sucht ein Leben lang mit Leib und Seele, mit Vernunft und was höher ist als alle Vernunft, danach, „in Ordnung" zu kommen. „Es" soll stimmen, er möchte ausgewogen, in lebendigem Austausch mit sich, seinen Fähigkeiten und Möglichkeiten sein, mit seinen Hoffnungen, Bedürfnissen, Schmerzen und Enttäuschungen: ein tätiger *und* sich-überlassen-könnender Mensch. Dieses „Es" ist in unserem Verständnis nicht nur eine „Art von Ordnungssystem, Instanz des psychischen Apparats ...", wie ich im *Handbuch der inneren Medizin* (Freyberger 1977) finde. Groddek (1951) vergaß die „Weisheit des Leibes" nicht. Bei ihm lese ich: „Es scheint, daß das ‚Es' im Rhythmus sich ebenso äußert wie im Symbol". Symbole, Zeichen müssen gesehen, gespürt und verstanden, ins Ganze eingeordnet werden. Da gibt es „Ordnungen", „inneren Halt", „Zeit" und „Raum", erfahrbar in der eigenen Gestalt und am eigenen Rhythmus. Vertrauen, Frustrationstoleranz läßt sich entwickeln. Wenn wir selbst gelernt haben, daß Loslassen Distanz von außen bringt, daß wir warten lernen können, ohne uns unter Druck zu bringen, werden wir beziehungsfähiger. Dann erfahren wir echte Bedürfnisse und Antriebe, die Innen und Außen verbinden. Ein „Fließgleichgewicht", eine zur Mitte hin orientierte Balance kann in kritischen Lebenslagen zu Ablehnung oder Zuwendung, zum Verzicht oder zur Hingabe verhelfen. Dem instinktarmen Menschen ist ein differen-

zierter Spürsinn notwendig. Er wird dadurch nicht empfindlich, sondern empfind-
sam.

Das trifft auch auf die Haltung des Therapeuten zu. Wer sich auf eine so verstan-
dene Beziehungstherapie mit Leib und Seele einläßt, muß eine gute Vorbildung und
ein sehr gutes Körpergefühl haben. Das heißt eine mittezentrierte Bereitschaftshal-
tung, die beweglich hält in Nähe und Distanz. Dogmatische Gewißheiten machen
ihre Vertreter „hölzern oder kopflastig". Doch wer unabgegrenzt ein nur Einfühlen-
der ist, identifiziert sich so, daß keine „Distanz in dialogischer Beziehung" gelingt;
darunter verstehen wir: die Kunst, Fragen zu stellen, ohne auszufragen, weil wir uns
auf die Sprache und die Klagen der Patienten einlassen können. Es gehört dazu die
Geduld, Antworten und Einfälle abzuwarten, lebendig schweigen zu können. Das
hat viel mit dem Eigenrhythmus zu tun. Immer wieder wird in der FE in die Ebene
der Leibhaftigkeit geführt, in die Selbstwahrnehmung, also in einen anderen Stil des
Austauschs. Der Therapeut gibt Angebote und Hilfen zur vielseitigen Selbsterfahrung.

Die guten alten Psychotherapeuten legten Wert darauf, daß notwendiges, wieder-
holtes Erinnern solange durchgearbeitet wurde, bis vom Patienten Veränderungen
in der leibhaften Befindlichkeit gespürt wurden (Klüwer 1976). Ein intellektuelles
Glasperlenspiel oder die Folgen vorzeitigen Deutens wurden damit vermieden.
Kein Wunder, daß die Leibmethoden in der Psychotherapie z. Z. eine Rolle spielen.
Auch fällt auf, daß vorwiegend aus den Bedürfnissen der Sozialpsychiatrie und der
Familientherapie der Wert der „Gegenseitigkeit" der „Solidarität", des „Dialogi-
schen" für die therapeutische Beziehung von analytisch Denkenden diskutiert wird
(Richter 1972; Strozka 1983; Willi 1984).

Damit läßt sich eine geringere Abhängigkeit des Patienten vom Therapeuten vertreten. Sie wird in der FE noch dadurch unterstützt, daß in größeren Abständen
gearbeitet wird und daß der Patient kleine Aufgaben, Erinnerungen mitnimmt. Er
lernt mit seinem wahrnehmungsfähigen Leib konkret Unterschiedliches zu empfinden. Dafür finden manche Patienten leichter Worte als für Gefühle, und für die, die
nur über Probleme reden wollen, wird diese Realität („Wo? und wie? Bin ich hier
und jetzt?") auch wichtig.

Das ist der mühsame Prozeß, daß Klagen gehört und verstanden, daß Befinden
verändert werden kann, weil der Beitrag des eigenen Fehlverhaltens aufgedeckt
wird und gesunde Anteile im Patienten helfen können, mit Störungen besser umzugehen.

Die Brücke zum konfliktorientierten Gespräch ist mit diesem leibtherapeutischen
Weg leicht zu finden. Es liegt sowohl am Therapeuten wie an der Auswahl der Patienten, wieviel Aufzudeckendes durch Einfälle und Beiträge des Patienten die Therapie erweitert. Um mit seinen Lebensschwierigkeiten in ein besseres Gleichgewicht
zu kommen, wird ein FE-Therapeut immer wieder an die leibhaft vertiefte Beziehung zu sich selbst erinnern.

Sinnlich-Wahrnehmbares - auch Unordnung, noch bevor dadurch Schmerzen
entstehen - wird in uns allen bekannten Redewendungen gemeldet, die therapeutisch besser genützt werden könnten: „Es schlägt mir auf den Magen!", „Es stinkt
mir!", „Es geht mir an die Nieren", „Ich habe die Nase voll!", „Es greift mir ans
Herz!", „Es bleibt mir die Spucke weg!", „Es bleibt mir die Luft weg!", „Es schnürt
mir die Kehle zu!" Immer ist der Atemrhythmus dabei betroffen. „Es" ist hier

immer Erlebtes, was störte. Es kann auch etwas „Lustvolles" bedeuten, wenn es heißt: „Es läuft mir das Wasser im Munde zusammen!" oder „Es geht mir das Herz auf!" Die Reaktion auf Erlebtes trifft immer Funktionelles und darüber Organe. Die FE versteht den unbewußten Atemablauf zu beeinflussen. Inwendiges, rhythmusgebundenes Gelassen-Bewegt-Sein, verbessert leiblich den Stoffwechsel und gibt seelisch Verarbeitungshilfe für Schwierigkeiten.

Im Rhythmus verbergen sich Verhaltensangebote, die individuell, ohne etwas hineinzuinterpretieren, zwischen Patient und Therapeut erarbeitet werden. Die persönlichen Defizite werden sorgfältig aufgesucht. Jeder entdeckt seine eigenen Schwächen, aber auch neue Wege, mit ihnen umzugehen. Die leibliche Erfahrung *und* die ausdruckspsychologische Bedeutung des Empfundenen sind entscheidende Übersetzungsvorgänge, um beim ganzheitlichen Verstehen seiner selbst einen Schritt weiter zu kommen. Diese kritikbereite Neugier und größere Vertrautheit mit sich selbst und seine rhythmusorientierte Dynamik macht den Menschen nach innen und außen sensibel, veränderungsbereit und reaktionsfähig. Die Mitte Orientierung ist wie ein „innerer Kompaß", auf den wir uns verlassen können. Beziehung wird als Austausch, als lebendigmachende Gegenseitigkeit erlebt, die den ganzen Menschen mit Leib und Seele, mit Haut und Haar, meint.

## Literatur

Freyberger H (1977) Handbuch der inneren Medizin. In: Bock HE, Gerok W, Hartmann F (Hrsg) Klinik der Gegenwart, Bd X. Urban & Schwarzenberg, München, S 532
Fuchs M (1984) Funktionelle Entspannung, 3. Aufl. Hippokrates, Stuttgart
Groddek G (1951) Das Buch vom Es. Kindler, München
Klüwer K (1976) Psyche (Stuttg) 7: 655–658
Mahler M (1975) Die psychische Geburt des Menschen. Frankfurt, Fischer
Richter HE (1972) Patient Familie. Rowohlt, Reinbek
Richter HE (1979) Der Gotteskomplex. Rowohlt, Reinbek
Richter HE (1986) Die Chance des Gewissens. Hoffmann & Campe, Hamburg
Siebeck R (1983) Medizin in Bewegung. Thieme, Stuttgart
Strozka H (1983) Fairness, Verantwortung, Fantasie. Deuticke, Wien
Uexküll Th von (1985) Der Körperbegriff als Problem der Psychoanalyse und der psychosomatischen Medizin. Praxis Psychother Psychosom 2: 595–603
Weizsäcker V von (1947) Klinische Vorstellungen. Hippokrates, Stuttgart. (Neuerscheinung in Vorbereitung: Gesammelte Schriften, Bd 9. Suhrkamp, Frankfurt)
Weizsäcker V von (1949) Psychosomatische Medizin. Psyche (Stuttg) 5: 234–235. (Neuerscheinung 1986: Gesammelte Schriften, Bd 6. Suhrkamp, Frankfurt, S 451)
Weizsäcker V von (1951) Der kranke Mensch. Koehler, Stuttgart, S 249. (Neuerscheinung in Vorbereitung: Gesammelte Schriften, Bd 9. Suhrkamp, Frankfurt
Willi J (1984) Koevolution. Rowohlt, Reinbek

# Über die Integration von Psyche und Soma im methodischen Vorgehen der Funktionellen Entspannung

H. E. Eberspächer

Die Funktionelle Entspannung (FE) ist pragmatisch entwickelt worden und hat sich als ein therapeutisch wirksames Handlungskonzept erwiesen. Entsprechend ihrer Entstehungsgeschichte sind die Hauptindikationen der FE psychosomatische Erkrankungen im engeren und weiteren Sinne. Die Handlungspraxis der FE weitet sich erfolgreich auf neue Anwendungsgebiete aus wie z. B. FE beim Umgang mit Körperbehinderungen, Beziehungsstörungen, Psychosen etc.

Der komplexen Handlungswirklichkeit der FE entspricht die Schwierigkeit, diese Methode theoretisch zu fundieren, was beim induktiven Weg der Erkenntnisgewinnung nicht anders zu erwarten ist.

Wissenschaftstheoretisch folgt auf die Beobachtung der Realität und die Beschreibung der Beobachtung das Aufstellen erklärender Arbeitshypothesen, die sich nach vielfältiger Prüfung und Veränderung allmählich zu Gesetzeshypothesen verdichten können.

Die Beobachtung und die Beschreibung der Realität unterliegt der Selektion des Betrachters, seinem Standort, seiner Blickrichtung, seiner Wahrnehmungsart, seinen durch Erfahrung erworbenen Mustern, etc.; deswegen kann ein einzelner Beschreibungs- und Erklärungsversuch immer nur Aspekte der Handlungswirklichkeit darstellen.

Für die FE wurden schon mehrere Beschreibungs- und Erklärungsversuche unternommen, u. a. von Fuchs (1985 a, b), Rosa u. Rosa (1976), Klotz-Wiesenhütter (1982). Von Fuchs wurde die Wirkung der FE innerhalb des leiblichen autonomen Systems gründlich beschrieben. Auch Entsprechungen und Wirkungen in anderen Bereichen (emotional, sozial, geistig) sind dabei ausführlich berücksichtigt worden. Die meisten Veröffentlichungen über FE beziehen sich auf dieses Beschreibungs- und Erklärungssystem.

Für die gleiche Handlungsrealität der FE werde ich heute eine etwas andere Beschreibung geben: sie schließt bisherige Beschreibungen ein und ermöglicht die Anwendung verschiedener Erklärungsmodelle der derzeitig üblichen wissenschaftlichen Forschung.

## Der Wechsel der Ebenen als ein zentrales Angebot in der FE

Die FE hat einen einzigartigen methodisch-therapeutischen Zugang in der Psychosomatik: Die sogenannten „Spielregeln" ermöglichen ein zielorientiertes, individuelles und situationsspezifisches Zusammenwirken von Psyche und Soma.

*Spielregeln* sind zentrale methodische Vorgehensweisen, durch die die Eigenart der FE definiert wird. In der Beschreibung etwas erweitert lauten sie:
1) alle Reize (Tun/Spüren) werden an eine Phase des Atemrhythmus gebunden;
2) der jeweilige Reiz wird nur 2- bis 3mal wiederholt;
3) Nichttun und Nachspüren,
4) Sich-der-autonomen-Reaktion-Überlassen,
5) Verbalisieren.

*Zielorientiert* meint hier lösungsorientiert im Unterschied zu konflikt- bzw. problemorientiert: Es wird nicht „gegen" ein bestimmtes Symptom gearbeitet, im Sinne der Beseitigung eines „Schadens". Es wird eine lebensfördernde funktionsgerechte Richtung des Umgangs mit sich gesucht, die in ihrer realen Umsetzung das Symptom unnötig, überflüssig macht.

*Individuell* meint, daß es beim Vorgehen der FE nicht um den Umgang mit Erkrankungen oder typologischen Zusammenhängen geht, sondern um die jeweils einmalige Erlebniswirklichkeit und Handlungswirklichkeit der Ganzheit dieses Menschen, der gerade FE mit und für sich macht.

*Situationsspezifisch.* In der FE orientiert man sich an der Wirkung des jeweiligen Tuns. Dieses Tun ist eine Lösungssuche für eine spezielle Situation, in der sich dieser Mensch gerade befindet: hier und jetzt oder in Erinnerung an diesen Traum jenes Erlebnis etc.

*Zusammenwirken.* In dem Vorgehen der FE wirken Soma und Psyche so zusammen, daß sie sich gegenseitig korrigieren (Spielregeln), präzisieren (individuell und situationsspezifisch) und integrieren (zielorientiert).

Unter „Soma" verstehe ich den belebten, erlebenden und handelnden Leib des Menschen. Unter „Psyche" sind der Einfachheit halber alle zwar auf leiblicher Basis stattfindenden und doch nicht im engeren Sinne „leiblichen" Prozesse des Menschseins gemeint, wie emotionales, soziales und geistiges Leben.

### Fallbeispiele

Nun bringe ich einige Beispiele, die verdeutlichen, wie das Vorgehen jeweils konkret aussehen kann.

Der FE-Therapeut achtet beim Patienten immer auch auf das „Wie" des Tuns oder Sprechens. Mit „wie" ist die leibliche Qualität des Tuns gemeint, ob sie funktionell stimmend ist, nach Kriterien wie:

Steht der ganze Mensch dahinter, von Kopf bis Fuß (oben/unten, vorne/hinten, rechts/links), ohne Stauen, Quetschen, Pressen . . .? u. s. w.

Patient mit Rückenbeschwerden, antriebsarm, depressive Verstimmung

Wir sind im Gespräch über den Vater:
P: Ich habe Angst.
T: Ja –, wo spüren Sie die körperlich am deutlichsten?
Druck auf der Brust.
Hm, von wo nach wo drückt es?
Jetzt zittern die Arme.
Ja, lassen Sie sie zittern, ganz wie die Arme es wollen.
Oh, ich bekomme so eine Wut!
In diesem Abschnitt wurde die leibliche Empfindung als Basis des gespürten Gefühls gesucht und dabei merkte der Patient, daß er ein anderes Gefühl bekommt. Der leibliche Angststau kam in Fluß und wurde Wut.

Ja, bleiben Sie dabei, was Ihre Wut tun will.

Ich könnte . . . (schüttelt vorne) . . . jemand schütteln.

Und wie tut Ihnen das körperlich?

Es zieht mich zusammen, ich bekomme einen Kloß in den Hals.

Beim Schütteln kam der Patient nach vorne/oben/außen und die Enge zeigte, daß er die Bewegung auf Kosten seines Rhythmus gemacht hatte. Der Kloß im Hals deutet bereits die nächste Wende an. Deswegen wurde der Patient zunächst angeregt, seine Rückseite zu spüren:

Ja, wenn Sie noch Ihren Rücken, Schulterblätter/Hinterkopf mitspüren?

(Tränen kommen.)

Verweilen Sie dabei. Und wieder leiblich mitspüren: von wo aus weint es, und wie wird es dann dort?

Ich werde so angenehm schwer und weich, es strömt warm in die Beine, Füße.

Bei dieser leiblichen Reaktion sind wir sicher, daß das Tun stimmt. Der Patient wechselt spontan die Ebene mit folgendem, das aus ihm herausbricht:

Nie war mein Vater erreichbar, wie hinter einer Glaswand. Ich hatte so viel Angst vor ihm. Schütteln hätte man ihn sollen. Ich war so alleine in seiner Nähe.

(Und weint weiter.)

Ja, so war das. Und angesichts dieser Situation von früher, wenn Sie heute so Ihr Gefühl zulassen, wie geht es Ihnen jetzt körperlich?

Ich habe aufsteigend einen ganz warmen Rücken (Tränen hören auf), er ist weich, da, auch der Stuhl stützt und schubst mich . . .

Wieder wurde nach der leiblichen Veränderung gefragt, die einen leiblichen Trost aufsteigen ließ, auch auf die emotionale Ebene. Der Patient hatte es noch nicht verstanden, daher fragte ich den Versprecher nach:

Schubst?

Manchmal spielte mein Vater ja auch mit mir.

Verschmitzt lächelnd saß der Patient innerlich auf der vom Vater angeschubsten Schaukel.

## Beispiel: FE zur Auflösung von Residualsymptomen

Nach eingehender und weithin erfolgreicher Therapie kam ein Patient zur FE, da in spezifischen Situationen seine alten Ängste ihn immer wieder in den Bann nahmen:

Als Junge war er in Auseinandersetzungen körperlich unterlegen gewesen, teils real, teils aufgrund seiner durch Verbote eingeschränkten Handlungsmöglichkeiten. Da Flucht als „unmännlich" galt, wurden in Streitsituationen alle Tendenzen (Angriff, Flucht, Zurückhaltung) gleichzeitig aktiviert mit dem Ergebnis, daß er starr, schwitzend und zitternd dastand – der soziale Gewinn war, daß seine Gegner ihn nicht mehr beachteten. Diese Reaktion wurde zur tief eingeschliffenen vegetativen Gewohnheit. Als Erwachsener wurde er körperlich stark genug, sich zu wehren, und klug genug, Stärkeren auszuweichen. Er sah das Handlungsverbot als falsch und das Fluchtverbot als unsinnig ein. Dies hinderte seinen Körper jedoch nicht, auf gewohnte Weise zu reagieren. Er erlebte die alte Reaktion wie eine Verfremdung seiner jetzigen Person.

In wenigen FE-Stunden lernte er sich zu helfen:

Mit Loslassen und Zulassen findet er sein Gewicht und seinen Innenraum. Auf diese Weise bleibt er gelöst und „hält seinen Platz", „setzt sich durch" bzw. „steht zu sich". Oder er geht abwehrbereit bzw. angriffsbereit weiter seinen Weg. Er kann sich zurückhalten, angreifen oder ausweichen, ohne sein Gewicht, seinen Halt, seinen Raum, seinen Rhythmus zu verlieren.

Das leibliche Wohlgefühl bei jeder dieser Aktionen ließ die eingeschliffene leibliche Fehlreaktion schnell „vergessen".

In der FE wird mit der Jetztrealität konkret leiblich gearbeitet, weswegen alte Reaktionsmuster in den Hintergrund gedrängt, und neue Strategien möglich werden (siehe obige Beispiele).

Durch die ständige systematische Beachtung der Wirkungen des jeweiligen Tuns lernt der Patient aus eigener Erfahrung, wie er selbst auf seine Befindlichkeit miteinwirkt.

Noch ein Beispiel zum Ebenenwechsel:

Der Patient fühlt sich gespannt, unsicher und eingeengt.
Wenn Sie sich so spüren, was täten Sie da am liebsten?
Weiß nicht (macht spontan eine kleine Bewegung)
Wenn Sie die Bewegung nochmal machen . . . Ja, . . . wie könnte man die beschreiben?
Hin und her (wobei er sich leiblich löst).
Wenn Sie jetzt der Bewegung nochmal nachspüren . . . .
Rechts und links, entweder/oder . . . (dabei verspannt er sich wieder), gerade muß ich entscheiden,
ob ich . . . oder . . . mache.
Wenn Sie dies mit der Bewegung von vorhin nocheinmal bedenken?
Dann kann ich mal das eine, mal das andere machen, je nach Lust und Laune.
– Wieso meinte ich eigentlich, ich müßte das ein für allemal entscheiden?
Mit der Bewegung wissen Sie es besser. Und wenn Sie sich mal wieder so gespannt, unsicher oder
eingeengt fühlen, will Sie das an Ihre Bewegung erinnern.
Wie war die noch genau?
Hin und her, schauen, wonach ich jetzt Lust habe.

Spontane leibliche Impulse wurden als Lösungshinweis genutzt und über das Verbalisieren die Entsprechung auf anderer Ebene gefunden. Dort wurde lösungszentriert interveniert, wie der Patient nach dem Grund des Negativen suchen wollte.
Damit wird das Symptom zum Lösungshinweis.

### Grundprinzipien

In der FE wird für leibliche Empfindung oder Bewegung der jeweils stimmende
sprachliche Ausdruck gesucht.

In der FE wird sprachlicher Ausdruck in seiner jeweils leiblichen Entsprechung
gesucht, wie sich das anspürt.

Beide Richtungen des Suchens werden in der FE systematisch gewechselt.

Dadurch wird nicht nur innerhalb eines Systems (Psyche, Soma) die Auswirkung
des jeweiligen Tuns beachtet, sondern es wird zusätzlich die Aufmerksamkeit auf
die Reaktionen des jeweils anderen Systems gelenkt.

Dadurch kommen die Systeme untereinander in dichtere Wechselwirkung, Resonanz oder Informationsaustausch, gerade in Bereichen und Situationen, wo
Abspaltungen etc. vorlagen.

Da das Vorgehen lösungszentriert ist, werden damit die Ressourcen der Systeme
füreinander gegenseitig zugänglich.

Gerade dieser Austauschprozeß von Psyche und Soma, der beide Systeme
lösungszentriert integriert, kann als eine wichtige Erklärung gelten für die in der
Praxis der FE oft verblüffende Wirkung der FE bei sonst schwer zugänglichen Phä-
nomenen.

Als erstes Erklärungssystem führe ich die medizinische Anthropologie von
V. v. Weizsäcker (1941, 1973) an, da er durch persönlichen und fachlichen Austausch mit Frau Fuchs wesentlich zur Strukturierung der Methode FE beigetragen
hat.

Von Weizsäcker hat in den Begriffen des damaligen wissenschaftlichen Weltbil-
des genau die Vorgänge beschrieben, die heute von den Systemtheorien vertreten
werden.

Ich fasse kurz die von Weizsäcker vertretenen Prinzipien unter heute etwas übli-
cheren Gesichtspunkten zusammen:

*Funktionsgesetze des Umgangs oder Dialogs mit sich und der Umwelt*

*Verschränkung.* Kohärenzprinzip: Psyche/Soma, subj./obj., innen/außen ... hängen untrennbar zusammen, bipersonales Prinzip: Arzt und Patient beeinflussen sich gegenseitig.

    *Translogik:* Antilogisches Prinzip: die Polaritäten oder Gegenstücke wie z. B. Psyche und Soma schließen sich gegenseitig aus *und* bedingen sich gegenseitig. Drehtürprinzip (entsprechend der Unschärferelation nach Heisenberg): es kann nur jeweils eines bewußt sein, z. B. beim Formabtasten die Form oder die Tastbewegung.

    *Stellvertretung.* Äquivalenzprinzip: die Ebenen somatisch, emotional, sozial, geistig können sich gegenseitig gleichnishaft aufeinander abbilden.

Insgesamt ist alles im biologischen Akt auf das „wofür", „wohin", „den individuellen Sinn" die „individuelle Bedeutung" ausgerichtet:
    man könnte von „funktioneller Integration" sprechen.

    Weizsäcker betont die Einmaligkeit jedes biologischen Aktes und besonders der Krise, die durch ihre „biographische Aussage" Wandlung ermöglichen will. Er suchte den Sinn mit der biografischen Methode zu entschlüsseln.

    Das Vorgehen in der FE wechselt systematisch die Ebenen, ermöglicht ein zielgerichtetes, individuelles und situationsspezifisches Zusammenwirken der Ebenen, fokussiert auf die gegenseitigen Auswirkungen von Bewußtem und Unbewußtem. Im Sinne Weizsäckers könnte man die FE als „pragmatische medizinische Anthropologie" oder als „leiblich zentriertes medizinisch-anthropologisches Tun" bezeichnen.

    Praktisch alle von Weizsäcker beschriebenen Beobachtungen und aufgestellten Grundsätze gelten für die FE und ihr konkretes Tun.

    Im analytischen Denken hat Winnicott (1979) die Bedeutung des Übergangsobjekts in der frühkindlichen Entwicklung bei der Ablösung von der Hauptbezugsperson beschrieben. Dabei wird das Übergangsobjekt zum Ersatz für das primäre Objekt, dessen Abwesenheit das Kind noch nicht ertragen kann, bis es schließlich die primäre Objektbeziehung in seinem Selbst internalisiert hat.

    Im Sinne des Übergangsobjekts bei Winnicott beschreibt Hirsch (1985) den leiblichen Schmerz als „Übergangsphänomen"; dessen „intermediärer Charakter des Objektersatzes hält die Beziehung in der Schwebe, wiederholt sie nicht in voller Bedrohlichkeit, läßt aber auch keine Lösung zu".

    In der FE ist nun oft der leibliche Schmerz, oder die im Sinne eines Übergangsphänomens aktualisierte Primärbeziehung der Ausgangspunkt unseres Tuns mit dem psychosomatischen Patienten. In der FE wird der Hinweischarakter des Schmerzes aufgegriffen und auf leiblichem Weg ein Umverhalten ermöglicht, das diesen Hinweis unnötig werden läßt. Auf leiblichem Weg wird „Urvertrauen" ermöglicht, bzw. die positiven Aspekte der Primärbeziehung internalisiert – buchstäblich „einverleibt". Dadurch kann eine äußere Verzichtsforderung ertragen werden, und Schmerz ist dann als Übergangsphänomen nicht mehr notwendig.

    Im Sinne des Übergangsobjekts nach Winnicott (1979) läßt sich der leibliche Umgang mit sich selbst, wie er in der FE gelernt wird, als „Übergangsmedium" beschreiben.

Dies erklärt, warum die FE gerade bei präödipal gestörten Patienten so erstaunliche Erfolge hat.

Analytisch gesehen, lassen sich viele Teilschritte des Vorgehens der FE als partielle Regression verstehen, die zumindest Ich-nah und manchmal auch Ich-gesteuert ist. Dabei geht die FE hauptsächlich lustorientiert vor und hebt damit unnötige, einseitig negative Bahnungen auf (siehe Beispiel: Vater und Schaukel). Anders ausgedrückt, werden damalige Weichenstellungen, die zu den heutigen Syndromen führten, auf übersehene positive Aspekte überprüfbar und ein ökonomischer, realistischer Umgang möglich.

Im Sinne der analytischen Psychologie fragt die FE nach dem finalen Aspekt der notwendenden Beschwerden und sucht auf leiblichem Weg ausgehend von Weizsäckers „Ja, aber nicht so" zu dem „Wie dann?" Neben Beschwerden kann in der FE auch mit Erlebnisberichten, Träumen etc. in dem obengenannten Sinne umgegangen werden.

Insgesamt wirkt die FE außerordentlich Ich-stärkend. Dabei ist das realbezogene Erwachsenen-Ich der Transaktionsanalyse gemeint, weder das Es (kindliches Ich) noch das Über-Ich (Eltern-Ich). Durch den leiblichen Umgang mit sich selbst und der Beachtung der Auswirkungen wird, da diese überwiegend positiv sind, relativ leicht in die Übernahme der Verantwortung für das eigene Tun gelockt, was projektive Übertragungshaltungen erheblich reduziert. Wir leiden ja oft weniger an der Realität des Lebens als an unserer Wahrnehmung der und unserer Reaktion auf die Realität. So kann mithilfe der FE durch Fehlhaltungen entstandenes unnötiges Leid abgebaut, bzw. eine Nachentwicklung der realitätsbezogenen Anteile ermöglicht werden.

Systemtheoretisch sind Psyche und Soma als jeweils offene, miteinander verbundene und doch auch teilweise voneinander unabhängige Systeme zu betrachten. Jedes System hat seine ihm eigenen Hierarchien, Steuerungsvorgaben, Interventionsstrategien, etc.

Innerhalb jedes Systems kann dem Bewußtsein nur ein Bruchteil der aktuellen Vorgänge bewußt sein (1:10000 auf leiblicher Ebene).

*Ebenenwechsel*

Der systematische Ebenenwechsel im methodischen Vorgehen der FE läßt sich nun in den Sprachen der verschiedenen Systemtheorien erklärend beschreiben.

*Informationstheorie.* Ein ständiger gegenseitiger Rückkopplungsprozeß der Systeme Soma und Psyche macht beiden Systemen die Informationen des jeweils anderen zugänglich und zentriert auf eine integrierende Gesamtsteuerung.

*Lerntheorie.* Durch den Ebenenwechsel in der FE werden bestimmte Muster und Reiz-Reaktions-Ketten systematisch unterbrochen, dadurch wird neues Verhalten möglich. Die Zielorientierung in der FE entspricht einer variablen, primären, inneren Verstärkung. Da das neue Verhalten mit den Auslösereizen des alten verknüpft wird, es also „über" das Fehlverhalten gelegt wird, kann so schnell und „automatisch" umgelernt werden.

*Systemtheorie nach Sheldrake (1985).* Ein gegenseitiger Resonanzprozeß der Systeme Psyche und Soma verändert zielgerichtet die Wahrscheinlichkeitsstrukturen innerhalb jedes Systems. Dabei spielen die Selbstresonanz (S.110) und die motorischen Felder (S.157) eine besonders wichtige Rolle.

*Hypnotherapie nach Erickson (1981).* Durch das Vorgehen der FE wird der gewohnte Bezugsrahmen von Soma und Psyche außer Kraft gesetzt, die Ressourcen jedes Systems damit sich selbst und dem anderen System zugänglich. Die Zielorientierung dieses Prozesses macht in beiden Systemen notwendende Lösungen möglich.

Zusammenfassend kann gesagt werden, daß dies nur thesenartige Gedanken zur Erklärung der Wirkweise der FE sein konnten, vorgetragen in der Hoffnung, daß damit ein weiterer Schritt zur theoretischen Fundierung der FE getan ist.

Die Wirkungsweise der therapeutischen Beziehung und Haltung in der FE wäre eine entsprechende eigene Arbeit wert.

Hier und heute sollte der Schwerpunkt auf der Beschreibung des Ebenenwechsels in der FE und seinen theoretischen Erklärungsmöglichkeiten liegen.

## Literatur

Brinkmann A (1977) Grundlagen der medizinischen Anthropologie bei Viktor von Weizsäcker. Med. Dissertation, Universität Heidelberg
Erickson MH (1981) Hypnotherapie. Pfeiffer, München
Fuchs M (1985a) Funktionelle Entspannung, 3. Aufl. Hippokrates, München
Fuchs M (1985b) Funktionelle Entspannung in der Kinderpsychotherapie. Reinhart, München
Hirsch M (1985) Vortrag DKPM Nov. 84. Prax Psychther Psychosom 30:261–267
Klotz-Wiesenhütter M (1982) Selbstfindung über den Leib. Hippokrates, Stuttgart
Rosa K, Rosa L (1976) Psychosomatische Selbstregulation. Hippokrates, Stuttgart
Sheldrake R (1985) Das schöpferische Universum, die Theorie des morphogenetischen Feldes, 2. Aufl. Meyster, Wien München
Wengle HP (1985) Systemische und psychoanalytische Ansätze in der Psychosomatik: Gegensatz oder Ergänzung? Prax Psychother Psychosom 30:299–308
Weizsäcker V von (1941) Klinische Vorstellungen. Hippokrates, Stuttgart
Weizsäcker V von (1973) Der Gestaltkreis, 4. Aufl. Suhrkamp, Frankfurt
Winnicott DW (1979) Vom Spiel zur Kreativität, 2. Aufl. Klett, Stuttgart

# Funktionelle Entspannung im stationären Setting – Erste Ergebnisse einer explorativen Vorstudie

R. Johnen

Die Methode der Funktionellen Entspannung nach Marianne Fuchs (FE) wurde in vorhergehenden Beiträgen dargestellt. Ziel meiner Studie ist es, zu untersuchen, welche Effekte sich bei stationären Patienten, die große Schwierigkeiten mit den verschiedenen Formen der verbalen Psychotherapie haben, innerhalb eines begrenzten Zeitraumes mittels FE herbeiführen lassen.

Es wurden sog. „schwierige Patienten" mit der FE behandelt, die trotz Therapiemotivation mit dem üblichen therapeutischen Setting unserer Klinik in Form der psychoanalytisch orientierten verbalen Therapie nicht zurecht kamen und bei denen der zuständige Therapeut zu der Auffassung kam, daß eine verbale Psychotherapie nicht indiziert oder möglich sei. Alle Patienten waren bei Beginn der Studie mit ihrer laufenden Therapie unzufrieden. Ein Teil der Patienten stand vor dem Therapieabbruch nach einer Aufenthaltsdauer in der Klinik von 1–4 Wochen.

## Methodik

### Stichprobe

Zwischen November 1985 und Januar 1986 wurden 9 Patienten in die Studie aufgenommen. Im Verlauf der Studie mußten 2 Patienten wieder herausgenommen werden: Ein Patient verließ wegen eines familiären Todesfalls vorzeitig die Klinik; bei einer Patientin stellte sich nach abgeschlossener Behandlung anläßlich des Kontrolltermins heraus, daß sie die Datenbögen zu Beginn der Studie absichtlich unvollständig ausgefüllt hatte. Es blieben 7 Patienten mit weitgehend vollständig ausgefüllten Datensätzen: 3 Frauen und 4 Männer mit einem Durchschnittsalter von 49 Jahren (34–57 Jahre). Nachfolgend geben wir einen *Überblick über die Diagnosen.*

*Patient Nr. 1:* männlich, 43 Jahre.
  Psychosomatose mit Zustand nach Cholezystektomie und Vagotomie; thorakales und abdominelles Schmerzsyndrom; Alexithymie.
*Patient Nr. 2:* weiblich, 34 Jahre.
  Borderlinesyndrom mit dysphorischer Verstimmung; Schlafstörung.
*Patient Nr. 3:* männlich, 53 Jahre.
  Trockener Alkoholiker; Eßstörung; Übelkeit; Schlaflosigkeit; Zittern; Hautjucken; Alexithymie.
*Patient Nr. 4:* weiblich, 50 Jahre.
  Reaktive Depression nach dem Tod des Ehemannes vor 6 Monaten; Kopfschmerz; Schlafstörung; depressiv-zwanghafte Persönlichkeitsstruktur.

*Patient Nr. 5:* weiblich, 50 Jahre.
Asthma bronchiale, Depressionen, Schlafstörungen, Migräne, früher Magersucht, einmal Suizid-
versuch.
*Patient Nr. 6:* männlich, 54 Jahre.
Einweisungsdiagnose: „Psychogene Muskelatrophie des rechten Beines und herzphobisches
Syndrom". - Korrigierte Diagnose: „Zervikale Myelopathie bei traumatisch bedingter Spinalste-
nose HWK 5/6 und HWK 6/7 mit diskreter spastischer Hemiparese und Hemihypästhesie
rechts; altes Wurzelkompressionssyndrom S1 rechts bei Bandscheibenvorfall L5/S1 mediolate-
ral rechts"; depressiv-zwanghafte Persönlichkeitsstruktur.
*Patient Nr. 7:* männlich, 57 Jahre.
Konversionssymptomatik mit Schmerzen, Lähmungen, Atemstörungen. Latente Homosexuali-
tät.

Keiner der Patienten war in einer psychosomatischen Klinik vorbehandelt worden;
2 Patienten hatten gescheiterte ambulante Psychotherapieversuche hinter sich;
4 Patienten erlebten ihre Beschwerden überwiegend körperlich, 3 überwiegend seelisch; 6 der 7 Patienten fühlten sich etwas (2) oder ziemlich (4) krank. Die Häufigkeit der Arztbesuche in den letzten 12 Monaten gaben 5 Patienten mit mehr als
10mal an; 4 Patienten waren in den letzten 12 Monaten mehr als 12 Wochen krank
geschrieben; ebenfalls 4 Patienten gaben Krankenhausaufenthalte zwischen
1 Monat und 3 Jahren während der letzten 5 Jahre an.

## Methodisches Vorgehen

Die Patienten wurden im Durchschnitt mit 12 FE-Sitzungen (je 30 min) während
eines Zeitraums von insgesamt 4–5 Wochen behandelt. Ein Patient (Patient Nr. 1)
wurde nach einem Intervall von 2 Monaten zu einer erneuten 6wöchigen Psychotherapie aufgenommen, so daß in seiner Kasuistik (s. unten) über einen längeren
Verlauf berichtet werden kann.

Zur Objektivierung des Verlaufs wurden verschiedene Testinstrumente angewandt; 3 Instrumente, die die subjektive Einschätzung der Therapieeffekte durch
den Patienten selbst in standardisierter Weise ermöglichen, wurden in unserem
Hause entwickelt bzw. modifiziert (Schmidt u. Nübling 1985, unveröffentlicht): Ein
halbstrukturiertes Interview zur Einschätzung der FE, der Zufriedenheitsbogen
CSQ-8 (Schmidt et al., in Vorbereitung) sowie ein Bogen zur Beurteilung subjektiv
wahrgenommener Veränderungen und deren Attribution (durch den Patienten
selbst). Vor und nach Behandlung wurden die Beschwerdenliste (B-L; v. Zerssen u.
Köller 1976), 5 Skalen aus dem FAPK [Koch (1981) *Realitätsbezug, Phantasie, emotionale Beziehungsleere, soziale Anpassung und Regression*] sowie 5 Skalen aus dem
SBAK (Enke u. Ehlers, unveröffentlicht, *Rationalisierung, Verschiebung, Affektabfuhr, Reaktionsbildung und Wendung gegen die eigene Person*) vorgelegt.

Ziel der Untersuchung war eine deskriptive Darstellung der Therapieeffekte.
Eine statistische Auswertung im üblichen Sinne war bei der kleinen Stichprobe
(n = 7) nicht möglich.

## Ergebnisse

In dem halbstrukturierten Interview zur Einschätzung der FE wurden folgende Fragen gestellt: „Wie zufrieden sind Sie mit dem Ergebnis der FE?", „Was hat Ihnen
die FE gebracht?", „Haben Sie das Gefühl, von Ihrem Therapeuten verstanden

**Tabelle 1.** Werte der Beschwerdenliste *(B-L)*

| Patient Nr. | B-L-Wert vor Therapie | B-L-Wert nach Therapie |
|---|---|---|
| 1 | 35 | 47 |
| 2 | 8 | 0 |
| 3 | 42 | 19 |
| 4 | 17 | 9 |
| 5 | 18 | 26 |
| 6 | 42 | 43 |
| 7 | 9 | 14 |

worden zu sein?", „Würden Sie einem anderen Patienten die FE empfehlen?". Die Antworten der Patienten auf diese Fragen waren durchweg sehr positiv.

Der Fragebogen CSQ-8, der ein Maß für die *globale* Zufriedenheit mit dem Aufenthalt darstellt, erbrachte einen Mittelwert von 25,85, was etwa dem Durchschnitt unserer Klinik entspricht. Der Kontrast dieses Wertes zu der sehr hohen Zufriedenheit im Interview erklärt sich daraus, daß in den CSQ-8 nicht nur die Beurteilung der Therapie eingeht, sondern auch die Erfahrungen, die bei mehreren Patienten beinahe zum Therapieabbruch geführt hätten.

Der „Bogen zur Beurteilung subjektiv wahrgenommener Veränderungen und deren Attribution" brachte im wesentlichen folgende Ergebnisse: Alle Patienten fühlten sich in ihrem *Zustand* gebessert. Nur ein Patient gab an, seine *Beschwerden* seien unverändert vorhanden. Die Verbesserung des Zustands führten die Patienten praktisch *nicht* auf Medikamente zurück, dagegen ausnahmslos auf die Therapiemethode und den Therapeuten. Auch den Kuranwendungen wurde eine heilsame Wirkung zugeschrieben. Interessant ist, daß immerhin 5 Patienten die Therapieeffekte auch auf sich selbst zurückführen.

Tabelle 1 zeigt die Ergebnisse der Beschwerdenliste (B-L). Für die B-L liegen Vergleichswerte verschiedener Kontrollgruppen (vgl. v. Zerssen u. Köller 1976, S. 21) vor, z. B.: Allgemeinbevölkerung 15,3; koronare Herzkrankheit 28,6; funktionelle Herzbeschwerden 30,4. – Bei den Patienten Nr. 2, 3 und 4 ist zu sehen, daß sich die Beschwerden im Rahmen der Therapie deutlich verringert haben. Bei Patient Nr. 7 steigt der Wert von einem sehr niedrigen Niveau in den Normalbereich an. Bei 3 Patienten, auf deren Therapieverlauf ich im folgenden näher eingehen möchte, steigt der Beschwerdenwert von einem hohen bis sehr hohen Niveau vor Therapiebeginn im Rahmen der Therapie noch weiter an.

*Patient Nr. 5:* Diese 50jährige Asthmatikerin leidet seit 5 Jahren an schwerem Asthma bronchiale. Während der 5 Jahre war sie insgesamt 2–3 Jahre lang hospitalisiert. Sie konnte sich erst mit Hilfe der FE auf eine Übertragungsbeziehung einlassen. Während der 5wöchigen Therapie hat sie keine schweren Asthmaanfälle bekommen. Bei ihr fand wohl eine Übersetzung des Asthma bronchiale in einen Distanz-Nähe-Konflikt statt. Sie erbat eine Verlängerung des auf 4 Wochen geplanten stationären Aufenthaltes um 2 Wochen. Nachdem ihr der Stationsarzt mitgeteilt hatte, daß dieser Antrag bewilligt worden sei, entwickelte sie nicht vermehrt Asthma bronchiale, sondern eine ausgeprägte Klagsamkeit über eine Vielzahl von kleinen Beschwerden, so daß sie schließlich doch 2 Tage vor dem verlängerten Termin entlassen wurde. Die Zunahme der Beschwerden spiegelt sich im Wert der Beschwerdenliste.

*Patient Nr. 6* (ein 54jähriger Oberpolier, der bis zu seiner Krankschreibung vor etwa einem Jahr als Leiter von Autobahngroßbaustellen mit 200–300 Arbeitern arbeitete): Er litt seit etwa 4 Jahren an einer zunehmenden Schwäche und Muskelatrophie des rechten Beines und der rechten Glutäalmuskulatur. Außerdem war er mehrmals in den letzten Jahren mit stärksten Angina-pectoris-Beschwerden mit Blaulicht ins Krankenhaus gekommen, ohne daß ein Infarkt nachgewiesen worden wäre. Die Einweisungsdiagnose in unsere Klinik lautete: „Psychogene Muskelatrophie des rechten Beines und herzphobisches Syndrom". Untersuchungen in kardiologischen und neurologischen Fachkliniken hatten keinen pathologischen Organbefund als Ursache der Beschwerden erbracht. – In der FE zeigte sich reproduzierbar immer wieder eine Wahrnehmungsstörung der ganzen rechten Körperseite von der Schulter an abwärts, so daß der Therapeut zu der Überzeugung kam, daß trotz des negativen Befundes der Neurologischen Fachklinik dem Krankheitsbild eine organische Ursache zugrunde liegen müsse. Die veranlaßten weiteren Untersuchungen (Computertomographie, Myelographie etc.) erbrachten den Befund einer „zervikalen Myelopathie bei traumatisch bedingter Spinalstenose HWK 5/6 und HWK 6/7 mit diskreter spastischer Hemiparese und Hemihypästhesie rechts, außerdem ein altes Wurzelkompressionssyndrom S 1 rechts". – Mitte Februar wurde die Operation im Bereich der HWS durchgeführt. Die Herzschmerzen, die Schmerzen im rechten Bein und die spastische Hemiparese sind seitdem nicht mehr nachweisbar. Der Patient, der vor der Berentung stand, ist beschwerdefrei. – Diese Kasuistik ist unter methodischen Gesichtspunkten besonders interessant, da die FE hier als Diagnostikum für eine neurologische Störung benutzt wird. Möglicherweise übertrifft die FE eine übliche neurologische Untersuchung an Sensibilität, da der Patient in der FE über einen längeren Zeitraum seinen „Spürsinn" auch für körperliche Störungen entwickelt. – Das Persistieren des hohen Wertes in der Beschwerdenliste (42 bzw. 43) bei diesem Patienten erklärt sich daraus, daß die Ursache seiner Beschwerden psychotherapeutisch nicht zu behandeln war; er wurde eher sensibler gegenüber seinen körperlichen Beschwerden.

*Patient Nr. 1:* Auf diesen 43jährigen Patienten trifft der Begriff der Alexithymie zu. Er ist verheiratet und war zuletzt als Lagerarbeiter angestellt. Die Stelle wurde ihm gekündigt, während er in unserer Klinik war. Sein Vater war Leiter eines Konzentrationslagers, wurde gehenkt, als der Patient 4 Jahre alt war. Die Mutter starb in seinem 2. Lebensjahr. Als letztes von 5 Kindern wuchs der Patient beziehungslos auf, wurde ständig zwischen Adoptiveltern und Verwandten hin- und hergeschoben, wurde viel geprügelt. Daraus resultierte vermutlich eine tiefe Enttäuschungswut gegenüber Eltern und auch dem Staat. Nach der Eheschließung im 24. Lebensjahr scheint ein alter regressiver Geborgenheitswunsch mobilisiert worden zu sein, und damit auch ein alter Haß-Liebe-Ambivalenzkonflikt. Es trat eine Somatisierung mit seit dieser Zeit bestehenden Bauchschmerzen ein, die wohl als Äquivalent für im Bauch aufgestaute Wut angesehen werden können. Trotz operativer Entfernung der Gallenblase und einer Vagotomie blieben die Bauchschmerzen bestehen. Es kam noch eine thorakale Schmerzsymptomatik hinzu. Während der ersten 4 Wochen des stationären Aufenthalts in unserer Klinik erwies sich die verbale Psychotherapie als ineffektiv. In der FE entstand rasch eine gute Beziehung zum Therapeuten. Der Patient fühlte sich mit seiner Schmerzsymptomatik ernstgenommen und verspürte eine deutliche Erleichterung der Schmerzen. Offensichtlich erlebte er in der Therapie erstmals eine überwiegend positive Elternersatzbeziehung. Es wurde ihm möglich, in der Therapie die im Bauch aufgestaute Wut deutlicher zu erleben. Diese zunehmend erlebte Wut drohte wiederum die Beziehung zum Therapeuten zu zerstören; er resomatisierte und bot dem Therapeuten (Internist!) eine drastisch verstärkte abdominelle Schmerzsymptomatik an. Der Therapeut respektierte dieses Angebot und verlegte den Patienten vorübergehend ins Heimatkrankenhaus. Mit der Verlegung brach der intensive therapeutische Kontakt als Ursache für den Ambivalenzkonflikt ab. Der Patient war schon am nächsten Tag - unerwartet - fast völlig beschwerdefrei. Vor der Verlegung hatte er die Zusage erhalten, daß er zur Fortführung der Psychotherapie wieder aufgenommen werde. In seinem Erleben bedeutete dies ein Aufrechterhalten der Beziehung zum Therapeuten (Objektkonstanz) bei gleichzeitigem Respektieren der Beschwerden. Nach einem Intervall von 2 Monaten wurde er wieder aufgenommen, da er sehr auf die Wiederaufnahme drängte. Die geklagten Beschwerden waren zum Zeitpunkt der Wiederaufnahme relativ gering. Im Laufe der folgenden 5wöchigen Therapie wurde er praktisch beschwerdefrei. Die Entwicklung der in der Therapie geklagten Beschwerden wurde durch den Beschwerdescore B-L sehr gut abgebildet: Zu Beginn der 1. Therapieperiode 35, am Ende der 1. Therapieperiode 47, zu Beginn der 2. Therapieperiode 26, am Ende der 2. Therapieperiode 9. Erwähnt sei, daß der Patient während des 2. Aufenthaltes neben der FE an einer KBT-Gruppentherapie teilnahm. Er hat so weit gelernt, seine Gefühle wahrzunehmen und zu verbalisieren, daß er nicht mehr als typisch alexithym gelten kann.

Auf die Darstellung der Ergebnisse des SBAK und des FAPK wird hier verzichtet. Die Profile aller 7 Patienten unterscheiden sich deutlich von den Profilen normaler Kontrollgruppen. In Relation zur Differenz zu den Normalwerten erscheinen die Therapieeffekte relativ gering, insbesondere im SBAK. Für eine statistische Auswertung ist das Patientenkollektiv zu klein.

## Zusammenfassung und Folgerungen

1) Die Untersuchung zeigt eine Selektion von schwierigen Patienten, die keinen Zugang zur verbalen analytischen Psychotherapie fanden.

2) Bei allen Patienten ist eine gute Arzt-Patienten-Übertragungsbeziehung zustande gekommen.

3) Die Patienten geben einen sehr hohen Grad an Zufriedenheit mit der FE an; alle Patienten halten ihren Zustand bei Entlassung für gebessert.

4) Die Veränderungsparameter der Beschwerdenliste zeigen bei einem Teil der Patienten eine Besserung der Beschwerden an. Wo dies nicht der Fall ist, ist ein Zusammenhang der Entwicklung der Beschwerden mit der Dynamik der therapeutischen Beziehung sichtbar. Die B-L scheint ein sensibles Meßinstrument zur Erfassung der Entwicklung der Beschwerden im Laufe der stationären Psychotherapie psychosomatisch kranker Patienten zu sein.

5) Der FAPK und die SBAK zeigen für das hier untersuchte Kollektiv Profile, die sich deutlich von den Profilen normaler Kontrollgruppen unterscheiden. Auch ohne statistische Auswertung ist erkennbar, daß die 7 Patienten hinsichtlich der erfaßten Persönlichkeitsmerkmale inhomogen sind. Auffallend ist, daß die Profile der einzelnen Patienten keine deutlichen Therapieeffekte zeigen, während im subjektiven Erleben der Patienten, im strukturierten Interview und in der Beschwerdenliste deutliche Veränderungen zutage traten. Möglicherweise erfassen die beiden Testinstrumente nicht die feinen Veränderungen, die sich vor allem auf der Beziehungsebene im Rahmen einer stationären Kurztherapie vollziehen.

6) Die FE erweist sich als diagnostisches Hilfsmittel, mit dessen Hilfe eine neurologische Fehldiagnose korrigiert werden kann. In diesem „Diagnostikum" tritt der Patient sozusagen als „Mitdiagnostiker" auf.

7) Die FE ist eine mögliche Ergänzung bei der Psychotherapie schwieriger Patienten. Sie kann zum Therapieeinstieg und zur Motivationsverstärkung dienen, ähnlich wie beispielsweise die KBT. Mit Hilfe der FE können auch Patienten therapeutisch erreicht werden, die primär aufgrund somatischer Krankheitsfixierungen, aufgrund Symptomfixierung ohne Konfliktbewußtsein oder aufgrund fehlender oder geringer Motivation für verbale Psychotherapie nicht oder kaum erreichbar sind.

## Literatur

Koch C (1981) Fragebogen zur Abschätzung Psychosomatischen Krankheitsgeschehens. Beltz, Weinheim

Zerssen D von unter Mitarbeit von Koeller DM (1976) Beschwerdenliste B-L. Beltz, Weinheim

# Gestalterisch-therapeutische Arbeit mit psychosomatisch-internistisch erkrankten Patienten als integrativer Aspekt in einem psychoanalytisch arbeitenden Team

H. Holl

Die gestalterisch-therapeutische Arbeit ist in unserem psychoanalytisch orientierten Team ein wichtiger Aspekt. In den Teambesprechungen oder bei der Chefvisite wird, nachdem das Problem des Patienten benannt ist, entschieden, mit wem gestalterisch gearbeitet werden soll. Aus meinem Gesamteindruck stelle ich fest, welches Material sich anbietet und welche Vorgehensweise zu wählen ist. Während des Arbeitens greife ich auf, was der Patient anbietet. In der Art des Tuns - Pinselstrich, Körperhaltung, verbale Einfälle - zeigt sich die Störung und wird von mir teilweise angesprochen. Ich lege das Hauptziel meiner Arbeit mit dem Patienten auf das Tun, den Umgang mit dem Material und nicht darauf, was aus dem Gestalteten herauszulesen ist. So kann auch kein Patient etwas „falsch machen", und das Vorzeigen seiner Werke ist ihm selbst überlassen. In den Teambesprechungen höre ich, wo der Patient in der Psychotherapie im medizinischen und körperlichen Bereich steht, wie er sich auf der Station verhält und ausdrückt, und ich bringe meine Erfahrungen ein. Dadurch wird erreicht, daß ein Team auf verschiedenen Ebenen mit dem Patienten arbeitet und sich dabei aufeinander abstimmend ergänzt. Für meine Arbeit ist es wichtig, daß der Patient in einer weitgehend angstfreien Zone eine Therapie und Ausdrucksmöglichkeit hat, die auch unverhoffte neue Wendungen bringt. Dabei kann es sich um eine fortlaufende Arbeit über einen längeren Zeitraum handeln oder um eine kurzzeitige Intervention, die nach Fertigstellung einer Arbeit abgeschlossen ist. Dazu möchte ich jeweils ein Beispiel geben.

## 1. Beispiel

Zunächst die kurze einmalige Intervention bei Herrn S. Er ist Lehrer und zum Zeitpunkt der Therapie 44 Jahre alt. Er wurde bei uns zur Abklärung seiner Herzbeschwerden aufgenommen. Ein medizinisch-pathologischer Befund stellte sich später nicht heraus. Bei der psychosozialen Exploration fiel bei dem Patienten, der seinen Vater im Alter von 4 Jahren verlor, seine starke Bindung an die Mutter auf. Diese war jedoch in der Pubertät des Patienten schwer an einem Kleinhirntumor erkrankt, so daß sich der Patient letztendlich von ihr im Stich gelassen fühlte. Die Ehefrau hatte ein Jahr vor der Klinikaufnahme des Patienten einen Herzinfarkt durchgemacht, wodurch der alte Konflikt, die Angst verlassen zu werden, im Patienten wieder aufbrach. Herr S. hat 3 Kinder - 2 Mädchen, ein 10jähriges und ein 12jähriges, und einen Sohn im Alter von 15 Jahren, mit dem er große Schwierigkeiten hat. Den letzteren Konflikt griff ich auf und machte ihn zum Thema des gestal-

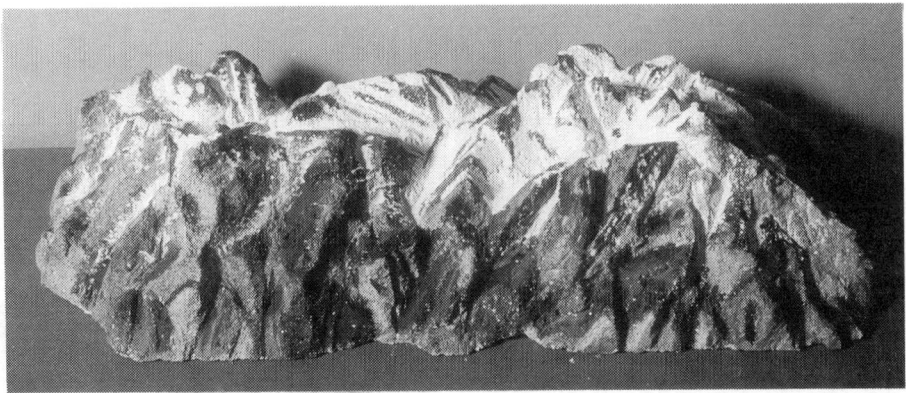

**Abb. 1.** Ytongarbeit. Einmalige kurze Intervention

terischen Arbeitens. Im Gespräch teilte mir Herr S. mit, daß er seinem Sohn jeden Willen gelassen habe, und nun sei er so ganz anders geworden, als er sich ihn wünsche. Während er das erzählte, wirkte er selbst hilflos bis fassungslos. Dazu kam sein weicher Händedruck, so daß ich mich entschloß, ihm ein festes Material zu geben. Nachdem er als Hobby seine Eisenbahn nannte, bot ich ihm an, dafür ein Gebirge zu schaffen. Er nahm an und bekam von mir einen Ytongstein und Werkzeug. Ich merkte dazu an, „Dieser Stein ist wie ein neugeborenes Kind. Es ist noch alles darin enthalten". Vorsichtig ritzte er an einer Stelle und meinte, „Der ist hart". Mein Hinweis, „Da müssen Sie schon mit Nachdruck einen Eindruck versuchen, wenn Sie etwas zum Ausdruck bringen wollen, probieren Sie nur! Es ist wie in der Erziehung, da bedarf es auch manchmal des Nachdrucks, um Entwicklung oder Veränderung hervorzurufen; oder ein Stück des Ytong bricht ab. Auch da ist es wieder so wie bei der Erziehung. Manchmal ist da nichts mehr, wo wir gern etwas hätten".

An diesem Stein begreift er mit den Händen, daß Einwirken notwendig ist, um zu formen und erlebt das Gebundensein an das Material. Vergleiche kommen aus der Pädagogik: Der Lehrer wird angesprochen, der Vater ist gemeint. Um den Patienten hat sich ein Kleinteam gebildet, das regelmäßig zusammenkommt, um Erfahrungen und Beobachtungen auszutauschen. Als die Arbeit fertig ist, darf der Patient sie mit nach Hause nehmen (Abb. 1).

## 2. Beispiel

Über einen längeren Zeitraum erstreckte sich die Behandlung von Frau M., die zum Zeitpunkt der Therapie 28 Jahre alt und von Beruf Informatikerin war. Sie wurde zu uns aus der inneren Abteilung verlegt mit der Begründung, ihr seit Jahren bestehender Diabetes mellitus sei nicht einstellbar und außerdem leide sie an Depressionen. Um die Patientin wird ein Kleinteam gebildet aus Psychotherapeut, Krankengymnastin, behandelndem Arzt und Gestaltungstherapeutin. Wunsch des behandelnden Therapeuten ist die Arbeit mit Ton. Die Finger der Patientin sind in ihrer Bewegung durch eine Polyneuropathie eingeschränkt, aufgrund ihrer Augenhintergrundsveränderungen kann sie fast nichts mehr sehen.

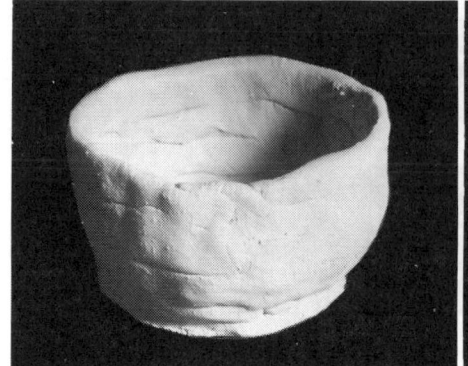

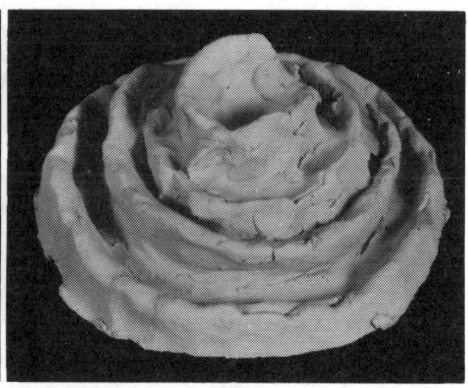

**Abb. 2.** Die freie Gestaltung

**Abb. 3.** Römischer Brunnen

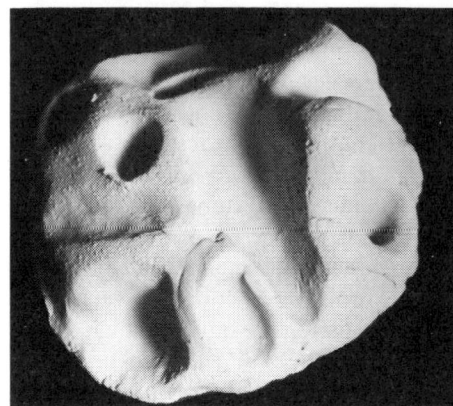

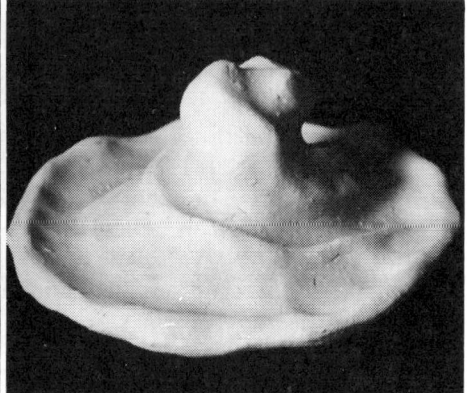

**Abb. 4.** Erhebungen und Vertiefungen

**Abb. 5.** Bewegtes

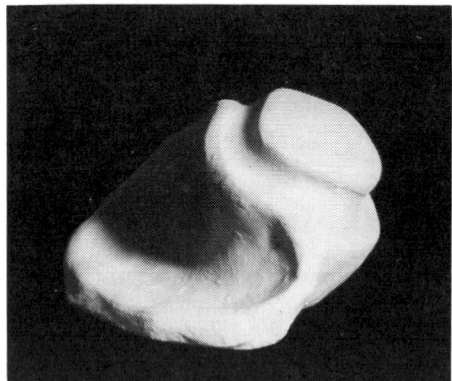

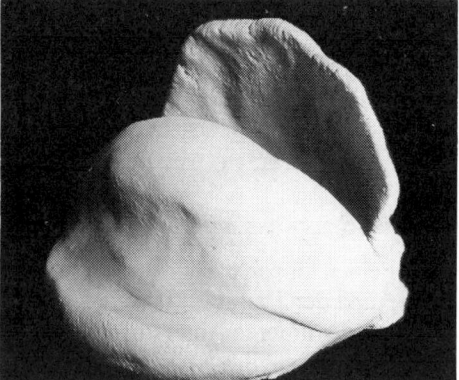

**Abb. 6.** Polarität

**Abb. 7.** Etwas sich Entwickelndes

Der 1. Termin mit gestalterischem Arbeiten heißt für die Patientin Kontakt mit dem Material und Durchkneten. Die Patientin fängt an, den Ton zu bearbeiten, als wollte sie jemanden erwürgen und meint vorwurfsvoll: „Da krieg' ich nachher Muskelkater". Nachahmend lernt sie: weniger ist mehr, Kräfte gezielt einsetzen, ohne Gewaltanwendung. Am Anfang des Formens steht die Kugel. Diese Kugel wird frei in der Luft geformt, und dieses Formen der Kugel bringt Bewegung, etwas in der Patientin in Bewegung, von innen nach außen und von außen zurück. Es kommt zu einem Fluß zwischen Patienten und Material – sonst wird die Kugel nicht rund.

Beim 2. Termin darf die Patientin zunächst frei gestalten. Sie rollt Würste, setzt sie aufeinander, und es entsteht ein Töpfchen (Abb. 2). Ein hoher Prozentsatz aller Patienten fängt so an. Nun heißt es, von alten Formen abzulassen, geformt wird aus dem Ton heraus. Jedes einzelne Stück wird sorgfältig zu Ende geformt. Wann etwas fertig ist, bestimmt der Patient. In den nächsten Sitzungen entstehen Formen mit verschiedenen Schwerpunkten, z. B. Schwere lastet, eine Form, die unten schwer ist und nach oben hin leichter wird oder umgekehrt, in der Mitte schwer, oben und unten leicht; ein Thema ist auch: Grobes und Feines.

Die Patientin selbst wirkte feindselig, verschlossen, nur ab und zu kam ein aggressiver Seitenhieb. Sie vertrug weder Lob noch Kritik, und ich suchte nach einer Möglichkeit, um sie zu bestätigen. Das nächste Thema war eine Form, in der etwas enthalten ist. Nun kam diese Form zustande (Abb. 3), und ich sagte der Patientin, sie erinnere mich an einen römischen Brunnen; es fiel mir das Gedicht von Konrad Ferdinand Maier „Der römische Brunnen" dazu ein, und ich sagte es ihr auf. Dies schien der Patientin sehr zu gefallen.

Beim Thema Erhebungen und Vertiefungen wurden liebevoll Erhebungen geformt, nicht ohne Aggression bohrte sie als Vertiefungen Löcher (Abb. 4). Ich verglich ihre Arbeit mit Henry Moores „Liegende Komposition" und brachte ihr eine Abbildung mit. Da das Bild nicht besonders gut war, konnte die Patientin feststellen, ihr Gebilde sei viel schöner. Zum nächsten Termin bot ich an, eine bewegte Form zu gestalten, doch die Patientin lehnte ab. Ich hatte den Eindruck, daß in ihr zuviel für sie nicht Kontrollierbares in Bewegung geriet. Sie konnte jedoch Ruhendes formen und bei einem weiteren Termin gelang ihr auch Bewegtes (Abb. 5).

Zum Thema Polarität erwähnte sie Ying und Yang und gestaltete ein sehr schönes Stück (Abb. 6). Plötzlich brach es dann aus ihr heraus: Ihre Mutter hatte auch getöpfert, und ihr konnte sie nie etwas recht machen. Alle ihre Werke wurden von der Mutter wieder zerstört.

Das Thema war dieses Mal: Etwas sich Entwickelndes wird von etwas geschützt (Abb. 7). Dabei fing sie an zu assoziieren, was sie wohl gestalten könne: eine Blütenknospe, ein Ei mit Vogel, der gerade ausschlüpft, Muschel mit Perle, Frosch, der gerade eine Fliege verschluckt, Baum mit Schatten, in dem etwas steht. Sie war dabei so aufgelockert, daß sie jedesmal vor sich hinlachte, wenn ihr ein neuer Einfall kam. Mit dem Ergebnis selbst war sie nicht zufrieden. Thema für einige Sitzungen war: die Krumme und die Gerade. Die Patientin arbeitete mit viel Eifer und versuchte, originelle Einfälle zu verwirklichen. Als es galt, die Krumme und die Gerade zu verbinden, hatte sie plötzlich den Einfall, ihren Ellbogen zu benutzen. Ich ermunterte sie dazu und erlebte sie befriedigter und befreiter als vorher, das Werk wurde „Ellbogenfreiheit" genannt. Die Tonarbeiten zogen sich etwa 20 Sitzungen hin, dabei waren die letzten schon nach der stationären Entlassung. Dann teilte mir der Therapeut mit, daß die Patientin gerne stricken würde. Zunächst verneinte die Patientin bei mir, als es um Kleidungsstücke ging. Als ich ihr jedoch anbot, eine Puppe zu machen, war sie einverstanden und strickte selbst, nähte auch den Kopf und die Haare auf, dabei konnte sie selbst sagen, wo sie Hilfe brauchte. Das Ergebnis war befriedigend, die Zuckerwerte vertretbar, d. h. so gut wie lange zuvor nicht, dabei relativ stabil.

Mit dieser Art, gestalterisch zu arbeiten, die nicht nur das Ausagieren in oder mit einem vom Patienten gewählten Material will, sondern die therapeutisch wirksam am Patienten orientiert führt, ist ein Aspekt in die Behandlung eingebracht, der z. B. in der analytischen Gesprächstherapie auftretende Widerstände abbauen hilft oder erarbeitetes „Begreifen" lernt. Es kommt dabei sehr auf die gute Zusammenarbeit eines Behandlungsteams an, das in der Lage ist, aufzunehmen, zuzulassen und abzugeben.

## Literatur

Bort J, Holzapfel W, Kirchner H, Löffler F, Maikowski R, Pache W, Pracht E (1956) Heilende Erziehung, 2. Aufl. Natura, Arlesheim (Schweiz)

Clausen A-U, Riedel M (1968) Methodisches Arbeitsbuch. Bd I: Zeichnen = Sehen lernen (1968), Bd II: Plastisches Gestalten (1969), Bd III: Plastisches Gestalten in Holz (1972). Mellinger, Stuttgart

Franzke E (1977) Der Mensch und sein Gestaltungserleben, Huber, Bern

Fuchs M (1974) Funktionelle Entspannung, 2. Aufl. Hippokrates, Stuttgart

Leiner H (1970) Katathymes Bilderleben. Thieme, Stuttgart

Uexküll T von (1986) Lehrbuch der Psychosomatischen Medizin, 3. Aufl. Urban & Schwarzenberg, München

Vopel KW (1978) Handbuch für Gruppenleiter, 2. Aufl. ISKO-Press, Hamburg

# Körperlichkeit, Agieren und Erinnern, therapeutischer Prozeß und Indikation leibnaher Psychotherapieverfahren am Beispiel der Konzentrativen Bewegungstherapie

H. Becker

In den folgenden Ausführungen wird der Versuch unternommen, aus der Sicht der Psychoanalyse die Bedeutung nonverbaler Therapieelemente, d. h. Leibwahrnehmung und Handeln im therapeutischen Prozeß, verständlich zu machen.

Zunächst jedoch eine kurze Bemerkung zu den Chancen und Gefahren sog. körperorientierter Therapieverfahren: Der ungeheure Boom sog. körperorientierter Therapieverfahren auf dem Psychomarkt hat seine Wurzeln fraglos in der kultur- und zivilisationsbedingt zunehmenden Körperentfremdung. Kamper u. Wulf (1982) sprechen in diesem Zusammenhang von der „massenhaften Zurichtung des Körpers" im Bereich der Ökonomie, aber auch der Kirche, des Militärs und der Pädagogik, wobei es letztlich um Ausübung von Macht gehe. Um so wichtiger ist, daß wir uns heute fragen, ob Angebot und insbesondere Konsumieren von sog. Körpertherapien nicht zusätzlich den Prozeß der Körperentfremdung stabilisieren helfen, wird der dahinterstehende gesellschaftliche und individuelle Konflikt nicht einbezogen. Meine folgenden Ausführungen beziehen sich also nicht auf eine Insel von Entspannung und Harmonie, sondern auf einen therapeutischen Raum des Aufzeigens, Konfrontierens und der emotionalen Neuerfahrung.

## Zur Methode

Die Schwerpunkte der Methode der Konzentrativen Bewegungstherapie (KBT) bestehen in der Intensivierung der Wahrnehmung des eigenen Leibes, der Objektwelt und der Kommunikation im handelnden Erproben:

*Spieltherapie für Erwachsene - freie Körper- und Handlungsassoziation*

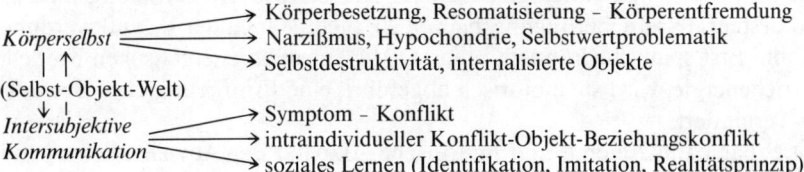

Dem Therapeuten kommt, v. a. in der Anfangsphase des therapeutischen Geschehens, eine aktivere Rolle zu, als üblicherweise in der klassischen analytischen Situation. Ihm obliegt es, über Eingaben und Interventionen die Wahrnehmungsbereitschaft für innere und äußere Bewegung zu verstärken, Grundkonflikte und

Schlüsselszenen einzelner Entwicklungsphasen zu ermöglichen, aktiv an angstmachende Situationen heranzuführen, ohne zum mächtigen Manipulator zu werden.
Der Therapeut bemüht sich also, einen vorwiegend prä- und averbalen Kommuni-
kationsraum zu schaffen, was jedoch nicht bedeuten soll, daß er das therapeutische
Geschehen von sich aus gestaltet. Es handelt sich bei der KBT also nicht um ein
übendes Verfahren mit kollektiven Übungszielen, sondern der Therapeut bereitet
über ein Grundangebot den Boden zur freien Leibwahrnehmungs- und Handlungsassoziation. Unter diesem Grundangebot des Therapeuten verstehen wir z. B. die
Möglichkeit zu eröffnen, die Augen zu schließen, sich auf den Boden zu legen, bei
seinem Körper zu bleiben, sich dem umgebenden Raum zuzuwenden usw. In seinen Grundelementen, die Objektbeziehungen betreffend, könnte man von einer
Spieltherapie für Erwachsene sprechen.

Haupteinwände, insbesondere gegen reales Handeln und motorische Aktivität,
aber auch das Einbeziehen der Leiblichkeit in den therapeutischen Prozeß, kommen von seiten der Psychoanalyse. Die vorwiegend theoriegeleiteten Einwände
haben ihren Ursprung auch in der Geschichte der Psychoanalyse selbst. Es geht um
die Entwicklung des Abstinenzprinzips und die Einstellung zum Agieren im Sinne
der Bedürfnisbefriedigung, des Handelns und der motorischen Aktivität. Die Abstinenzregel hat ihre historischen Wurzeln in den Anfängen der Psychoanalyse; erst
später wurde eine theoretische Begründung beigefügt. In den ersten psychoanalytischen Behandlungen, insbesondere in der Krankengeschichte von Anna O., wurde
deutlich, daß aufgrund der Behandlungsmethode sexuelle Phantasien und der
Wunsch nach realer Befriedigung zu einer Versuchung sowohl für den Patienten als
auch für den Therapeuten wurde, d. h. das Abstinenzprinzip wurde zunächst als
Schutz v. a. für den Therapeuten eingeführt. Interessanterweise betrafen die
Abhandlungen zur Abstinenzregel zunächst ausschließlich Patientinnen, was den
Analytiker Cremerius (1984) dazu veranlaßte, bei den männlichen Therapeuten von
Männerphantasien, die mit einer bestimmten Geschichte und Kultur verknüpft
sind, zu sprechen. Entsprechend dem damaligen Zeitgeist um die Jahrhundert-
wende und der Angst, die Methode der Psychoanalyse in Verruf zu bringen, führte
die Abstinenzregel zu einem geradezu rigiden Grundprinzip. So vehement aufkläre-
risch die Psychoanalyse die Bedeutung von Sexualität und Körperlichkeit in ihren
entwicklungspsychologischen Modellen, entgegen dem Zeitgeist, vertrat, so rigide
und steril führte sie immer stärkere Tabus über technische Regeln sekundär theoretisch begründet ein. Um richtig verstanden zu werden: Es geht nicht um ein Plä-
doyer zur realen Bedürfnisbefriedigung im therapeutischen Prozeß, die in den meisten Fällen nur zu neuen Abhängigkeiten im Dienste des Wiederholungszwangs
führt und bestenfalls zu Übertragungsheilungen, nicht jedoch der Bewußtwerdung
dienen kann. Erst später begründete Freud (1914) in einem energetischen Modell,
daß die Triebenergie, wird sie motorisch abgeführt, eine Erinnerung, d. h. Bewußtwerdung, verhindert.

Unbestreitbar kann Agieren und motorische Aktivität der Abwehr dienen und
den Prozeß des Erinnerns behindern. Aus jahrelanger Erfahrung können wir
jedoch heute sagen, daß das Einbeziehen von Körperlichkeit und Handeln den Prozeß der Bewußtwerdung eher fördert und v. a. die emotionale Beteiligung intensi-
viert. Darüber hinaus gibt es erste Hinweise, daß der mehr nonverbale therapeutische Prozeß dem mehr verbalen, was den Zeitpunkt des Bewußtwerdens angeht,

vorauseilt, d. h. daß zu einem Zeitpunkt, wo im Verbalen noch die Abwehr vorherrscht, im Nonverbalen das Abgewehrte zum Ausdruck kommt (Becker 1981;
Carl et al. 1984).

Die Skizze einer Krankengeschichte soll verdeutlichen, wie der Wahrneh-
mungs- und Agierraum in der KBT zu entscheidenden Schlüsselerlebnissen führen
kann, und Handeln im Sinne einer Tat den Erinnerungsprozeß und die emotionale
Erlebnisfähigkeit nicht behindert, sondern fördert, auch im Sinne der Konfrontation.

### *Fallbeispiel*

Frau H., eine 33jährige Studentin, kommt mit ständig wechselnden körperlichen Beschwerden, wie
Harndrang, Herzrasen, erhöhtem Blutdruck und chronischen Infekten in unsere Klinik. Sie war seit
Jahren von einem Arzt zum anderen gegangen, ohne ein für sie befriedigendes Ergebnis. Wir stellten die Diagnose „Herzphobie, diffuse Ängste bei vorwiegend hysterischer Neurosenstruktur und
Verdacht auf ein Borderlinesyndrom". Sie war zunächst 1 Jahr lang auf der Suche nach einer Psychotherapie, ohne Erfolg, da sie einerseits voller Mißtrauen die jeweils angebotene Therapie abwer-
tete, und andererseits die jeweiligen Therapeuten immer wieder Abstand nahmen, da die Patientin
in sehr anklagender Form, im Sinne von Projektionen, die Vorgespräche boykottierte. Alles Böse
kam von außen, jeder Gesprächspartner schien ihr Feind zu sein. Das mangelnde Vertrauen wurde
aus der Lebensgeschichte der Patientin verständlich: Als sie 2 Jahre alt war, trennten sich die Eltern,
die Mutter fing an, zu studieren, und sie, die Patientin, schien nach eigenen Aussagen für die Mutter eine Last zu sein. Sie wurde von ständig wechselnden Beziehungspersonen versorgt, kam vom 6.
bis 10. Lebensjahr in ein Heim und anschließend zu mehreren Pflegefamilien. Sie berichtete, häufig
geschlagen worden zu sein, sie sei schon als Kleinkind zur Strafe in den Keller gesperrt worden,
und es kommen in der Therapie immer wieder Vorstellungen, lebendig begraben zu sein, also insgesamt Phantasien von extremer Bedrohung. Im Rahmen der verbalen analytischen Therapie, die
parallel zur KBT lief, schien sie zunächst alles zu boykottieren, kam zu den Stunden zu spät, oder
unterbrach die Therapiesitzungen frühzeitig. Sie hatte sich nach kurzer Zeit das behandelnde Team
und alle Mitpatienten zum Feind gemacht, was sie sichtbar stabilisierte. Jedes Aufzeigen oder Verständnis in der verbalen Therapie wurde von ihr wütend zerschlagen. Lediglich in der nonverbalen
Therapie, nämlich der KBT, schien ein Zugang zu ihrer abgewehrten Seite möglich.

| | |
|---|---|
| Autistische Schale | ⟶ „aufgebrochenes Ei" |
| Urvertrauen – Urmißtrauen | ⟶ annehmen, versorgen, geben |
| orale Versorgung | |
| Körperselbst | ⟶ Wahrnehmung u. Annahme eigener Körperlichkeit |
| Autonomie – Symbiose | ⟶ Hingabe, Passivität, Abgrenzung |
| Übergangsobjekt | ⟶ Kompromiß zwischen Beziehungswunsch und Individuation |

Als sie einen Ball bekam, brach sie plötzlich in Tränen aus. Sie habe erstmals das Gefühl gehabt,
etwas ohne Gegenleistung zu bekommen und haben zu dürfen. Dies sei ein ganz neues Gefühl,
gleichzeitig fühle sie sich aber jetzt wie ein „aufgebrochenes Ei". Bei einer weiteren Sitzung, in der
es um das Anspüren des eigenen Körpers ging, betrachtete sie ihre Füße, sie nahm sie in ihre Hände
und äußerte dazu: Sie fühle sich wie ein kleines Kind, das erstmals seinen Körper entdeckt. Sie
wundere sich, daß dies ein so warmes, schönes Gefühl sei, ganz in sich ruhend, wo sie doch sonst
immer friere. In einer anderen therapeutischen Situation, wo es um Führen und Geführtwerden
ging, ließ sie sich sehr gerne und hingebungsvoll führen, ganz entgegen ihres sonstigen Verhaltens.
Als sie später selbst einen Mitpatienten führt, bemerkt sie bei der Nachbesprechung: Wenn sie
gewußt hätte, was man alles machen kann beim Führen eines anderen, hätte sie sich nie führen lassen. Sie wolle nie wieder passiv sein. In den darauf folgenden Stunden der verbalen Therapiesitzungen brachte die Patientin regelmäßig eine Decke mit, was sie rational mit ihrer Anfälligkeit für
Erkältungen begründete, was jedoch als Kompromißbilligung im Sinne eines Übergangsobjekts
zwischen ihrer Sehnsucht nach einem Objekt, einer Beziehung und ihrem Unabhängigkeitsstreben
anzusehen war (siehe Tabelle oben).

Ich denke, daß der Auszug aus der Krankengeschichte einerseits deutlich macht, wie intensiv die Erlebnisqualität im nonverbalen Bereich sein kann, aber auch, wie plötzlich die Abwehr, die ja auch eine schützende Funktion hat, aufgegeben oder durchbrochen werden kann. Das sehen wir am deutlichsten an der Äußerung der Patientin, daß sie sich wie ein aufgebrochenes Ei fühle.

Die These, wonach reales Handeln, Körperlichkeit und Motorik den Erinnerungsprozeß verhindert, scheint mir heute überholt (Becker 1981). Wichtiger ist die Frage des adäquaten Umgangs des Therapeuten mit Situationen, in denen der Patient gerade in nonverbalen Therapien oft sehr plötzlich und heftig mit abgewehrten Inhalten und Affekten konfrontiert wird. Hier können sowohl die Chancen als auch Gefahren dieser therapeutischen Ansätze liegen, d.h., der Bewußtwerdungsprozeß muß nicht nur in einem adäquaten qualifizierten therapeutischen Rahmen stattfinden, sondern es muß auch die Möglichkeit für ein Durcharbeiten gegeben sein, wollen diese Methoden nicht zu Recht in den Ruf geraten, lediglich schnell viel und Spektakuläres in Bewegung zu setzen. Die sog. Schlüsselerlebnisse sind nachträglich atmosphärisch eher im Sinne einer Deckerinnerung zu verstehen. Der eigentlich therapeutisch wirksame Prozeß läuft erst dann produktiv ab, wenn vom Therapeuten und in einer Gruppe auch von Mitpatienten eine Über-Ich-entlastende und wenn nötig Ich-stützende Atmosphäre geschaffen wird, die dem Patienten oft erstmals einen Zugang zu Körperlichkeit und Triebhaftigkeit ermöglicht, und auf diese Weise Abspaltung und Projektion als häufige Abwehrmechanismen mehr und mehr überflüssig macht. Über zunächst primitive Identifikationen wie Imitation, Identifikation, Symbolisierung und Sprache im emotionalen und Beziehungsbereich wird dann erst zunehmend mehr Autonomie möglich.

## Zur Indikation

*Indikation und Persönlichkeit*
Patienten mit frühen Störungsanteilen (Psychosomatosen,
                                      prägenitale Neurosen)
Patienten mit ausgeprägtem Abwehrverhalten wie:
                                      Intellektualisieren
                                      Agieren
                                      Symptomfixierung
                                      Alexithymie
                                      Spaltung und Projektion
Patienten mit Phobien
sog. Unterschichtpatienten

*Erweiterte Indikation*
Psychotiker (modifizierte Technik)
Behinderte
Krankengymnastik
Selbsterfahrung im Unterricht (Studenten, Ärzte)

Die Methode hat sich in den letzten 10 Jahren in fast allen psychoanalytisch orientierten psychosomatischen Kliniken in der Bundesrepublik durchgesetzt, was uns zur Frage der Indikation führt. Gerade psychoanalytisch orientierte Kliniken stehen immer wieder im Konflikt zwischen einer methoden- oder patientenorientier-

ten Ausrichtung. Der im Bereich der Psychosomatik tätige Psychoanalytiker ist mit
einer Vielzahl von Patienten konfrontiert, die primär ausschließlich einen körper-
symptombezogenen Leidensdruck anbieten und manifest keinen psychischen Leidensdruck oder kein Konfliktbewußtsein verbalisieren können. Sie entsprechen
also zunächst nicht den klassischen Indikationskriterien für eine psychoanalytische
Kur. Mitscherlich (1967) berichtete von der psychosomatischen Klinik in Heidelberg, daß bei bis zu 40% der Psychosomatisch Kranken aufgrund mangelnder
Kommunikationsmöglichkeiten zwischen Arzt und Patient keine psychoanalytische Behandlung zustande kommt. Er führte dies darauf zurück, daß das Abgewehrte bei diesen Patienten sprachlos blieb. De Boor u. Mitscherlich (1973) äußerten die Vermutung, daß unsere schon so langwierigen analytischen Behandlungen
immer noch nicht weit genug in den non- und präverbalen Erlebnisbereich vorge-
drungen sind. Cremerius et al. (1979) beschrieben bei einer Gruppe von Unterschichtpatienten, die wegen körperlicher Leidenszustände eine medizinische Poliklinik aufgesucht hatten, und bei denen er aufgrund bestimmter Kriterien nach
einem diagnostischen Gespräch eine psychoanalytische Behandlung nicht für möglich hielt, daß diese Patienten häufig an die Vorstellung einer Organerkrankung
fixiert bleiben, exogene Faktoren für ihre Erkrankung verantwortlich machen,
wenig konfliktfähig erscheinen, eine passiv-rezeptive Haltung zeigen, wobei eine
außergewöhnliche Strenge des Über-Ichs auffiel. Er geht hierbei von der Vermutung aus, daß bei diesen Patienten die Mutter-Kind-Interaktion vorwiegend als
affektive Aktion ohne begleitende Sprache stattfand. Er erklärt sich daraus einen
Defekt in der sprachlichen Interaktionsmöglichkeit und das Vorherrschen agierter
Übertragungsformen, die nicht in Sprache übersetzt werden können.

Entsprechend der Annahme, daß insbesondere bei psychosomatischen Patienten
die Fixierung oder Regression auf eine Entwicklungsstufe vorliegt wo gerade die
prä- und averbale Kommunikation im Vordergrund steht, und der Prozeß des Sym-
bolisierens noch unvollständig geblieben ist, liegt hier der Schwerpunkt der Indikation. Insbesondere sog. frühgestörte Patienten, bei denen häufig eine mangelnde
Körperbesetzung mit den daraus folgenden Symptomen von gestörten Objektbeziehungen, primitiven Abwehrmechanismen wie Projektion und Spaltung vorherrscht,
finden hier häufig einen ersten Zugang zur Psychotherapie. Daneben ergibt sich
eine spezielle Indikation für Patienten mit phobischer Symptomatik, wo der Aspekt
der aktiven Technik, d. h. der Konfrontation mit der angstmachenden Situation, im
Vordergrund steht. Die Praxis hat gezeigt, daß bei sog. Unterschichtpatienten häufiger die Indikation für einen nonverbalen Therapieansatz gestellt wurde, möglicherweise aus den Gründen, die Cremerius et al. (1979) in ihrer oben genannten Studie
herausgearbeitet haben.

**Zusammenfassung**

Nonverbale Therapieverfahren wie die KBT können den Zugang zur eigenen Körperlichkeit, zu Primärprozeßhaftem und Triebhaftem fördern. Die praktische
Arbeit zeigt, daß Agieren dem Erinnern und seiner emotionalen Beteiligung eher
förderlich sein kann. Bei nonverbalen Therapien zeigen sich zu einem relativ frühen
Zeitpunkt inter- und intrapsychische Konflikte in Form von Schlüsselerlebnissen.

Insbesondere scheint der nonverbale therapeutische Prozeß dem verbalen in der Bewußtwerdung vorauszugehen. Dadurch wird v. a. Patienten aus der sog. Unterschicht und Patienten, die mehr oder weniger auf ihr Körpersymptom fixiert sind, ein erster Zugang zu Psychotherapie ermöglicht. Nonverbale Psychotherapieverfahren können eine Via regia zum Unbewußten darstellen, um so verantwortungsvoller muß mit diesen Methoden umgegangen werden.

## Literatur

Becker H (1981) Konzentrative Bewegungstherapie. Integrationsversuch von Körperlichkeit und Handeln in den psychoanalytischen Prozeß. Thieme, Stuttgart
De Boor C, Mitscherlich A (1973) Verstehende Psychosomatik: Ein Stiefkind der Medizin. Psyche (Stuttg) 27:1-20
Carl A, Fischer-Antze J, Gaedtke H, Hoffmann SO, Wendler W (1984) Vergleichende Darstellung gruppendynamischer Prozesse bei Konzentrativer Bewegungstherapie und Analytischer Gruppentherapie. In: Stolze H (Hrsg) Die Konzentrative Bewegungstherapie. Mensch & Leben, Berlin
Cremerius J (1984) Die psychoanalytische Abstinenzregel. Vom regelhaften zum operationalen Gebrauch. Psyche (Stuttg) 38:769-800
Cremerius J, Hoffmann SO, Trimborn W (1979) Psychoanalyse, Über-Ich und soziale Schicht. Kindler, München
Freud S (1914) Erinnern, Wiederholen und Durcharbeiten. Fischer, Frankfurt (Gesammelte Werke, Bd X)
Kamper D, Wulf C (1982) Die Wiederkehr des Körpers. Suhrkamp, Frankfurt
Mitscherlich A (1967) Krankheit als Konflikt. Studien zur psychosomatischen Medizin 2. Suhrkamp, Frankfurt

# Konzentrative Bewegungstherapie in der Psychosomatischen Klinik Schömberg – Konzepte, kurze Fallbeispiele anhand einer praktischen Darstellung[1]

B. Hickman

Innerhalb der Konzentrativen Bewegungstherapie (KBT) gibt es unterschiedliche methodische Schwerpunkte. Die Persönlichkeit des Therapeuten, der Aus- und Weiterbildungsweg, die zu behandelnden Patienten und der Rahmen des medizinisch-therapeutischen Umfeldes sind nicht zufällig. Auch mein Arbeitsstil an der Klinik Schömberg hat sich in den vergangenen 10 Jahren entsprechend entwickelt und verändert. Mein Schwerpunkt innerhalb der KBT in Gruppenarbeit ist heute mehr das Arbeiten an den noch vorhandenen Ressourcen der Patienten, den Ich-Anteilen und der Selbstwahrnehmung. Ich möchte Ihnen dies anhand von Behandlungsmodellen und Fallbeispielen darlegen, um zum Ausdruck zu bringen, in welche Richtung sich meine Arbeit verändert hat: von überwiegend Langzeittherapie zu effektiverer Kurzzeittherapie. Die Veränderung wurde mitbestimmt von den kurzen 6- bis 8wöchigen Aufenthaltsdauern (im Schnitt 55 Tage) der Patienten und ihren Krankheitsbildern. Mitbeeinflußt wurde diese Entwicklung durch meine berufsbegleitende Weiterbildung im DAKBT und am Moreno-Institut. Richtungsweisend war dabei das psychoanalytisch orientierte Konzept.

Die hauptsächlichen Krankheitsbilder hier an der Klinik sind M. Crohn, Kolitis, Asthma, Anorexien, Bulimien, neurotische Depressionen und andere psychosomatische sowie neurotische Symptome. Die Patienten kommen oft mit dem Wunsch, versorgt zu werden. Eine Motivation zur Psychotherapie kann nicht vorausgesetzt werden. 70% der Patienten sind geschickte Patienten. Im Vordergrund steht ihre körperliche Symptomatik. Die Konflikte, Partnerverluste und Probleme sind verdrängt. Gespürt wird der körperliche Schmerz, das Symptom und/oder die Ängste.

Ich gehe davon aus, daß die psychosomatischen Erkrankungen alle mit frühen präödipalen und narzißtischen Störungen verbunden sind. Die psychische Ausgangslage wird durch das Symptom abgewehrt.

Das heißt für mich, daß ich innerhalb der KBT-Angebote nicht ausschließlich an Widerstand und Abwehr arbeiten will. Ein weiterer Grund ist, daß die Patienten sehr oft keine Möglichkeiten einer psychotherapeutischen Weiterbehandlung vor Ort haben.

Mein Arbeitsschwerpunkt mit den Patienten liegt im Sitzen, Gehen, Stehen, weniger im Liegen. Ich beziehe Objekte und Partner ein. Der Angebotsspielraum an die Patienten bewegt sich zwischen Schweigen und Sprechen, offenen oder

[1] Dank sagen möchte ich an dieser Stelle Frau Dr. Kost, Gründerin des „Deutschen Arbeitskreises für Konzentrative Bewegungstherapie", die meine Weiterbildung begleitet und gefördert hat.

geschlossenen Augen. Durch die Objekte, Spiele, Partnerangebote im Raum oder in der Natur möchte ich Hören, Sehen, Tasten, Riechen, Spüren und damit die Selbstwahrnehmung des einzelnen fördern. Im Nachgespräch wird das Erlebte besprochen, erinnert. Mein Nachfragen und vorsichtiges Deuten kann den Patienten dann auf den Weg zu seiner persönlichen Geschichte führen.

Ich grenze mich durch diese Arbeitsweise von den anderen Behandlungsmethoden an der Klinik ab.

## Darstellung der Praxis

Die erste Auswahl und Motivierung für eine KBT-Gruppe übernimmt der Stationsarzt. Er bespricht sich mit mir bezüglich eines Gruppenplatzes und delegiert einen Teil der therapeutischen Arbeit an mich. Der Patient kommt zu einem Vorgespräch. Dieses Vorgespräch ist die erste Begegnung zwischen Patient und Therapeutin. Ich teile dem Patienten mit, daß ich keine Vorinformation über ihn habe. In den vorgegebenen 40-50 min frage ich nach seiner Krankheit, seinen Interessen, persönlichen Daten, Wünschen und der Aufenthaltsdauer. Unter Berücksichtigung der Symptomatik, Motivation, Belastbarkeit und Gruppenfähigkeit versuchen wir, zu einer Entscheidung bezüglich einer Therapie zu kommen. Mit berücksichtigen muß ich die bestehende KBT-Gruppe, die Fluktuation in den „slow open groups", die Übertragung und Gegenübertragung, die Zusammensetzung der Gruppe. Meistens kommt es zu einer beiderseitigen Zusage. Es kann aber auch zu einer Absage meinerseits und/oder einer Absage des Patienten führen.

Während des Vorgesprächs gebe ich den Patienten Informationen über Zeiten, regelmäßige Teilnahme und Schweigepflicht. Ich spreche von den Angeboten und erkläre ihnen, daß es in ihrem Ermessen liegt, diese anzunehmen oder abzulehnen. Fast alle Patienten haben an dieser Stelle Angst. Wir sprechen darüber. Ich weise darauf hin, daß sie am Ende der Aufenthaltsdauer ein Abschlußgespräch mit mir haben können. Der Anfang der Therapie ist damit gemacht, die Behandlungsbegrenzung angesprochen. Dieses Vorgespräch verläuft oft wie eine Miniatur dessen, was dann auch im therapeutischen Prozeß vor sich geht.

### Behandlungsmodelle

1) KBT-Gruppe, begleitend zur analytisch orientierten Gruppentherapie. Es handelt sich hier um ein Modell, bei dem der Patient 2mal in der Woche an analytisch orientierter Gruppentherapie teilnimmt und 2mal an der KBT-Gruppe.
2) Dreimal KBT-Gruppe mit begleitender analytisch orientierter Einzeltherapie.
3) Zweimal KBT-Gruppe als Einstiegshilfe neben verbaler Einzeltherapie, in Vorbereitung für stationäre oder ambulante Weiterbehandlung.
    Alle Gruppenzeiten sind auf 100 min angesetzt. Es handelt sich hier um Patienten, die über längere Zeitabschnitte keine sozialen Kontakte mehr hatten oder z. Z. für noch nicht reflexionsfähig genug angesehen werden, um sie in einer analytisch orientierten Gruppe behandeln zu können. Es handelt sich um die psychosomatischen Krankheitsbilder, die über den nonverbalen Einstieg an ihre verdrängten Gefühle wieder herangeführt werden können. Die Gruppe bietet

für diese Patienten die Möglichkeit zur Kontaktaufnahme zu sich selbst und zu Mitpatienten.

4) KBT-Einzelarbeit, begleitend zur verbalen Einzeltherapie. Es handelt sich um besondere Indikationen, z.B. Anorexien oder Borderlinestrukturen; diese besonderen Settings werden zwischen Arzt und Therapeut vorher abgesprochen.

Bei diesen Behandlungsmodellen sind Arzt und Therapeut unterschiedlich einbezogen. Wir kommen hiermit den Spaltungsprozessen der Patienten entgegen. Die Übertragungsanteile der Patienten in „gut" und „böse" werden oft deutlich für uns spürbar. In einem günstigen therapeutischen Prozeß wechseln diese Anteile des Patienten zwischen Arzt und Gruppentherapeut hin und her.

### *Fallbeispiel 1*

Der Patient ist 44 Jahre alt, leitender Angestellter, verheiratet, Vater von 2 Söhnen. Er erlebt nach einer Gallenblasenoperation mit 42 Jahren einen schweren Leistungsknick und reagiert mit Depressionen und Schlafstörungen. Der sich sonst sportlich fit fühlende Mann erlebt einen Energieverlust und reagiert mit existentiellen Ängsten.

Zur Vorgeschichte: Er kommt aus einem katholischen Elternhaus; die Mutter erzieht ihn vorerst alleine. Der Vater ist im Krieg vermißt. Die Mutter läßt den Vater für tot erklären, was den Patienten schwer belastet. Später heiratet die Mutter wieder, und er bekommt einen Halbbruder. Der Patient durchläuft eine normal gestaltete Jugend und Schulausbildung, er macht Karriere, heiratet und hat 2 Söhne.

Im Vorgespräch wirkt er eher sachlich, logisch, rational, dabei sympathisch. Er sagt ja zur KBT-Gruppe und mir als Therapeutin. Ich nehme seine Ängste, seine Beherrschung wahr, auch erlebe ich ihn als fast zu motiviert und unter Leistungsdruck.

In den ersten Gruppensitzungen kann er mit meinen Angeboten wenig anfangen. Er ist skeptisch. Was im Vorgespräch noch positiv war, wandelt sich jetzt mir gegenüber in Widerstandszweifel: Er sei Geschäftsmann. In einer solchen Spielgruppe wisse er nicht, was er solle, und was dies mit seinen Problemen zu tun habe. Ich verstehe seine Zweifel. Er bleibt vorerst mehr Beobachter als Akteur. In den Einzelgesprächen bei dem behandelnden Arzt äußert er seine Zweifel und Skepsis mir gegenüber.

Der Arzt und ich bleiben im Gespräch. Der Patient kommt weiterhin in meine Gruppe. In einer Sitzung mache ich folgendes Angebot: sich ein Objekt zu wählen, wenn möglich, die Augen zu schließen, und das Objekt zu befühlen, zuzulassen, was da an Gefühlen kommt und eine Position zu wählen, Sitzen, Stehen oder Gehen. Während dieses Angebots bricht eine andere Mitpatientin in Tränen aus. Sie hatte ein Stück Holz gewählt und erinnerte eine Situation, in der sie ihr jüngstes Kind im Arm trug. Der Patient hatte sich einen blauen Gymnastikball gewählt. Er sitzt. Er läßt den Ball wegrollen, nimmt ihn dann nach einer Weile wieder zu sich. Er berichtet im Nachgespräch, was er erlebt hat. Der Gymnastikball war für ihn wie seine Weltkugel geworden. Sie wurde ihm zu schwer. Er ließ sie wegrollen, dann nahm er sie wieder auf. Diese Sitzung war für ihn zu einem Schlüsselerlebnis geworden.

In einer der folgenden Sitzungen arbeiten wir am Gehen und Ausprobieren von verschiedenen Gangarten und Schritten. In meinen Angeboten verbinde ich die Gangart und verschiedene Situationen miteinander, wie z.B. Gehen im Matsch, im Sand, wie wenn man in der Oper zu spät kommt, wenn man einen Zug noch erreichen will oder wie ein Königssohn im Märchen u.a. Bei dem Gehen wie ein Königssohn nahm der Patient eine Decke, schwang sie sich um die Schulter und schritt königlich im Raum auf und ab. Er nahm eine Mitpatientin als Prinzessin neben sich, die Gruppe bewunderte das Paar.

Im Nachgespräch konnte er formulieren, wie gut es ihm tat, sich wieder einmal in dieser Position zu erleben, Herr der Dinge zu sein, bewundert zu werden. Er spürte seine tragenden Ich-Anteile und konnte den regressiven Wunsch versorgt zu werden, besser annehmen.

Er verlor etwas von seiner Angst vor diesem Erschöpfungszustand. Er hatte sich wieder aufrecht, handelnd und bestimmend erlebt.

In den Einzelgesprächen bei seinem Arzt stand im Vordergrund die Trauerarbeit über den frühen

Vaterverlust, die Auseinandersetzung mit den weiblichen, weicheren Seiten seiner Persönlichkeit und das Zulassen regressiver Wünsche.

Im Abschlußgespräch bei mir konnte er seinen Aufenthalt positiv sehen. Er hatte seinen alten Leistungszustand nicht wieder erreicht, aber er war mit den Einsichten, die er gewonnen hatte, einverstanden. Er konnte aussprechen, wie schwer es ihm am Anfang mit den Spielchen, meinen KBT-Angeboten, gegangen war. Am Beispiel seiner Welt, die Projektion in den blauen Gymnastikball, war ihm deutlich geworden, daß es außer Logik und Ratio auch seine Gefühlswelt gab, die ihn mitbestimmt hatte. Sein Arzt hatte ihn zwar in eine Art Kinderspielzimmer, die KBT-Gruppe, geschickt, aber nicht, weil man ihn für kindisch hielt, sondern für fähig, ein Stück seiner Kindheit zu erinnern, ein Stück Trauerarbeit über den zu frühen Vaterverlust zu leisten, weibliche Anteile an sich zuzulassen und trotzdem als Mann, Vater und leitender Angestellter weiterzubestehen.

Ein Jahr später schrieb der Patient an den Arzt und mich, daß es ihm weiterhin gut gehe. Er hatte „seine Welt" wieder angenommen.

### Fallbeispiel 2

Eine Patientin, 52 Jahre alt, kommt mit schweren Depressionen und begleitender körperlicher Symptomatik in die Klinik. Ihr Mann hat sich von der Familie getrennt, die Patientin reagiert mit Arbeitsunfähigkeit, sie bekommt Psychopharmaka.

Zur Vorgeschichte: Die Patientin verlor mit 12 Jahren ihre Mutter und wurde von der Haushälterin des Vaters abgelehnt. Es kommt bei ihr zu einer frühen Schwangerschaft, und der Vater des unehelichen Kindes verläßt sie. Es kommt zu einer zweiten Schwangerschaft und einer Mußehe. In der Ehe wird ein drittes Kind geboren. In den folgenden Jahren kommt es zu mehreren Unterleibsoperationen und schließlich zur Entfernung der Gebärmutter.

Im Vorgespräch weint die Patientin viel und klagt. Sie erzählt von ihrer Lebensgeschichte, in der sie sich isoliert und versorgend erlebte. Trotzdem halte ich sie für gruppenfähig. Ihre Persönlichkeit ist einfach strukturiert. Sie hat 3 Kinder aufgezogen und bei der Post gearbeitet.

In den Gruppensitzungen sitzt sie oft in der Ecke. Ich unterbreche ihr Reden und Weinen öfter, werfe ihr manchmal einen Ball zu oder ein Seil, und ziehe die Patientin somit ins Geschehen. In den Einzelgesprächen beklagt sie sich über meine Härte und mein Unverständnis. Sie hatte sich auch im Vorgespräch zunächst abgelehnt gefühlt. In den Einzelsitzungen und in der Gruppe arbeiten wir an der Selbstwertproblematik. Sie versäumt keine Gruppensitzung. Sie findet innerhalb der Gruppe langsam Kontakt, verstärkt auch durch die Stationsgespräche, und sie geht jetzt öfter abends aus. Im Abschlußgespräch bei mir erlebe ich sie wesentlich strukturierter und gefaßter. Sie kann mir sagen, daß sie anfangs sich abgelehnt gefühlt hatte, später aber gern in die Gruppe gekommen war. Sie will wieder arbeiten und macht Pläne für ihre Freizeitgestaltung. Der gebesserte Zustand hielt sich 1½ Jahre. Sie arbeitet und lebt mit losen Familienkontakten zu ihren Kindern und Enkelkindern. Dabei kommt es zu einem Zusammentreffen mit dem inzwischen geschiedenen Ehemann. Die Patientin erleidet einen Rückfall. Sie ist jetzt 54 Jahre alt und kommt nun zum zweiten Mal im Intervall zur stationären Behandlung in unsere Klinik. Wir erleben sie trotz des Rückfalls deutlich stabiler als beim ersten Aufenthalt. Sie kommt diesmal vorbereitet und arbeitet aktiv an den Angeboten und auch im Nachgespräch in meiner Gruppe mit.

Die Integration meiner Arbeit und Beobachtung mit den Patienten und die Arbeit des Arztes und des Pflegebereichs ist durch regelmäßige Teamgespräche und Supervisionen gewährleistet. Hier kommen die verschiedenen Übertragungsanteile eines Patienten durch uns wieder zusammen.

Die Abschlußgespräche mit den Patienten finden wieder in meinem Zimmer zu zweit statt. Sie sind ein wichtiger Teil der Behandlung. Fast alle Patienten erleben sich dabei verändert, nicht geheilt. Enttäuschung, Ängste und Zweifel begleiteten den Aufenthalt, aber auch Erfolgserlebnisse, Freude und Einsichten. Veränderungsprozesse werden wahrgenommen. Sich zu verabschieden, fällt den Patienten oft sehr schwer. Sie trennen sich auch in der Regel nicht richtig. Sie treffen sich untereinander oder besuchen Schömberg. Es kommt zu Intervallbehandlungen.

**Zusammenfassung**

Mein jetziger Arbeitsansatz innerhalb der KBT-Methode ist die Summe folgender Faktoren:

- meine Person als Therapeutin und Übertragungsfigur für einen Teil der therapeutischen Behandlung,
- die Patienten und ihre Krankheitsbilder,
- die begrenzte Zeit im gesamten stationären Behandlungsrahmen dieser Klinik.

Durch meine KBT-Angebote möchte ich an der Selbstwahrnehmung im Sinne der Integration von positiven wie auch negativen Gefühlen in einer Person arbeiten und damit zum Selbstverständnis der Patienten beitragen.

# Körpererinnerungen als Arbeitsmaterial in der Konzentrativen Bewegungstherapie

L. Koch

Mit meinem Beitrag möchte ich *einen* Aspekt aus der Arbeit mit Konzentrativer Bewegungstherapie (KBT) als einer körperorientierten Psychotherapiemethode aufgreifen und meine Ausführungen dem Phänomen der Körpererinnerungen widmen.

Anhand von Szenen aus Behandlungsverläufen möchte ich exemplarisch verdeutlichen, wie die Gedächtnisfunktionen des Körpers therapeutisch nutzbar werden.

„In der psychoanalytischen Behandlungstechnik steht ein Begriff an zentraler Stelle, das Erinnern – Erinnern an einmal Gewußtes, dann wieder Vergessenes bzw. Verdrängtes, Erinnern aber auch an noch nie Bewußtes, aber doch bedeutungsvoll Erlebtes, das durch die ‚Erinnerungsarbeit' der bewußtmachenden Therapie der Einsicht zugänglich gemacht wird" (Stolze 1978).

Fürstenau (1983) sagt: „In diesem Zusammenhang scheint mir wichtig, daß wir uns als Psychoanalytiker klarmachen, daß unsere überkommene Behandlungstechnik für strukturierte Neurosen entwickelt wurde." Wenn nun das Erinnern und Bewußtmachen von unbewußtem Material bei Krankheitsformen, die sich über die Psyche äußern, über Traumarbeit und die frei assoziierende Erinnerungsarbeit geschieht, so ist daneben zu stellen, daß Krankheiten, die über das Soma zum Ausdruck kommen, einer körperliche Wege gebrauchenden Erinnerungsarbeit bedürfen. Auf körperlicher Ebene erinnerbar ist, was empfunden, erfahren, erlebt, erlernt wurde, und dadurch über den Funktionskreislauf von Wahrnehmen und Handeln zu einer körperlichen Resonanz geführt hat, also einen sensorischen, kinästhetischen, innerorganischen Eindruck hinterlassen hat. Das sind die unterschiedlichsten Erlebnisqualitäten und Formen der Bewegung und des Verhaltens der dynamischen Einheit Körper.

Seit Freud (1923) wissen wir, daß „das Ich vor allem ein körperliches ist", aber auch, „daß es einer Triebregung" – und die Franzosen verwenden an dieser Stelle den Begriff Körpervergnügen – „passieren kann, daß sie auf Widerstand stößt" (1915) und die Verdrängung, wenn nicht gar Symptombildung die Folge des intrapsychischen Geschehens ist.

## Fallbeispiel

Herr M. wandte sich in einer zugespitzten Konfliktsituation an mich. Er arbeitet im Entwicklungsdienst, ist 38 Jahre alt und war wegen akut auftretender Magenschmerzen und Blut im Stuhl „binnen 1 Tages ausgeflogen worden", wie er sagte. Seine Familie, Frau und Kleinkind, war seit

5 Wochen hier und wollte demnächst zurückkehren. Die internistische Untersuchung des Verdauungstraktes ergab einen Reizzustand der Magenschleimhaut. Außerdem bestand ein erheblicher Schwächezustand, er hatte 6 kg Gewicht verloren. Herr M. hatte sich belesen und informiert und gezielt eine körper- und handlungsorientierte Therapiemethode gesucht, in der Vorstellung, diese sei für ihn wirkungsvoller als ein Gespräch. Er war für zunächst 2, insgesamt dann 4 Wochen krankgeschrieben. Ich arbeitete 12 h mit ihm. Herr M. wirkte auf mich verunsichert, ernst und bedrückt, physisch geschwächt und irritiert in seinem hochaufgeschossenen, hageren Körper.

Er selbst thematisierte zu Behandlungsbeginn den großen Druck, unter dem er sich fühle. Ich regte an, mit der rechten und linken Hand jeweils sich selbst zu malen oder zeichnen. Er nahm zögernd einen Bleistift, zeichnete rechtshändig etwas mürrisch ein Strichmännchen, das mit großen Schritten über einen Zebrastreifen auf ein Gebäude zugeht. Mit der linken Hand entstand das Bild eines von einem Sprungbrett in das Wasser springenden Menschen in der Luft. Beim Benutzen seiner linken Hand war Herr M. ganz vergnügt geworden. Der Stimmungswandel erstaunte ihn selbst. Ich deutete zu diesem Zeitpunkt nicht, gab vielmehr die nächsten Stunden über die Anregung und Anleitung zur Wahrnehmung körperlicher Gegebenheiten, dem Anspüren des Körpers, dem Bezug zum Boden, auf dem ein Aufbau von Gelenk zu Gelenk bis zum aufrechten Stand möglich ist. Vor allem die Verdeutlichung der Strukturanteile des Körpers, das Nachspüren und Orten des Skeletts mit seinen die Muskeln und Organe tragenden und stützenden Teilen in den Grundpositionen der menschlichen Bewegung Liegen, Sitzen, Stehen, Gehen betrachte ich als Ich-stabilisierende Körperarbeit.

Nach 5 h hatte sich eine leib-seelische Entlastung eingestellt. Der Magen war ruhig, allerdings nahm Herr M. trotz sorgfältiger Ernährung nicht wieder an Gewicht zu. Ich regte ihn an, die Konstellation seiner derzeitigen Beziehungen mit Materialien aus meinem Arbeitsraum darzustellen. Er wählte dicke, farbige Murmeln und sortierte damit: Die Arbeits- und Lebenssituation im Ausland und sich selbst mit Frau und Kind, die Familie seiner Frau in Deutschland. Mir fiel auf, daß seine Primärfamilie fehlte. Während des Gestaltens war Herr M. sehr in Spannung geraten – eine Spannung, die bis zur nächsten Stunde anhielt und den Magen hatte schmerzen lassen. Ihm war aufgefallen, daß er sich entfernteren Menschen gegenüber viel freier und autonomer verhalten konnte, als gegenüber den ihm nahestehenden.

Ich fragte ihn nach dem Tenor der nahen Beziehungen in seiner Kindheit, seiner Stellung in der Familie. Er erinnerte die Leistungsbezogenheit seines Vaters, die Haltung der Mutter als versorgend aber sonst vage, wortlos. Welche Resonanz kannte er als Junge? Den Stolz des Vaters auf seine Leistungen, den Neid der Schwester; die Mutter redete nicht viel – aber auf einmal war ihm gegenwärtig: Die Wandergruppe der Eltern, die sich sonntags traf, seine gute Position dabei unter den Frauen, deren bewundernde Blicke wurden ihm plötzlich spürbar, sein „Schmetterlingsdasein", wie er es nannte, in der vorpubertären Zeit. Da meldete sich der Magen mit heftigem Schmerz. Ich fragte nach der Haltung der Mutter bei diesen Treffen. Sie duldete den Ablauf nicht nur, sie war wohl stolz auf ihn, es geschah ganz in ihrem Sinne. Herr M. wurde von großer Unruhe ergriffen und lief im Raum umher.

Das war eine Körpererinnerung in der Form, daß ein Symptom „spricht". In diesem Falle war der Mensch selbst sehr überrascht über den so deutlich gewordenen Zusammenhang, den er nun auch akzeptieren konnte. Im weiteren therapeutischen Vorgehen, das hier aus Zeitgründen nicht ausgeführt werden kann, wurde nach diesem Erleben eine Fokussierung auf die ödipale Konfliktsituation möglich, auf deren Hintergrund eine Zuspitzung innerhalb seiner Partnerschaft entstanden war.

Stolze unterscheidet (1978) für dieses Auftauchen von Vergessenem und Verdrängtem in der KBT 2 Eigenheiten, die therapeutisch vorteilhaft sind: „Die zuweilen umwerfende Überzeugungskraft des den Sinnen und der Anschauung unmittelbar Gegebenen, auch in dem Sinn, daß es ein seelisch fixiertes Reaktionsmuster umwirft oder eine körperlich fixierte Symptombildung aus den Angeln hebt. Zum anderen aber schützt es gleichzeitig den Patienten durch die Beschränkung auf die Sachlichkeit des gerade jetzt gegebenen Behandlungsablaufs. Das heißt: Ein Widerstand kann leichter aufgegeben werden."

Vielleicht ist bei dem eben Beschriebenen aufgefallen, daß bei Stolze wie bei mir der Aspekt des Schutzes und der Ich-Stützung als möglicher Weg zur Aufgabe des Widerstands neben bzw. vor dem Bewußtwerden von bislang unbewußten Handlungsabläufen steht. Vom Methodischen her sehe ich das als beispielhaft an für die Handhabung der Übertragungssituation und der daraus resultierenden Körperangebote in der KBT, die ich, durchaus im Sinne von Spitz (1976) als dialogisch bezeichnen möchte. Der Kreisprozeß der Dyade, in diesem Falle der Therapiesituation in der Einzelarbeit gibt bildlich gesprochen den Raum „für die Übertragung als Tummelplatz für die Entfaltung" wie Freud (1914) in seiner Arbeit *Erinnern, Wiederholen und Durcharbeiten* schreibt.

Der Einstieg in die Arbeit mit Wahrnehmung und Handeln erfolgt in einem Bereich, der dem jeweiligen Menschen derzeit möglich ist. Wir gehen davon aus, daß durch das Nachspüren der eigenen Befindlichkeit und die Aktionsmöglichkeiten im therapeutischen Rahmen prozeßhaft eine strukturelle Wiederholung der Konfliktsituation sich zeigen wird. Deutungen geschehen aus dem subjektiven, biographischen Zusammenhang.

Die sich gegenseitig bedingende Wechselbeziehung von Frage und Antwort, Handlung und Reaktion, Ich-Stützung und Ich-Entfaltung, sowohl in den verschiedenen Vorformen der Sprache auf körperlicher und sensorischer Ebene als auch durch Sprache, bilden in der täglichen Praxis das Spielmaterial auf dem Tummelplatz, die kleinen Schritte auf dem langen Weg.

### Fallbeispiel

Frau E. wird in diesem Jahr 60 Jahre alt, ist im sozialen Bereich tätig. Ich arbeite seit 3½ Jahren mit ihr, bislang knapp 200 h. Sie hatte seit dem 14. Lebensjahr anhaltende Kopfschmerzen und zeigte das Bild einer langjährigen Depression, die sich außer in Suizidgedanken und ihrer bohrenden Frage „wie soll ich nur leben" in Schlaflosigkeit und Spannungszuständen bis hin zur Harnsperre äußerten. Sie ist ein Zwillingskind, nach Aussage ihrer Mutter „nebenher" aufgewachsen, ihr Bruder fiel 17jährig im Krieg, auch ihr erster Freund. Sie hatte nie viel gesprochen, in der Realität ihres Heranwachsens in einem Predigerhaushalt war für die Äußerung von Gefühlen kein Platz. Ich spürte sehr viel Schweres, Nichtgelebtes, Trauer bei dieser Frau. Körperlich erlebte ich sie völlig in sich zurückgezogen.

In der ersten Stunde betrachtete sie den Raum, setzte sich in die Ecke. Als ich eine Decke in die Mitte des Raumes legte und ihr anbot, legte sie sich bäuchlings darauf: Anspüren des Körpers, die Berührungsflächen mit dem Boden wahrnehmen. Als ich ihre Füße nahm und zum Boden hin verdeutlichte und sie anregte, selbst ihren Kopf zu berühren, begann sie zu weinen: sie spüre eine solche Sehnsucht!

Kugel und Stab bot ich ihr in der nächsten Stunde an. Sie verstand sie als sich selbst, bzw. ihre Mutter und ihren Vater, und sprach ihre Schutzlosigkeit bei ihrer Mutter an und ihre und der Mutter Beherrschung durch den strengen Vater. Wieder kam die Frage des Lebenkönnens. Über eine Arbeit mit dem Seil zwischen uns kam ihr in der nächsten Stunde das Wort „wir" und weckte wieder Tränen und Sehnsucht.

Ich legte die Decke jedesmal mitten in den Raum, wenn sie kam. Auf einmal wagte sie sich selbst aus ihrer Ecke darauf, ich setzte mich daneben. Sie äußerte ihren Wunsch, daß dies ihr zu Hause sein könnte „bis *ich* genug habe". Die Decke blieb 3 Jahre lang liegen, bis sie selbst den ganzen Raum nutzen wollte. Wir arbeiteten an der Konstituierung eines Körpergefühls. Ich werde später darauf zurückkommen.

Was ist nun die Gedächtnisfunktion des Körpers? Andréoli (1985) sagt: „Einerseits eine bewahrende Kraft: Die Fähigkeit, mit Hilfe der Erinnerung am Leben zu erhalten, was nicht mehr ist. Andererseits eine subversive Kraft: die Fähigkeit, das, was erlebt worden ist, in Form einer Spur aufzubewahren, die sich nachträglich in eine Wiederentdeckung verwandeln kann."

Andréoli unterscheidet also verschiedene Gedächtnisfunktionen mit verschiedenen Sinngebungen.

- Da ist die Funktion des Erhaltens, Bewahrens von Zuständen, Gegebenheiten, Verletzungen aus der Vergangenheit als Blockaden und Symptome bis in die heutige körperliche Realität hinein. Der Begriff Erinnerung steht hier für einen verbliebenen, stagnierenden, sich wiederholenden Zustand wie bei der eben erwähnten Patientin, die sich ihre Sehnsucht bewahrt hatte und lebte, als ob es Vater und Mutter noch gäbe, die längst verstorben, aber nicht verabschiedet waren – die noch ganz zu ihrer subjektiven Realität gehörten.
- Daneben steht die über ein aktuelles Symptom oder andere Ereignisse als Spur erkennbare Tendenz, etwas bislang Bewahrtes zu erinnern. Als ob der Körper es nicht mehr behalten könnte, und der Patient versucht, sich durch die Vermittlung des psychosomatischen Geschehens endlich der Umklammerung durch eine Struktur entziehen zu können, die ihm unerträglich wurde. Der Unterschied liegt m. E. in der Dynamik des betreffenden Menschen. Bei dem zuvor geschilderten Verlauf hatte der Patient die Realität seiner innerlich ambivalent erlebten Beziehung mit der Mutter bislang beibehalten. Auf Grund seiner Ich-Struktur aber war ihm ein förmliches Auftauchen der Problematik ins Bewußtsein möglich.

Beide bisher genannten Formen des Körpergedächtnisses, das Erinnern im Sinne von Erhalten und das Erinnern im Sinne von Spuren, die hinterlassen wurden, sind also Erfahrungen, die

> die psychosomatische Ganzheit des Subjekts betreffen, aber die diese nicht weniger in den Dienst der Wiederholung als in den Dienst der Veränderung stellen. Schließlich ist die Erinnerung untrennbar von dem, was in uns lebt als Überrest des Objekts von Liebe und Haß und was in uns entsteht als Identifikation, als Teil unserer Struktur. Da ja das Objekt in der unbewußteren Schicht des Systems unseres Ichs ein körperlicher Zustand war und bleibt, senken Identität und Struktur ihre Wurzeln in eine narzißtische Dimension des Gedächtnisses, in eine lebendige Geschichte, wo Gedächtnis Körper ist und Körper Gedächtnis (Andréoli 1985).

Soweit die Gedanken, Ausführungen und Beispiele zu der Art von Umgang mit den Gedächtnisfunktionen des Körpers, die der Erinnerungsarbeit im psychoanalytischen Sinne als ein Weg zur Verfügung steht.

Ich möchte nun zu einem Gegengewicht in der Arbeit mit dem Phänomen Körpergedächtnis übergehen und nochmals Fürstenau zitieren (1983) „daß in bestimmten Fällen (nicht-strukturiert-neurotische Störungen, basale Störungen des Körperlebens) neben der Aufarbeitung verbliebener, weil traumatisch erlebter Kindlichkeit die Vermittlung neuer Erfahrungen eine wesentliche Voraussetzung für erfolgreiche Behandlung darstellt."

Neben die vorher genannten Gedächtnisfunktionen des Körpers ist dessen Lern- und Aufnahmefähigkeit zu stellen.

- Der neurologisch gesunde Organismus hat die bleibende Fähigkeit, neue Körper- und Bewegungserfahrungen wahrzunehmen und sensorisch zu bahnen, dieser Wahrnehmung gleichsam eine neue Spur zum Gedächtnis, zur Speicherung des Erlebten, zu gestatten. Das Körpergedächtnis ist die Gesamtheit des durch die Haut und Körperoberfläche begrenzten innerkörperlichen, kinästhetischen Sensoriums. Es besitzt die Fähigkeit, Berührungen und Bewegungsabläufe mit Empfindungen und Gefühlen zu verbinden und Eindrücke zu speichern, die im günstigen Falle ein Bild ergeben – das eigene Körperbild als vervollständigte Struktur.

### *Fallbeispiel*

Frau E. hatte sich also die Decke als ihr zu Hause definiert, auf der ich mit Platz nehmen sollte. Die Stunden hatten im 1. Jahr etwas Ritualisiertes: Sie kam, setzte sich, suchte eine körperliche Berührung mit mir und weinte. Sie selbst bemerkte: „Es weint, das Kind in mir." Im 2. Teil der Stunde war öfters Körperarbeit in der Art möglich, daß ich ihr ihren Körper durch ein Zugreifen meiner Hände um die umfaßbaren Gelenke (wie Fuß, Knie, Schulter, Ellbogengelenk) verdeutlichte und die großen Gelenke durch leichten Druck zum Boden hin spürbar machte, die Gelenke durch Bewegung miteinander in Beziehung brachte. Nach solchen Anfragen an ihren Körper warteten wir gemeinsam auf Antwort. Mit der Zeit erlebte sie sich nach den Stunden viel positiver, die Blase reagierte mit Entspannung. Thematisch war die Trauer gefolgt von Wut, Scham. Als eigenes Ausdrucksmittel entdeckte sie das Malen mit kräftigen Wachskreiden, mit denen sie v. a. nach der Körperarbeit ihr Leibgefühl, v. a. die weiblichen Teile des Körpers betreffend, malte. Nach 1½ Jahren malte sie eine Blütenserie auf großem Papier „Entfaltung".

Von nun an war es ihr möglich, Probleme anzusprechen und das Sitzen, das Stehen, die Fortbewegung und das Spielen mit Geräten dazuzunehmen. Für kurze Sequenzen verließ sie ihre Decke, mußte aber zum Stundenende jeweils nochmals „heim". Im Grunde vollzog sie die Mahler-Individuationsphasen (1976) nach.

Nach 2½ Jahren sagte sie: „Ich habe ein Körpergefühl, einen Standort." Der Kopfschmerz hatte sich erheblich reduziert. Neben der Entfaltung, Entwicklung ihrer Kraft war viel innerliche Auseinandersetzung mit Mutter und Vater. An dem Tag, an dem die Decke erstmals nicht nötig wurde, baute sie auf meine Anregung hin ein Gebilde in den Raum, so hoch wie sie selber. Zwei Säulen trugen 3 Abteilungen – mit Bausteinen gebaut, Ausdruck ihres neuen Körpergefühls. Anfang dieses Jahres sagte sie: „Ich spüre ein fröhliches Kind in mir, das ist ein ganz neues Gefühl."

### Zusammenfassung

Die Gedächtnisfunktionen des Körpers haben in der Arbeit mit KBT folgende Bedeutung:

- zum einen die Erinnerungsarbeit, die über den Umgang mit Körper und Sinnen das Vergessene, Verdrängte und die als Spuren oder Symptome hinterlassenen Eindrücke des kindlichen Erlebens, sowohl die traumatischen als auch die vergnüglichen, beleben kann,
- zum anderen die basale Arbeit an neuen kinästhetischen, sensorischen Erfahrungen, an der Aufnahme von Eindrücken, die zu Erinnerungen werden können und der Konstituierung und Festigung des Körpergefühls und Körperbildes dienen.

### Literatur

Andréoli A (1985) Corps et mémoire en psychothérapie et en psychoanalyse. L'évolution psychiatrique 50.4, pp 835–854

Becker H (1981) Konzentrative Bewegungstherapie. Integrationsversuch von Körperlichkeit und Handeln in den psychoanalytischen Prozeß. Thieme, Stuttgart

Cratty B (1975) Motorisches Lernen und Bewegungsverhalten. Limpert, Frankfurt

Freud S ([1]1914, 1978) Erinnern, Wiederholen und Durcharbeiten. Fischer, Frankfurt (Werkausgabe)

Freud S ([1]1915, 1978) Die Verdrängung. Fischer, Frankfurt (Werkausgabe)

Freud S ([1]1923, 1978) Das Ich und das Es. Fischer, Frankfurt (Werkausgabe)

Fürstenau P (1983) Einige Bemerkungen zur psychoanalytischen Behandlung basaler leibnaher Störungen. Materialien zur Psychoanalyse und analytisch orientierten Psychotherapie 9.1, S 40-46

Mahler M (1975) Die psychische Geburt des Menschen. Fischer, Frankfurt

Spitz R (1976) Vom Dialog. Klett, Stuttgart

Stolze H (1978) Agieren und Erinnern in der Konzentrativen Bewegungstherapie. In: Stolze H (Hrsg) Konzentrative Bewegungstherapie - Grundlagen und Erfahrungen. Mensch & Leben, Berlin

# Möglichkeiten und Grenzen für die Anwendung von Körperpsychotherapie in der Psychosomatik

W. Brinkmann

Ich habe gerade dieses Thema gewählt, weil ich meine, daß der körperorientierte Therapieansatz in der Psychosomatik einerseits viel zu wenig wichtig genommen wird, und andererseits, weil von Therapeuten, die Körpertherapie zum Mittel der Wahl erklären, oftmals die Grenzen und Gegenindikationen nicht genügend klar gemacht werden.

Ich will nun zunächst auf den ersten Teil meiner Behauptung eingehen, daß die Möglichkeiten der Körpertherapie in der Psychosomatik viel zu wenig genutzt werden. Ich meine das deshalb, weil körperorientierte Behandlungsverfahren, wenn überhaupt, fast immer getrennt von einer übergeordneten verbalen Haupttherapie angeboten werden, z. B. in Form von konzentrativer Bewegungstherapie, autogenem Training, funktioneller Entspannung, progressiver Muskelrelaxation, Atemtherapie usw. Ob der so untergeordnete Körper mit der davon abgespalteten Seele überhaupt wieder zusammenkommt – manchmal in Gestalt eines Supervisors –, bleibt oft dahingestellt. Meiner Meinung nach handelt es sich hier um eine typische unreflektierte Antwort, eine Gegenübertragung des Therapeuten auf seinen psychosomatischen Patienten, der es nicht gelernt hat, die verschiedenen Ebenen des Ausdrucks und Erlebens voll zu entwickeln und miteinander zu integrieren. Wir begegnen hier der sog. Alexithymie des Patienten (Nemiah u. Sifneos 1970).

Nach Downing (unveröffentlicht) kann man 5 Ausdrucks- und Erlebensebenen unterscheiden:

1) kognitive, verbale Ebene,
2) Bilder und Phantasien,
3) Gefühle,
4) Körperempfindungen,
5) physiologische und motorische Ebene.

Es fällt mir wirklich schwer, irgendeine plausible Begründung dafür zu finden, daß es gut wäre, sich gerade bei einem psychosomatischen Patienten auf 2 oder 3 dieser 5 Ebenen zu beschränken oder die 3 oberen von den 2 unteren zu trennen. Gleichgültig, welche Theorie über die Entstehung psychosomatischer Erkrankungen man vertritt, immer käme es in der Therapie doch darauf an, Ausdruck und Erleben auf diesen verschiedenen 5 Ebenen stärker zu entwickeln und miteinander zu verbinden. Das kann m. E. aber nur in einer Psychotherapie geschehen, wo der Therapeut bereit ist, mit dem Patienten jederzeit und ohne Wertung auf allen 5 Ebenen zu kommunizieren. Ich werde diese Form der Psychotherapie im folgenden nach Downing (unveröffentlicht) als „integrative Körperpsychotherapie" bezeichnen. So ein Vorgehen wird natürlich das Setting eines vorwiegend verbal arbeitenden Therapeuten sehr verändern:

Der Therapeut wird seinen Klienten unter Umständen häufiger berühren, der Klient wird zeitweise einen Teil seiner Kleider ablegen, um Atmung und Bewegung besser beobachten zu können, und durch das Anbieten provozierender Körpertechniken, wie sie z. B. in der Bioenergetik (Lowen 1975) üblich sind, entsteht ein stärker direktives Element, das der Therapeut handhaben muß. Eine solche Therapie muß nicht, wie sonst üblich, verbal beginnen. Sie kann - in manchen Sitzungen sogar vorwiegend - auf der Körperebene beginnen, z. B. mit einer Veränderung der Atmung des Patienten. Durch ein bestimmtes technisches Vorgehen, das hier im einzelnen nicht erörtert werden kann, wird der Therapeut seinem Klienten z. B. helfen, seine Atmung zu vertiefen und danach Fragen nach seinen Körperempfindungen und Gefühle stellen. Es geht zunächst lediglich darum,

- daß der psychosomatische Patient seinen Körper zu spüren beginnt,
- daß er lernt, was er spürt, zu äußern,
- und schließlich, daß er ein Echo des Therapeuten darauf bekommt, das die Botschaft enthält: „Es ist gut, was du in deinem Körper spürst. Es ist dein Körper. Ich kenne das auch von meinem Körper."

Es ist eine etwas langweilige Arbeit, die für die Entwicklung des Klienten aber eine erhebliche Bedeutung hat. Am einleuchtendsten ist es für mich, von der Vorstellung auszugehen, daß hier etwas nachgeholt wird, was in der frühesten Kindheit nicht ausreichend erfolgte oder keinen Erfolg hatte, nämlich die adäquate Antwort der Mutter auf die Körperempfindungen und Gefühlsäußerungen des Kindes. Nur durch die ausreichende Bestätigung lernt das Kind wohl diese bei sich selbst wahrzunehmen und anzuerkennen (Palazzoli 1963; Lidz 1963).

Es ist wichtig zu beachten, daß es bei der Arbeit mit dem Körper zu einigen sehr typischen Antworten, in Form von Gegenübertragungen des Therapeuten auf bestimmte Verhaltensweisen seines psychosomatischen Patienten, kommt:

1) Der Patient berichtet z. B. über mehrere Sitzungen nur immer, daß er sich normal, neutral oder bestenfalls entspannt fühle.
   - Der Therapeut schließt daraus, daß Körpertherapie hier nichts bewirke und hört damit auf.
   - Oder er verdoppelt seine Bemühungen durch Einsetzen provozierender Körpertechniken, um mehr Reaktionen zu bekommen.
   - Oder er beginnt, seinen Patienten zu kritisieren.
   Richtig wäre es hier, wenn der Therapeut weiterhin 3-10 min dieser leichten Körperarbeit in jeder Stunde anbieten würde, und dies mit einer „erlaubenden und interessierten" und nicht „fordernden" Haltung.
2) Der Patient ist übertrieben ausdrucksvoll, „liebt" Körpertherapie und reagiert ständig und stark.
   - Der Therapeut hört daraufhin auf mit der Körperarbeit.
   - Oder der Therapeut fühlt sich sehr effektiv, bis er bemerkt, daß sich im Leben seines Patienten nichts ändert.

Das Verhalten des Patienten kann dabei 2 Gründe haben:

Entweder er versucht, die eigene Leere nicht zu fühlen, oder aber, die Anerkennung eines Therapeuten zu gewinnen, der in seiner Vorstellung primär an seinen Gefühlen interessiert ist.

In diesen Fällen müßte der Psychotherapeut sein Bemühen darauf richten, daß der Patient seine Gefühle zunehmend differenzierter beschreiben lernt, ohne sie gleich auszudrücken.

Im allgemeinen wird man am Anfang einer integrativen Körpertherapie mit psychosomatischen Patienten Körperarbeit nur in Form der beschriebenen sehr leichten Körperwahrnehmungsarbeit einsetzen und abwarten, wie der Klient darauf reagiert. Nur in wenigen Fällen kann man auch mit provozierenden Techniken frühzeitig beginnen. Dann müssen aber unbedingt die folgenden Voraussetzungen bestehen:

1) Der Patient muß zu Körpertherapie überhaupt bereit sein, aber er muß nicht unbedingt davon begeistert sein.
2) Die Atmung des Patienten sollte nicht zu flach sein. Die sehr flache Atmung ist ein guter Hinweis darauf, daß der Patient noch nicht bereit ist, mehr Erleben in seinem Körper zuzulassen.
3) Der Patient muß Fragen nach Gefühlen und Empfindungen beantworten können, ohne sie als eindringend zu empfinden. Er muß die Fragen nicht differenziert beantworten können, was zu Beginn der Arbeit von einem psychosomatischen Patienten ja auch gar nicht zu erwarten ist. Aber die Frage selbst muß erlaubt sein. Hier muß der Therapeut also u. U. eine Metainformation einholen: „Wie ist es für Sie, wenn ich danach frage?"
4) Es muß möglich sein, ein gemeinsames Bild vom Verhalten des Patienten, besonders in der Interaktion mit dem Therapeuten zu entwickeln und die Auslöser dafür zu finden. Mit anderen Worten: Übertragungsverhalten muß bearbeitbar sein, da Körpertherapie dieses noch stimuliert. Es kann sonst zu unentwirrbaren Situationen zwischen Therapeut und Patient kommen, indem sich der Therapeut unter Umständen bemüßigt fühlt, mehr und mehr zu erklären, um die eigene Sichtweise dem Patienten zu beweisen.
5) Es darf keine rigide Verleugnung bezüglich der Kindheit und möglichst auch der Gegenwart mehr bestehen. Beispiele für rigides Verleugnen wären,
   - daß ein Patient z. B. berichtet, daß alles nur an ihm läge, während seine Eltern die besten auf der Welt seien,
   - oder daß ein Patient die Tatsache leugnet, daß er völlig einsam ist.

Die Verleugnung bedeutet ja, daß der Patient die Wahrheit über seine Vergangenheit oder seinen jetzigen Zustand noch nicht ertragen kann. Man muß hier also lange nur verbal an seinen gegenwärtigen Problemen arbeiten. Würde man Körpertechniken einsetzen, würde man riskieren, daß der Patient unter Umständen von Gefühlen überwältigt würde, für die noch kein kognitiver Raum besteht. Mindestens muß sich hier also kognitiv etwas geändert haben, nicht unbedingt auch affektiv, d. h. der Patient muß wenigstens verbal die idealisierende Erinnerung oder Gegenwartsbeschreibung aufgeben können. Er muß aber nicht unbedingt schon Trauer oder Ärger darüber fühlen.

Nur wenn alle 5 Voraussetzungen erfüllt sind, sollte man also eine integrative Körperpsychotherapie, die auch provozierende Körpertechniken beinhaltet, beginnen. Dann ist es m. E. aber möglich, sehr viel effektiver als durch eine rein verbale Therapie, die Alexithymie des psychosomatischen Patienten zu verändern.

## Zusammenfassung

Da die getrennte Betrachtung von Leib und Seele in der Psychosomatik besonders widersinnig erscheint, kommt der Anwendung von Psychotherapieverfahren, die den Körper direkt in die Behandlung einbeziehen, eine wichtige Bedeutung zu. Dabei ist es wichtig, daß die angewandte Behandlung aus einem Guß besteht und nicht ihrerseits wieder die erwähnte Dichotomie vornimmt, indem sie einen rein körperbezogenen Teil von einem rein verbalen Teil der Therapie zeitlich und räumlich trennt. So betrachtet, ergeben sich die eingangs erwähnten 5 Ebenen des Erlebens und Ausdrucks, mit denen körperpsychotherapeutisch gearbeitet werden kann.

Die Beschränkung auf 2–3 Ebenen in der Psychotherapie ist darum eigentlich reduktionistisch und nicht begründbar. Auf der anderen Seite kann aber eine umfassende Körperpsychotherapie, die diese 5 Ebenen einbezieht, gerade bei schwer gestörten Patienten erhebliche Probleme aufwerfen. Es wird darum der Versuch unternommen, über den Zeitpunkt des Beginns mit provozierenden Körpertechniken genauere Vorstellungen zu entwickeln und die daraus erwachsenden Möglichkeiten zu beschreiben.

## Literatur

Lidz T (1963) The family and human adaptation. International Universities Press, New York
Lidz T (1971) Familie und psychosoziale Entwicklung. Fischer, Frankfurt
Lowen A (1975) Bioenergetic. Coward-McCann, New York
Lowen A (1976) Bioenergetic. Scherz, München
Nemiah JC, Sifneos PE (1970) Psychosomatic illness: A problem in communication. Psychother Psychosom 18: 154–160
Palazzoli MS (1963) L'anoressia mentale. Feltrinelli, Mailand
Palazzoli MS (1982) Magersucht. Klett-Cotta, Stuttgart

# Irrtümer in der körperbezogenen Psychotherapie analytischer Orientierung. Ein Versuch zur klärenden Differenzierung

R. Schütz

*1. These.* Trost und Wohlbehagen als Inhalt und/oder Ziel körperbezogener Psychotherapie (KPT) sehe ich als ein Mißverständnis an.

Die Art des heutigen Umgangs miteinander und der Bewegungsmangel mit all seinen Bedingungen und Konsequenzen führen u.a. auch dazu, daß reaktiv, und das in ganz besonderer Weise, mehr Beschäftigung mit dem Körper stattfindet, so durch Zunahme des *Leistungs*sports, aber auch durch Zunahme von Körpertherapieformen, deren Zahl inzwischen unüberschaubar ist.

   Meine Frage ist, warum aber z.B. eine Überanstrengung, eine Übermüdung nicht dadurch zur Erholung führen kann, daß man sich lockert und ausruht. Warum auch kann Bewegungsmangel nicht durch Bewegung ausgeglichen werden? Warum müssen bei derartigen Erscheinungen heute Therapien angeboten werden und hier im speziellen Fall KPT? Ich könnte mir nämlich vorstellen, daß die Wahl der ausgesuchten Mittel zur Behebung z.B. von Überanstrengung und Erschöpfung sehr wohl anders aussehen könnte. Es könnten Tanz, Gymnastik, Umgang mit Kampfsportarten, Bewegungsfreude vermittelnde Spielarten eingesetzt werden. Ich bin davon überzeugt, daß in vielen Fällen diese genannten körperlichen Aktivitäten bereits den gewünschten Zweck erfüllen würden und das manchmal sogar besser als eine Therapie. Es sei also die Frage erlaubt, ob Psychotherapie als eine gängige, anziehende Modeerscheinung angesehen wird? Damit bietet sie sich nämlich zur Vermeidung eines Klärungsprozesses in der verbalen Psychotherapie an und ermöglicht, dem Körper „etwas Gutes zu tun". Es scheint, als ob der Begriff „Psychotherapie" (hier mit dem Medium Körper ausgeführt) einen Rahmen absteckt, der eine besondere Legitimation erteilt und Akzeption bewirkt, daß nämlich der Gruppenteilnehmer gleichsam offiziell die Erlaubnis erhält, sich hier und jetzt so zu verhalten, wie ihm eben zumute ist, was dann auch bedeutet, daß er Entlastung von den durch die Erziehung entstandenen internalisierten Verboten erlangt. Ebenso scheint es, daß Psychotherapie dazu dienen soll, Leistungsmangel, Leistungsunfähigkeit und Leistungsunwillen zu legitimieren.

   Anders ausgedrückt, scheint angenommen zu werden, daß selbst der Konflikt: Ich möchte den Effekt der Leistung haben, aber: ich will die Arbeit dafür nicht tun, allein durch Teilnahme an Psychotherapie gelöst werden könne, anstatt real aktiv zu werden. Eins ist doch gewiß, daß Leistung an sich niemals Thema der Therapie sein kann! In Gruppensituationen entsteht darüber hinaus – und das kann natürlich auch Gefahr bedeuten – leicht der isoliert oberflächlich zu sehende Wunsch,

Unlustgefühle nicht mehr ertragen zu müssen, Wohlbehagen an sich zu suchen. Das heißt aber auch, daß hier über Solidarisierung ein Lernen, ein Abgucken geschehen kann, das negative Auswirkungen in der Therapie hat. In diese Überlegungen gehört weiterführend auch hinein, daß z. B. die von mir an sich geschätzte Eutonie nicht mehr als Eutonie angeboten wird, sondern zur Psychotherapie erklärt wird ... auch Atemarbeit wird derzeit nicht mehr mit ihrem eigentlichen Inhalt vermittelt, sondern angepriesen als eine neue Form der Psychotherapie. Was mir dabei so unbegreiflich scheint, ist die Tatsache, daß plötzlich aus derartigen Körperarbeiten Psychotherapien werden, ohne daß sich Vorbedingungen geändert hätten, ohne daß andere Inhalte und Aus- bzw. Weiterbildungen hinzugekommen wären.

Daß aus Arbeit mit dem Körper einfach Psychotherapie wird, hat sicher auch damit zu tun, daß diese Arbeit eindeutig sensibilisiert. Die Konsequenz aber, diese Sensibilisierung als Psychotherapie zu begreifen, ist ein Irrtum!

Es ist sicher so, daß die Beschäftigung mit Körper Wohlbehagen fördert, Unlustgefühle, Unzufriedenheit mindert und Trost zu spenden in der Lage ist. Therapiesuchende Menschen antworten daher auf die Frage nach ihrem Grund der Teilnahme häufig, daß sie sich etwas Gutes mit dieser Arbeit antun, zur Ruhe kommen und einfach entlastet werden wollen. Aber „sich etwas Gutes antun wollen" beinhaltet für mich weder die Motivation zur Teilnahme an Psychotherapie noch kann es Therapieinhalt sein.

Mit dem eben kurz Angerissenen möchte ich also auf das erste Mißverständnis hinweisen. Wenn ein Patient oder jemand, der Selbsterfahrung machen möchte, in einer KPT erfährt, daß vorhandener Druck weniger wird, daß Entlastung erlebt werden kann, darf er nicht meinen, daß dieses Erfahrene bereits eine Aussage über einen Therapieeffekt sei! Vielmehr sind diese genannten möglichen Ergebnisse einfach aus dem sinnvollen Umgang mit Motorik und Tonus entstanden! Körperbezogene Therapie hingegen meint, wenn sie gerechtfertigt als Psychotherapie angesehen werden will, daß auch mit ihr (und nicht ausschließlich mit Sprache) Neues über sich erfahren werden kann, Altes erinnert und Neues verstanden werden kann, mit dem man sich seiner Konflikte bzw. Defizite bewußt wird. Diese Klärungsarbeit ist sicherlich in vielen Fällen unbequem, schmerzhaft, anstrengend, aber das ist psychotherapieimmanent! Am Schmerz kann ich vielleicht am besten klarmachen, was aus meinem Verständnis heraus ein Fehler ist: wenn nämlich mit ihm so umgegangen wird, als sei er nicht da, oder daß er übersehen wird, daß er ungeschehen sein sollte, daß etwas getan wird, damit er weggeht! Denn gerade der vorhandene Schmerz kann Wegweiser zu einem dahinterstehenden, auch eben körperlich sich ausdrückenden, nur noch nicht erkannten Konflikt sein. So wie es mit den Schmerzen ist, meine ich, ist es auch mit den Ängsten und Wünschen, die körperlich spürbar sein müssen, um sie über diesen Weg in ihrer Bedeutung verstehen zu können. Das aber gelingt natürlich dann nicht, wenn mittels entlastender Angebote die Schmerzen oberflächlich und kurzfristig durch entsprechende Maßnahmen verschwinden.

Wohlbefinden an sich kann auch Abwehrverhalten sein! Es kann aber auch das begleitende Ergebnis therapeutischer Bearbeitung eines über den Körper verstandenen Konflikts sein.

*2. These.* Die hier gemeinte KPT analytischer Orientierung kann nicht an (z. B.) Krankengymnastinnen oder Vertreter ähnlicher Sparten delegiert werden. Inhalt dieser Arbeit ist Psychotherapie und setzt somit eine psychotherapeutische Aus- bzw. Weiterbildung voraus.

Ich möchte begründen, warum ich eine Delegation der KPT-Durchführung an Bewegungstherapeuten, gleich welcher grundlegender Ausbildung (also z. B. Krankengymnasten, Atemtherapeuten usw.) als einen Irrtum ansehe.

Hier gilt es zu fragen, welches Phänomen dahinter steht, daß ein Arzt mit dem Zusatztitel Psychotherapeut diese Form der Psychotherapie an eine Bewegungstherapeutin delegiert, wo er doch in seinem eigentlichen – wenn auch weitgehend naturwissenschaftlich determinierten – Medizinstudium den Körper studiert hat und außerdem zusätzlich die Psychotherapie. Kann ihm gegenüber eine Bewegungstherapeutin durch ihre Ausbildung wirklich Geeignetes anbieten, kann sie mit der Ausbildung in Atemschulung oder mit krankengymnastischen Übungen wirklich Widerstandsphänomene erkennen, die es natürlich in der KPT genauso zu sehen gibt wie in der verbalen Psychotherapie … Kann eine Krankengymnastin kraft ihrer Ausbildung mit Übertragungen umgehen? Kann sie dem Patienten auf *seinem* Weg zu *seinem* Unbewußten wirklich folgen, und zwar aufgrund dieser Ausbildung? Kann sie ihn dabei begleiten, kann sie mit entsprechenden Angeboten und Interventionen wirklich helfen, diesen Weg zu gehen? Ich meine, sie kann es nicht! Denn sie wird ihrer Ausbildung entsprechend versuchen, ihm seinen Schmerz möglichst schnell zu nehmen! Gäbe es für Bewegungstherapeuten, Krankengymnastinnen, Atemtherapeuten etc., die KPT delegiert oder selbständig anbieten wollen, selbstverständlich auch die Ausbildungsmöglichkeiten, wie sie zur Erlangung des Zusatztitels für den Arzt vorgeschrieben sind, dann, wie gesagt, wäre sie nicht mehr Krankengymnastin, sondern hätte vom Körper und vom psychischen Apparat ein anderes Wissen und damit auch eine andere Selbsterfahrung, und es wäre nichts gegen ihre Tätigkeit als körperbezogen arbeitende Psychotherapeutin einzuwenden. Unsinnig erscheint mir jedoch, daß ein in Psychotherapie weitergebildeter Arzt für die Ausübung der KPT weniger kompetent sein soll als eine Bewegungstherapeutin, die zwar eine krankengymnastische Ausbildung hat, aber eben in Psychotherapie nicht ausgebildet ist. In der Ausbildung der Krankengymnasten (um bei diesem Beispiel zu bleiben) gibt es überhaupt keinen Ansatz zu lernen, was es heißt, Körper wahrzunehmen, Körper zu erleben, Verhalten des Körpers mit dem Ausdruck des Widerstandes etc. zu sehen. Vielleicht ja ist die anfängliche Schwierigkeit eines ausgebildeten Arztes, bei Psychotherapien den Kittel wegzulassen, eine ähnliche wie die, sich als Arzt mit dem eigenen Körper, mit dem eigenen Körpererleben, mit der eigenen Leiblichkeit auseinanderzusetzen. Aber erst wenn dies geschehen ist, ist es möglich, sich mit einem Patienten in eine therapeutische Beziehung einzulassen, in der auch der Patient sich auf die „Leibhaftigkeit" seines Therapeuten einläßt, darüber dann in diesem Setting seine eigenen Phantasien entwickelt und entsprechend reagiert. Ist es vielleicht diese letztgenannte Schwierigkeit, die der Arzt delegieren möchte, oder was ist es, was ihn im Umgang mit Leib (dem beseelten Körper) so ängstigt?

In der Alltagsarbeit des Therapeuten, der KPT ausübt, sind die Situationen angefüllt mit doppelbödigen Informationen. Das hängt damit zusammen, daß Therapeuten – wenn auch in ihrer Therapie sicher und dem Patienten sprachlich gewachsen – sehr oft mit ihrem körperlichen Sosein Ängstigung, Unsicherheit, innere Abwesenheit, Rückzug etc. signalisieren. Es scheint, daß das, was vom Therapeuten mit dessen Sichverhalten beim Patienten ohne Umwege, direkt und unmittelbar ankommt, von diesem bedrohlicher erlebt wird, und damit mehr Angst hervorruft, als es über Sprache geschieht!

Wichtig ist für mich, in diesem Zusammenhang daran zu erinnern, daß Freud die reale Leiblichkeit des Therapeuten durch das Sitzen hinter der Couch nicht in Erscheinung treten läßt (warum auch immer er sich dazu entschlossen hatte). Damit hat er vermieden, daß der Analysand eventuell vorhandene Diskrepanzen zwischen Wortinhalt und körperlichem Verhalten des Therapeuten wahrnehmen kann, ein Phänomen, das in der KPT häufig bedeutsam ist. Auf der Couch liegend ergeben sich eben andere Erfahrungen hinsichtlich der realen, der erlebten und der phantasierten Leiblichkeit des Therapeuten als in einer KPT!

Ein alternativer Schritt zur gleichzeitigen Weiterbildung in Körperarbeit und Psychotherapie könnte der sein, daß die reine Arbeit mit dem Körper durch eine Bewegungstherapeutin und die dann dazu unabdingbar gehörende verbale Durcharbeitung danach durch einen ausgebildeten Psychotherapeuten durchgeführt wird! Ich möchte aber betonen, daß die andere Lösung, nämlich die, in Personalunion die Körperarbeit *und* die verbale Durcharbeitung durchzuführen, erfahrungsgemäß die optimale Lösung ist. Da es im Setting der KPT naturgemäß auch eine Übertragung gibt, haben dort hochkommende Erinnerungen die gleiche Bedeutung wie in der verbalen Psychotherapie. Würden die Inhalte der Erinnerungen vom Körpertherapeuten an den mit Sprache arbeitenden Therapeuten aber einfach verbal übermittelt, würde es sich lediglich um Informationen handeln!

Für mich decken Bewegungstherapie, Krankengymnastik, Atemtherapie etc. und die von mir gemeinte KPT 2 grundsätzlich so verschiedene Berufsbilder ab, wie z. B. somatische Medizin und Psychotherapie an sich es auch tun. Entscheidet man sich zur Ausübung der KPT, ist zu fordern, daß die Ausbildungen in der Psychotherapie, wie auch hinsichtlich des Körpers, gleichermaßen fundiert durchgeführt worden sind.

*3. These.* Die durch die Körperarbeit bewirkte verbesserte Wahrnehmungsfähigkeit, die Sensibilisierung und die Bewußtwerdung von Erlebnisinhalten können nicht als das Ausschließliche verstanden werden, sind also noch keine Psychotherapie mit dem Medium Körper. Sie bilden sozusagen die Vorstufe für das Durcharbeiten vorhandener und bewußtwerdender Konflikte und stehen damit nicht für das Durcharbeiten selbst.

Wie schon gesagt, zur KPT gehört in jedem Fall, daß das körperlich Erlebte und Erfahrene kognitiv und verbal aufzuarbeiten ist. Auch hier geschieht das mit den Inhalten von Erinnerungen, Erkenntnissen über eigenes, auch körperlich wahrgenommenes Abwehrverhalten und im Übertragungsgeschehen.

Der angesprochene Irrtum besteht somit darin, daß geglaubt wird, ausschließlich all das, was direkt mit dem Körper und auch präverbal geschieht, sei bereits die sogenannte KPT. Nein, auch hier sind erst Erinnern, Wiederholen und Durcharbeiten Psychotherapie!

Zweifelsfrei führen diese so direkt und schnell durch den Körper erlebten Affekte keineswegs zu einer gleichermaßen schnellen Bearbeitungsmöglichkeit! Vielmehr verstärken sie anfangs häufig den Widerstand. Und wie anders als verbal könnte dieser bearbeitet werden?

An dieser Stelle sei noch einmal betont, daß die inzwischen vorhandene ausufernde Vielzahl von Körpermethoden, würden sie nicht als Psychotherapie angeboten, ihre absolute Bedeutung hätten. Psychotherapie meint aber eine Behandlung mit „psychischen Mitteln" (I. H. Schultz), zu welchen der Körper einen unmittelbaren Weg weist.

In *der* Therapiesituation, in der der Körper allein Mittelpunkt ist, treten scheinbar schnelle „Erfolge" ein, bei denen es sich aber lediglich um physiologische Effekte handelt. Diese werden naturgemäß als angenehm und wohltuend erlebt. Aus ihnen resultieren Entspannung und Wohlbehagen und damit Minderung von Unlust und Mißmut, was ohne Frage in vielen Fällen sinnvoll ist. Aber mit KPT und deren Bedingungen, Inhalten und Zielen hat das nichts zu tun.

### Zusammenfassung

Mir schien erforderlich, die im vorigen geschilderten Thesen zu formulieren, um dadurch auch an die Bedeutsamkeit und Inhaltlichkeit der eigentlichen Psychotherapie von einer anderen Seite heranzukommen. Für mich verbindet sich damit die Frage der Ethik in dem Arbeitsbündnis zwischen Hilfesuchendem und Helfendem. Mir scheint, daß die Szene der Psychotherapie über die unreflektierte Verbreiterung zur Verwässerung geführt hat. Hiermit eröffnen sich aber auch Möglichkeiten der Verwischung von Grenzen und der Manipulation, und das hängt letztlich wiederum sowohl mit Geld als auch mit Macht zusammen. Dieses weitergedacht, läßt die beklemmende Ahnung zu, daß die ernstzunehmende Psychotherapie analytischer Orientierung sich daher so nicht wird erhalten können.

# Kommunikative Musiktherapie
in der stationären analytischen Psychotherapie

N. Scheytt und P. L. Janssen

In dem Essener integrativen analytisch-psychotherapeutischen Behandlungsmodell (Janssen 1985) sollen die Patienten die Möglichkeit haben, ihre inneren Probleme im multipersonalen Beziehungsfeld zu reinszenieren, damit sie im Hier und Jetzt mit Hilfe der Therapeuten Einblick in die infantile Welt der Objektbeziehungen erhalten und über neue Einsichten und Erfahrungen in den therapeutischen Beziehungen eine innere Veränderung einleiten können. Zur Realisierung dieser Zielsetzungen sind bestimmte Settings geschaffen (Gruppentherapie, Einzeltherapie, Schwesternvisiten, Stationsarztsprechstunde, Mal-, Musik-, Bewegungstherapie), in denen jede Interaktion und jede Objektwahl des Patienten auch unter dem Aspekt betrachtet wird, daß infantile Beziehungsmuster in ihnen wiederholt werden. Wir verstehen die angebotenen kreativen Aktivitäten im Kontext mit einem integrativen Behandlungskonzept und nicht als isoliertes therapeutisches Verfahren. Ausgehend von der psychoanalytischen Kreativitätsforschung wurden diese kreativen Therapieformen, die zumeist pragmatischen und übenden Charakter haben, zu psychoanalytischen weiterentwickelt (Janssen 1982).

Der gesamte kreative Bereich wird als „Zwischenbereich" verstanden. In Analogie zu der Beschreibung des „Zwischenbereichs" von Winnicott (1971) soll dem Patienten auch im stationären Raum die Möglichkeit gegeben werden, auf Ausdrucksformen und Erlebnisweisen zurückzugreifen, die aus dem Bereich der Erfahrungen mit den „Übergangsobjekten" stammen. Durch die Gruppenprozesse in der stationären Psychotherapie entsteht eine regressive Labilisierung, in der dem Patienten neben den sprachlichen Ausdrucksmöglichkeiten auch ein Medium zur Verfügung gestellt wird, in dem er kreative Ich-Aktivitäten einsetzen kann. Die „subjektive Objektivierung" in Tongestalten ist besonders für die psychosomatisch erkrankten und strukturell Ich-gestörten Patienten mit emotionellen Sprachunfähigkeiten eine Möglichkeit, in größerer Angstfreiheit sich ihrem Selbsterleben zuzuwenden und ihren Phantasiebereich auf der Ebene der Grundstörung wiederzuentdecken (vgl. Janssen u. Quint, im Druck).

Musiktherapie findet sowohl als Einzeltherapie wie auch als Gruppentherapie statt, in beiden Settingformen wird mit rezeptiver oder aktiver Musiktherapie gearbeitet. Auf die rezeptive Musiktherapie kann hier aus Zeitgründen nicht eingegangen werden. Unser Schwerpunkt liegt auch auf der aktiven Musiktherapie in Form der produktiven und der kommunikativen Musiktherapie. Die produktive Musiktherapie ist die musikalische Gestaltung von Erlebnissen, Erfahrungen, Stimmungen, aktuellen Szenen u. ä. So werden z. B. Szenen aus der übrigen Therapie in der

Musiktherapie durchgearbeitet und wiederum auf eine affekt- und erlebnisnahe sprachliche Ebene in der Reflexion über die musikalische Gestaltung gebracht. Die kommunikative Musiktherapie ist die Begegnung mit dem musikalisch anderen Objekt, der Musiktherapeutin.

Das wichtigste musikalische Element der beiden Formen der aktiven Musiktherapie ist die Improvisation. Diese musikalische Form läßt jede Art des freien Gestaltens zu, sie fordert sogar dazu auf. Aus einem Instrumentarium mit unterschiedlichsten Klangfarben kann frei gewählt werden und die Ausgestaltung bezüglich Tonraum, Tempo, Rhythmus, Lautstärke, Melodie und Harmonie ist beliebig und bleibt der jeweiligen Stimmungslage und Beziehungssituation überlassen. Aus der Vielfalt von möglichen Kombinationen all dieser Parameter ergibt sich eine Fülle von Ausgestaltungsarten. Dadurch kann die Improvisation auf die verschiedensten Bedingungen und Erfordernisse der jeweiligen therapeutischen Situation abgestimmt werden. Es kann in der Improvisation einmal eher das kreative Ich des Patienten angesprochen werden oder eher die objektale Dimension der Musiktherapie.

Die Improvisationsform des Partnerspiels soll hier stellvertretend herausgegriffen und näher erklärt werden. Sie spielt besonders in der Einzelmusiktherapie eine Rolle, findet aber auch in der Gruppentherapie Anwendung. Gerade in unserem psychoanalytischen Setting, in dem es immer wieder um Beziehungsmuster der Patienten geht, bietet sich ein Arbeiten mit der kommunikativen Musiktherapie im Partnerspiel an. Das Partnerspiel in der Musiktherapie kann definiert werden als eine musikalische Form, in der 2 Spieler (Patient/Patient oder Patient/Therapeut) auf improvisatorischer Ebene unter Einsatz von Instrumenten und/oder der Stimme miteinander agieren und kommunizieren.

Partnerspiele können nach den oben erwähnten musikalischen Gestaltungsformen unterschieden werden. Damit bekommt man durchaus Hinweise auf der therapeutischen Ebene, besonders dann, wenn der Patient die Wahl des Arrangements übernimmt. So ist es meist nicht ohne Bedeutung, ob Patient und Therapeut auf mehreren - 2 verschiedenen - 2 gleichen - oder demselben Instrument musizieren, ob sich der Patient die Pauke oder ein zartes Saiteninstrument wählt, ob er die eher spannungsarme Pentatonik oder den Zwölftonraum vorzieht.

In dem musiktherapeutischen Prozeß des Partnerspiels lassen sich 4 Erlebnisebenen unterscheiden, die im idealen Fall in folgender Reihenfolge erreicht werden:

- Erleben der musikalischen Aktion und ihrer Aussagekraft,
- Eigenerleben in der Musik,
- Erleben des Partners und
- Erleben der Interaktion.

Diese 4 Ebenen der kommunikativen Musiktherapie im Partnerspiel sollen am Beispiel einer Borderlinepersönlichkeitsstruktur demonstriert werden.

### Fallbeispiel

Die Patientin war bei Aufnahme in der Klinik 29 Jahre alt. Sie hatte mehrere Klinikaufenthalte hinter sich. Nach Trennung mehrerer Beziehungen war es entweder zu Suizidversuchen oder anderen somatischen Dekompensationen gekommen. Nach jeder solcher Krisen kam sie in stationäre Behandlung.

Zu Beginn des therapeutischen Prozesses in unserer Klinik standen ihre aggressiven Tendenzen im Vordergrund. Sie war voller Mißtrauen, konnte sich auf die Therapeuten kaum einlassen, teilweise hatten ihre Ängste paranoide Züge. Bei Annäherung der Therapeuten fürchtete sie, gekränkt oder verletzt zu werden.

Die Patientin war zunächst in der Gruppenmusiktherapie. Auch hier wurden ihre Schwierigkeiten deutlich, sich auf die Mitpatienten, auf mich als Musiktherapeutin und besonders auf die Musik einzulassen. Wenn sie sich überhaupt ein Instrument wählte, so war es die große Pauke, die sie dann meist wie zum Schutz direkt vor sich hinstellte, ohne jedoch darauf zu spielen. Schlug sie doch einmal einen Ton an, so geschah dies oft sehr heftig und überraschend, was ihr dann gleich wieder den Ärger der erschrockenen Mitpatienten einbrachte.

Nach langem Zurückhalten tat sie die erste Äußerung über sich selbst, nachdem in der Gruppe gemeinsam ein Musikstück von Vivaldi angehört wurde. Sie hatte ein Bild dabei vor Augen: sie selbst warm eingepackt, in einem Schlitten, der durch eine Winterlandschaft gezogen wurde.

Kurze Zeit später bat sie mich um Einzelmusiktherapie. Auch in diesem Setting war ihr Mißtrauen sehr groß. Sie redete viel und wollte lieber meinem Spiel zuhören als selber spielen. Erste Formen des Zusammenspiels fanden wir, als ich die dumpfen, unrhythmischen Paukenschläge mit Klavierakkorden begleitete. Oft brach sie jedoch diese Versuche ab, fiel in Verzweiflung, spürte Leere und Traurigkeit in sich.

Ich sprach sie daraufhin auf die Schwierigkeiten im Zusammenspiel mit mir an. Sie wolle nach meinem Eindruck im Grunde nicht nur allein einen Rhythmus spielen, sondern wirklich einmal gemeinsam musizieren. Die Patientin reagierte zunächst mit einem Wechsel des Instruments, sie setzte sich an das Klavier. Dort versuchte sie, ein paar Töne anzuschlagen, brach aber schnell wieder ab. Sie habe Angst vor dem, was dabei herauskomme, daß sie sich verlieren könne, daß sie nie wieder aufhören könne. Von ihrer Seite kam dann die Bitte, mich zu ihr zu setzen. Danach entstand die erste gemeinsame Improvisation:

Zunächst bearbeitete die Patientin die Tasten des Klaviers, spielte teilweise mit der flachen Hand laute, clusterartige Akkorde. Ich griff ihr Motiv spiegelnd auf, um das Selbsterleben der musikalischen Aktion zu fördern und versuchte, mich auf den Rhythmus der Patientin einzustellen. Ich hatte die Vorstellung, daß damit die Patientin sich in ihrer chaotisch wirkenden Art, die ihr sonst sehr viel Ablehnung einbrachte, angenommen fühlen konnte. Zugleich sollte sie sich selber als musizierend erleben können (Eigenerleben). Allmählich kam ein rhythmisches Aufeinandereingehen zustande. Die Patientin wurde flexibler und sie nahm auch Veränderungen in meinem Spiel wahr (Erleben des Partners). Ich ging daraufhin zu harmonisch gebundenen Akkorden und Sequenzen über, um Strukturelemente in die musikalische Interaktion zu bringen. Schließlich konnte die Patientin ein musikalisches Motiv, das ich mehrfach wiederholte, aufgreifen und sich auf diese Weise mir nähern. Das amorphe Spiel bekam durch dieses Strukturangebot nach und nach Gestalt in Form einer durchgehenden Melodie, die von mir kontraphobisch begleitet wurde (Erleben der Interaktion).

An diesem Beispiel soll eine bestimmte Beziehungssituation verdeutlicht werden, obwohl dies hier leider nicht akustisch möglich ist: Ein recht heftiges Agieren und chaotisches Kommunizieren wurde durch ein strukturierendes Angebot allmählich in geordneteres und klareres Kommunizieren überführt. Durch die Übernahme einer musikalischen Ordnung wurde der Patientin die Möglichkeit eröffnet, strukturierte Kommunikationsbeziehungen zu entwickeln. Diese Tendenz zeigte sich bei der Patientin, wenn auch nicht durchgehend, so doch immer wieder auch in den darauffolgenden Stunden. Die Patientin hatte eine starke Sehnsucht nach Beziehungen und gleichzeitig Angst davor, mißbraucht zu werden. Deswegen hatte sie ihre Beziehungen immer wieder zerstört. Die Erfahrung in der kommunikativen Musiktherapie war für sie ein Einstieg in eine entspanntere personale Kommunikation auch in den übrigen therapeutischen Bereichen.

Dieses Beispiel zeigt auch, wie wesentlich die objektale Dimension in der Musiktherapie ist. Patienten mit symbiotischen Tendenzen stellen in einer Homophonie eine Verschmelzung mit dem musikalisch anderen Objekt (Musiktherapeutin) her. Manche wollen das musikalisch andere Objekt über Musik manipulieren oder zerstören. Zwanghafte Patienten neigen dazu, ihm ihr Ordnungsgefüge aufzuzwingen, um es unter Kontrolle zu halten. Diese und andere musikalischen Beziehungsmodalitäten sind entsprechend der Übertragung in der psychoanalytischen Therapie bei strukturell Ich-gestörten Patienten zu verstehen. Die jeweilige Dynamik der musikalischen Beziehungsmuster können erkannt und beschrieben werden und auf diese Weise die Übertragungsgestalt, die der Patient in der Reinszenierung seiner Konflikte im multipersonalen Beziehungsfeld entwickelt, erhellen. Sie können auch von der Musiktherapeutin ertragen werden, z. B. bei symbiotischen Beziehungsmustern in homophoner Musikgestaltung. Das Ertragen solcher musikalischen Symbiosen kann in der Regression dem Patienten über eine positive Erfahrung einen Neubeginn ermöglichen, so daß er nach und nach die musikalische Verschmelzung aufgeben kann und das musikalisch andere Objekt als objektives Objekt anerkennen kann. In diesem Sinn fördert die Musiktherapie die Strukturierung individuellen Erlebens wie auch den Prozeß der Individuation und damit der Selbst- und Objektdifferenzierung.

## Literatur

Janssen PL (1982) Psychoanalytisch orientierte Mal- und Musiktherapie im Rahmen stationärer Psychotherapie. Psyche (Stuttg) 36: 541–570
Janssen PL (1985) Auf dem Wege zu einer integrativen analytisch-psychotherapeutischen Krankenhausbehandlung. Forum Psychoanal 1: 293–307
Janssen PL, Quint H (im Druck) Zur stationären Psychotherapie psychosomatisch erkrankter Patienten. In: Quint H, Janssen PL (Hrsg) Psychotherapie in der psychosomatischen Medizin. Springer, Berlin Heidelberg New York Tokio
Winnicott DW (1971) Vom Spiel zur Kreativität. Klett, Stuttgart

# Veränderungen und Meßbarkeit des improvisatorischen Spielausdrucks in der klinischen Musiktherapie

F. B. Balck, G. Jantschek, T. Maler und E. Wilke

## Einleitung

Die aktive Musiktherapie mit Instrumenten verfolgt bei Patienten in der Klinik für Psychosomatik und Psychotherapie sowie in der Klinik für Psychiatrie an der Medizinischen Universität zu Lübeck einen erlebniszentrierten Psychotherapieansatz. Im Mittelpunkt steht dabei das freithematische Gruppenimprovisationsspiel.

Zur Untersuchung dieses musiktherapeutischen Geschehens fehlen unseres Wissens bisher Erfassungsmethoden, so daß zur Abbildung des Geschehens zumeist auf Kasuistiken zurückgegriffen wurde, die die Autoren dann durch ein Tonbeispiel zu illustrieren versuchen. Die Möglichkeit, die musikalische Improvisation abzubilden, eröffnet der Musiktherapie aber – neben der reinen Deskription – auch den Zugang zu der Frage, ob diese Therapieform wirksam ist bzw. welche Elemente des musiktherapeutischen Geschehens auf welche Weise wirken.

Die Abbildung der musikalischen Improvisation durch ein einheitliches Abbildungsverfahren ist aber nur der erste notwendige Schritt. Um Vergleiche zwischen Patienten anstellen oder einen Patienten im Laufe der Therapie beurteilen zu können, ist eine Standardisierung der Erhebungssituation notwendig.

In der vorliegenden Untersuchung wird nun ein Ratingsystem zur Erfassung des instrumentellen spontanen Improvisierens vorgestellt, Interraterübereinstimmungen dazu mitgeteilt, gefragt, welche Veränderungssensitivität die Skalen bei der Erfassung des musiktherapeutischen Prozesses besitzen, und ob sich zwischen psychiatrischen und psychosomatischen Patienten Unterschiede zeigen.

## Anlage der Untersuchung

Die hier berichteten Ergebnisse wurden im Rahmen einer Studie der beiden Kliniken für Psychosomatik und Psychiatrie erhoben.

Zur Standardisierung der Situation wurde jede musiktherapeutische Stunde in 4 Abschnitte gegliedert:

1) Vorgespräch zur Vereinbarung von 3 Spielphasen (a–c) im freien spontanen Improvisieren ohne eine inhaltliche Themenvorgabe. Diese Phasen werden Energie-, Entfaltungs- und Begegnungsebene genannt. Die Instruktion zu diesen

Phasen lautet: „Übertragen Sie die Energie, die Sie jetzt gerade verspüren, von innen nach außen auf ihr Instrument. Gehen Sie dann in die 2. Spielebene und übertragen Sie ein seelisches Element Ihrer Erkrankung aus Ihrem Innenraum auf das Instrument. Erst in der 3. Ebene schließlich hören Sie sich einmal um, ob sich einzelne Instrumente begegnen und noch eine Weile miteinander weiterspielen."

2) Wahl des Musikinstruments: Der Patient wählt aus einem reichlich vorhandenen Instrumentarium in jeder Sitzung ein Instrument aus.
3) Durchführung des musikalischen Improvisationsspiels.
4) Nachgespräch zur Aufarbeitung der einzelnen Spielerlebnisse der Patienten.

Eine musiktherapeutische Sitzung dauert 60 min. Um Veränderungen unter der Therapie sichtbar zu machen, nahmen die Patienten jeweils an 10 Sitzungen teil.

## Darstellung des Beschreibungssystems

Zur Beschreibung einer musiktherapeutischen Sitzung wurde ein Ratingverfahren entwickelt. Es besteht aus folgenden 5 Gruppierungsgesichtspunkten, mit denen unterschiedliche Aspekte des musiktherapeutischen Geschehens erfaßt werden können:                                    •

– die Basisskalen,
– musikalische Ausdrucksgestaltung,
– Interaktion zwischen Körper und Instrument,
– Gruppenprozeß,
– Verbalisierung.

Die zu diesen Gruppierungsebenen gehörenden Ratingskalen sind aus den unten wiedergegebenen Übersichten ersichtlich.

In dieser Studie beurteilten 2 Rater das Patientenverhalten jeweils während der musiktherapeutischen Sitzung. Die Prüfung der Gruppendifferenzen zwischen psychiatrischen und psychosomatischen Patienten und des Verlaufs über die 10 Therapiesitzungen erfolgte durch ein- bzw. zweifaktorielle Varianzanalysen mit Meßwiederholung. A-posteriori-Tests wurden mit dem t-Test vorgenommen. Zur Interraterübereinstimmung wurden Pearson-Korrelationen berechnet.

### Beschreibungssystem der Musiktherapie

*Musiktherapie: Skalensynopsis*
*1. Gruppierung:* Basisskalen
⟶ In:  Instrumentarium
          das jeweils gewählte Instrument
⟶ La:  Lautstärke
          die eingesetzte Spielkraft in Ebene 2
⟶ Ra:  Raum
          der genutzte Tonumfang auf dem Instrument
⟶ Da:  Dauer
          die Spiellänge des Einzelnen gemessen an der Gesamtspieldauer der Gruppe
⟶ En:  Energie
          das Maß an Spielkraft, das der Patient auf das Instrument in Ebene 1 überträgt

*2. Gruppierung:* Musikalische Ausdrucksgestaltung
— Mo: Modulation
        Variationsgrad im Spielausdruck
— St: Stereotypie
        Einschränkungsgrad der repetierten Klangformel
— Ge: Gestalt
        Prägnanz der individuellen Klanggestaltung
— Ze: Zeit
        Ausmaß der ausgedrückten Spielunruhe
— Ve: Veränderung
        Ausmaß der Spielveränderung zwischen der 1. und 2. Spielebene
— Sp: Spaltung
        Ausmaß einander entgegengesetzter Strebungen im Spielverlauf
— Ha: Hyperaktivität
        Grad an auffälligem Übermaßverhalten
*3. Gruppierung:* Interaktion zwischen Körper und Instrument
    Ki: Körper-Ich
        psychomotorischer Schwingungsgrad des Körpers beim Spiel
*4. Gruppierung:* Gruppenprozeß
    Ga: Gruppenabhängigkeit
        Ausmaß der extrovertierten Gruppen-Orientierung in der Ich-Ebene
*5. Gruppierung:* Verbalisierung
    Vg: Verbaler Gefühlsausdruck
        Ausmaß des adäquaten verbalen Ausdrucks von Gefühlen
    Vr: Verbale Rationalisierung
        Verbalisierung bei völliger Umgehung von affektiven Anteilen

### Sozialdaten

Von den untersuchten 136 Patienten stammen 73 aus der Psychosomatik und 63 Patienten aus der Psychiatrie (46%).

Die Stichprobe beinhaltet überwiegend Frauen (94/69%) sowie 42 Männer (31%).

Das Alter der Patienten liegt zwischen 16 und 65 Jahren. Die Gruppe der 20- bis 39jährigen ist am stärksten vertreten. Der Altersmittelwert liegt bei 31 Jahren (Spanne 13,8). Die Stichprobe setzt sich aus unterschiedlichen psychiatrischen Diagnosen zusammen, die anhand des ICD-9-Katalogs folgende Gruppen umfassen: schizophrene und affektive Psychosen (31), Neurosen (33), funktionelle Störungen (12), Anorexien (16), psychogene Reaktionen (5), emotionale Störungen (2), Kolitis (20) und M. Crohn (17).

### Interraterübereinstimmungen

Zur Bestimmung der Interraterübereinstimmung zwischen 2 Beurteilern wurden in der ersten Stunde 57 Patienten auf den Skalen beurteilt. Für die Skalen „Energie", „Stereotypie", „Hyperaktivität" und „verbale Rationalisierung" liegen keine Angaben vor, da sie zu einem späteren Zeitpunkt in das Beschreibungssystem aufgenommen wurden. Die Interraterübereinstimmungen schwanken dabei von $r = 0,53$ (Skala 7: „Gestalt") bis $r = 0,99$ (Skala „Instrumentarium" und „Spaltung"; Tabelle 1). An diesen teilweise niedrigen Übereinstimmungen zwischen den Ratern

**Tabelle 1.** Reliabilitäten der Skalen. Interraterübereinstimmungen auf 12 der 16 Skalen

| Variable | r |
| --- | --- |
| Instrumentarium | 0,99 |
| Lautstärke | 0,64 |
| Raum | 0,78 |
| Dauer | 0,94 |
| Energie | – |
| Modulation | 0,64 |
| Stereotypie | – |
| Gestalt | 0,53 |
| Zeit | 0,61 |
| Veränderung | 0,92 |
| Spaltung | 0,99 |
| Hyperaktivität | – |
| Körper-Ich | 0,63 |
| Gruppenabhängigkeit | 0,85 |
| Verbaler Gefühlsausdruck | 0,85 |
| Verbale Rationalisierung | – |

wird deutlich, daß die Beurteilung der musikalischen Ausdrucksgestaltung am meisten Schwierigkeiten bereitet. Dies ist bei der Gestaltskala mit einer Interraterübereinstimmung von $r = 0,53$ am auffälligsten. Die Benutzung der vorgestellten Skalen erfordert deswegen eine intensive Schulung und musikimprovisatorische Kenntnisse.

## Verlaufssensitivität

Im folgenden wird von möglichen Veränderungen über die von uns untersuchten 10 h bei diesen 136 Patienten berichtet. Dazu haben wir auf den 5 betrachteten Ebenen (dem Basisverhalten, der musikalischen Ausdrucksgestaltung, der Interaktion zwischen Körper und Musik, dem Gruppenprozeß und der Verbalisierung) jeweils Skalen ausgewählt, um einen Eindruck der Veränderung zu vermitteln und damit eine Antwort auf die Frage nach der Sensitivität für Veränderungen zu geben.

- Auf der Ebene des Basisverhaltens (1) beziehen wir uns auf die Variablen: *Raum und Lautstärke,*
- auf der Ebene der musikalischen Ausdrucksgestaltung (2) auf die Variablen: *Gestalt und Modulation,*
- auf der Ebene Interaktion zwischen Körper und Musik (3) auf die Variable: *Körper-Ich* und - bei Überspringung der Ebene 4 („Gruppenprozeß") -
- auf der Ebene 5 („Verbalisierung") auf die Skala: *verbaler Gefühlsausdruck.*

In Abb. 1 sind für die Variablen „Raum" und „Lautstärke" die Veränderungen über die 10 h dargestellt. Der Stern symbolisiert jeweils den Mittelwert, während die um den Stern gruppierten Punkte eine Standardabweichung darstellen. Bei der Varia-

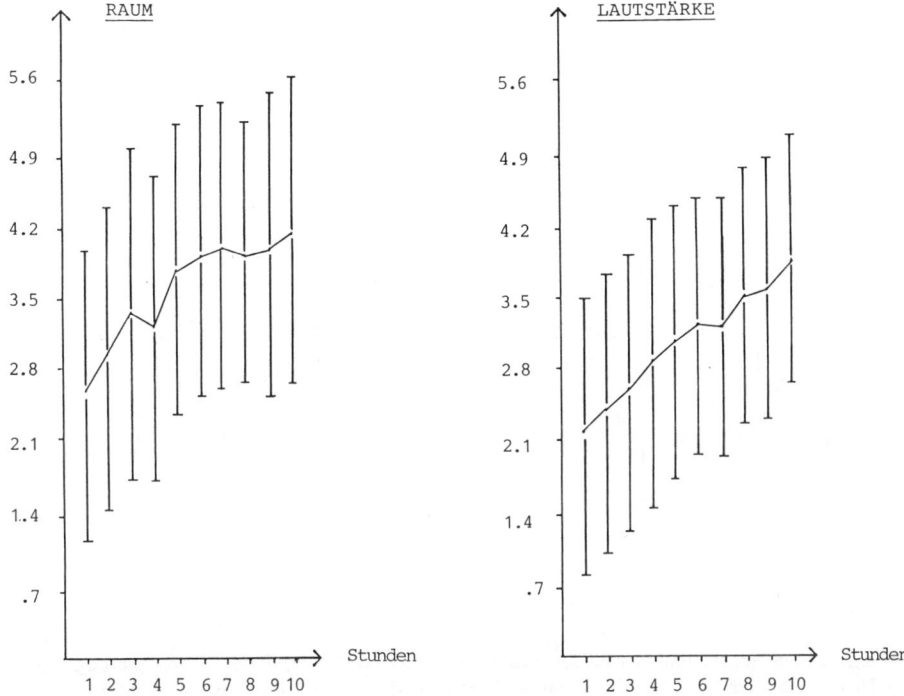

**Abb. 1.** Verlaufsdiagramme der beiden Basisskalen „Raum" und „Lautstärke" (Gruppierung 1) über 10 Therapiestunden. Der Stern (*) kennzeichnet den Mittelwert *(MW)*, die Punktreihe die Weite einer Standardabweichung *(SD)*

blen „Raum" (das ist der benutzte Tonumfang auf dem Instrument) zeigt sich, daß von der ersten bis zur 6. Stunde ein Anstieg zu verzeichnen ist. Dies deutet darauf hin, daß die Patienten den Tonumfang auf dem gewählten Instrument in immer größerem Maße ausnutzen können. Bei der Variable „Lautstärke" findet sich ein kontinuierlicher Anstieg von der 1. bis zur 10. Stunde. Die eingesetzte Spielkraft auf der Entfaltungsebene (s. dazu Instruktion 2.0: „ein Element aus dem Innenraum des Patienten auf das Instrument übertragen") nimmt somit im Laufe der 10 Therapiestunden zu.

Die 2. Gruppierungsebene „musikalische Ausdrucksgestaltung" ist in Abb. 2 veranschaulicht. Gleichfalls zeigt sich sowohl bei der Skala „Gestalt" (dies ist die Prägnanz der individuellen Klanggestaltung; die Skala geht von 1 = unscharf bis 7 = plastisch) als auch bei der Skala „Modulation" (dies ist der „Variationsgrad im Spielausdruck"; ein niedriger Wert bedeutet eine invariante, ein hoher Wert eine stark variante Modulation) von der ersten bis zur 10. Stunde ein bedeutsamer Anstieg. Deutlich wird aber auch, daß erstens zwischen beiden Skalen ein Verlaufsunterschied besteht, und zwar insofern, daß die Skala „Gestalt" auf einem ausgeprägt niedrigeren Niveau beginnt als die Skala „Modulation", und daß zweitens der Anstieg dieser Skala, d. h. also die Veränderung auf dieser Skala, steiler verläuft als auf der Skala „Modulation".

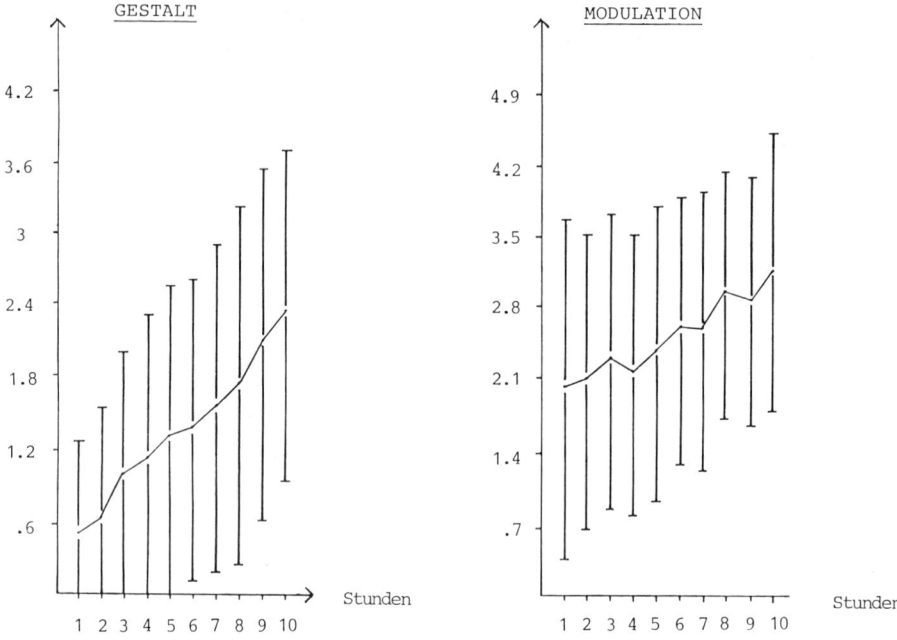

**Abb. 2.** Verlaufsdiagramme der beiden Skalen „Gestalt" und „Modulation" (Gruppierung 2) über 10 Therapiestunden. Der Stern (*) kennzeichnet den Mittelwert *(MW)*, die Punktreihe die Weite einer Standardabweichung *(SD)*

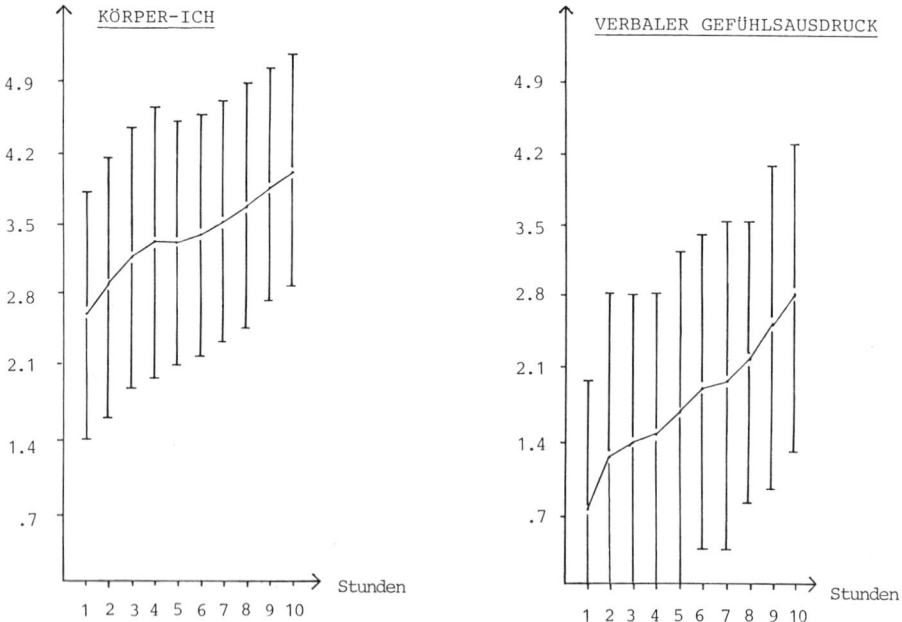

**Abb. 3.** Verlaufsdiagramm der beiden Skalen „Körper-Ich" (Gruppierung 3) und „verbaler Gefühlsausdruck" (Gruppierung 5) über 10 Therapiestunden. Der Stern (*) kennzeichnet den Mittelwert *(MW)*, die Punktreihe die Weite einer Standardabweichung *(SD)*

Die Gruppierung 3 („Interaktion zwischen Körper und Instrument", d.h. der psychomotorische Schwingungsgrad des Körpers beim Spiel) verändert sich ebenfalls über die Sitzungen (Abb. 3), d.h. die Beweglichkeit der Patienten nimmt kontinuierlich zu.

Diese „Körper-Ich-Skala" ist evtl. für psychosomatische Patienten bedeutsam, da mit ihr ein Zusammenhang zwischen der Schwingungsfähigkeit des Körpers und der musikalischen Improvisation erfaßt wird. Hier deutet sich damit auch ein Zusammenhang zwischen Körper und Emotionalität an. Sollte dies der Fall sein, dann wäre diese Skala eine Brücke zwischen der Ebene 1 und 2 auf der einen Seite – d.h. den Basisskalen und der musikalischen Ausdrucksgestaltung – und dem emotionalen Erleben bzw. dem verbalen Gefühlsausdruck auf der anderen Seite.

Die 5. Gruppierung („Verbalisierung") ist mit der Skala „verbaler Gefühlsausdruck" vertreten. Hier wird das Ausmaß des verbalen Ausdrucks von Gefühlen erfaßt (Abb. 3). Am Verlauf dieser Skala zeigt sich, daß die Verbalisierung von emotionalen Anteilen von der ersten bis zur 10. Stunde kontinuierlich ansteigt, so daß man sagen kann, die untersuchten psychiatrischen und psychosomatischen Patienten wurden im Laufe der 10 Behandlungsstunden fähiger, emotionale Anteile in der Nachbesprechung zu verbalisieren.

### Gruppenunterschiede zwischen psychiatrischen und psychosomatischen Patienten

Wir stellten uns die Frage, ob zwischen psychiatrischen und psychosomatischen Patienten auf den untersuchten Gruppierungsebenen Unterschiede im Verlauf über die 10 h existieren. Zur Absicherung von etwaigen Unterschieden wurden die Differenzen zwischen den Gruppenmittelwerten pro Skala und pro Untersuchungsstunde per Varianzanalyse mit Meßwiederholung auf Signifikanz überprüft. Im Basisverhalten, auf den untersuchten Skalen „Raum" und „Lautstärke", in der musikalischen Ausdrucksgestaltung („Modulation" und „Gestalt") und bei der 4. Gruppierung (Interaktion zwischen Körper und Musik) wurden keine Unterschiede zwischen psychiatrischen und psychosomatischen Patienten in den 10 h festgestellt.

Auf der Verbalisierungsebene, und hier beim emotionalen verbalen Ausdruck, wurde dagegen in fast allen Stunden eine Differenz zwischen den beiden Patientengruppen gefunden. Die psychiatrischen Patienten erreichen durchweg niedrigere Werte als die psychosomatischen Patienten. Dies bedeutet, daß (ausgenommen die fünfte Stunde) die psychiatrischen Patienten generell einen niedrigeren emotionalen Anteil in ihren verbalen Äußerungen haben als die psychosomatischen Patienten. Diese Aussage bezieht sich aber nicht auf den Anstieg über die 10 h. Dieser ist in beiden Patientengruppen gleich. Die Differenz weist vielmehr darauf hin, daß psychiatrische und psychosomatische Patienten ihre Gefühle auf unterschiedlichem Niveau verbalisieren.

**Diskussion**

In der vorliegenden Arbeit wurde ein Beobachtungssystem für musiktherapeutische Sitzungen, die spontanes, freies Improvisieren enthalten, vorgestellt. Mit den 5 Beobachtungsebenen läßt sich das Verhalten der Patienten differenziert erfassen, da sowohl das engere musiktherapeutische Geschehen (das „Basisverhalten" und „die musikalische Ausdrucksgestaltung") als auch das gruppendynamische Verhalten und die Verbalisierung des musikalischen Erlebens berücksichtigt werden.

Die Beurteilerübereinstimmungen sind bei einigen Skalen noch durch ausführlichere Erklärungen der Skaleninhalte und weitere Beispiele zu verbessern. Die an 136 psychiatrischen und psychosomatischen Patienten durchgeführte Verlaufsuntersuchung über 10 Therapiestunden zeigt, daß die Skalen für Veränderungen sensitiv sind. Anhand der Kurvenverläufe lassen sich verschiedene Effekte der Therapie ablesen. Einige Veränderungen deuten auf eine Adaptation der Patienten an die therapeutische Situation hin (Änderungen in den ersten Stunden mit einem anschließenden Plateau), während bei einigen Skalen originäre Verhaltensänderungen der Patienten (Änderung bis zur 10. Stunde) anzunehmen sind.

# Eine Methode zur Erfassung des Körperbildes: „Mein Körper" als kognitives Konzept in einem Bedeutungsraum

S. K. D. Sulz

Die Erforschung individueller Bilder bzw. Wahrnehmungen des Körpers hat eine lange Tradition. Zum einen haben sich Neurologen und Neuropsychologen mit der Untersuchung pathologischer Veränderungen des Körperbildes bei neurologischen Erkrankungen befaßt. Henry Head hat 1920 den Begriff des Körperschemas geprägt: als einem neurophysiologischen Vergleichsstandard, der hilft, afferente propriozeptive Impulse zu identifizieren, z. B. Änderungen der Körperhaltung, und der zudem der Lokalisation von Oberflächenreizen dient.

Der zweite Zweig der Forschungstradition ist die Wahrnehmungspsychologie und die Psychiatrie. Paul Schilder untersuchte (1923) Patienten mit psychiatrischen Erkrankungen zunächst von einer gestaltpsychologisch orientierten Methodik ausgehend. Er griff Heads Begriff des Körperschemas auf, sah darin aber eine psychologische Struktur, ein Raumbild, das jeder von sich und seinem Körper hat; er spricht auch vom Bewußtsein vom eigenen Körper. In seiner zweiten Schrift (1935) interpretierte er seine Ergebnisse im Rahmen der psychoanalytischen Theorie.

Die gegenwärtige Forschung ist v. a. durch die Arbeiten von Fisher u. Cleveland (1968), Shontz (1969) und Fisher (1970) geprägt. Shontz (1969) fügte dem auf die Körperwahrnehmung bezogenen Begriff des Körperschemas den kognitiven Begriff des verbalisierbaren Körperkonzepts hinzu. Fisher u. Cleveland (1968) gingen von der Erforschung psychosomatischer Erkrankungen aus. Sie untersuchten die vom Individiuum gesetzten und erlebten Körpergrenzen und die Fähigkeit und Art, sich und seinen Körper als integriertes Ganzes von der Umwelt abzugrenzen. Die Autoren gehen davon aus, daß mit dieser Fähigkeit das Fundament für die Entwicklung von Selbstvertrauen, Selbstwertgefühl und von selbstgesteuertem Verhalten, d. h. Handelns aus einer persönlichen Autonomie heraus, gelegt wird. Fishers (1970) Konzept des Zentrums des Körperbewußtseins meint diejenige Körperregion, die im Moment am deutlichsten und klarsten im Bewußtsein ist, indem sie am meisten aktive Zuwendung der Aufmerksamkeit erfährt. Er geht davon aus, daß bereits in der frühen Kindheit bestimmte Körperregionen Bedeutungen erlangen, die zu einer besonderen psychischen Präsenz oder zum Ignorieren oder zur aktiven Tabuisierung führen. Dies führt dazu, daß im späteren Leben die nunmehr völlig im Vordergrund stehenden kognitiv-emotionalen Vorgänge neben ihrer psychischen immer auch eine körperliche Repräsentanz haben. Der körperliche Bedeutungsanteil determiniert wiederum das psychische Erleben und Handeln eines Menschen mit.

## Das Körperkonzept im kognitiven Bedeutungsraum

Im Rahmen einer Untersuchung von Entspannungsverfahren und Bewegungstherapie bei 30 stationären psychiatrischen Patienten haben wir im Abstand von
4 Wochen neben klinischen Skalen zur Erfassung der Depressivität (Becks Depres-
sions-Inventar BDI, 1976), der Angst (Self Rating Anxiety Scale SAS von Zung
1971) und einer Beschwerdenliste (BL, v. Zerssen 1971) zur Erfassung körperlicher
Beschwerden auch 5 selbstentwickelte Verfahren zur Erfassung von Körperwahrnehmung und Körperbild angewandt, die an anderer Stelle ausführlich beschrieben
werden sollen (Sulz, in Vorbereitung).

Hier möchte ich mich auf die Darstellung eines weniger geläufigen Verfahrens
zur Erfassung des Körperkonzepts als Ausdruck einer affektiv-kognitiven Einstellung zum eigenen Körper beschränken. Ich möchte die Möglichkeiten des Einsat-
zes von Ähnlichkeitsurteilen als Methode der Erfassung eines begrenzten Aspekts
des Körperbildes aufzeigen. Dabei geht es um die assoziative Nähe des Begriffs
„mein Körper" zu Begriffen, die durch die psychische oder psychosomatische
Erkrankung zentrale Bedeutung für den Menschen gewinnen. Die von uns ausgewählten Begriffe sind: Ich, mein Körper, Seele, Ich-Ideal, Freiheit, Erfolg, Kraft,
Schönheit, Geborgenheit, Liebe, Lust, Schmerz, Schuld, Krankheit und Tod. Bei
der Auswahl der Begriffe gingen wir davon aus, daß bei einer schweren psychischen
Erkrankung, insbesondere bei der Depression, die Begriffe Schmerz, Schuld,
Krankheit und Tod in individuellem Ausmaß in die Nähe des erkrankten Menschen rücken. Zugleich gehen ihm Liebe, Lust, Geborgenheit, Freiheit, Kraft und
Erfolg verloren. Dies führt auch zu einem Auseinanderklaffen des Ist- und Idealzu-
stands seines Ichs. Die Bedeutung des Wertes Schönheit wird in dieser Lebenssituation peripher. Bei Suizidalität kann der Begriff Tod in die assoziative Nähe von
Freiheit oder Geborgenheit gelangen. Im Rahmen unseres Themas der Körperbild-
messung ist die eventuelle Dissoziation von Ich und Körper von Interesse, die für
viele psychische und psychosomatische Erkrankungen Bedeutung hat.

Indem wir Ähnlichkeit als assoziative Nähe definieren, umgehen wir die Frage
„ähnlich in bezug worauf?". Damit bleiben zwar die vom Patienten implizit und
unreflektiert angewandten Beurteilungskriterien im Dunkeln, sowohl für den Patienten als auch für den Untersucher. Im Gegensatz zur Verwendung von Fragebögen
sichert aber diese Methode, daß es die Kriterien des Patienten sind und nicht die
des Untersuchers.

In den folgenden Erörterungen werde ich mich zwar auf obige Begriffssammlung
beziehen, weil sie unseren Untersuchungen zugrunde lag. Aber je nach theoreti-
schem Hintergrund, Fragestellung und untersuchten Erkrankungen läßt sich eine
spezielle Begriffssammlung neu erstellen. So wird man bei der Untersuchung von
Bulimien und Anorexien andere Begriffe wählen und auch die Begriffe Vater und
Mutter hinzunehmen wollen. Bei einigen psychosomatischen Erkrankungen kann
neben anderen Körperorganen das erkrankte Organ als Begriff hinzugenommen
werden. Wir fassen also die genannte Begriffssammlung lediglich als Beispiel auf,
das aus meiner eigenen Untersuchung entnommen wurde.

Diese 15 Begriffe lassen sich als Zeilen und Spalten einer Matrix auffassen, in die
die vom Patienten geschätzten Ähnlichkeiten je zweier Begriffe eingetragen wird,
z. B. wie in Tabelle 1. Wir bitten den Patienten zu jedem Begriffspaar die Ähnlich-

**Tabelle 1.** Ähnlichkeitsmatrix kognitiver Konzepte (Frau Z.)

| | Ich | Mein Körper | Seele | Ich-Ideal | Freiheit | Erfolg | Kraft | Schönheit | Geborgenheit | Liebe | Lust | Schmerz | Schuld | Krankheit | Tod |
|---|---|---|---|---|---|---|---|---|---|---|---|---|---|---|---|
| Ich | – | | | | | | | | | | | | | | |
| Mein Körper | 4 | – | | | | | | | | | | | | | |
| Seele | 4 | 3 | – | | | | | | | | | | | | |
| Ich-Ideal | 2 | 3 | 3 | – | | | | | | | | | | | |
| Freiheit | 2 | 3 | 1 | 0 | – | | | | | | | | | | |
| Erfolg | 2 | 1 | 3 | 4 | 0 | – | | | | | | | | | |
| Kraft | 2 | 3 | 0 | 4 | 3 | 3 | – | | | | | | | | |
| Schönheit | 5 | 2 | 3 | 2 | 1 | 3 | 0 | – | | | | | | | |
| Geborgenheit | 0 | 2 | 2 | 4 | 1 | 3 | 1 | 2 | – | | | | | | |
| Liebe | 2 | 2 | 3 | 0 | 1 | 0 | 2 | 0 | 5 | – | | | | | |
| Lust | 3 | 1 | 3 | 4 | 3 | 0 | 3 | 3 | 3 | 3 | – | | | | |
| Schmerz | 2 | 1 | 3 | 0 | 3 | 1 | 2 | 0 | 1 | 4 | 4 | – | | | |
| Schuld | 1 | 0 | 0 | 1 | 1 | 2 | 0 | 0 | 0 | 0 | 0 | 3 | – | | |
| Krankheit | 2 | 1 | 0 | 3 | 0 | 0 | 0 | 0 | 0 | 3 | 2 | 4 | 0 | – | |
| Tod | 1 | 1 | 0 | 0 | 4 | 0 | 0 | 0 | 0 | 1 | 1 | 1 | 3 | 4 | – |

keit auf einer Skala von 0–5 einzuschätzen, wobei 0 völlige Unähnlichkeit und 5 größte Ähnlichkeit meint, z. B.:

Ich – mein Körper   0   1   2   3   ̶4̶   5
Ich – Seele         0   1   2   3   ̶4̶   5
Ich – Ich-Ideal     0   1   ̶2̶   3   4   5   etc.

Die Zahl, die der Patient angekreuzt hat, tragen wir in die betreffende Stelle obiger Matrix ein (Tabelle 1).

Die Matrix enthält bei 15 Begriffen 105 Begriffspaare. Sie werden in zufälliger Reihenfolge vorgegeben, um die Erinnerung des Patienten auszuschalten und sein Bemühen um ein konsistentes Urteil zu vereiteln.

Da wir auf diese Weise die Ähnlichkeit oder Nähe jedes Begriffs mit jedem der übrigen 14 Begriffe erhalten haben, können wir versuchen, uns die relativen Entfernungen in einem räumlichen Modell zu veranschaulichen. Unsere Daten haben nur Rangskalenniveau. Deshalb bietet sich die nonmetrische multidimensionale Skalierung nach Lingoes u. Roskam (1970) an. Bei diesem Verfahren wird versucht, die Konfiguration der Begriffspunkte unter annähernder Beibehaltung der ursprünglichen Rangreihe der Ähnlichkeiten in einem Raum möglichst geringer Dimensionalität abzubilden. Eine Beschreibung und Diskussion dieses Verfahrens findet sich bei Sulz (1980) und Sulz u. Gigerenzer (1982a, b).

### Fallbeispiele

Den Bedeutungsraum von Frau R., einer 39jährigen Angestellten zeigt Abb. 1. Sie ist verheiratet und hat 2 Kinder. Mit der Diagnose einer neurotischen Depression wurde sie vom behandelnden Nervenarzt zur stationären Akutbehandlung in die psychiatrische Klinik eingewiesen. Zum Zeit-

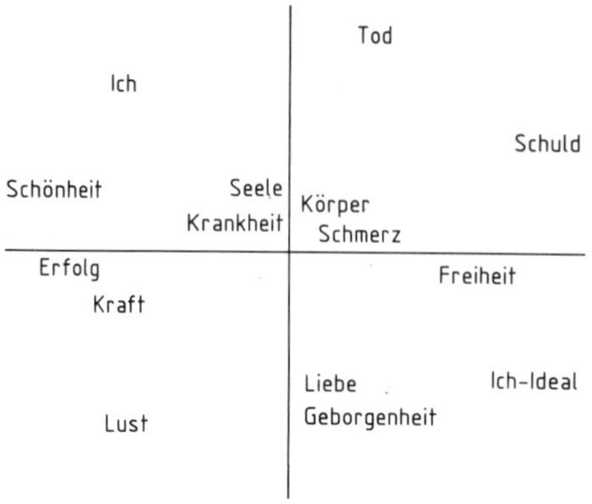

Tod

Ich

Schuld

Schönheit    Seele    Körper
          Krankheit    Schmerz

Erfolg                    Freiheit
    Kraft

Liebe    .    Ich-Ideal
Lust    Geborgenheit

**Abb. 1.** Körperkonzept von Frau R. (Meßzeitpunkt 1) Diagnose: neurotische Depression

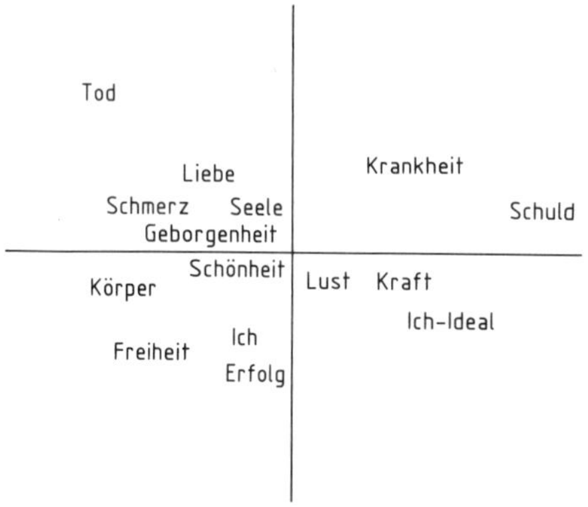

Tod

Liebe    Krankheit
Schmerz    Seele    Schuld
    Geborgenheit

Schönheit    Lust    Kraft
Körper

Freiheit    Ich    Ich-Ideal
    Erfolg

**Abb. 2.** Veränderung des Körperkonzepts
von Frau R. nach 4 Wochen

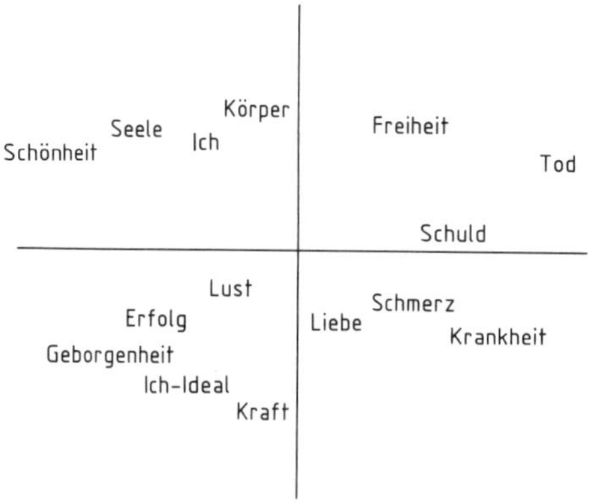

Körper

Seele    Ich    Freiheit
Schönheit        Tod

Schuld

Lust
Erfolg    Schmerz
Geborgenheit    Liebe    Krankheit
    Ich-Ideal
        Kraft

**Abb. 3.** Körperkonzept von Frau Z. (Diagnose: Bulimie)

punkt unserer ersten Messung ist sie klinisch bereits gebessert. Die klinischen Skalen liegen nicht
mehr im pathologischen Bereich (BDI = 11, SAS = 41, BL = 18). Innerhalb des 4wöchigen Meßzeitraums kommt es zu einer weiteren Besserung (BDI = 1, SAS = 44, BL = 4). Im Bedeutungsraum (s.
Abb. 1) fällt auf, daß das Ich noch sehr isoliert in der Peripherie liegt, und „mein Körper" und Seele
mit Schmerz und Krankheit assoziiert sind. Das Ich-Ideal ist diametral entgegengesetzt vom Ich.
    Nach 4 Wochen rücken die positiven Begriffe näher zusammen, das Ich tritt in ihren Kreis. Das
bedeutet auch eine Annäherung von Ich und Körper (Abb. 2). Krankheit tritt an die Peripherie.

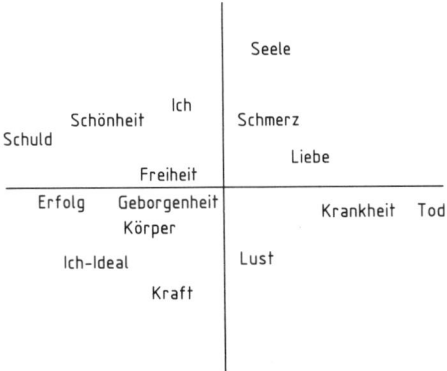

**Abb. 4.** Veränderung des Körperkonzepts von Frau Z. nach 4 Wochen

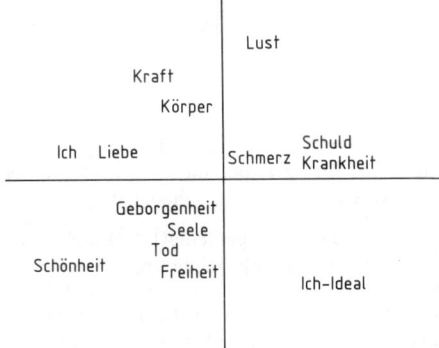

**Abb. 5.** Körperkonzept einer Borderlinepatientin in einer suizidalen Krise

Frau Z. ist eine 20jährige Studentin, die wegen einer Bulimie von der behandelnden Nervenärztin zur stationären Behandlung überwiesen wurde. Sie war sehr rational ausgerichtet. Auch ihre körperlichen Anliegen begegnete sie rational. Sie hatte ein Studium der Ernährungswissenschaft begonnen, dann wieder abgebrochen, um Säuglingsschwester zu werden. Durch besonders ritualiertes sportliches Training arbeitete sie an ihrem Körper. Bei der Betrachtung des Bedeutungsraums fällt auf, daß der Körper neben dem Ich in höheren Sphären „schwebt" bei geistigen Begriffen wie Seele und Freiheit, abgehoben von leibnahen Begriffen wie Geborgenheit und Lust (Abb. 3).

Vier Wochen später ist der Körper in die Nähe von Geborgenheit, Lust, Kraft gerückt, aber auch viel näher zum Ich-Ideal. (Abb. 4.). Die klinischen Skalen waren und blieben über den gesamten Zeitraum unauffällig. In einem Verfahren, bei dem entspannt mit geschlossenen Augen sitzend das „Ich-Zentrum" im Körper sowie die Grenzen des um dieses Zentrum herum deutlich spürbaren zugehörigen Bereichs erspürt werden sollten, gab die Patientin bei der ersten Messung den Ort ihres Ich-Zentrums im Bereich der Stirn an, die untere Grenze des zugehörigen Bereichs am Übergang vom Brustkorb zum Bauch. Vier Wochen später gab sie den Ort ihres Ich-Zentrums in Höhe der Thoraxmitte an und die untere Grenze des zugehörigen Bereichs schloß nunmehr auch den Bauch mit ein.

Beide Ergebnisse lassen sich vorsichtig so interpretieren, daß die Patientin, die vorher über ihren Körper „dachte", nunmehr Zugang zu einem direkteren Körperempfinden gefunden haben kann.

Frau O. ist eine 42jährige unverheiratete Redakteurin mit der Diagnose einer Borderlinepersönlichkeit. Sie kam während des stationären Aufenthalts in eine suizidale Krise. Seele, Geborgenheit und

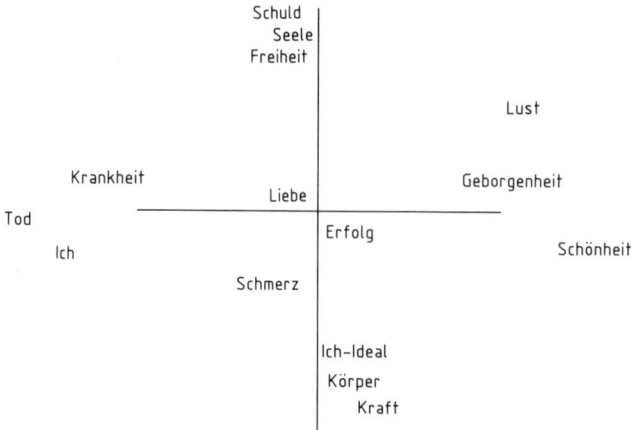

**Abb. 6.** Körperkonzept und Bedeutungsraum eines Schizophrenen (Herr W.)

Freiheit sind nahe bei Tod lokalisiert. (Abb. 5). In der vorangegangenen Messung bestanden diese engen Beziehungen noch nicht. Es wird deutlich, daß für sie zu diesem Zeitpunkt der Tod befreiende Bedeutung bekommen haben mag und zugleich die vermißte Geborgenheit bringen sollte.

Herr W. ist ein 24jähriger lediger Angestellter. Er litt unter einer paranoiden Schizophrenie. Er ging durch unentwegte Zwangshandlungen und Zwangsgedanken gegen die Bedrohung seiner Halluzinationen an. Zum Zeitpunkt der ersten Messung war sein Denken nicht zerfahren, so daß seine Angaben verwertbar waren. Im Urteilsraum seiner kognitiven Konzepte finden wir eine 3fache Spaltung: Ich, Seele und Körper sind sehr weit voneinander entfernt. „Mein Körper" ist assoziiert mit Kraft und Ich-Ideal. Die Seele ist verbunden mit Schuld und Freiheit. Das Ich ist nahe bei Krankheit und Tod (Abb. 6).

Im Lauf des Meßzeitraums kam es zu einem weitgehenden Abklingen der Psychose. Im Bedeutungsraum verschwanden obige Konstellationen, Ich, Körper und Seele rückten zusammen.

Mit diesen Beispielen soll verdeutlicht werden, daß bei passender Auswahl der Begriffe die beschriebene Methode klinisch relevante Ergebnisse bringen kann. Sie kann sowohl zur Prüfung vorbestehender Hypothesen benutzt als auch als hypothesenkreierendes Verfahren eingesetzt werden. Die weitergehende Verwendung auch im Zusammenhang mit anderen Meßverfahren zeigen Sulz u. Gigerenzer (1982 a, 1982 b). Im Rahmen der Körperbildforschung sind vielfältige Anwendungen denkbar, z. B. auch, indem als Begriffssammlung nur verschiedene Körperregionen ausgewählt werden. Dann würde kein Raumbild entstehen, sondern ein räumliches Modell assoziativer Nähe.

## Literatur

Beck AT (1976) Cognitive therapy of emotional disorders. Guilford, New York
Fisher S (1970) Bodyimage in fantasy and behavior. Appleton, New York
Fisher S, Cleveland SE (1968) Bodyimage and personality, 2nd edn. Dover, New York
Head H (1920) Studies in neurology, vol 2. London
Lingoes IC, Roskam EE (1970) Programs for the smallest space analysis of square symmetric matrices. Behav Sci 15: 204–210

Schilder P (1923) Das Körperschema. Ein Beitrag zur Lehre vom Bewußtsein des eigenen Körpers. Berlin
Schilder P (1935) The image and appearance of the human body. International University Press, London
Shontz FC (1969) Perceptual and cognitive aspects of body experience. Academic Press, New York
Sulz SKD (1980) Dimensionale Analyse kognitiver Konzepte. Phil Dissertation, Universität München
Sulz SKD, Gigerenzer G (1982 a) Über die Beeinflussung psychiatrischer Diagnoseschemata durch implizite nosologische Theorien. Arch Psychiatr Nervenkr 232: 5-14
Sulz SKD, Gigerenzer G (1982 b) Psychiatrische Diagnose und nosologische Theorie: Untersuchungen zum individuellen Diagnoseschema des Arztes. Arch Psychiatr Nervenkr 232: 39-51
Zerssen D von (1971) Die Beschwerden-Liste. Beltz, Weinheim
Zung WWK (1971) A rating instrument for anxiety disorders. Psychosomatics 12: 371-379

Evaluation in der Psychotherapie

# Prognose und Indikation – Von der Objektivierung der Patienteneigenschaften zur Analyse der Arzt-Patient-Interaktion

G. Rudolf, T. Grande, U. Porsch und S. Wilke

Im folgenden soll der Frage nachgegangen werden, welche Prädikatoren für die Einschätzung der Prognose und für die Indikationsentscheidung sich in der diagnostischen Situation mit ambulanten Psychotherapiepatienten beobachten lassen. Es handelt sich um eine empirische Überprüfung jener psychotherapeutischen Erfahrungen, wie sie z. B. von Heigl (1978) zusammengefaßt wurden oder wie sie in dem von Baumann (1981) herausgegebenen Sammelband diskutiert wurden.

Das Datenmaterial, auf das wir uns hier beziehen, stammt aus einem Dokumentationsprojekt, in dem wir 615 tiefenpsychologische Anamnesen mit Hilfe eines standardisierten Befundsystems abgebildet haben (Dührssen et al. 1980). Die Beschreibung des Vorgehens und die Charakterisierung der Stichprobe erfolgte an anderer Stelle (Rudolf u. Stille 1982; Stille u. Rudolf 1982). Das hier verwendete Dokumentationsinstrument, das wir Ende der 70er Jahre konstruiert und verwendet haben, hat den Charakter einer standardisierten Krankengeschichte, die zahlreiche anamnestische Details und einen Persönlichkeitsbefund enthält, den der Therapeut aufgrund seines Expertenwissens erhob. Unser Bemühen zu jener Zeit war es, Patientenbefunde durch standardisierte Beschreibungen zu objektivieren. Doch traten gerade angesichts dieser Anstrengungen, z. B. beim Übereinstimmungstraining an Videoanamnesen, die unterschiedlichen Wahrnehmungs- und Urteilsweisen der einzelnen Therapeuten oft sehr deutlich hervor. Damit schien eine Polarisierung gegeben zwischen dem erwünschten objektiven Befund des Patienten auf der einen Seite und der unerwünschten Subjektivität des Therapeuten auf der anderen Seite. Wir werden im folgenden darstellen, wie sich unsere Einstellung zu dieser Polarität verändert hat, während wir das Material auf der Suche nach prognostischen Prädikatoren auswerteten.

Mit dem Berliner Dokumentationssystem werden in der initialen Diagnostik knapp 400 Merkmale erfaßt, die in traditioneller Weise das klinische Bild des Patienten, seinen Persönlichkeitsbefund, die soziale Situation, die Lebensgeschichte, die Abwehrhaltungen und positiven Persönlichkeitsmerkmale sowie die Therapieplanung beschreiben. In der Auswertung verwendeten wir als Kriterium die 5fach gestufte Prognoseeinschätzung und die 4fach gestufte Therapieplanung. Auf der Ebene der Einzelmerkmale ließen sich etwa 50 signifikante Zusammenhänge finden, wobei sich Prognose und Indikation in manchen Merkmalen unterschieden. Das so gewonnene Bild blieb unübersichtlich und in seiner Bedeutung ungewiß.

In einem nächsten Versuch zogen wir Prognose und Indikation zu einer Variablen zusammen und untersuchten die eindeutig ausgeprägten Gruppen (Patienten mit guter Prognose und eindeutiger Therapieverabredung gegenüber Patienten mit schlechter Prognose und keiner Therapieplanung). Die damit gewonnenen Ergebnisse ließen bereits ein deutlicheres Bild erkennen: mit der eindeutig positiven Indikationsentscheidung korrelierte das Vorliegen psychischer Symptome (Angst, Zwang, Depression), während das völlige Fehlen von Angstsymptomen und das Vorliegen von Abhängigkeitssymptomen mit der negativen Indikationsentscheidung verknüpft war. Im Krankheitsverhalten standen Symptomchronifizierungen über 10 Jahre, regelmäßiger Psychopharmakagebrauch und vielfältige Vorbehandlungsbemühungen auf der Seite der negativen Indikationsentscheidung. Des weiteren wurden Frauen günstiger beurteilt als Männer, Patienten mittleren Alters positiver als deutlich ältere und jüngere (Rudolf u. Stille 1984 a). In einer gesonderten Untersuchung (Rudolf u. Stille 1984 b) überprüften wir die Bedeutung der positiven Persönlichkeitsmerkmale (Motiviertheit und Umstellungsfähigkeit) und der Abwehrhaltungen für Prognose und Indikationsentscheidung. Dabei konnte gezeigt werden, daß beide Merkmalsgruppen, in erster Linie aber die Positivmerkmale in außerordentlich hohem Maße mit der prognostischen Einschätzung und der Indikationsentscheidung korrelieren. Je mehr Motivationsfaktoren registriert werden (z. B. Entwicklungspotential der Persönlichkeit, Bereitschaft, selbst aktiv zu werden, Einsichtsfähigkeit, emotionaler Kontakt zum Untersucher, eigener Wunsch nach Behandlung, Fähigkeit zur Bewältigung von Lebensanforderungen), desto günstiger beurteilt der Therapeut die Prognose und desto „hochwertiger" ist sein Behandlungsangebot.

Im nächsten Auswertungsschritt wurde die prognostische Bedeutung des Neurosenbefundes untersucht. Der vom Therapeuten erhobene Befund PSKB (Psychischer und sozial-kommunikativer Befund; Rudolf 1979, 1981) beschreibt in 82 Merkmalen subjektives Erleben und interaktionelles Verhalten des Patienten. Bei der faktorenanalytischen Auswertung des PSKB ließen sich 10 Faktorskalen bilden (Rudolf 1981; Rudolf u. Porsch 1986). Fünf dieser Skalen stehen in einem statistisch relevanten Zusammenhang mit der Einschätzung der Prognose. Den prognostisch positiven Pol bilden die Skalen „Zwanghaftigkeit" und „Überfürsorglichkeit", auf der Gegenseite fügen sich die Skalen „Enttäuschungsprotest", „Emotionale Distanz" und „Soziale Desintegration" zu einem prognostisch negativen Faktor zusammen. In einer Faktorenanalyse 2. Ordnung verdichten sich die positiven und die negativen Skalen zu je einem neuen Faktor.

Zu den Einzelmerkmalen des prognostisch positiven Faktors gehören Elemente wie Überangepaßtheit, überhöhtes Ordnungsbedürfnis, Gefügigkeit, Verpflichtung, Zwangsgedanken, Schuldgefühle. In den 3 prognostisch negativen Skalen werden Eigenschaften beschrieben wie Gekränktheit, Anspruchlichkeit, Ärger, geringe Leistungskonstanz, gestörte soziale Einordnung, Suchtzüge, Bindungsschwierigkeit, Kontakt behindert, Blickkontakt gestört.

Man kann vermuten, daß mit dem prognostisch positiven Faktor der Typus eines stabilen neurotischen Ich beschrieben wird, während der prognostisch negative Faktor an die klinische Beschreibung struktureller Ich-Störungen erinnert. So erlaubt die Auswertung auf der Ebene von Skalen eine wesentlich bessere klinische Interpretation der Ergebnisse, die auf der Ebene der Einzelmerkmale unübersichtlich bleiben.

Es wurden daher auch für die übrigen Daten Indizes gebildet. Als prognostisch

relevant erwies sich dabei der Index „Krankheitsverhalten" bei zahlreichen Vorbe-
handlungen (im negativen Sinne) und der Index „höherer sozialer Status" im positiven Sinne.

Bis zu diesem Stand der Auswertung lautete unsere Interpretation: Patienten mit
bestimmten Eigenschaften haben eine gute oder eine ungünstige Prognose für
ambulante Psychotherapie. Die Polarisierung der prognostisch günstigen Patienten
mit den Eigenschaften motiviert, gefügig, zwanghaft, höherer Sozialstatus, weiblich,
und der prognostisch ungünstigen Patienten mit Merkmalen wie abwehrend, sozial
desintegriert, protestierend, niedriger Sozialstatus, männlich, scheint zunächst
nichts anderes zu bedeuten als eine Neuauflage des alten Yavis-Klischees.

Besinnen wir uns nun auf die Tatsache, daß die tiefenpsychologische Diagnostik
im Grunde nicht darauf abzielt, Befunde eines Patienten zu objektivieren. Vielmehr
ist sie ihrem Wesen nach eine experimentell arrangierte Beziehungssituation und
damit ein Probierfeld für eventuelle spätere psychotherapeutische Behandlungen.
In einem solchen arrangierten Interaktionsfeld arbeiten Patient und Therapeut an
2 Zielen: am Aufbau einer tragfähigen Beziehungssituation und am Austausch relevanter Informationen. Zunächst müssen die Interaktionspartner Kontakt aufnehmen und eine Atmosphäre schaffen, die es ihnen erlaubt zu kommunizieren. Der
Austausch therapierelevanter Informationen, z. B. bezüglich der Lebensgeschichte,
der Krankheitsgeschichte, der Konflikte und Konfliktlösungsversuche gelingt nur,
wenn eine tragfähige Beziehungssituation entstanden ist. Ist einer der Interaktionspartner durch Desinteresse, Zeitdruck, Unlust, Angst oder Mißtrauen belastet,
dann kann die Beziehungssituation so weitgehend gestört werden, daß die diagnostische Zusammenarbeit und die therapeutische Planung mißlingen.

Unter dem Eindruck dieser klinischen Realität ordnen wir nun die als prognostisch bedeutsam erkannten Merkmalsgruppen so an, wie es dem Ablauf der diagnostischen Situation entspricht (Abb. 1).

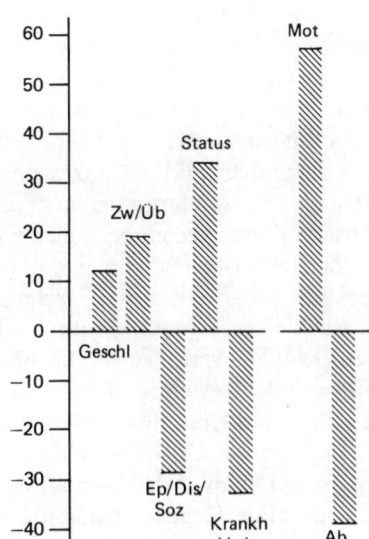

**Abb. 1.** Prognose

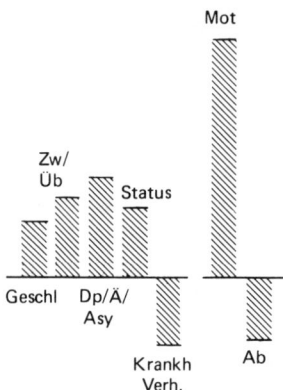

**Abb. 2.** Indikation

Wir beginnen mit jenen Merkmalen, die bereits bei der Kontaktaufnahme sichtbar sind oder aus der nonverbalen Mitteilung heraus spürbar die kommunikative Atmosphäre gestalten können. So steht die Geschlechtskonstellation (Geschl) am Anfang, gefolgt von den Interaktionsmustern des PSKB, der übersozialisierten Zwanghaftigkeit (Zw/Üb) als positivem Angebot oder dem prognostisch negativen Interaktionsmuster von Enttäuschungsprotest, emotionaler Distanz und sozialer Desintegration (EP/Dis/Soz). An die nächste Stelle rücken wir den sozialen Status, wobei er sich teils atmosphärisch vermittelt, teils verbal geschildert wird. Danach folgt die Skala „Krankheitsverhalten" (Krankh. Verh.), die nur aus der sprachlichen Mitteilung des Patienten entnommen werden kann. Die beiden letzten Skalen „Motiviertheit" (Mot) und „Abwehrhaltungen" (Ab) bilden die abschließende integrative Beurteilung durch den Therapeuten. Aus dem Eindruck des therapeutischen Gesprächs mit seinen Bemühungen, Kontakt herzustellen, Informationen zu gewinnen, Probedeutungen zu geben, schätzt der Therapeut die Fähigkeit des Patienten, sich auf die Therapie einzulassen, oder umgekehrt seine problemverleugnenden, abwehrenden Haltungen ein. Auch dieses Bild, das dem interaktionellen Verlauf der Diagnostik folgt, scheint zu bestätigen, daß Psychotherapeuten gefügig nette Patienten prognostisch günstiger beurteilen als schwierige und ungebildete. Bei diesem Eindruck wäre es geblieben, hätten wir weiterhin Prognose und Indikation als zusammenhängendes Ganzes betrachtet. So aber haben wir die Indikationsentscheidung gesondert untersucht und können dieses Bild jenem der prognostischen Urteilsbildung gegenüberstellen (Abb. 2).

Zunächst ist zu erkennen, daß fast alle Korrelationswerte niedriger liegen als die bei der prognostischen Einschätzung gewonnenen. Der soziale Status hat eine wesentlich geringere Bedeutung erhalten, auch das chronifizierte Krankheitsverhalten (Krankh. Verh.) sowie die Abwehrhaltungen (Ab) fallen weniger ins Gewicht. Entscheidend wichtig bleibt nach wie vor die Skala der Positivmerkmale „Motiviertheit und Umstellungsfähigkeit" (Mot).

Zugleich zeigt sich aber eine wichtige inhaltliche Veränderung: der prognostisch negative Faktor „Enttäuschungsprotest etc.", von dem wir annehmen, daß er über die negative Gegenübertragung die Atmosphäre und damit das prognostische Urteil beeinflußt, ist völlig entfallen. Statt dessen sehen wir einen neuen PSKB-Fak-

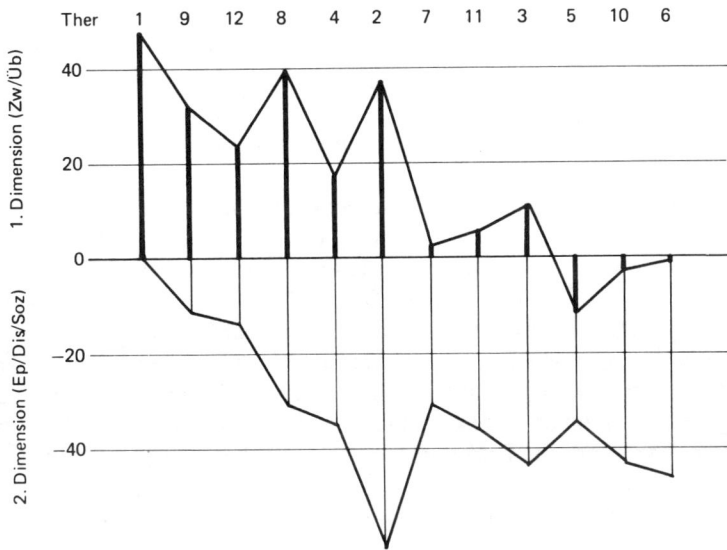

**Abb. 3.** Prognose

tor, der nun die Indikationsentscheidung positiv mitbeeinflußt. Hier sind 3 PSKB-Skalen zusammengekommen, die weitestgehend von Symptomatik bestimmt sind – „Depression, Ängstlichkeit und Angstsymptomatik" (Dp/Ä/Asy).

Bei der Indikationsentscheidung rückt offenbar das Krankheitsbild und damit die Behandlungsbedürftigkeit stärker in den Vordergrund. Wir können daraus entnehmen, daß der Therapeut bei der Einschätzung der Prognose deutlicher auf positive und negative Interaktionsangebote eingeht, daß er aber – und darauf kommt es wesentlich an – diese Eindrücke nicht zur Grundlage seiner Indikationsentscheidung macht, mit anderen Worten: Die Entscheidung für eine Therapie richtet sich nicht unbedingt nach der günstigen prognostischen Einschätzung oder wird durch ungünstige prognostische Einschätzungen nicht wesentlich behindert.

Bei diesen Erörterungen interaktioneller Gesichtspunkte ist zwangsläufig der Therapeut stärker ins Gespräch gebracht worden. Dabei wurde außer acht gelassen, daß „der Therapeut" in Wirklichkeit eine Gruppe von 12 Therapeuten repräsentiert. Betrachten wir daher abschließend, wie sich das Durchschnittsbild des Therapeuten aus dem Verhalten zahlreicher Einzelpersönlichkeiten zusammensetzt. Als Beispiel wählen wir erneut die prognostische Einschätzung (Abb. 3).

Die Abbildung zeigt in der oberen Hälfte den prognostischen Positivfaktor „übersozialisierte Zwanghaftigkeit" (Zw/Üb) und auf der unteren Hälfte den prognostischen Negativfaktor „Enttäuschungsprotest etc." (Ep/Dis/Soz). Für die 12 Therapeuten ist angegeben, in welchem Maße ihr prognostisches Urteil mit dem positiven oder negativen Faktor zusammenhängt. Es zeigt sich eine große Varianz der Therapeuten, einzelne stützen ihr prognostisches Urteil ganz auf den positiven, andere ganz auf den Negativfaktor, die übrigen liegen dazwischen. Wir können vermuten, daß die beiden prognostischen Faktoren letztlich 2 Pole eines ganzheitlichen Merkmals bilden (z.B. zu viel/zu wenig Sozialisiertheit). Doch unterscheiden sich die einzelnen Therapeuten erheblich darin, ob sie den positiven oder den negativen Aspekt stärker prognostisch gewichten. Es verwundert daher nicht, daß diese individuellen Entscheidungsmodelle der einzelnen Therapeuten eine deutlich höhere Varianz aufklären können, als es die Gesamtgruppe vermag (bis 50% im Gegensatz zu 20% Aufklärung in der Gesamtgruppe). Das gleiche gilt für die Indikationsentscheidung, wo die Gesamtgruppe 10% aufklärt, die einzelnen Therapeuten 30–50%.

Das Nachzeichnen dieser Auswertungsschritte soll deutlich machen, daß wir beim Verlassen des ursprünglich erwünschten Pols (Objektivierung von Patienteneigenschaften) letztlich nicht in die bodenlose Subjektivität des Einzeltherapeutenurteils geraten, sondern daß sich die Diagnostik, als intersubjektives Geschehen betrachtet, letztlich wieder objektivieren läßt, wenn wir dem interaktionellen Geschehen zwischen den Gesprächspartnern genügend Aufmerksamkeit widmen. In einem umfangreichen, multizentrischen Forschungsprojekt haben wir daher gegenüber dem oben beschriebenen älteren Ansatz einige wesentliche Modifikationen eingeführt. Sie betreffen die Persönlichkeit des Therapeuten, die nicht länger als subjektiver Störfaktor eliminiert, sondern neben der des Patienten gleichberechtigt einbezogen und untersucht wird. Sie betreffen im weiteren die Auswertungsstrategien, die sich nicht mehr auf Durchschnittswerte von zahlreichen Patienten beschränken, sondern die jeweiligen Interaktionsdyaden von Patient und Therapeut einbeziehen. Die Voraussetzung dafür bilden neuartige Dokumentationsinstrumente, welche geeignet sind, den Patienten und den Therapeuten in ähnlicher Weise abzubilden und das von ihnen gemeinsam gestaltete interaktionelle Geschehen zu erfassen.

## Literatur

Baumann U (Hrsg) (1981) Indikation zur Psychotherapie. Urban & Schwarzenberg, München Wien Baltimore

Dührssen A, Bodenstein D, Holitzner WV, Horstkotte G, Kettler AR, Lieberz K, Rudolf G, Sandweg R, Stille D, Wagerer M (1980) Das Berliner Dokumentationssystem für Psychotherapie. Z Psychosom Med Psychonal 26: 119–157

Heigl F (1978) Indikation und Prognose in Psychoanalyse und Psychotherapie, 2. Aufl. Vandenhoeck & Ruprecht, Göttingen

Rudolf G (1979) Der Psychische und Sozialkommunikative Befund PSKB. Z Psychosom Med Psychoanal 25: 1–16

Rudolf G (1981) Untersuchung und Befund bei Neurosen und psychosomatischen Erkrankungen. Beltz, Weinheim

Rudolf G, Stille D (1982) Die Einschätzung von Neurosenbefunden und Behandlungsaussichten bei 615 ambulanten Psychotherapiepatienten. Z Psychosom Med Psychoanal 28: 139–149

Rudolf G, Stille D (1984 a) Der Einfluß von Krankheitsbild und Krankheitsverhalten auf die Indikationsentscheidung in der Psychotherapie. Prax Psychother Psychosom 29: 115–128

Rudolf G, Stille D (1984 b): Die Bedeutung von positiven Persönlichkeitsmerkmalen und Abwehrhaltungen für die Einschätzung der Behandlungschancen von Psychotherapiepatienten. Psychother Med Psychol 34: 161–170

Rudolf G, Stille D (1984 c): Wege der klinischen Urteilsbildung. Die Einschätzung von Neurosenstrukturen und Behandlungschancen durch unterschiedliche Therapeutenpersönlichkeiten. In: Czoglik D et al. (Hrsg) Perspektiven der Psychotherapieforschung. Hochschul-Verlag, Freiburg

Rudolf G, Porsch U (1986) Neurotische Interaktionsmuster. Die Bildung von Befundskalen aus dem PSKB. Z Psychosom Med Psychoanal 32: 117–139

Stille D, Rudolf G (1982) Krankheitsbild und Krankheitsverhalten bei 615 ambulanten psychoneurotischen und psychosomatischen Patienten. Z Psychosom Med Psychoanal 28: 150–159

# Die biographische Anamnese als Ergebnis der Therapeut-Patient-Interaktion und ihr Einfluß auf Prognose und Indikationsentscheidungen

T. Grande, U. Porsch und G. Rudolf

Die Überlegungen zu der biographischen Anamnese als Ergebnis der Patient-Therapeut-Interaktion, die hier dargelegt werden, entspringen einer Reihe von Versuchen, die prognostische Relevanz von Genesedaten rechnerisch faßbar zu machen. Bei der statistischen Analyse ausführlich dokumentierter Anamnesen stießen wir auf Unregelmäßigkeiten, die auf den ersten Blick unverständlich schienen; so ergab sich, daß genetische Faktoren, die auf dem Hintergrund der klinischen Erfahrungen belastend sein mußten, sich in den Berechnungen als irrelevant erwiesen oder sogar günstig auf das prognostische Bild Einfluß nahmen. Es schien daher dringend, ein neues Verständnis von der Bedeutung anamnestischer Befunde zur Biographie des Patienten zu gewinnen, um diese Unregelmäßigkeiten theoretisch zu rekonstruieren. Dieser Beitrag möchte einige Hinweise auf dieses veränderte Verständnis geben und sie durch empirische Daten belegen.

Wir beginnen mit einigen grundsätzlichen Überlegungen zur biographischen Anamnese. Der Therapeut erhebt in der Untersuchungssituation einen Befund zur körperlichen und psychischen Symptomatik des Patienten und gewinnt darüber hinaus einen Eindruck von dessen Struktur und Persönlichkeit. Er kann dies aufgrund der Mitteilungen, die der Patient ihm macht, und mit Hilfe der Wahrnehmungen der direkten und aktuellen Interaktion mit dem Patienten. Von diesem Befund, zu dem auch Erkenntnisse über die symptomauslösende Situation gehören, wird nun in der biographischen Anamnese ein Bezug zu den Geneseerfahrungen des Patienten hergestellt, die sich mit dem Krankheitsbild (mehr oder weniger) plausibel verbinden und das aktuelle Befinden des Patienten erklären. Im subjektiven Evidenzerleben des Untersuchers erscheinen damit bestimmte biographische Faktoren für den Patienten als pathogen. Sie können in einem weiteren Schritt verallgemeinernd als Risikofaktoren für verschiedene psychosomatische und psychoneurotische Störungen verstanden werden und als Prädiktoren für eine spätere Erkrankung interpretiert werden.

Dieses an sich plausible Modell enthält, wenn man es als Konzept zu *empirischen* Untersuchungen der Relevanz von Genesefaktoren verwendet, eine Idealisierung, die seine Brauchbarkeit als fraglich erscheinen läßt: Es unterstellt nämlich, daß die Ereignisse aus der Genese, über die der Patient berichtet, faktischen Charakter haben und in ihrer Bedeutung nicht von dem Verlauf und den Eigenschaften des Gesprächs, das sie zutage fördert, abhängen. Ein interaktives Modell dagegen würde den Bericht einer biographischen Situation als Ereignis innerhalb der Interaktion zwischen Therapeut und Patienten werten und ihn dabei als Hinweis auf das

Gelingen oder Mißlingen des Untersuchungsgesprächs ansehen. Dieses Modell scheint nun – wie gezeigt werden soll – ein brauchbares Konzept für die empirische Analyse biographischer Anamnesedaten darzustellen, da es berücksichtigt, daß in dem Befund zur Patientengenese biographische Sachverhalte und Merkmale der aktuellen Interaktion miteinander vermischt sind.

Betrachten wir unter dieser Perspektive versuchsweise einen Patienten, der die psychischen Belastungen seiner Kindheit anschaulich schildern kann und dessen genetischer Befund, so wie er von dem Untersucher dokumentiert wird, entsprechend plastisch und ausgeprägt ist. Die Belastungen, die der Patient schildert, sind einerseits als pathogene Erfahrungen einzuschätzen; sie beweisen jedoch andererseits, daß der Patient Eigenschaften besitzt, die prognostisch besonders günstig sind: Er hat Vertrauen zu dem Therapeuten und offenbart sich ihm; er ist motiviert und zeigt einen guten reflexiven Selbstbezug; ihm gelingt es, Objekte aus der Genese konkret und anschaulich zu schildern, und er beweist damit die Präsenz von strukturierten Introjekten. Schließlich beweist der farbige Befund, daß der Therapeut sich auf den Patienten einlassen konnte und nicht durch negative Gegenübertragungen behindert wurde.

Wenn wir diesen Patienten mit einem „unergiebigen" Patienten vergleichen, dessen genetischer Befund blande oder pseudonormal ist, so sehen wir, daß der Mangel an pathogenen Genesefaktoren auch ein Hinweis auf Widerstände, Abwehrhaltungen, mangelnden Selbstbezug und Schwierigkeiten in der Interaktion zwischen Untersucher und Patient sein kann.

Es werden nun einige auffällige Ergebnisse aus der statistischen Auswertung von Genesedaten vorgestellt und der Versuch unternommen, sie auf dem Hintergrund der bisherigen Erörterung zu rekonstruieren. Die Ausführungen beziehen sich dabei auf 2 empirische Untersuchungen, die in der Abteilung für Psychotherapie und Psychosomatische Medizin am Klinikum Charlottenburg in Berlin durchgeführt wurden. Die 1. Untersuchung ist vor einigen Jahren abgeschlossen worden und umfaßt ca. 600 Patientenanamnesen. Die 2. Untersuchung wurde einem derzeit laufenden Projekt entnommen und beruht auf der Erhebung von ca. 400 Patientenanamnesen; soweit wir im folgenden tabellarisch konkrete Ergebnisse anführen, sind diese der zuletzt genannten Untersuchung entnommen.

Wir betrachten zunächst eine Gruppe von 3 Variablen aus dem Genesebefund, die unter allen von uns geprüften Variablen als Prädikatoren für die Prognose und die Indikationsentscheidung am aussagekräftigsten sind. Erstaunlicherweise handelt es sich dabei um Fragen zu den Großeltern des Patienten: Es wird erfragt, ob die Eltern des Patienten in ihrer Kindheit Vater oder Mutter verloren haben; außerdem wird gefragt, ob es in der Großelterngeneration erhebliche berufliche und ökonomische Krisen gegeben hat. Für Prognose und Indikation erscheint es nun nach der statistischen Analyse völlig unwichtig, ob es solche Verluste und Krisen gab; entscheidend ist vielmehr, daß der Untersucher diese Fragen *abklären konnte*. Wenn er angibt, daß mehrere Fragen aus dieser Gruppe „nicht abklärbar" (so lautet die entsprechende Markierung im Dokumentationsbogen) waren, ist dies für den Befund und die prognostische Einschätzung des Patienten überaus *ungünstig*. Dies zeigt die folgende Tabelle; es soll nochmals angemerkt werden, daß keine andere Information aus dem biographischen Befund so viel erklärt wie diese Kodierung zur *Abklärbarkeit* der Fragen zur Großelterngeneration (Tabelle 1).

**Tabelle 1.** Zusammenhänge zwischen dem Index zur Abklärbarkeit von Ereignissen in der Großelterngeneration und Einschätzungen zu Befund und Prognose

|  | GRO-ELT |
| --- | --- |
| *1 Psychischer und sozialkommunikativer Befund* | |
| Überfürsorglichkeit, Verpflichtung | |
| Enttäuschungsprotest | $+++^{a}$ |
| Angstsymptomatik | $++$ |
| Depressive Ohnmacht | |
| Scheitern in Beziehungen | |
| Soziale Desintegration | $+++$ |
| *2 Prognostische Gesichtspunkte* | |
| *2.1 Motivation* | |
| Entwicklungspotential der Persönlichkeit | $---$ |
| Bereitschaft, selbst aktiv zu werden | $---$ |
| Einsichtsfähigkeit | $---$ |
| Eigener Wunsch nach Behandlung | $---$ |
| Kontaktbereitschaft, Zugewandtheit | $--$ |
| *2.2 Abwehr* | |
| Regressive Tendenzen | $+++$ |
| Vermeidungsverhalten | $+++$ |
| Geringe Frustrationstoleranz | $+++$ |
| Sekundärer Krankheitsgewinn | $+++$ |
| Problemverleugnung | $++$ |
| *3. Prognose, Indikation, Gegenübertragung* | |
| Einschätzung der Prognose | $---$ |
| Indikation, Therapieplanung | $--$ |
| Gefühlshafte Einstellung zum Patienten | $---$ |

[a] Die Plus- (bzw. Minus)zeichen markieren Richtung und Signifikanz des Zusammenhangs. Ein Zeichen entspricht dem 5%-Niveau, zwei dem 1%-Niveau, drei dem 1‰-Niveau.

Die Tabelle stellt den korrelativen Zusammenhang zwischen verschiedenen Angaben zum Befund und prognostischen Kriterien auf der einen Seite und einem Index (GRO-ELT) dar. Dieser Index ist so gebildet, daß die Markierungen „nicht abklärbar" in den Fragen zur Großelterngeneration einfach aufsummiert werden. Der Index wurde dann mit einer Reihe von Angaben zur Motivation und Abwehr des Patienten, außerdem mit der Beurteilung der Prognose, der Indikation (bzw. der Therapieplanung) und der gefühlshaften Einstellung des Therapeuten zum Patienten korreliert. Diese Einschätzungen sind in der Tabelle unter den Punkten 2 und 3 aufgeführt. Hinzu kommen unter Punkt 1 6 Skalen aus dem „Psychischen und sozialkommunikativen Befund (PSKB), in dem die spezifischen Interaktionsmuster der Patienten erfaßt werden. Die Skalen basieren auf faktorenanalytischen Untersuchungen des PSKB und wurden entsprechend der inhaltlichen Tendenz der in ihnen zusammengefaßten Items wie in der Tabelle benannt (Rudolf u. Porsch 1986). Als Zusammenhangsmaß wurde der Pearsonsche Produkt-Moment-Korrelationskoeffizient verwendet. Da es uns in erster Linie um den Nachweis einer Tendenz geht, möchten wir auf die Auflistung der genauen Korrelationswerte verzichten und nur ihre Richtung und statistische Auffälligkeit angeben.

Die Tabelle zeigt, daß Patienten mit einer hohen Ausprägung auf dem Index in der Einschätzung durch ihren Therapeuten eine besonders deutliche Abwehr aufweisen, während prognostisch günstige Eigenschaften wie Entwicklungspotential der Persönlichkeit oder Einsichtsfähigkeit eher fehlen. Die Prognose ist ungünstig, eine Therapieplanung wird nicht vereinbart, die gefühlshafte Einstellung des Therapeuten zu diesem Patienten ist negativ. Die Vermutung, die schon durch die negative Gegenübertragung und die ausgeprägte Abwehrstruktur der Patienten nahegelegt wird, bestätigt sich auch, wenn wir die Skalen des PSKB mit berücksichtigen. Hier zeigen sich deutliche Zusammenhänge bei der Enttäuschungs- und Protestbereitschaft des Patienten und seinem Mangel an sozialer Integration: Beide Befunde sind im Anamnesegespräch als eher mißtrauische Haltung, Protest und mangelnde Anpassung direkt für den Therapeuten erfahrbar, sodaß der Schluß erlaubt ist, daß bei Patienten mit einer hohen Ausprägung auf dem Index die Interaktion zwischen Therapeut und Patient mißlingt.

Dieser empirische Befund zeigt sich mit geringfügigen Abweichungen übereinstimmend mit den beiden Untersuchungen. Ähnliche, wenngleich nicht ganz so deutliche Ergebnisse erhalten wir, wenn wir die Kodierung zur Abklärbarkeit der Fragen bei anderen Variablengruppen (z.B. bei den Fragen zur Berufsausbildung der Eltern des Patienten) untersuchen; auch dort hat die Nichtabklärbarkeit einen negativen Einfluß auf die Einschätzung der Patienten.

Diese Ergebnisse werden anschaulich, wenn man sich vorstellt, daß Patient und Therapeut zur Exploration des genetischen Hintergrunds gemeinsam einen Zeitraum durchwandern müssen. In diesem Raum liegen die Fragen zur Großelterngeneration eher entfernt. Therapeut und Patient müssen in ihrem Gespräch weit kommen, um auf sie zu stoßen. Dazu jedoch ist es erforderlich, daß sie ihren Austausch ohne große Hindernisse vertiefen können. Eine schwere Zugänglichkeit und eine ausgeprägte Abwehr des Patienten stellen – zusammen mit einer eher negativen Gegenübertragung des Untersuchers solchen Patienten gegenüber – Hindernisse dar. Diese Hindernisse bedingen schließlich, daß Fragen nicht abgeklärt werden können, die in problemlos ablaufenden Anamnesegesprächen leichter angesprochen und beantwortet werden. So geschieht es, daß eine anscheinend nebensächliche Information aus dem Anamnesebefund ein aussagekräftiger Hinweis auf die Qualität der Interaktion während des Anamnesegesprächs sein kann.

In dem gerade erläuterten Beispiel wird die Abklärung der genetischen Faktoren gewissermaßen als Maßstab für die Tiefe der Interaktion verwendet. Mit den besonderen Inhalten der biographischen Anamnese hat es dagegen direkt noch nichts zu tun. Uns erscheinen die geschilderten Beobachtungen dennoch bemerkenswert, weil sie besonders eindrücklich zeigen, wie die Informationen zur Patientengenese durch die Interaktion gespiegelt und verzerrt werden, bevor sie als Markierungen in dem Dokumentationsbogen für Auswertungen zur Verfügung stehen.

Wir wollen nun auf den bereits angedeuteten Fall zurückkommen, bei dem eine besonders plastische und eher dramatische Schilderung des genetischen Erfahrungshintergrundes durch den Patienten prognostisch positiv bewertet werden kann, weil sie einen differenzierten Selbstbezug des Patienten anzeigt. Der Patient besitzt einen Zugang zu seinen frühen Erfahrungen und kann sie verbal farbig ausgestalten; er besitzt damit eine wichtige Voraussetzung für eine Psychotherapieindi-

**Tabelle 2.** Zusammenhänge zwischen dem Index zur Elternsymptomatik in der Kindheit des Patienten und Einschätzungen zu Befund
und Prognose

|  | ELT-SYM |
|---|---|
| *1 Psychischer und sozialkommunikativer Befund* | |
| Überfürsorglichkeit, Verpflichtung | + |
| Enttäuschungsprotest | |
| Angstsymptomatik | |
| Depressive Ohnmacht | + + + |
| Scheitern in Beziehungen | + |
| Soziale Desintegration | + |
| *2 Prognostische Gesichtspunkte* | |
| *2.1 Motivation* | |
| Entwicklungspotential der Persönlichkeit | + |
| Bereitschaft, selbst aktiv zu werden | + |
| Einsichtsfähigkeit | + + + |
| Eigener Wunsch nach Behandlung | + + + |
| Kontaktbereitschaft, Zugewandtheit | + + |
| *2.2 Abwehr* | |
| Regressive Tendenzen | |
| Vermeideverhalten | − |
| Geringe Frustrationstoleranz | |
| Sekundärer Krankheitsgewinn | − − |
| Problemverleugnung | − − − |
| *3 Prognose, Indikation, Gegenübertragung* | |
| Einschätzung der Prognose | + |
| Indikation, Therapieplanung | |
| Gefühlshafte Einstellung zum Patienten | |

kation. Man darf daher erwarten, in einigen Fällen Vorzeichenverkehrungen in der
Weise anzutreffen, daß eigentlich belastende genetische Erfahrungen prognostisch
günstig bewertet werden, gerade weil der Patient sie in seinem Bericht heranholen
kann.

Zur Überprüfung dieser Vermutungen ziehen wir einige Items aus unserer Gene-
sedokumentation heran, zu deren Beantwortung der Patient einen *inneren* Bezug zu
seinen frühen Erfahrungen herstellen muß, weil es sich nicht um äußerlich greifbare
Daten handelt. *Äußerlich* greifbar ist z. B. die Frage des Altersabstandes zwischen
den Geschwistern; *nicht* äußerlich greifbar dagegen ist z. B. die Frage nach neurotischen Verhaltensauffälligkeiten der Eltern. Der Patient muß solche Auffälligkeiten
als erinnerte Wahrnehmungen schildern, damit der Untersucher entsprechende
Markierungen vornehmen kann. Auf dem Hintergrund dieser Logik erscheinen
daher für unsere Fragestellung die Angaben darüber aufschlußreich, ob die Eltern
in der Kindheit des Patienten auffallend neurotisch oder suizidal waren. In einem
weiteren Index haben wir die entsprechenden Markierungen zur Elternsymptomatik in der Dokumentation des Genesebefundes zusammengefaßt und aufsummiert;
es handelt sich um insgesamt 4 Fragen, davon je 2 zu Mutter und Vater (Mutter/
Vater in der Kindheit des Patienten suizidal bzw. auffällig neurotisch). Der Index
wird in Tabelle 2 mit ELT-SYM bezeichnet.

Die Tabelle stellt wiederum den korrelativen Zusammenhang zwischen Befund und verschiedenen prognostischen Kriterien auf der einen Seite und dem Index ELT-SYM auf der anderen Seite dar. Die Plus- (bzw. Minus)zeichen markieren das Signifikanzniveau und die Richtung des statistischen Zusammenhangs. Nicht signifikante Zusammenhänge wurden wiederum nicht in die Tabelle aufgenommen.

Betrachtet man diesen Index zur Elternsymptomatik in der Genese, so erkennt man zunächst im PSKB positive Zusammenhänge v. a. bei der depressiven Ohnmacht, schwächer beim Scheitern in Beziehungen und bei der sozialen Desintegration; die Patienten mit hoher Ausprägung auf dem Index sind in diesen Bereichen stärker belastet. Die prognostischen Gesichtspunkte hingegen fallen günstiger aus, insbesondere im Hinblick auf den „Wunsch nach Behandlung" und die „Einsichtsfähigkeit" des Patienten. Besonders wenig ausgeprägt erscheint daneben die Abwehr des Patienten im Vergleich zu Patienten mit niedrigen Indexwerten. Wie die Tabelle außerdem zeigt, ist die Beurteilung der Prognose eher günstig. Aus weiteren, hier nicht angeführten Prüfungen an Einzelitems geht hervor, daß es sich bei Patienten mit einer hohen Ausprägung auf dem Index um aktiv hilfesuchende Menschen handelt, die auf den Therapeuten einen zwar depressiven (s. auch Tabelle 2), aber nicht resignierten Eindruck machen. Es ist zu vermuten, daß sie gewissermaßen „vorbereitet" zur Anamnese kommen und dem Therapeuten in ihrem Selbstbericht besonders viele Angebote machen. Wie die Tabelle zeigt, werden sie von dem Therapeuten eher als fürsorglich und innerlich anderen Menschen gegenüber besonders verpflichtet beurteilt; dies beeinflußt, wie wir aus anderen Analysen wissen, die prognostische Einschätzung in der Regel positiv. Auch diese Ergebnisse zum dem Index ELT-SYM stimmen in den beiden untersuchten Stichproben weitgehend überein.

Das zuletzt angeführte Beispiel zeigt, daß eine in bezug auf Belastungsmomente ergiebige biographische Anamnese eine prognostisch günstige Wertigkeit bekommt, wenn sich in ihr ein differenzierter kognitiver und emotionaler Selbstbezug zusammen mit einer Kontaktbereitschaft gegenüber dem Therapeuten ausdrückt. Dem Therapeuten andererseits wird damit die Möglichkeit zu Evidenzerlebnissen gegeben, wenn sich das Genesebild gut an den aktuellen Befund anfügt. Darüber hinaus hat er die Chance, auch zu schwierigen Patienten einen positiven gefühlshaften Zugang zu finden, wenn die Schilderungen genetischer Belastungen Möglichkeiten des Verstehens und Mitfühlens eröffnen.

Diese Beispiele sind u. E. geeignet, die biographische Anamnese als Ergebnis der Therapeut-Patient-Interaktion verständlich zu machen und die Berechtigung ihrer Verwendung als objektiven und lediglich abbildenden Befund in Zweifel zu ziehen. Es muß angefügt werden, daß es natürlich auch einige Prädikatoren aus der Genese gibt, die durch die Interaktion weitaus weniger beeinflußt und verzerrt werden und daher im „klassischen Sinn" als Risikofaktoren bewertet werden dürfen. Es handelt sich dabei um eher äußerliche Daten zur Biographie, die von Patienten als sachliche Informationen an den Therapeuten weitergegeben werden können. Dazu gehören z. B. ein unehelicher Geburtsstatus, eine große Geschwisterzahl und ein geringer Geschwisterabstand sowie Verluste und Abwesenheiten von Beziehungspersonen und karge finanzielle Umstände bzw. beengende Wohnverhältnisse in der Kindheit. Alle diese Faktoren wirken sich - mit unterschiedlichen Mustern - auf Befund und prognostische Gesichtspunkte negativ aus, so wie es dem konventionellen Deutungsmuster entspricht. Da unser Interesse in diesem Beitrag dem Einfluß der Interaktion galt, belassen wir es bei diesem Hinweis und verzichten auf genauere Ausführungen.

## Literatur

Rudolf G, Porsch U (1986) Neurotische Interaktionsmuster. Die Bildung von Befundskalen aus dem PSKB. Z Psychosom Med Psychoanal 32: 117–139

# Die Person des Therapeuten als Einflußgröße bei der Befunddokumentation Psychotherapie suchender Patienten

U. Porsch, T. Grande und G. Rudolf

Fast alle Untersuchungen in der Psychotherapieforschung drehen sich mehr oder weniger allein um die Person des Patienten, um sein Krankheitsverhalten, um Prognose und Indikationsstellung. In aller Regel wird dabei der Person des Psychotherapeuten weniger Beachtung geschenkt. Bei der Ausbildung zum Therapeuten hat die Lehranalyse u. a. das Ziel, die evtl. vorhandene neurotische Seite des Therapeuten so zu bearbeiten, daß diese sich später nicht störend und verzerrend auf die eigene therapeutische Arbeit auswirkt. Freud erwähnte (1912) die Gegenübertragung explizit nur an 2 Stellen, wobei er die Forderung an die Therapeuten richtet, sich gegenüber den Patienten wie ein „gefühlskalter Chirurg" zu verhalten. Die 1950 veröffentlichte Arbeit von Heimann schien die Akzente anders zu setzen. Gegenübertragung sei, so Heimann, als Schöpfung des Patienten zu verstehen; d. h. die vom Therapeuten bei sich selbst gespürten Affekte in der therapeutischen Interaktion werden durch den Patienten ausgelöst und bilden damit auch ein wichtiges diagnostisches Instrument (Heimann 1950). Daß nun heute die Gegenübertragung mehr in den Blickpunkt des Interesses rückt und auch in Lehrbüchern ausführlicher behandelt wird (Thomä u. Kächele 1985), mag vielleicht auch damit zusammenhängen, daß heute vergleichsweise mehr narzißtisch-gestörte und regredierte Patienten in den Praxen und psychotherapeutischen Einrichtungen anzutreffen sind.

Gerade bei dieser Patientengruppe sind heftige Gegenübertragungsgefühle häufig.

Bei den folgenden Untersuchungen war es unser Bestreben, nicht, wie sonst üblich, den Patienten, sondern die Person des Therapeuten in den Mittelpunkt zu stellen. Uns interessiert dabei hauptsächlich die Frage, wie bestimmte Eigenschaften des Therapeuten die Beschreibung und damit die Diagnostik seiner Patienten beeinflussen.

Jeder Therapeut hat bestimmte Vorlieben und Schwerpunkte, wenn er beispielsweise seine Anamnese durchführt. Diese Schwerpunktsetzungen mögen vielleicht aus seiner beruflichen Erfahrung, seiner theoretischen Orientierung oder aber aus ganz anderen Ursachen herrühren.

Wir können nun die verschiedenen Präferenzen der Therapeuten dadurch untersuchen, daß wir die standardisierten Anamneseprotokolle rechnerisch auswerten.

Eine von Rudolf u. Stille (1985) vorgelegte Untersuchung hat zu diesem Thema bereits einige wichtige Aspekte dargelegt, indem gezeigt werden konnte, wie unterschiedliche Therapeutenpersönlichkeiten unterschiedlichen Einfluß auf den klinischen Urteilsprozeß haben.

Wir möchten nun versuchen, diesen Weg weiterzuführen, indem die verschiedenen Wahrnehmungsmuster der Therapeuten mit den Eigenschaften und Merkmalen der Therapeuten selbst in Zusammenhang gebracht werden.

Daß es uns heute möglich ist, Ergebnisse über den Zusammenhang von Eigenschaften des Therapeuten und der Befunddokumentation herzustellen, ist nur der Bereitschaft der beteiligten Therapeuten zu verdanken, uns über sich selbst per Selbsteinschätzung fast die gleichen Informationen, z. B. über Genese, Partnersituation etc. zur Verfügung zu stellen, wie wir sie von ihnen über die Patienten erhalten. Ohne diese bereitwillige Mitarbeit wären solche Untersuchungen nicht möglich.

Beispielhaft soll nun aufgezeigt werden, wie die Eigenschaften und Merkmale des Therapeuten die Beschreibung des Patienten beeinflussen können.

Um den Einfluß von 3 Therapeutenmerkmalen (Geschlecht, Berufserfahrung, Selbstbeschreibung bzw. Beschreibung innerer Objekte) auf die Beschreibung der Patienten zu untersuchen, wählten wir aus den Angaben des Therapeuten folgende Bereiche aus:

1) Dokumentation der Genese des Patienten,
2) semantisches Differential zu dessen Person,
3) Schätzskala zu Motivation und Abwehr des Patienten.

In die Untersuchung gingen insgesamt 16 Therapeuten ein, die jeweils mindestens 10 Patienten dokumentiert haben. Bei der Darstellung der nun folgenden Ergebnisse wurde aus Gründen der Übersichtlichkeit auf die Angabe von Korrelationskoeffizienten oder t-Werten verzichtet und darüber hinaus nur die signifikanten Zusammenhänge in die Tabellen aufgenommen.

Zum Geschlecht des Therapeuten ergibt sich folgendes Bild (Tabelle 1):

**Tabelle 1.** Geschlecht des Therapeuten als Einfluß bei der Befunddokumentation

|  | Geschlecht des Therapeuten | | |
|---|---|---|---|
|  | männlich |  | weiblich |
| Genese des Patienten | ⊕ | Depressiv-ängstlicher Rückzug des Vaters | ⊖ |
| Wie erlebt der Therapeut den Patienten (semantisches Differential) | Unentschlossener |  | Entschiedener |
| Motivation/ Abwehr des Patienten |  | Keine Unterschiede |  |

Die männlichen Therapeuten sehen in der Genese ihrer Patienten häufiger einen Vater, der sich vom Patienten depressiv und ängstlich zurückzieht und die Sexualität als Thema tabuisiert. Weiterhin erleben die Therapeuten die Patienten eher unentschlossener als ihre weiblichen Kollegen. Man könnte nun vermuten, daß die männlichen Therapeuten den depressiv-ängstlichen Rückzug des Vaters ihrer Patienten deswegen stärker wahrnehmen, weil sie vielleicht selbst früher ebenfalls davon betroffen waren. Überprüft man die Angaben des Therapeuten zu seiner eigenen Genese, so bestätigt sich diese Vermutung: Die männlichen Therapeuten haben in ihrer Kindheit und Jugend häufiger als ihre weiblichen Kollegen einen Vater erlebt, der sich von ihnen in depressiv-ängstlicher Weise zurückzog.

Als nächstes soll dargelegt werden, wie sich die Berufserfahrung des Therapeuten auf die Beschreibung der Patienten und die Dokumentation der Befunde auswirkt (Tabelle 2):

**Tabelle 2.** Berufserfahrung des Therapeuten als Einfluß bei der Befunddokumentation

| | Berufserfahrung des Therapeuten | | |
|---|---|---|---|
| | weniger | | mehr |
| Genese des Patienten | ⊖ | Kaum Gemeinsamkeiten in der Elternehe | ⊕ |
| | ⊖ | Offene gemeinschaftliche Aktivität mit anderen und für andere | ⊕ |
| Wie erlebt der Therapeut den Patienten (semantisches Differential) | Unfähiger | | Fähiger |
| Motivation/ Abwehr des Patienten | ⊖ | Bereitschaft des Patienten, selbst aktiv zu werden | ⊕ |

Es fällt auf, daß die Therapeuten mit einer längeren Berufserfahrung ihre besondere Aufmerksamkeit und Wahrnehmung auf die Elternehe ihrer Patienten richten und dort häufiger eine Situation erkennen, die durch wenig Zärtlichkeit und große Interessenunterschiede zwischen den Ehepartnern gekennzeichnet ist. Weiterhin sehen sie bei den Patienten eine größere Bereitschaft, aus eigenem Antrieb aktiv zu werden, um damit zum Gelingen der Therapie mit beizutragen. Bezüglich der Genese hat der erfahrenere Therapeut ebenfalls die entwicklungsfähigeren Seiten des Patienten stärker vor Augen, wenn er feststellt, daß seine Patienten häufiger positive Wertvorstellungen wie Herzlichkeit, Lebensfreude und ein soziales Verantwortungsgefühl von Vorbildern aus der Genese übernommen haben. Insgesamt traut der erfahrenere Therapeut seinem Patienten mehr zu, indem er die prospektiven Möglichkeiten des Patienten herausstellt. Er hat zwar bei der Genese seiner Patienten die Defizite vor Augen, jedoch sieht er auch, wie seine Patienten diesen Mangel strukturell verarbeitet haben. Unseres Erachtens zeigt sich hier, daß die Therapeuten mit längerer Berufserfahrung über ein besseres Geneseverständnis verfügen und deshalb die entwicklungsfähigeren Aspekte des Patienten besser sehen, weil sie sich vielleicht eher zutrauen, die schwierigen Seiten des Patienten bearbeiten zu können.

Als 3. und letztes Beispiel möchten wir zeigen, wie sich die Objektrepräsentanz des Therapeuten auf die Beschreibung seiner Patienten auswirkt.

Aus der Selbsteinschätzung des Therapeuten erhalten wir u. a. Angaben darüber, wie der Therapeut sich selbst, Bezugspersonen seiner Genese sowie aktuelle Interaktionspartner mit positiver und negativer Besetzung einschätzt. Dies geschieht über ein semantisches Differential. Die jeweiligen Personen werden dabei über Adjektivpaare wie sympathisch - unsympathisch/sicher - ängstlich etc. beschrieben. Um nun herausfinden zu können, wie die Selbstbeschreibung des Therapeuten mit der Charakterisierung seiner anderen Objektrepräsentanten zusammenhängt, wurden multivariate Verfahren gerechnet. Dabei ließen sich insgesamt 4 Faktoren finden, die unterschiedliche Aspekte dieses Zusammenhangs erfassen. Wir greifen einen dieser Faktoren heraus, der eine Tendenz der Therapeuten wiedergibt, die eigene Mutter und sich selbst in einer so isolierten Weise zu beschreiben, daß die anderen inneren Objekte hierzu fast keine Ähnlichkeit mehr haben.

Welche Auswirkungen diese durch den Therapeuten in den Vordergrund gerückte Beschreibung von sich selbst und der eigenen Mutter auf die Befunddokumentation seiner Patienten hat, möchten wir im folgenden Beispiel (Tabelle 3) zeigen:

**Tabelle 3.** Isolierung der Mutter- und Selbstrepräsentanz des Therapeuten als Einfluß bei der Befunddokumentation

| | Abgegrenzte Beschreibung von „Mutter" und „Selbst" beim Therapeuten | | |
|---|---|---|---|
| | weniger | | mehr |
| Genese des Patienten | ⊕ | Depressive, anderweitig beanspruchte Mutter | ⊖ |
| | ⊕ | Gegenüber Geschwistern lebhaft, sich durchsetzend | ⊖ |
| | ⊕ | Gegenüber Geschwistern fürsorglich bemüht | ⊖ |
| Wie erlebt der Therapeut den Patienten (semantisches Differential) | Unfähiger | | Fähiger |
| Motivation/ Abwehr des Patienten | ⊖ | Bereitschaft, aktiv zu werden | ⊕ |
| | ⊖ | Bisherige Fähigkeit zur Schwellenbewältigung | ⊕ |

Je stärker ausgeprägt die Tendenz des Therapeuten ist, sich selbst und die eigene Mutter isoliert zu beschreiben, desto weniger achtet er auf bestimmte Aspekte der Genese seiner Patienten. So sieht er weniger die depressiv sich zurückziehende und anderweitig beanspruchte Mutter seiner Patienten und ebenfalls weniger das lebhafte oder fürsorgliche Bemühen der Patienten gegenüber ihren Geschwistern. Darüber hinaus billigen diese Therapeuten ihren Patienten jedoch mehr Fähigkeiten zu und registrieren zugleich eine gute Bewältigung von Schwellensituationen. Interpretieren kann man diese Zusammenhänge besser, wenn man sich wieder die Genese des Therapeuten anschaut: Jene Therapeuten, die zu einer stärkeren Isolierung von Mutter- und Selbstrepräsentanz neigen, waren selbst mit einer Elternehe konfrontiert, die durch häufigen Streit und außereheliche Beziehungen gekennzeichnet war. Man kann sich leicht ausmalen, wie belastend eine solche Familiensituation werden konnte, in der der Therapeut vielleicht auch die Rolle eines Partnerersatzes für ein Elternteil einnahm. An diesem inneren Maßstab gemessen, sind vielleicht die Schilderungen der eigenen Patienten weniger auffällig für den Therapeuten. Wenn sie ihre Patienten dennoch für fähig genug halten und ihnen Kompetenz zur Bewältigung von Schwellensituationen zubilligen, erkennen sie damit u. U. auch wieder einen Teil ihrer eigenen Geschichte, die sie vielleicht so gemeistert haben.

Bei unseren Untersuchungen konnten wir feststellen, daß Gegenübertragungsstereotypien dann vermindert auftauchen, wenn der Therapeut eine ausgeprägte Tendenz hat, seine positiv besetzten Objektbilder sehr unterschiedlich und differenziert zu beschreiben.

## Zusammenfassung

Es konnte gezeigt werden, daß einige ausgewählte Merkmale, bestehend aus Geschlecht, Berufserfahrung und einem Konstrukt, das die Objektrepräsentanz des Therapeuten beschreibt, Einfluß auf die Dokumentation der Befunde des Patienten haben. Darüber hinaus wurden Zusammenhänge zwischen dem Gegenübertragungsstereotyp des Therapeuten und seiner eigenen Genese hergestellt.

Weitere Untersuchungen werden notwendig sein, um die hier aufgezeigten Zusammenhänge zu einem klareren Bild zu vervollständigen.

## Literatur

Freud S (1912) Ratschläge für den Arzt bei der psychoanalytischen Behandlung. Fischer, Frankfurt (Gesammelte Werke, Bd VIII, S 375-387)
Heimann P (1950) On counter-transference, Int J Psychoanal 31: 81-84
Rudolf G, Stille D (1985) Wege der klinischen Urteilsbildung: Die Einschätzung von Neurosenstrukturen und Behandlungschancen durch unterschiedliche Therapeutenpersönlichkeiten. In: Czoglik D et al. (Hrsg) Perspektiven der Psychotherapieforschung. Hochschul-Verlag, Freiburg
Thomä H, Kächele H (1985) Lehrbuch der psychoanalytischen Therapie. Springer, Berlin Heidelberg New York Tokyo

# Möglichkeiten und Grenzen des Goal Attainment Scaling in der klinischen Forschung

J. Weis und F. Potreck-Rose

## Theoretische Einführung

In den 60er Jahren brachte die Einführung der staatlichen Mental Health Programs in den USA der Evaluationsforschung einen beträchtlichen Aufschwung. Die Forderungen nach Effektivitätsnachweisen für die neuartigen Versorgungssysteme und die verschiedenen Einrichtungsformen ließen eine Reihe von verschiedenen Evaluationsmodellen und -techniken entstehen. Als ein zentraler Diskussionspunkt in der wissenschaftlichen Auseinandersetzung wurde die Frage nach der Adäquatheit von Erfolgskriterien für die Evaluation der einzelnen Programme thematisiert. Zugleich ergab sich eine wachsende Unzufriedenheit mit der relativen Unflexibilität standardisierter und normativer Meßinstrumente, die der Verschiedenartigkeit der individuellen Probleme nur wenig gerecht werden konnten. Auf dem Hintergrund dieser Entwicklungen wurde die Technik des Goal Attainment Scaling (GAS) erstmalig von Kiresuk u. Sherman (1968) als Evaluationsinstrument vorgestellt. Ausgehend von den Bemühungen der Arbeitsgruppe um Kiresuk im Program Evaluation Ressource Center (PERC) in Minneapolis erlangte das Verfahren eine rasche Popularität durch zahlreiche Anwendungen in den verschiedenen Bereichen.

Scott u. Haggarty (1984) berichten in einer neueren Literaturübersicht zum GAS von mehr als 200 Publikationen seit dessen Einführung. Drei ausführliche Bibliographien wurden bisher veröffentlicht.

Im deutschsprachigen Raum ist das Verfahren bislang wenig bekannt. Es existieren eine Reihe von Kurzdarstellungen (Scholz 1979; Bühringer 1981; Wittmann 1981, 1985). Einen ausführlichen Überblick mit kritischer Sichtung der vorliegenden Literatur zum GAS gibt Roecken (1984).

## Beschreibung des Verfahrens

GAS ist eine Methode zur Evaluation von Therapieerfolg anhand von Therapiezielen, die für jeden Patienten bei Beginn der Behandlung festgelegt werden und das Ausmaß des erwarteten Ausgangs innerhalb eines vorher festgelegten Zeitraums auf einer 5stufigen Skala angeben. Hierbei erhält das erwartungsgemäße Ergebnis den mittleren Skalenwert 0. Über dem Erwartungswert liegende Ergebnisse erhalten die Werte +1 (etwas besser als erwartet) bzw. +2 (sehr viel besser als erwartet).

**Tabelle 1.** Beispielskalen für den Bereich psychiatrischer Rehabilitation nach Smith (1981, S.430; Übersetzung von den Verfassern)

| GAS-Score | Skala 1:<br>Alkoholkonsum | Skala 2:<br>Isolation | Skala 3:<br>Einfluß von Halluzinationen |
|---|---|---|---|
| −2 | Trinkt jede Nacht und manchmal morgens | Unterhält sich mit anderen Patienten 15 min oder weniger pro Tag | Halluzinationen unterbrechen und kontrollieren häufig das Verhalten |
| −1 | Trinkt 2- bis 7mal pro Woche | Unterhält sich mit anderen Patienten länger als 15 min pro Tag | Halluzinationen wirken gelegentlich ($\leq 25\%$) auf das Verhalten ein |
| 0 | Trinkt 1mal pro Woche oder weniger | Unterhält sich mit anderen Patienten mehr als 30 min pro Tag | Halluzinationen stören, aber beeinflussen das Verhalten nicht direkt |
| +1 | Trinkt 1mal pro Monat oder weniger | Unterhält sich mit anderen Patienten mehr als 45 min pro Tag | Zeigt keine objektiven oder subjektiven Reaktionen auf die Wahrnehmung von Halluzinationen |
| +2 | Trinkt nur in angemessenen sozialen Situationen und niemals übermäßig | Unterhält sich mit anderen Patienten mehr als 60 min pro Tag | In den letzten 3 Tagen werden keine Halluzinationen berichtet |

In gleicher Weise ergeben sich die unter der Erwartung liegenden Werte −1 (etwas schlechter als erwartet) bzw. −2 (sehr viel schlechter als erwartet). Tabelle 1 zeigt 3 Beispielskalen für den Bereich psychiatrischer Rehabilitation.

Nach Ablauf des festgelegten Zeitraums wird von einem unabhängigen Rater eingestuft, welchen Zielwert der Patient erreicht hat. Als Erfolgskriterium gilt das Erreichen bzw. das Übertreffen des Erwartungswertes 0. Für jeden Problembereich eines Klienten wird eine Skala formuliert, wobei die Gesamtzahl der Skalen pro Klient nach Empfehlungen von Kiresuk u. Sherman (1968) zwischen 3 und 5 liegen sollte. Die Formulierung der Ziele sollte auf gut operationalisierbarer Ebene erfolgen und somit intersubjektiv nachprüfbar sein.

Die Summierung der Skalenwerte pro Klient ergibt den GAS-Rohwert, der sich als ein Durchschnittswert in Form einer T-Standardisierung zu einem allgemeinen Zielerreichungsscore umrechnen läßt. In verschiedenen Studien konnte die Normalverteilungsannahme repliziert werden, die von einem Mittelwert von 50 bei erwartungsgemäßer Zielerreichung und einer Standardabweichung von ±10 ausgeht. Die Standardisierung ermöglicht Direktvergleiche zwischen verschiedenen Individuen bzw. auf einer Makroebene Vergleiche zwischen verschiedenen Therapieprogrammen. Hieraus ergeben sich die wesentlichen Merkmale des GAS als Evaluationsinstrument: Einerseits stellt die Methode ein Erfolgsmaß zum Vergleich verschiedener Individuen dar, andererseits kann die einzelfallbezogene Zielformulierung der Einzigartigkeit individueller Bedürfnisse in besonderer Weise gerecht werden.

Neben den bisher genannten Charakteristika des Verfahrens wurden insbesondere in den frühen Anwendungen die Skalen zusätzlich mit unterschiedlichen Gewichtungen versehen. Untersuchungen von Sherman (1974) ermittelten eine allgemeine Interkorrelation um 0,30. Der Autor legte nahe, auf eine Gewichtung der Skalen zu verzichten, da auf diese Weise eine Reihe von rechnerischen Problemen sowie mögliche Verzerrungen durch subjektive Skalengewichtungen umgangen werden könnten. Unter Verzicht auf unterschiedliche Skalengewichte ergibt sich nach Sherman (1974) die Formel zur Errechnung des GAS-Score wie folgt:

$$\text{GAS-Score} = 50 + C \sum_{i=1}^{n} x_i$$

Hierbei stellt C eine von der Anzahl der Skalen abhängige Konstante dar; x symbolisiert den Skalenrohwert der i-ten Skala bei einer Anzahl von n Skalen.

### Anwendungsformen des Verfahrens

GAS wurde ursprünglich als eine eng umrissene Evaluationstechnik konzipiert, für deren Anwendung Kiresuk u. Sherman (1968) 3 Basisanforderungen aufgestellt hatten:

1) Die Zielfestlegung sollte unabhängig vom Klienten oder Therapeuten erfolgen.
2) Die Klienten sollten durch Zufallszuweisung auf die verschiedenen Therapieprogramme verteilt werden.
3) Die Follow-up-Einschätzung sollte von einem externen Rater vorgenommen werden.

Über einen nunmehr fast 20jährigen Zeitraum der Verbreitung und Weiterentwicklung des GAS lassen sich 2 wesentliche, voneinander nicht immer streng getrennte Anwendungsformen unterscheiden: die Anwendung im ursprünglichen Sinne als Evaluationsinstrument und der Einsatz des GAS als praktisches Behandlungs- und Interventionsinstrument. Zur letztgenannten Anwendungsmöglichkeit hatte die Einbeziehung der Klienten in den Zielfestlegungsprozeß als eine der wichtigsten Modifikationen des GAS beigetragen. Aufbauend auf motivationspsychologischen Erkenntnissen über die Bedeutung verschiedener Parameter einer Zielfestlegung, wie beispielsweise die Schwierigkeit der Ziele, Beteiligung an der Zielformulierung sowie Feedback über Zielerreichung, und über deren Auswirkungen als verhaltensverändernde Faktoren (vgl. hierzu in einer neueren Übersicht Fellner u. Sulzer-Azaroff 1984) konnten in einer Reihe von Studien die therapeutischen Effekte des GAS nachgewiesen werden (Willer u. Miller 1976; Hart 1978; Laferriere u. Calsyn 1978). In neueren Arbeiten wurde das Verfahren auch direkt zur Aktivierung von chronisch psychiatrischen Patienten eingesetzt (Scott u. Haggarty 1984).

Vom methodischen Standpunkt der Evaluationsforschung bedeutet die Involvierung der Klienten in den Prozeß der Zielfestlegung jedoch eine Kontaminierung von Effekten, die einerseits durch das Therapieprogramm erzielt und andererseits durch das Verfahren selbst erzeugt werden. In der klassischen Versuchsplanung ist dies als Reaktivität von Meßinstrumenten hinreichend bekannt. Angesichts dieser Problematik wird in der Literatur eine strenge Trennung der beiden Anwendungsalternativen gefordert (Calsyn u. Davidson 1978, S. 704).

Im Sinne eines multimethodalen Evaluationsansatzes sollte das GAS in Verbindung mit anderen Meßinstrumenten eingesetzt werden.

## Psychometrische Eigenschaften des GAS

### Reliabilität

Vor allem in den Anfängen des GAS wurden Reliabilitätsmaße mittels der *Übereinstimmung bezüglich inhaltlicher Auswahl und Skalierung* bestimmter Zielbereiche errechnet. Aufgrund der unterschiedlichen Bewertungs- und Erfahrungshintergründe der Rater führte dies nur zu niedrigen bis mäßigen Korrelationen. Zu Recht kritisiert Smith (1981), daß ein solches Vorgehen kein adäquates Maß für die Reliabilität eines Verfahrens wie des GAS sein kann.

Als häufigste Reliabilitätsschätzung wird die *Übereinstimmung zwischen Ratern zum Zeitpunkt der Follow-up-Erhebung* angegeben. Eine kritische Durchsicht der diesbezüglichen Werte zeigt mittlere bis hohe Korrelationen (Seaberg u. Gillespie 1977; Cytrynbaum et al. 1979). Smith u. Cardillo (1979) berichten einen extrem hohen Übereinstimmungswert für das GAS von 0,96, der über den Vergleichswerten für andere Erfolgsmessungen liegt.

*Die Stabilität der Interraterübereinstimmung über die Zeit* (Interraterstabilität) wurde seltener untersucht. Cytrynbaum et al. (1979) errechnen über verschiedene Studien einen durchschnittlichen Stabilitätskoeffizienten von 0,60. Die Ergebnisse der Reliabilitätswerte zeigen eine positive Tendenz für ein einzelfallorientiertes Verfahren, wenngleich Kritiker auf die unklare Varianzzusammensetzung des GAS hinweisen (Cytrynbaum et al. 1979, S. 17 f.).

Es bleibt festzuhalten, daß Reliabilitätswerte ansteigen, wenn eine hohe Skalenqualität im Sinne der Voraussetzungen des GAS gegeben ist und ein GAS-Training eine annähernde Voraussetzungshomogenität der verschiedenen Rater garantiert.

### Validität

Ein zentraler Streitpunkt in der Auseinandersetzung um das GAS ist die Frage, ob durch das GAS tatsächlich der Erfolg eines Programms gemessen wird (Kiresuk u. Sherman 1968), ob das GAS die Fähigkeit der Kliniker mißt, realistische Zielschätzungen abzugeben (Holroyd u. Goldenberg 1978, S. 735) oder ob mit Hilfe des Verfahrens ein Veränderungsprozeß skaliert werden kann (Smith u. Cardillo 1979, S. 9).

Studien zur *Inhaltsvalidität* untersuchen die GAS-Skalen bezüglich der Angemessenheit, Repräsentativität und Relevanz der Zielsetzungen im Verhältnis zu den Problembereichen der Klienten. Eine Bewertung eines solchen Vorgehens erscheint schwierig, da kaum festgestellt werden kann, wessen Konzeptionalisierung der aktuellen Probleme die für eine Evaluation relevanteste ist: die des Therapeuten, des Patienten oder eines externen Beobachters. Als Möglichkeit, die Validität der Skaleninhalte zu gewährleisten, wurde die Methode des Goal Monitoring vorgeschlagen, eine Überprüfung der Skaleninhalte durch ein externes Evaluationsteam.

Die häufigste Form einer Validitätsschätzung erfolgt über die *Übereinstimmungsvalidität*. GAS-Scores werden als Erfolgsmaße mit anderen Meßinstrumenten verglichen. Diesbezüglich werden niedrige bis mäßige Korrelationswerte referiert

(Seaberg u. Gillespie 1977; Cytrynbaum et al. 1979; Mintz u. Kiesler 1982). Diese Tatsache erscheint kaum verwunderlich, wenn in Rechnung gestellt wird, daß GAS als einzelfallbezogenes Meßinstrument etwas anderes zu messen anstrebt als herkömmliche Verfahren wie beispielsweise MMPI oder BPRS (Brief Psychiatric Rating Scale). Perfekte Korrelationen mit solchen Instrumenten werden in diesem Sinne für nicht wünschenswert gehalten, da das neue Instrument wenig zusätzlichen Nutzen brächte (vgl. Kiresuk u. Sherman 1968, S.450). Übereinstimmungsvalidität kann somit für innovative Meßinstrumente nur bedingt herangezogen werden. Im Sinne der *Konstruktvalidität* bezeichnet Garwick (1974) das dem GAS zugrundeliegende Konstrukt als „Erreichung von Erwartungen". Kritiker bemängeln, daß dieses Konstrukt nicht klar genug definiert werden kann und zugleich eine Theorie fehle, in deren Rahmenkonzept das hypothetische Konstrukt eingebettet sei.

Unter dem Begriff der idiosynkratischen Messung konnten Heavlin et al. (1982) einen wesentlichen Beitrag zum Verständnis der Meßeigenschaften des GAS leisten. Aufbauend auf frühere Hinweise von Smith u. Cardillo (1981) wurde das GAS von Heavlin et al. (1982) in den Kontext der Veränderungsmessung gestellt, deren Eigentümlichkeit darin besteht, daß eine auf Baselineinformation beruhende bedingte Schätzung eines Nacherhebungsergebnisses keine Funktion der Ausgangsinformation, d.h. einer guten oder schlechten Prognose ist. Ein sinnvoller Validitätsindex kann dann die Korrelation zweier konkurrierender Messungen sein, bei der die auf Baselineinformationen beruhenden Informationen mit Hilfe von multiplen Regressionsanalysen auspartialisiert werden. Per definitionem erscheint das GAS als ein Maß für einen Veränderungsprozeß, dessen Korrelation mit normativen Meßinstrumenten nur gering sein kann. Die Autoren ziehen eine Verbindung vom GAS zu Globalschätzungen und bewerten das Verfahren als eine Möglichkeit, Klinikerurteile systematisch zu erfassen.

Wenngleich von diesen Autoren wesentliche Anregungen für die Weiterentwicklung des GAS ausgehen, sollte mit Mintz u. Kiesler (1982) festgehalten werden, daß sich nach dem bestehenden Kenntnisstand des GAS 2 Aspekte vermischen: die Messung einer aktuellen Verhaltensänderung und einer Erwartungsschätzung. Demzufolge bleiben viele Probleme ungelöst.

Modifikationen des GAS, die das Ausgangsniveau des Patienten als mittleren Skalenwert 0 explizit festlegen und dadurch mögliche Verzerrungen durch nicht realitätsgerechte Schätzungen zu umgehen versuchen, scheinen die diesbezügliche Konfusion nur zu vermehren (Beidel et al. 1983).

### Erfahrungen mit dem GAS in der klinischen Forschung

Basierend auf diesen theoretischen Informationen hatten eigene klinische Studien die Aufgabe, die Praktikabilität des Verfahrens zu erproben.

Hier soll das Beispiel eines Goal-Attainment-Prozesses einer stationär psychotherapeutisch behandelten Patientin zur Veranschaulichung der Erfahrungen in der klinischen Forschungspraxis dienen.

Die Zielskalierung wurde im Rahmen eines Forschungsprojekts vorgenommen, dessen Gegenstand die Evaluation von Therapieerfolg und Therapieprozeß bei verhaltenstherapeutischer stationärer Behandlung von Patientinnen mit Eßstörungen

**Tabelle 2.** GAS für eine 26jährige Anorexiepatientin in stationärer Behandlung

|  | 1. Gewicht [kg] | 2. Selbstwertgefühl | 3. Wahrnehmen und Durchsetzen eigener Bedürfnisse |
|---|---|---|---|
| −2 Ergebnis sehr viel schlechter als erwartet | ≦ 48,9 | Weniger als 2 positive Selbstbeschreibungen | Weniger als 3 Situationen |
| −1 Ergebnis schlechter als erwartet | 49–49,9 | 2 positive Selbstbeschreibungen | 3 Situationen |
| 0 Erwarteter Therapieerfolg | 50,0–50,9 | Patientin findet auf Nachfrage *3 positive Selbstbeschreibungen* | Patientin kann *4 Situationen* innerhalb der zurückliegenden Tage nennen, in denen sie genau gewußt hat, was sie will und entsprechend gehandelt hat |
| +1 Ergebnis besser als erwartet | 51,0–51,9 | 4 positive Selbstbeschreibungen | 5 Situationen |
| +2 Ergebnis sehr viel besser als erwartet | ≧ 52 kg | Mehr als 4 positive Selbstbeschreibungen | Mehr als 5 Situationen |
| Status bei Aufnahme | −2 | −2 | −2 |
| Status bei Entlassung | +2 | 0 | −1 |

war. Das GAS bildete im Rahmen dieser Untersuchung als individuumorientiertes Verfahren einen Kontrast zu umfangreichen Mehrpunktmessungen mit verschiedenen normorientierten Meßinstrumenten. Das GAS wurde in der Regel in der 3. stationären Behandlungswoche von der Untersucherin mit dem behandelnden Psychotherapeuten durchgeführt.

Bei dem in Tabelle 2 dargestellten Beispiel handelt es sich um eine 26jährige Patientin mit einer schweren chronifizierten Anorexie mit mehreren vorhergehenden stationären Behandlungsversuchen. Die Patientin wog bei der Aufnahme 47,7 kg bei einer Größe von 174 cm, bei der Entlassung 51,9 kg. In einem ca. einstündigen Gespräch mit der behandelnden Therapeutin wurden die 3 wichtigsten Ziele der stationären Behandlung festgelegt. Die Wahl der Störungsbereiche war dem Therapeuten vollkommen überlassen. Die für diese Patientin gewählten Ziele lagen auf der Symptomebene, der intrapsychischen und der interpersonalen Ebene. Betrachtet man die Ziele des Forschungsprojekts insgesamt, so können die hier dargestellten als exemplarisch gelten: Bei annähernd 75% der Anorexiepatientinnen wurden das Gewicht, das Selbstwertgefühl und die Wahrnehmung eigener Bedürfnisse als vorrangige Ziele der Behandlung gesehen.

Im folgenden dienen diese Skalen dazu, Vor- und Nachteile des GAS unter 4 Gesichtspunkten zu diskutieren: 1) Sinn der individuumorientierten Erfolgsforschung, 2) therapeutischer Nutzen des GAS, 3) Durchführungsprobleme und 4) Skalierungsprobleme.

### Sinn der individuumorientierten Erfolgsforschung

Betrachtet man die Zielskalierung für das Gewicht in Tabelle 2, so fällt der sehr geringe Erwartungswert für den Therapieerfolg auf: 50–51 kg bedeuten für die beschriebene Patientin als Entlassungsgewicht immerhin noch ein Untergewicht von 30% bezogen auf das Normalgewicht, bezogen auf das Idealgewicht sind es immerhin noch 15%. Trotzdem erschien für diese Patientin in Anbetracht der Chronifizierung der Anorexie und unter Berücksichtigung der sehr starken Ausprägung aller anorektischen Symptome dieses Ziel realistisch, und ein Erreichen dieses Gewichts wurde von der Therapeutin durchaus als Therapieerfolg gewertet. Das von der Patientin jemals erreichte Gewichtsmaximum betrug 56 kg. Seit dem Beginn der Anorexie vor 8 Jahren hatte sie niemals über 50 kg gewogen. Auf dem Hintergrund dieser Informationen wird deutlich, wie sehr die Bezugnahme auf eine gruppenstatistisch gewonnene Gewichtsnorm die individuellen Möglichkeiten verkennt. Bei der gruppenstatistischen Berechnung des mittleren Gewichts bei Entlassung liegt diese Patientin im unteren Extrembereich, in die Bewertung nach diesen Maßstäben wird diese Patientin mit einem „sehr geringen" Behandlungserfolg eingehen. Im GAS und der abschließenden Berechnung des Therapieerfolgs über die gesamte Untersuchungsgruppe repräsentiert die Patientin den Durchschnitt.

### Therapeutischer Nutzen des GAS

Die Erfahrungen bei der praktischen Durchführung des GAS in der Klinik zeigten immer wieder, daß es einen unmittelbaren Nutzen des Prozesses durch den hohen Zeitaufwand der Beschäftigung mit den Inhalten der Behandlung einer Patientin gibt. Hat der Therapeut sich einmal auf das Denken in Dimensionen von Behandlungszielen eingelassen, die der Patient am Ende des stationären Aufenthalts erreicht haben soll, empfindet er die Reflexion über die Therapieinhalte und die Richtung seiner Intervention unter der Perspektive der stationären Behandlung als überaus bereichernd und fruchtbar. Da die Situation, in der Untersucher und Therapeut gemeinsam über die Ziele der Patienten sprechen, einen hohen Aufforderungscharakter hat, sich fokussierend mit dem eigenen Handeln in der Therapie, mit eigenen Zielen und auch eigenen Ansprüchen auseinanderzusetzen, leuchtet es unmittelbar ein, daß das GAS über seinen Zweck der Evaluation hinaus auf den Therapieprozeß strukturierend wirkt. Viele Therapeuten der Klinik, die ja „Opfer" und nicht „Täter" der klinischen Forschung sind, gewannen im Laufe der Untersuchung gerade zu dieser Methode eine positive Einstellung, obwohl sie gemessen an allen anderen Ratingskalen und sonstigen Instrumenten, die die Therapeuten über ihre Patienten auszufüllen hatten, extrem zeitaufwendig ist.

### Durchführungsprobleme des GAS

Wenn man von den positiven Einstellungen der Therapeuten spricht, die sich im Laufe der Arbeit mit dem GAS entwickelt haben, darf nicht verschwiegen werden, daß diese zeitraubende und vergleichsweise komplizierte Methode anfangs - und bei manchen Therapeuten auch immer - nicht nur auf große Skepsis, sondern teilweise auch auf grundsätzliche Ablehnung stößt. So gibt es, wie bei jeder klinischen Forschung, erhebliche Zeitprobleme, die die Therapeuten mit Recht immer wieder ins Feld führen; daneben erfordert dieser Ansatz aber auch die Bereitschaft des Klinikers, sich auf etwas einzulassen, dessen Nutzen ihm nicht von vornherein einleuchten kann. Unter den Motiven, sich angesichts der erheblichen Anforderungen trotzdem auf den Prozeß einzulassen, spielt zum einen sicher die aktuelle Belastung des Therapeuten eine große Rolle. Der weitaus wichtigere Faktor scheint jedoch die Erfahrung und die Übung des Therapeuten zu sein, für seine Behandlungen in Zielkategorien zu denken und Problembereiche auf der direkt beobachtbaren Verhaltensebene zu konkretisieren.

### Skalierungsprobleme

Zuletzt ist von den Problemen der Skalierung selbst zu berichten. Schon eine flüchtige Durchsicht der Beispielskalen zeigt, daß das erste Ziel, das Gewicht, sich objektiv messen und damit reliabel einstufen läßt, Skalen 2 und 3 sind von den Inhalten her sehr viel komplexer und lassen schnell Zweifel aufkommen, ob die formulierten Stufen tatsächlich zulassen, die Ziele, d.h. die Behandlungsinhalte und intendierten Veränderungen, reliabel und valide abzubilden. Es soll nicht verschwiegen werden, daß sich, wenn die Therapeuten sich einmal auf den Prozeß der Skalierung eingelassen hatten, der Widerstand oft am Prinzip der objektiven Erfaßbarkeit, d.h. der Notwendigkeit der Beobachtbarkeit, entzündet hat. Oft nämlich handelt es sich bei den Therapiezielen, die die Behandlung verfolgt, um äußerst komplexe Konstrukte, die sich der Reduktion auf „einfache", „beobachtbare" Verhaltensweisen entziehen. Zieht man noch einmal das Beispiel der Anorexiepatientin heran und bedenkt, daß dem Therapeuten die Stärkung des Selbstwertgefühls das wichtigste Behandlungsziel nach dem der Gewichtszunahme war, so ist leicht einsichtig, daß eine angemessene Erfassung dieses Ziels entweder eine sehr komplexe Skala bzw. mehrere Skalen erfordert, oder aber, falls eine Reduktion unvermeidbar ist, diese dann so beschaffen sein muß, daß die verbleibenden Inhalte tatsächlich repräsentativ für das Konstrukt sind. Ob die nach langem Suchen gefundene Operationalisierung des Selbstwertgefühls als „positive Selbstbeschreibung" dies leistet, bleibt dahingestellt. Sicher ist, daß diese Reduktion der Therapeutin zwar angemessen, jedoch gleichzeitig auch eben wegen dieser Einschränkung unbefriedigend erschien. Zieht man nun noch in Betracht, daß für das Konstrukt des Selbstwertgefühls in der Persönlichkeitsforschung erheblicher Aufwand betrieben wird, um den Prinzipien der Testkonstruktion zu genügen, so muß die Reliabilität und Validität unserer Skala höchst zweifelhaft bleiben.

Zuallerletzt ist das Problem des „Double bind" des Forschers bzw. des Therapeuten zu erwähnen: Ein nochmaliger Blick auf Tabelle 2 zeigt, wie schnell sich der Therapieerfolg erheblich verändern kann, wenn man die quantitative Zuordnung der Skaleninhalte zu den Stufen nur geringfügig verschiebt. So ist es u.E. durchaus fraglich, ob die Differenz zwischen 2 und 3 positiven Selbstbeschreibungen, die die Patientin auf Nachfrage berichten kann, tatsächlich einen Unterschied ausmacht, der so groß ist, daß es sich einmal um einen erwarteten Therapieerfolg, das andere Mal jedoch um ein Therapieergebnis „schlechter als erwartet" handelt. An dieser Stelle spielt das Anspruchsniveau des Therapeuten und gleichzeitig auch seine Fähigkeit, realistisch die Möglichkeiten des Patienten einzuschätzen, eine so entscheidende Rolle, daß uns die Verläßlichkeit der Methode zweifelhaft erscheint. Ist der Therapeut „ehrgeizig" mit seinen Patienten, so „schadet" er gleichzeitig der abschließenden Bewertung des Therapieerfolgs, die in der Regel nicht nur seinen eigenen Erfolg in der Behandlung eines Patienten repräsentiert, sondern auch in der Gesamtbewertung einer Institution, Klinik oder eines Behandlungsprogramms. Denkbar ist jedoch auch die umgekehrte Tendenz: Will der Therapeut oder auch der Forscher einen möglichst hohen numerischen Therapieerfolgswert erzielen, so wird er die Stufen eher so wählen, daß sie das Niveau des Patienten in bezug auf seine Möglichkeiten unterschätzen. Das eingangs erwähnte Goal Monitoring bietet die Möglichkeit, diese subtilen Prozesse wenigstens ansatzweise zu kontrollieren.

## Schlußbetrachtung

Auf dem Hintergrund unserer Ausführungen sollte das GAS als ein heuristisches und entwicklungsfähiges Rahmenkonzept verstanden werden, das trotz einer Reihe von psychometrischen Problemen für die klinische Forschung einen unmittelbaren Nutzen bringen kann. Für den Therapeuten stellt das GAS ein Instrument dar, mit dessen Hilfe das therapeutische Handeln strukturiert werden kann; eine kontinuierliche Anwendung und die regelmäßige Rückkoppelung der Zielerreichungsergebnisse ermöglichen eine Kontrolle über das eigene Handeln und verbessern die Planung von Therapieabläufen. Dem klinischen Forscher wird durch das GAS ein besonderer Zugang zu den Inhalten des Therapieprozesses vermittelt.

Beim derzeitigen Kenntnisstand erscheinen uns einige meßtechnische Probleme ungelöst. Eine Durchsicht der englischsprachigen Literatur der letzten 2 Jahre ergab nur wenige neuere Publikationen zum GAS. Für die USA könnte man provokativ formuliert schlußfolgern, daß das GAS seine große Popularität in den 70er Jahren in erster Linie den Anstrengungen des PERC-Instituts verdankt, praktische und psychometrische Probleme des Verfahrens einen durchschlagenden Erfolg jedoch verhindern.

Wie eingangs festgestellt, beginnt für den deutschsprachigen Raum erst allmählich eine Rezeption des Verfahrens. Weitere Anwendungen sollten hier dazu beitragen, den Erfahrungshintergrund bezüglich der Praktikabilität und Tauglichkeit des GAS als Evaluationsinstrument sowie als Interventionshilfe zu vermehren.

## Literatur

Beidel D, Turner S, Bellack A, Hersen M, Luber R (1983) Using the goal attainment scale to measure treatment outcome in schizophrenia. Int J Part Hosp 2: 33–41

Bühringer G (1981) Planung, Steuerung und Bewertung von Therapieeinrichtungen für junge Drogenabhängige. Röttger, München

Calsyn R, Davidson W (1978) Do we really want a program evaluation strategy based solely on individual goals? A critique of GAS. In: Cook TD et al. (eds) Evaluation studies review annual, vol 3. Sage, Beverly Hills, pp 700–713

Cyntrynbaum S, Ginath Y, Birdwell J, Brandt L (1979) GAS: A critical review. Evaluation Q 3: 5–40

Fellner D, Sulzer-Azaroff B (1984) A behavioral analysis of goal setting. J Organizational Behavior Management 6/1: 33–51

Garwick G (1974) A construct validity overview of Goal Attainment Scaling. Program evaluation project report 1969-1973/1974, Minneapolis, chap 5

Hart RR (1978) Therapeutic effectiveness of setting and monitoring goals. J Clin Consult Psychol 4: 1242-1245

Heavlin WD, Lee-Merrow SW, Lewis VM (1982) The psychometric foundations of Goal Attainment Scaling. Community Ment Health J 18: 230-241

Holroyd J, Goldenberg I (1978) The use of Goal Attainment Scaling to evaluate a ward treatment program for disturbed children. J Clin Psychol 34: 732-739

Kiresuk TJ, Sherman RE (1968) Goal Attainment Scaling - a general method for evaluating comprehensive community mental health programs. Community Ment Health J 4: 443-453

LaFerriere L, Calsyn R (1978) GAS - an effective treatment technique in short term therapy. Am J Community Psychol 6: 271-282

Mintz J, Kiesler D (1982) Individualized measures of psychotherapy outcome. In: Kendall P, Butcher JN (eds) Handbook of progress in research methods in clinical psychology. Wiley, New York, pp 491-543

Roecken S (1984) GAS - eine Methode zur Evaluation psychotherapeutischer Maßnahmen. Forschungsberichte des Psychologischen Instituts der Albert-Ludwigs-Universität, Freiburg, Nr 14

Scholz OB (1979) Therapieplanung des Einzelfalls. Voraussetzungen, Methoden, Anwendungen. In: Petermann F, Hehl FJ (Hrsg) Einzelfallanalyse. Urban & Schwarzenberg, München, S 266-285

Scott AH, Haggarty EJ (1984) Structuring goals via Goal Attainment Scaling in occupational therapy groups in a partial hospitalization setting. Occup Ther Ment Health 4: 39-58

Seaberg JR, Gillespie DF (1977) Goal Attainment Scaling - a critique. Social Work Res Abstr 13: 4-9

Sherman R (1974) Development of the goal attainment score. In: Garwick G, Brintnall J (eds) Procedings of the 2nd Goal Attainment Conference. PERC, Minneapolis, pp 77-79

Smith A (1981) GAS - a method for evaluating the outcome of mental health treatment. In: McReynolds P (ed) Advances in psychological assessment, vol 5. San Francisco, pp 424-459

Smith A, Cardillo J (1979) What does a goal attainment score really measure? Paper presented at plenary session: Critical issues related to Goal Attainment Scaling. Annual meeting of the Evaluation Research Society, Oct 1979

Willer B, Miller G (1976) Client involvement in goal setting and its relationsship to therapeutic outcome. J Clin Psychol 32: 687-690

Wittmann W (1981) Zur Zielbestimmung bei therapeutischen Maßnahmen: In: Baumann U (Hrsg) Indikation zur Psychotherapie. Urban & Schwarzenberg, München, S 169-181

Wittmann W (1985) Evaluationsforschung. Springer, Berlin

# Kurz- und Langzeiteffekte ergänzender Psychotherapie bei Patienten mit Morbus Crohn[1]

H. W. Künsebeck, W. Lempa und H. Freyberger[2]

## Problemstellung

Ätiologie und Pathogenese des M. Crohn müssen noch immer als ungeklärt gelten (Fahrländer 1983). Schwerpunkte der Forschung zur Ätiologie bildeten Fragen nach genetischen Dispositionen, immunologischen Prozessen, infektiösen und nutritiven Faktoren sowie psychischen (Persönlichkeitsstruktur) oder psychosozialen (Streß) Determinanten. Nach Feiereis (1986) ist die Bedeutung psychischer Anteile für Ätiologie und Pathogenese des M. Crohn umstritten. Trotz dieser verschiedenen – häufig kontrovers diskutierten – ätiologischen Modelle wird für die Therapie konstatiert, daß die chronisch entzündlichen Darmerkrankungen grundsätzlich ein „interdisziplinäres Dauerproblem" darstellen (Huchzermeyer 1983) und eine nahtlose Zusammenarbeit zwischen Internist, Psychotherapeut und Chirurg erforderlich ist, um ein optimales Therapiekonzept zu verwirklichen.

Die Notwendigkeit zu einer kombinierten internistisch-psychosomatischen Behandlung von Patienten mit M. Crohn ergibt sich u. E. nicht nur aus dem Stellenwert psychischer Faktoren für die Pathogenese der Erkrankung, sondern noch weit mehr aus der Tatsache, daß der chronische Verlauf der Erkrankung von einem hohen Ausmaß an psychischen Auffälligkeiten begleitet wird. Die vorliegende Literatur zur psychiatrischen Morbidität berichtet bei 30–50% der Patienten mit M. Crohn über diagnostizierte psychische Störungen, wobei Depression dominierte (Latimer 1978; Helzer et al. 1984). Die Zuordnung dieser Störungen nach Symptomen primärer Art oder somatopsychischen Rückwirkungen infolge der Wahrnehmung der Krankheit ist sicherlich grundsätzlich wichtig, aber wenig behandlungsrelevant.

Diesen Erkenntnissen Rechnung tragend, werden in einer Reihe von Institutionen und Kliniken Patienten mit M. Crohn seit längerer Zeit ergänzend zur internistischen und/oder chirurgischen Behandlung psychosomatisch bzw. psychotherapeutisch mitbetreut. Uns sind jedoch bislang keine kontrollierten Studien über die Effektivität dieser Behandlungen bekannt geworden. An diesem Forschungsdefizit setzte unsere Untersuchung an. Ihre Ziele lagen u. a. darin, die Effekte einer psychosomatischen Erstversorgung in Form von *supportiver Psychotherapie* bei Patienten mit M. Crohn während eines akuten Schubes, ergänzend zur medikamentösen

[1] Gefördert von der Stiftung Volkswagenwerk, AZ:I/37 167-1.
[2] Prof. Dr. Dr. Karl-Peter Kisker zum 60. Geburtstag (25. IX. 1986) zugeeignet.

Behandlung im Rahmen eines internistischen stationären Settings, in ihrer Bedeutung für die Krankheitsverarbeitung und den weiteren Krankheitsverlauf zu untersuchen.

## Methodik

### Untersuchungsplan und Meßinstrumente

Die Effekte der ergänzenden Psychotherapie im Vergleich zu einer ausschließlich somatisch-medikamentösen Behandlung wurden anhand eines 2-faktoriellen Versuchsplans mit Meßwiederholung überprüft. Unabhängige Variablen waren in diesem Design die Behandlungsart (medikamentöse und psychotherapeutische vs. ausschließlich medikamentöse) sowie die Zeit. Die abhängigen Variablen wurden zu 4 Zeitpunkten gemessen (Beginn und Ende der stationären Behandlung sowie 4 und 13 Monate nach stationärem Behandlungsbeginn).

Als abhängige Variablen wurden psychologische und somatische Parameter sowie Indikatoren für das Krankheitsverhalten erhoben. Im einzelnen waren dies als psychologische Parameter: der Beck-*Depression*sindex (Beck et al. 1961), die Spielberger-State-Trait-*Angst*-Skalen (Laux et al. 1981), das Freiburger *Persönlichkeits*inventar (FPI) (Fahrenberg et al. 1978). Als somatische Parameter: selbsteingeschätzte Körperbeschwerden und Laborparameter, insbesondere die Komponenten des *Krankheitsaktivitäts* index (van Hees et al. 1980). Ferner als Parameter des Krankheitsverhaltens: Anzahl der Arztbesuche sowie Anzahl und Dauer von Krankenhausbehandlungen und Anzahl von Operationen während des Follow-up-Zeitraums.

### Behandlungsmethoden

Die internistische Behandlung erfolgte für alle Patienten nach den von Wellmann (1983) beschriebenen Grundsätzen für das akute Stadium, d.h. medikamentös eine lokale und systemische antiphlogistische Therapie, ergänzt durch eine Ernährungsbehandlung, beginnend mit parenteraler Ernährung, anschließend Sondenernährung und schließlich Übergang zu langsamem Kostaufbau mit ballaststoffarmer Schonkost.

Die eingesetzte psychotherapeutische Behandlungsmethode war die *supportive Psychotherapie,* wie sie von Freyberger u. Speidel (1976) konzipiert wurde. Sie läßt sich idealtypisch durch folgende 3 Schritte charakterisieren:
1) Aufbau einer stabilen Objektbeziehung zur emotionalen Stützung des Patienten.
2) Anregung des Patienten zu kathartischer Abfuhr seines Leidensdrucks durch Aussprechen von Wünschen und Ängsten.
3) Versuch der Vermittlung von Konfliktbewußtsein: Angebot von vorsichtig formulierten Konfrontationen und Interpretationen, z. B. durch Ansprechen bzw. Herstellen von Zusammenhängen zwischen körperlichem Symptom und Konfliktsituation.

Therapeuten waren Medizinstudenten im Praktischen Jahr, die engmaschig supervidiert wurden (Künsebeck et al. 1983; Freyberger et al. 1984).

### Patienten

In die Untersuchung wurden alle Patienten mit M. Crohn einbezogen, die im Untersuchungszeitraum (März 1982–Februar 1984) auf der gastroenterologischen Schwerpunktstation der medizinischen Hochschule Hannover behandelt wurden und bisher keine Art von Psychotherapie erhalten hatten. Die Diagnose eines M. Crohn mußte zumindest aufgrund röntgenologischer, endoskopischer und möglichst auch histologischer Befunde gesichert sein. Die Aufteilung der Patienten auf die Therapie- und Kontrollgruppe erfolgte nach einem Zeitintervallplan.

Insgesamt wurden im Untersuchungszeitraum 37 Patienten mit M. Crohn angesprochen, die die genannten Kriterien erfüllten. Je nach Untersuchungsphase wurden sie mündlich und schriftlich informiert und um Mitarbeit bei der Studie gebeten. 3 (8,1%) der angesprochenen Patienten waren nicht bereit, an der Untersuchung teilzunehmen. Der häufigste Ablehnungsgrund war eine Abneigung gegen das Ausfüllen von Fragebögen. 34 Patienten mit M.Crohn füllten die Fragebogenbatterie zu Beginn der Untersuchung vollständig aus. An der 2.Datenerhebung zum Zeitpunkt der Entlassung aus dem Krankenhaus nahmen noch 31 Patienten teil. 3 Männer aus der Therapiegruppe hatten sowohl die Fortsetzung der stützenden psychotherapeutischen Gespräche als auch die weitere Datenerhebung abgelehnt. Bei der Datenerhebung zum Zeitpunkt des 1.Follow-up waren 1 Patient aus der Therapie- und 1 Patientin aus der Kontrollgruppe nicht zur weiteren Teilnahme zu motivieren. So verblieben 29 (85,3%) Patienten mit M.Crohn (15 aus der Therapie-, 14 aus der Kontrollgruppe), die auch beim 2.Follow-up an der Datenerhebung teilnahmen. Zwischen Teilnehmern und Abbrechern waren weder hinsichtlich soziodemographischer Parameter und Krankheitsindikatoren noch hinsichtlich der psychologischen Indikatoren für Depressivität und allgemeine Angst signifikante Unterschiede zu beobachten.

**Tabelle 1.** Soziodemographische Daten der Patienten mit M.Crohn in Therapie- und Kontrollgruppe

|  | Therapie (n = 15) | Kontrolle (n = 14) |
|---|---|---|
| Lebensalter | 22,1 | 24,3 |
|  | 4,0 | 8,2 |
| Geschlecht |  |  |
| m. | 6 | 7 |
| w. | 9 | 7 |
| Familienstand |  |  |
| ledig | 11 | 9 |
| verheiratet | 4 | 5 |
| Schulabschluß |  |  |
| Hauptschule | 8 | 5 |
| Mittlere Reife/Abitur | 7 | 9 |
| Beruflicher Status |  |  |
| berufstätig | 11 | 9 |
| arbeitslos/berentet | 2 | 2 |
| Hausfrau | 2 | 3 |

**Tabelle 2.** Krankheitsdaten der Patienten mit M.Crohn in Therapie- und Kontrollgruppe

|  | Therapie (n = 15) | Kontrolle (n = 14) |
|---|---|---|
| Krankheitsdauer | 44,3 | 51,5 |
| in Monaten | 33,0 | 46,3 |
| Krankenhausaufenthalte wegen M.Crohn |  |  |
| Anzahl | 2,5 | 2,9 |
|  | 1,8 | 2,0 |
| Gesamtdauer in Wochen | 14,7 | 12,7 |
|  | 16,4 | 13,6 |
| Lokalisation |  |  |
| Ileum | 3 | 3 |
| Ileum + Kolon | 8 | 10 |
| Kolon | 4 | 1 |

Der Vergleich zwischen Patienten in der Therapiegruppe einerseits und der Kontrollgruppe andererseits hinsichtlich soziodemographischer Parameter und Krankheitsindikatoren zeigte ebenfalls keine signifikanten Unterschiede. Beide Gruppen bestanden aus etwa gleich vielen Männern und Frauen, die überwiegend ledig und berufstätig und recht jung waren (Tabelle 1). Im Mittel waren die Patienten seit 3½–4 Jahren krank und waren bisher 2- bis 3mal wegen ihrer Erkrankung für insgesamt 12 bzw. 14 Wochen im Krankenhaus gewesen. Den weitaus größten Anteil bildeten Patienten mit gleichzeitigem „Befall von Ileum und Kolon" (62,1%), gefolgt von „nur Ileumbefall" (20,7%) und „nur Kolonbefall" (17,2%) (Tabelle 2).

## Ergebnisse

### Vergleich der Gruppen bei Behandlungsbeginn

Zwischen den Patienten der Therapie- und der Kontrollgruppe waren zu Behandlungsbeginn keine signifikanten Unterschiede zu beobachten. Dies betraf einerseits die somatischen Parameter (Tabelle 3). Im Krankheitsaktivitätsindex nach van Hees et al. (1980) hatten in jeder Gruppe 2 Patienten einen Wert kleiner als 150, der als Grenzwert für starke Krankheitsaktivität gilt. Entsprechende Ergebnisse waren auch für die psychologischen Parameter zu beobachten (Tabelle 4). Die Werte aller Indikatoren lagen für beide Gruppen deutlich über den jeweiligen Normwerten, d. h. alle Patienten zeigten hohe Zustandsangst und allgemeine Angstneigung und waren erheblich depressiv gestört. Im FPI waren für die Skalen „Depressivität", „Geselligkeit", „Dominanzstreben" und „Extraversion" deutliche Abweichungen von der Normalpopulation zu beobachten.

Die Patienten der Therapiegruppe erhielten während der Zeit ihrer stationären Behandlung durchschnittlich 22 stützende Psychotherapiegespräche ($s = 8,5$), das Minimum lag bei 11, das Maximum bei 38 Gesprächen. Die stationäre Behandlung dauerte bei den Patienten der Therapiegruppe im Mittel 42,3 Tage ($s = 11,9$), in der Kontrollgruppe 37,2 Tage ($s = 12,2$). Der Unterschied war statistisch nicht signifikant (t = 1,13), er ist im wesentlichen darauf zurückzuführen, daß die Patienten der Therapiegruppe teilweise einige Tage länger stationär behandelt wurden, um die supportive Psychotherapie sinnvoll abschließen zu können.

**Tabelle 3.** Vergleich der somatischen Parameter der Patienten mit M. Crohn in Therapie- und Kontrollgruppe zu Behandlungsbeginn

|  | Therapie (n = 15) | Kontrolle (n = 14) | t-Wert |
|---|---|---|---|
| Darmbeschwerden (subjektiv) | 11,5 3,5 | 9,9 4,6 | 1,02 |
| Aktivitätsindex (van Hees et al.) | 235,0 48,4 | 213,5 42,1 | 1,27 |
| BKS | 48,1 30,0 | 47,1 22,2 | 0,10 |

**Tabelle 4.** Vergleich der psychologischen Parameter der Patienten mit M. Crohn in Therapie- und Kontrollgruppe zu Behandlungsbeginn

|  | Therapie (n = 15) | Kontrolle (n = 14) | t-Wert |
|---|---|---|---|
| Depressivität | 9,8 | 9,0 | |
| (BDI-K) | 5,1 | 6,3 | 0,38 |
| State-Angst | 48,1 | 51,4 | |
| (STAI X1) | 15,5 | 12,7 | − 0,62 |
| Trait-Angst | 45,4 | 46,9 | |
| (STAI X2) | 10,9 | 12,3 | − 0,34 |
| Nervosität | 6,3 | 6,1 | |
| (FPI 1) | 3,1 | 3,9 | 0,15 |
| Aggressivität | 2,4 | 3,0 | |
| FPI 2) | 1,4 | 2,4 | − 0,84 |
| Depressivität | 7,5 | 6,0 | |
| (FPI 3) | 3,4 | 4,1 | 1,10 |
| Erregbarkeit | 4,5 | 4,0 | |
| (FPI 4) | 2,4 | 2,4 | 0,59 |
| Geselligkeit | 5,2 | 4,6 | |
| (FPI 5) | 1,8 | 3,3 | 0,55 |
| Gelassenheit | 3,7 | 3,1 | |
| (FPI 6) | 2,7 | 2,6 | 0,61 |
| Dominanzstreben | 2,6 | 2,9 | |
| (FPI 7) | 1,8 | 2,1 | − 0,82 |
| Gehemmtheit | 5,3 | 5,0 | |
| (FPI 8) | 2,0 | 2,0 | 0,45 |
| Offenheit | 9,2 | 8,8 | |
| (FPI 9) | 2,2 | 2,9 | 0,43 |
| Extraversion | 4,2 | 5,1 | |
| (FPI E) | 1,3 | 2,6 | − 1,15 |
| Emotionale Labilität | 6,5 | 5,7 | |
| (FPI N) | 3,3 | 3,4 | 0,66 |

## Veränderungen während Behandlung und Follow-up-Zeitraum

Am Beispiel der Depressivität sollen die Veränderungen der Variablen, die vorrangig den emotionalen Zustand charakterisieren, während des 13monatigen Beobachtungszeitraums dargestellt werden (Abb. 1). In den ersten 6 Tagen (ca. 3.–10. stationärer Behandlungstag) der stationären Behandlung war sowohl für die Patienten der Therapie- als auch der Kontrollgruppe eine signifikante Abnahme der Depressivität zu beobachten. In der Therapiegruppe setzte sich diese Abnahme bis zur Entlassung weiter fort, und die Depressivität blieb dann bis zum 2. Follow-up auf sehr niedrigem Niveau konstant. In der Kontrollgruppe blieben die Depressivitätswerte vom 6. Behandlungstag bis zum 2. Follow-up auf relativ hohem Niveau unverändert. Für die Zustandsangst waren ähnliche Verläufe zu beobachten (Abb. 2).

Bei Betrachtung der Veränderungen der mit dem FPI gemessenen Persönlichkeitsdispositionen zwischen Behandlungsbeginn und 2. Follow-up werden diese Befunde untermauert (Tabelle 5). In der Therapiegruppe waren signifikante Reduktionen von „Depressivität" und „Nervosität" zu beobachten. Alle genannten Effekte ließen sich durch signifikante Wechselwirkungen in Varianzanalysen stati-

BDI- K

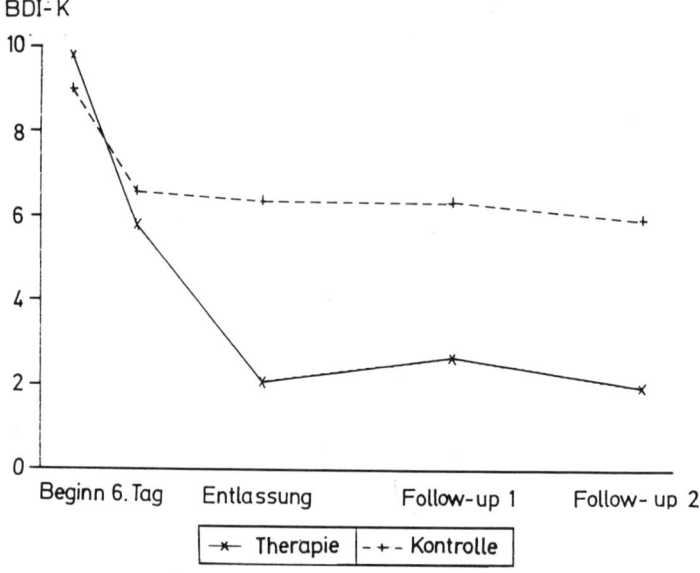

**Abb. 1.** Veränderungen der Depressivität (BDI-K) in Therapie- und Kontrollgruppe zwischen Behandlungsbeginn und zweitem Follow-up

STAI X1

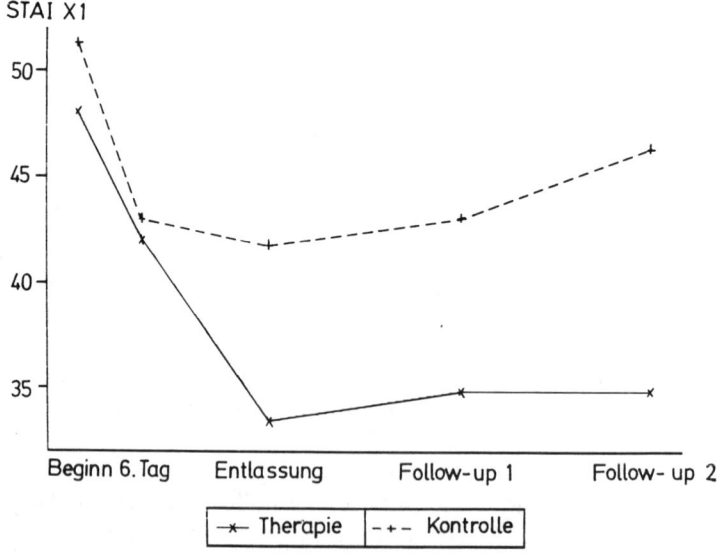

**Abb. 2.** Veränderungen der Zustands-Angst (STAI-X1) in Therapie- und Kontrollgruppe zwischen Behandlungsbeginn und zweitem Follow-up

**Tabelle 5.** Veränderungen im FPI zwischen Behandlungsbeginn und Einjahres-Follow-up für Patienten mit M. Crohn in Therapie- und Kontrollgruppe

| | Therapie (n = 15) | | Kontrolle (n = 14) | | F-Werte | |
|---|---|---|---|---|---|---|
| | Beginn | Follow-up 2 | Beginn | Follow-up 2 | $^F$Zeit | $^F$Zeit·-Gruppe |
| FPI 1 | 6,3 | 4,7 | 6,1 | 7,2 | | |
| | 3,1 | 3,7 | 3,9 | 3,6 | 0,09 | 4,36* |
| FPI 2 | 2,4 | 3,3 | 3,0 | 3,4 | | |
| | 1,4 | 2,1 | 2,4 | 2,5 | 8,11** | 1,62 |
| FPI 3 | 7,5 | 4,3 | 6,0 | 5,7 | | |
| | 3,4 | 3,9 | 4,1 | 3,1 | 5,50* | 4,57* |
| FPI 4 | 4,5 | 4,0 | 4,0 | 4,7 | | |
| | 2,4 | 2,9 | 2,5 | 2,1 | 0,05 | 2,23 |
| FPI 5 | 5,2 | 6,2 | 4,6 | 5,9 | | |
| | 1,8 | 3,5 | 3,3 | 3,4 | 4,24* | 0,07 |
| FPI 6 | 3,7 | 4,5 | 3,1 | 3,9 | | |
| | 2,7 | 2,7 | 2,6 | 2,1 | 3,14 | 0,00 |
| FPI 7 | 2,3 | 2,7 | 2,9 | 2,5 | | |
| | 1,8 | 1,7 | 2,1 | 1,7 | 0,01 | 1,68 |
| FPI 8 | 5,3 | 4,9 | 5,0 | 4,2 | | |
| | 2,0 | 2,5 | 2,0 | 2,3 | 2,50 | 0,26 |
| FPI 9 | 9,2 | 9,3 | 8,8 | 9,4 | | |
| | 2,2 | 2,1 | 2,9 | 2,1 | 0,91 | 0,35 |

\* p < 0,05; \*\* p < 0,01

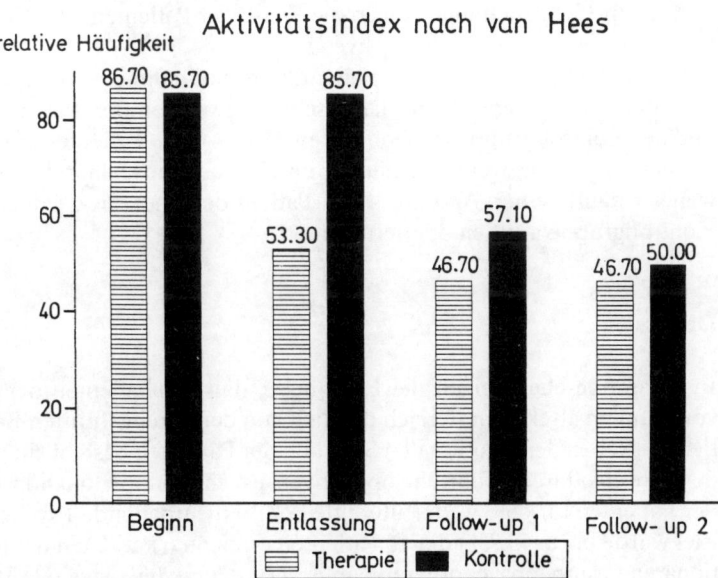

**Abb. 3.** Anteile der Patienten in Therapie- und Kontrollgruppe mit Crohn-Aktivitätsindex (van Hees et al.) > 150 zu 4 Meßzeitpunkten

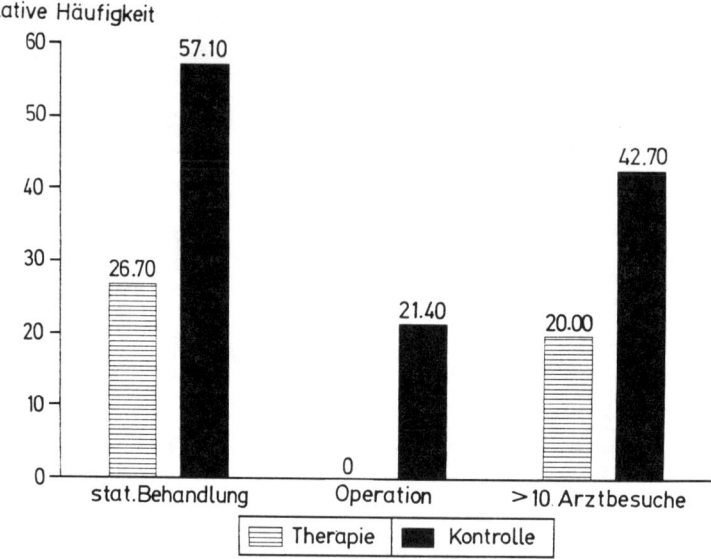

**Abb. 4.** Anteile der Patienten in Therapie- und Kontrollgruppe für 3 Behandlungsmodalitäten im 1jährigen Follow-up-Zeitraum

stisch absichern. Für die somatischen Parameter zeigte sich bei dem auf Laborparametern und klinischen Befunden basierenden Aktivitätsindex in Therapie- und Kontrollgruppe ein ähnlicher Verlauf, wobei in der Therapiegruppe eine leicht beschleunigte Reduktion des Index auftrat (Abb. 3). Zu den Zeitpunkten der beiden Follow-up-Untersuchungen lagen die Werte der Patienten von Therapie- und Kontrollgruppe auf etwa gleichem Niveau.

Hinsichtlich durchgeführter Behandlungsmaßnahmen während des Follow-up-Zeitraums waren signifikante Unterschiede zwischen den Patienten der Therapie- und der Kontrollgruppe zu beobachten (Abb. 4). Die Patienten der Therapiegruppe wurden signifikant weniger stationär im Krankenhaus behandelt und suchten auch weniger häufig einen Arzt auf. Kein Patient der Therapie-, jedoch 3 Patienten der Kontrollgruppe mußten operiert werden.

## Diskussion

Insgesamt gesehen zeigen die Ergebnisse, daß die Patienten der Therapiegruppe vor allem im affektiven Bereich deutlich von der durchgeführten Behandlung profitierten. Neben der emotionalen Stützung der Patienten besteht ein wesentliches Ziel der von uns durchgeführten supportiven Psychotherapie auch in der Motivierung der Patienten für eine weiterführende konfliktbearbeitende Psychotherapie. Dieses Ziel wurde bei 8 (53,3%) der 15 Patienten erreicht. 6 Patienten nahmen an einer stationären Gruppenpsychotherapie in unserer Klinik teil, 2 weitere Patienten wurden in einer auswärtigen psychosomatischen Klinik behandelt. Eine kontinuierliche ambulante Nachbetreuung der Patienten war zum einen aufgrund regionaler Gegebenheiten nicht zu realisieren (weniger als die Hälfte der Patienten kamen aus der Stadt oder dem Landkreis Hannover), zum anderen spielten fehlende psychotherapeutische Behandlungsplätze und nicht zuletzt auch die mangelnde Motivation der Patienten hier eine Rolle.

Aussagen über Dauer und Wirkungsmechanismen der beschriebenen Effekte müssen spekulativ bleiben, zumal durch das gewählte Design eine differentielle Betrachtung der Einflußfaktoren während des Follow-up-Zeitraumes nicht möglich ist. Die Annahme scheint jedoch begründet, daß die intensive Zuwendung durch die studentischen Therapeuten (häufig 1 stützendes Gespräch täglich) eine deutliche psychische Stabilisierung der Patienten bewirkt hat, die auch nach der Entlassung aus dem Krankenhaus weiter Bestand hatte und sich z.T. durch weiterführende Psychotherapie verstärkt haben dürfte. Diese psychische Stabilisierung scheint sich günstig auf die Körpersymptomatik – insbesondere auf die Art, wie Patienten ihre Symptome wahrnehmen und bewältigen – auszuwirken und eine erfolgreiche Rezidivprophylaxe darzustellen. Patienten, die nur medikamentöse Therapie erhielten, scheinen ein höheres Risiko für Rückfälle zu haben. Eine genauere empirische Klärung möglicher Zusammenhänge zwischen psychischen Parametern, subjektivem Beschwerdebericht und objektiven Krankheitsparametern ist bei dieser kleinen Stichprobe wenig sinnvoll. Lineare Korrelationen zwischen psychologischen Parametern wie Depressivität und Angst und objektiven Krankheitsparametern waren nicht zu beobachten.

Für eine abschließende Beurteilung ist der betrachtete Untersuchungszeitraum zu kurz und die untersuchte Patientenstichprobe sehr klein. Dennoch scheint der Schluß gerechtfertigt, daß die durchgeführte Psychotherapie in Kombination mit medikamentöser Behandlung eine weitere Möglichkeit zur wirksamen Beeinflussung des M.Crohn darstellt. Daher empfehlen wir, daß die Indikation zu einer ergänzenden Psychotherapie bei Patienten mit M.Crohn grundsätzlich erwogen werden sollte. Ziel der weiterführenden Psychotherapie in der Remission ist es, den Patienten auf Dauer gesehen zu befähigen, typische Konfliktsituationen – in der Regel Abhängigkeits- und Trennungskonflikte –, in denen die Krankheit bisher manifest wurde, angemessener bewältigen zu können, um dadurch mögliche Rezidive zu verhindern.

## Literatur

Beck AT, Ward CH, Mendelson M, Mock JE, Erbaugh JK (1961) An inventory for measuring depression. Arch Gen Psychiatry 5: 561–571

Fahrenberg J, Selg H, Hampel R (1978) Das Freiburger Persönlichkeitsinventar FPI. Hogrefe, Göttingen

Fahrländer H (1983) Ätiopathogenese und Klinik der chronisch entzündlichen Darmkrankheiten. In: Ottenjann R, Fahrländer H (Hrsg) Entzündliche Erkrankungen des Dickdarms. Springer, Berlin Heidelberg New York, S 233–248

Feiereis H (1986) Morbus Crohn. In: Uexküll T von (Hrsg) Psychosomatische Medizin, 3. Aufl. Urban & Schwarzenberg, München, S 798–814

Freyberger H, Speidel H (1976) Die supportive Psychotherapie in der klinischen Medizin. Bibl Psychiatr 152: 146–169

Freyberger H, Künsebeck HW, Lempa W (1984) Modelle der ergänzenden klinisch-psychosomatischen Krankenversorgung. Therapiewoche 34: 4975–4985

Hees PAM van, Elteren PH van, Lier HJJ van, Tongeren JHM van (1980) An index of inflamma-
  tory activity in patients with Crohn's disease. Gut 21: 279–286
Helzer JE, Chammas S, Norland CC, Stillings WA, Alpers DH (1984) A study of the association
  between Crohn's disease and psychiatric illness. Gastroenterology 86: 324–330
Huchzermeyer H (1983) Einleitung. Verdauungskrankheiten 1: 2–4
Künsebeck HW, Lempa W, Nordmeyer J, Besser L, Davin U, Freyberger H (1983) Ein psychoso-
  matisch-psychotherapeutisches Versorgungsmodell im Krankenhaus. Krankenhausarzt 56:
  619–629
Latimer PR (1978) Crohn's disease: A review of the psychological and social outcome. Psychol
  Med 8: 649–656
Laux L, Glanzmann P, Schaffner P, Spielberger CD (1981) Das State-Trait-Angstinventar. Theoreti-
  sche Grundlagen und Handanweisung. Beltz, Weinheim
Wellmann W (1983) Konservative Therapie von Morbus Crohn und Colitis ulcerosa. Verdauungskrankheiten 1: 59–61

# Zur Verknüpfung von Partnerschaft und Therapieerfolg: eine katamnestische und diskriminanzanalytische Untersuchung nach stationärer Psychotherapie[1]

A. Riehl

## Einleitung

Stationäre Behandlungskonzepte psychosomatischer Abteilungen in der Bundesrepublik Deutschland sind überwiegend psychoanalytisch orientiert und arbeiten nach einem individuumzentrierten Therapiekonzept. Angehörige von Patienten können daher in der Regel nicht in die Psychotherapie einbezogen werden, auch wenn die Patienten in einer festen Partnerschaft bzw. in einer Familie leben (Hessler u. Lamprecht 1986; Leyer u. Riedell 1980; Pouplier 1978).

Wenn im stationären Rahmen Kommunikations- und Interaktionsprozesse aus dem aktuellen Beziehungssystem des Patienten Beachtung finden, so erfolgt dies vorwiegend unter dem Aspekt der Krankheits*verursachung* (Dominian 1979; Levy 1976; Waring 1979). So beschrieb z. B. Alexander Mitscherlich 1966 „die Ehe als Krankheitsursache". In weitaus geringerem Maße wurde die Partnerschaft bisher in ihrer Bedeutung für die Krankheits*bewältigung* (Coping) von psychosomatisch Kranken gesehen.

Die vorliegende Untersuchung beschäftigt sich daher schwerpunktmäßig mit der Rolle des Partners bei der Bewältigung von Krankheit, genauer: mit der subjektiven Sichtweise psychosomatisch Kranker über die Bedeutung ihres Partners für den Prozeß der eigenen Krankheitsbewältigung.

## Methodik

### Therapeutisches Konzept und Patienten

Das stationäre Behandlungskonzept der Abteilung für Psychosomatik und Psychotherapie am Klinikum Steglitz der Freien Universität Berlin ist psychoanalytisch orientiert. In der Abteilung werden überwiegend psychosomatisch Kranke mit organpathologischem Befund oder psychovegetativen Regulationsstörungen sowie zu einem kleineren Anteil auch psychoneurotisch Kranke behandelt. Der stationäre Bereich umfaßt zehn Betten. Alle Patienten nehmen an der Einzel- und Gruppenpsychotherapie sowie an der Gestaltungs- und Konzentrativen Bewegungstherapie

---

[1] Die hier beschriebenen Untersuchungen sind ausführlich dargestellt in: Riehl A (1986) Therapieerfolg und Partnerschaft. Profil, München

teil und erhalten darüber hinaus die erforderliche internistische Versorgung. Die reguläre Behandlungsdauer beträgt 12 Wochen.

2 bis 3 Jahre nach dem stationären Aufenthalt fand bei allen Patienten, die in der Zeit von November 1978 bis Januar 1982 behandelt worden waren, eine routinemäßige Nachuntersuchung statt, vorausgesetzt, sie waren 1) mindestens 4 Wochen lang behandelt worden, hatten 2) ihren Wohnsitz innerhalb Berlins und waren 3) bereit, an der Untersuchung teilzunehmen. In die vorliegende Untersuchung wurden von allen nachuntersuchten Patienten nur diejenigen einbezogen, die 4) sowohl zur Zeit des stationären Aufenthalts als auch zum Katamnesezeitpunkt in fester Partnerschaft mit demselben Partner lebten. Feste Partnerschaft wurde in diesem Zusammenhang so definiert, daß die Beziehung zum Zeitpunkt des stationären Aufenthalts mindestens 2 Jahre lang bestand, eine gemeinsame Wohnung existierte und die Beziehung bis zum Katamnesezeitpunkt relativ kontinuierlich andauerte.

*Erhebungsmethoden*

Zur *Feststellung des Therapieerfolgs* wurde eine Krankheits- und Sozialanamnese erhoben, deren Dokumentation anhand eines Katamnesebogens erfolgte. Darüber hinaus wurde die Freiburger Beschwerdenliste (Fahrenberg 1975) durchgeführt. Die gleichen Erhebungsmethoden waren auch zu Beginn der stationären Psychotherapie angewandt worden, so daß sich die Möglichkeit zu intraindividuellen Vergleichen ergab. Zum Katamnesezeitpunkt stuften die Patienten zusätzlich sowohl den aktuellen Zustand ihrer ehemaligen Leitsymptomatik als auch ihr aktuelles körperliches und psychisches Gesamtbefinden ein. Hierzu wurden ihnen fünfstufige Skalen vorgelegt, die von „gebessert" über „unverändert" bis „verschlechtert" reichten. Da die Patienten beide Einstufungen im unmittelbaren Vergleich mit der Zeit vor der stationären Psychotherapie vornahmen, können die genannten Skalen als änderungssensitiv gelten (Petermann 1978).

Zur *Analyse der Beziehung zwischen Krankheit, Krankheitsbewältigung und Partnerschaft* wurden ein halbstrukturiertes Interview und eine Gruppierungsaufgabe eingesetzt:

Das *Interview* beinhaltete Fragen zum Krankheitskonzept des Patienten, zu seinen Kognitionen über das Krankheitskonzept des Partners, zur Funktion des Partners im Rahmen der Krankheitsbewältigung, zu allgemeinen Charakteristika der Partnerschaft und ihrer Veränderung durch die Therapie sowie zum Thema einer etwaigen Trennung. Das Gespräch wurde mit Einverständnis der Patienten auf Tonband aufgezeichnet und anschließend transkribiert. Eine Stichprobe von 8 Interviews wurde inhaltsanalytisch ausgewertet. Hierbei wurden 26 Variablen entwickelt, mit deren Hilfe sich die Inhalte der Interviews erschöpfend abbilden ließen. Des weiteren wurden die Variablen in fünfstufige Ratingskalen umgesetzt, und es wurde ein Glossar entwickelt, in dem jede Skala inhaltlich beschrieben sowie in allen 5 Graduierungsstufen operational definiert wurde.

Im Rahmen eines Ratertrainings wurden 10 Psychologiestudenten (5 Männer, 5 Frauen) mit dem inhaltlichen Konzept der Skalen vertraut gemacht. Der initialen Trainingsphase folgte die Einschätzphase, in der alle Rater unabhängig voneinander in zufälliger Reihenfolge die Interviews bewerteten. Dabei war gewährleistet, daß jedes Interview von mindestens 8 verschiedenen Ratern bewertet wurde.

Die *Gruppierungsaufgabe* hatte zum Ziel, den assoziativen Kontext der Schlüsselbegriffe „Krankheit", „Krankheitsbewältigung" und „Partner" herauszufiltern. Bei dieser Aufgabe erhielten die Patienten einen Stapel mit 35 Kärtchen in Zufallsreihenfolge, auf denen je 1 Begriff zu lesen war: „meine Krankheit", „meine Krankheitsbewältigung", der Name des jeweiligen Partners sowie 32 weitere Begriffe, die zuvor aus spontanen Assoziationen von Therapeuten und anderen Personen zu den 3 Schlüsselbegriffen ausgewählt worden waren. Die Aufgabe der Patienten bestand darin, alle Kärtchen bzw. Begriffe in maximal 6 Gruppen zu sortieren, so wie sie ihrem subjektiven Gefühl nach zusammengehörten. Im Anschluß daran wurden sie zu dem jeweiligen Gruppenbildungsaspekt befragt.

### Statistische Auswertung

Die gewonnenen Daten wurden auf einer Großrechenanlage (Siemens, 7.541, BS 2000) gespeichert. Die mathematische Auswertung erfolgte mit Hilfe der Programmpakete SPSS und BMDP.

Aus den Daten des Katamnesebogens wurden Häufigkeiten ermittelt und mit Chiquadrat-Techniken ausgewertet. Die Beurteilung zwischenzeitlicher Veränderungen erfolgte anhand von Merkmalen des Krankheitsverhaltens, z. B. der Anzahl der Krankheitstage oder der Anzahl von Symptomen, die mit dem Wilcoxon-Test für Paardifferenzen auf Signifikanz geprüft wurden.

Die Einschätzdaten des Interviews wurden in einem ersten Schritt hinsichtlich ihrer Reliabilität geprüft. Nur diejenigen Variablen wurden in die weitere mathematische Auswertung einbezogen, für die 1) der Kendall-Konkordanzkoeffizient signifikant ($p < 0,001$) war und 2) der Prozentsatz übereinstimmender Urteile (definiert als Modalwert $\pm 1$ auf der fünfstufigen Skala) mindestens 90% betrug. Die Variablen, welche dieses zweigliedrige Reliabilitätskriterium erfüllten, wurden mit Hilfe einer Diskriminanzanalyse (Klecka 1984) in Hinblick auf ihre prognostische Bedeutsamkeit für den Therapieerfolg untersucht. Hierfür wurde das folgende dichotome
Besserungskriterium gebildet: als *gebessert* galten diejenigen Patienten, die sowohl ihre Leitsymptomatik als auch ihr körperliches und psychisches Gesamtbefinden als gebessert eingeschätzt hatten und darüber hinaus keinen vermehrten Konsum von Psychopharmaka angaben. Alle anderen Patienten galten als *nicht gebessert*.

Zunächst wurden aus den Variablen, die nach der Voranalyse verblieben waren, schrittweise diejenigen herausgefiltert, welche die höchste prognostische Wertigkeit für den Therapieerfolg haben. Anschließend erfolgte die Testung der gefundenen Klassifikationsrate nach der „leaving-one-out"-Methode (Gray u. Schacany 1972). Hierbei wird die Neueinordnung der Patienten in die Gruppe der Gebesserten und Nichtgebesserten in der Weise vorgenommen, daß jeder Patient lediglich anhand der Daten der übrigen Patienten und nicht seiner eigenen klassifiziert wird. Aus der mit Hilfe multipler „leaving-one-out"-Analysen gewonnenen Funktion der Klassifikationsraten in Abhängigkeit von der Variablenanzahl wurde dann die Mindestanzahl von Merkmalen mit optimaler Vorhersagekraft ausgewählt. Bei dieser Auswertung ist zu berücksichtigen, daß das Interview gleichzeitig mit dem Therapieerfolgskriterium erhoben wurde. Der Begriff der Vorhersage wird jedoch weiterhin verwendet, da die Gruppierungsvariable (Therapieerfolg) nicht in die Berechnung der Klassifikationsfunktion einging; somit handelt es sich im Sinne der Methode durchaus um eine Vorhersage.

In der Gruppierungsaufgabe hatte jeder Patient 35 Begriffe nach ihrer Zusammengehörigkeit in maximal 6 Gruppen sortiert. Pro Patientengruppe wurde eine Ähnlichkeitsmatrix erzeugt, welche die Interaktionsraten von jeweils 2 Begriffen angab. Die gemittelten Matrizen der beiden Gruppen wurden mit Hilfe der Chiquadrat-Verteilung auf Signifikanz geprüft.

## Ergebnisse

### Die Untersuchungsstichprobe

Von insgesamt 70 nachuntersuchten Patienten erfüllten 34 das Einschlußkriterium, wonach sie zur Zeit des stationären Aufenthalts in einer festen Partnerschaft lebten, die bis zum Katamnesetermin andauerte. Bei 4 Patienten konnten die Daten nicht vollständig erhoben werden; somit wurden 30 Patienten (11 Frauen, 19 Männer) in die vorliegende Untersuchung einbezogen. Der jüngste Patient war 23, der älteste 50 Jahre alt (Durchschnittsalter: 37 Jahre).

Bei allen Patienten bestand die Partnerschaft, zu der sie befragt wurden, seit mindestens 4 Jahren. ⅔ der Patienten lebten in Beziehungen, die bereits länger als 10 Jahre andauerten, 20% von ihnen in über zwanzigjährigen Beziehungen. Zum Katamnesetermin waren 29 Patienten verheiratet, 26 hatten Kinder.

Bei ⅓ der Patienten bestand die ehemalige Leitsymptomatik aus Erkrankungen des Herz-Kreislauf-Systems, 20% kamen wegen Krankheiten des Magen-Darm-Bereichs und 17% wegen einer psychischen Leitsymptomatik (Angstneurose, depressive Neurose). Die übrigen Patienten litten unter Krankheiten der Bereiche Haut, Muskulatur/Skelettsystem, Atmung und Sinnesorgane sowie unter Eßstörungen. Bei über der Hälfte der Patienten bestand die Leitsymptomatik zur Zeit der stationären Aufnahme bereits länger als 3 Jahre, bei 23% sogar länger als 10 Jahre. Bei 26 Patienten (87%) war die Symptomatik während der aktuellen Partnerschaft entstanden.

### Feststellung des Therapieerfolgs: Veränderungen in der Symptomatik

Bei der paarweisen Gegenüberstellung der Anzahl der Begleitsymptome zu Beginn der stationären Behandlung (Median 5) und zum Katamnesetermin (Median 3) ergab sich eine signifikante Reduktion ($p < 0{,}001$). Zu beiden Zeitpunkten standen Symptome des oberen Intestinaltrakts an der Spitze, gefolgt von solchen im motorischen und kardiovaskulären Bereich. Auch die Auswertung der Freiburger Beschwerdenliste ergab eine signifikante Reduktion der Beschwerden ($p < 0{,}01$), wenn man die Beschwerdensumme zu Beginn der stationären Psychotherapie derjenigen zum Katamnesetermin gegenüberstellt. Ein Vergleich der FBL-Profile mit dem entsprechenden Profil von Gesunden (Hampel u. Fahrenberg 1982) zeigt, daß sich das FBL-Profil zum Katamnesezeitpunkt mehr demjenigen der Gesunden angenähert hat, daß jedoch auch weiterhin noch Abweichungen hiervon erkennbar sind (Abb. 1).

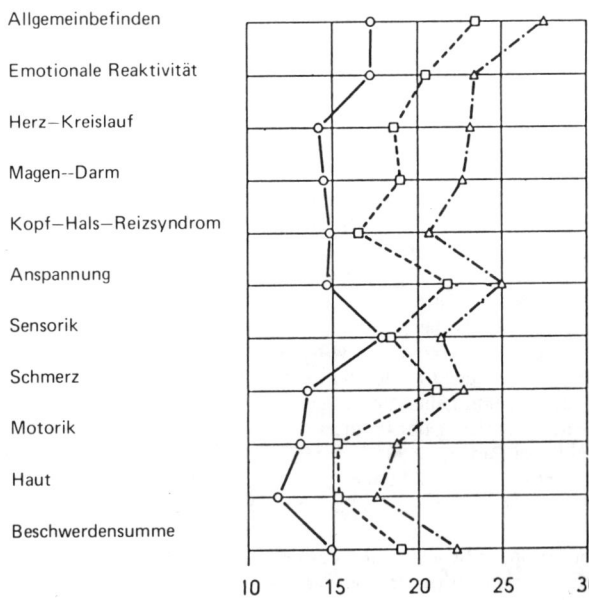

Allgemeinbefinden

Emotionale Reaktivität

Herz—Kreislauf

Magen--Darm

Kopf—Hals—Reizsyndrom

Anspannung

Sensorik

Schmerz

Motorik

Haut

Beschwerdensumme

10    15    20    25    30

**Abb. 1.** Ergebnis der Freiburger Beschwerdenliste
O  Gesunde
△  Patienten vor Behandlung
□  Patienten bei Nachuntersuchung

**Tabelle 1.** Beurteilung des Therapieerfolgs (nach Leitsymptomatik, körperlichem und psychischem Gesamtzustand und Psychopharmakakonsum)

| Erfolgsbeurteilung | n | [%] |
|---|---|---|
| Gebessert | 23 | (77) |
| Unverändert/verschlechtert | 7 | (23) |
| Gesamt | 30 | (100) |

¾ der Patienten nahmen nach eigenen Angaben vor dem stationären Aufenthalt selten oder regelmäßig Psychopharmaka, überwiegend Tranquilizer, Antidepressiva, Schlafmittel und Neuroleptika. Zum Katamnesetermin sind es hingegen ¾ der Patienten, die keine Psychopharmaka mehr nehmen, womit sich eine deutliche Reduktion vollzogen hat ($p < 0,006$). Auch die Zahl der Krankheitstage, bezogen auf die letzen 12 Monate vor dem jeweiligen Untersuchungstermin, hat sich von mehr als 6 Wochen auf weniger als 3 Wochen deutlich vermindert ($p < 0,03$).

Unter Zugrundelegung des globalen Befunds (Leitsymptomatik, körperliches und psychisches Gesamtbefinden gebessert sowie kein vermehrter Konsum von Psychopharmaka) ergibt sich eine Besserungsquote von 77% (Tabelle 1). Sie liegt bei 68%, wenn man die 4 im Katamnesezeitraum verstorbenen Patienten (Asthmatiker, die in fester Partnerschaft gelebt hatten) einbezieht.

**Tabelle 2.** In die Diskriminanzanalyse einbezogene Variablen

| Variablen | F-Wert bei Schritt 0 | Ausgewählte Variablen Reihenfolge | F to remove |
|---|---|---|---|
| Wer verläßt wen im Fall einer Trennung? | 13,96 | 1. | 35,90 |
| Kognitive Umbewertung des Patienten | 6,13 | 3. | 6,82 |
| Krankheit des Partners | 3,93 | | |
| Symptom- vs. konfliktorientierte Form der Krankheitsbewältigung | 2,99 | | |
| Qualität der Partnerschaft | 2,96 | | |
| Partner in die Krankheit involviert | 1,85 | | |
| Erweiterung emotionaler Ausdrucksfähigkeit | 1,70 | | |
| Trennung und Lebensbewältigung | 1,32 | | |
| Schuldzuweisung des Partners | 1,08 | | |
| Hilfe des Partners | 0,91 | 2. | 14,31 |
| Quantität an Interaktionen | 0,86 | | |
| Psychische Belastung des Partners | 0,63 | | |
| Mitbeteiligung des Partners an der Krankheit | 0,29 | | |
| Funktionelle Belastung des Partners | 0,23 | | |
| Außenorientiertheit des Partners | 0,06 | 4. | 1,73 |
| Sicherheit in der Beziehung | 0,03 | | |
| Patientenorientiertheit des Partners | 0,02 | | |
| Bedeutung des Partners für die Krankheitsbewältigung | 0,01 | | |
| Trennung und Gesundheit | 0,004 | | |

**Tabelle 3.** Anzahl der Patienten, die mit Hilfe der Diskriminanzanalyse korrekt klassifiziert werden konnten (s. Text)

| Patientengruppe | n | [%] |
|---|---|---|
| Gebesserte (n = 23) | 22 | (96) |
| Nichtgebesserte (n = 7) | 6 | (86) |
| Gesamt (n = 30) | 28 | (93) |

### *Therapieerfolg und Partnerschaft*

#### *Ergebnisse des Interviews*

19 der 26 Variablen des Interviews erfüllten das im Methodenteil genannte zweigliedrige Reliabilitätskriterium und wurden in die weitere Datenanalyse einbezogen. Tabelle 2 zeigt die 19 ausgewählten Variablen in der Reihenfolge ihres Beitrags zur Aufklärung von Varianz zwischen den Patientengruppen, den sie unabhängig voneinander leisten. Darüber hinaus sind die Variablen markiert, welche mit Hilfe der Diskriminanzanalyse als prognostisch relevant ausgewählt wurden.

93% der Patienten (22 gebesserte, 6 nicht gebesserte) können mit Hilfe von 4 Variablen in Hinblick auf ihren Therapieerfolg richtig klassifiziert werden (Tabelle 3). Die Hereinnahme weiterer Variablen trägt nicht mehr zu einer Verbesserung der

**Tabelle 4.** Rangfolge der 10 am häufigsten mit „Partner" verknüpften Begriffe

| Gebesserte (n = 23) | | Nichtgebesserte (n = 7) | |
|---|---|---|---|
| Vertrauen | 0,70 | Nachdenken | 0,57 |
| Nest | 0,65 | Trennung | 0,43 |
| Wärme | 0,57 | Krise | 0,43 |
| Zuversicht | 0,52 | Vertrauen | 0,29 |
| Schutz | 0,52 | Vergessen | 0,29 |
| Essen | 0,48 | Stinksauer | 0,29 |
| Lust | 0,43 | Stärke | 0,29 |
| Fürsorge | 0,30 | Mutter | 0,29 |
| Freiheit | 0,30 | Lust | 0,29 |
| Hilfe | 0,26 | Hilfe | 0,29 |

Vorhersage bei. Den höchsten Informationsgehalt hat eine Variable zum Thema „Trennung": die Gebesserten haben die Vorstellung, im Fall einer Trennung selbst aktiv den Partner zu verlassen, während die Nichtgebesserten eher befürchten, verlassen zu werden. In Kombination hiermit erweisen sich das Ausmaß, in dem die krankheitsbezogene Hilfe des Partners am Bedürfnis des Patienten orientiert ist, ferner das Ausmaß, in dem der Patient kognitive Umbewertungen vollzogen hat sowie Veränderungen in der Außenorientiertheit des Partners als prognostisch bedeutsame Merkmale.

*Ergebnisse der Gruppierungsaufgabe*

In der Gruppierungsaufgabe hatte jeder Patient 35 Begriffe in maximal 6 Gruppen sortiert, so wie sie seinem subjektiven Gefühl nach zusammengehörten. Die Ähnlichkeitsmatrizen der gebesserten und der nicht gebesserten Patientengruppe, welche die Interaktionsraten von je 2 Begriffen angeben, unterscheiden sich voneinander ($p < 0{,}001$).

Beispielhaft zeigt Tabelle 4 die Rangfolge der Begriffe, die beide Gruppen mit dem Schlüsselbegriff „Partner" verknüpft haben. Während die Gebesserten am häufigsten Begriffe wie „vertrauen", „Nest", „Wärme", „Zuversicht", „Schutz", „Lust" und „Fürsorge" mit dem Partner verbinden, stehen bei den Nichtgebesserten „nachdenken", „Trennung" und „Krise" an vorderer Stelle.

## Diskussion

### Zum Therapieerfolg

Die globale Messung des Therapieerfolgs (Leitsymptomatik, körperliches und psychisches Gesamtbefinden gebessert sowie kein vermehrter Konsum von Psychopharmaka) erbrachte eine Besserungsquote von 68%. Diese stimmt gut mit der sogenannten internationalen Therapieerfolgskonstanten (Stolze 1962) überein, wonach bei ⅔ aller psychotherapeutisch behandelten Patienten Behandlungserfolge eintreten.

Hierbei sind 2 Punkte zu berücksichtigen: Zum einen sind trotz des gebesserten Gesundheitszustandes in der Untersuchungsgruppe nur wenige Patienten völlig symptomfrei. Die meisten konnten durch die Therapie ihre kognitive und emotionale Einstellung zur Krankheit verändern, sie besser in ihr Leben integrieren und somit auch besser bewältigen. Zum anderen kann die Besserungsrate von 68% nicht allein auf das stationäre Therapieangebot zurückgeführt werden. ⅔ der nachuntersuchten Patienten haben sich zwischenzeitlich in eine ambulante psychotherapeutische Weiterbehandlung begeben, die allerdings in der Mehrzahl der Fälle zum Katamnesetermin beendet war. In diesem Zusammenhang sollte nicht unerwähnt bleiben, daß die Zahl der Patienten, die eine ambulante psychotherapeutische Weiterbehandlung wahrnahmen, in der Gruppe der Gebesserten etwa gleich groß war wie in derjenigen der Nichtgebesserten.

Auch in Anbetracht des zwischenzeitlichen therapeutischen Geschehens ist der stationären Psychotherapie vermutlich eine große Bedeutung in Hinblick auf die erfolgten Veränderungen beizumessen. Überwiegend gelangen Patienten mit chronifizierten Leiden und einer Vielzahl vergeblicher Behandlungsversuche zur stationären Psychotherapie. Diese steht dann oft erst am Anfang eines psychotherapeutischen Geschehens und stellt den Versuch dar, im Patienten ein Verständnis für die Psychogenese seiner Symptomatik zu wecken. Entsprechend ist in den meisten Fällen eine ambulante Weiterbehandlung indiziert. Es ist demnach als positiv zu bewerten, daß ⅔ der Patienten der Empfehlung einer weiteren psychotherapeutischen Behandlung gefolgt sind.

Im Rahmen der Katamnese, die sich auf Patienten bezog, die von November 1978 bis Januar 1982 in der Abteilung stationär behandelt worden waren, wurden insgesamt 70 Patienten nachuntersucht (Riehl 1985). Das Behandlungsergebnis, das bei der Teilgruppe der 30 Patienten in fester Partnerschaft ermittelt wurde, ähnelt sehr weitgehend demjenigen der Gesamtgruppe. Ein Unterschied zwischen den beiden Gruppen fällt jedoch auf:

In der Gruppe mit kontinuierlichen Paarbeziehungen befinden sich bedeutend mehr Patienten mit einer Herz-Kreislauf-Symptomatik ($p < 0,05$). Die Hälfte von ihnen kam wegen einer Herzneurose zur Behandlung. In diesem Zusammenhang sei daran erinnert, daß die Symptome der Herzneurose vorwiegend in Situationen auftreten, in denen eine Trennung droht (Richter u. Beckmann 1969). Willi (1985, S. 29) zählt die Herzneurose zu den „beziehungsstiftenden" Neurosen, welche „die Aufmerksamkeit und Zuwendung der Umgebung verstärken und somit dem Patienten eine intensivere Zuwendung sichern".

### Zur Verknüpfung von Therapieerfolg und Partnerschaft

#### Die prognostisch bedeutsamen Variablen des Interviews

Mit Hilfe von 4 Variablen des Interviews ist der Therapieerfolg in 93% der Fälle vorhersagbar. Diese hohe Klassifikationsrate rechtfertigt die inhaltliche Diskussion der gefundenen Variablen.

– *Wer verläßt wen im Fall einer Trennung?* Diese Variable liefert den höchsten Beitrag zur Unterscheidung der beiden Patientengruppen. Die Gebesserten haben die Vorstellung, im Fall einer Trennung selbst aktiv den Partner zu verlassen, während die Nichtgebesserten eher befürchten, verlassen zu werden.

Im Rahmen der Life-event- bzw. der psychologischen Streßforschung wird der Verlust des Partners („significant other") als eingreifendster Stressor bewertet. Nach derartigen Verlusterlebnissen fällt sowohl eine Erhöhung der Mortalitäts- als auch der Morbiditätsrate auf (Parkes 1974; Young et al. 1963).

Engel u. Schmale (1967) haben aus psychoanalytischer Sicht einen Beitrag zur Rolle psychischer Faktoren für die Genese somatischer Störungen geleistet. Als eine Reaktion auf reale, drohende oder symbolische Verlustereignisse beschreiben sie den Zustand des „giving up – given up", der insbesondere von Gefühlen der Hilflosigkeit und Hoffnungslosigkeit geprägt ist und häufig zum Krankheitsausbruch beiträgt. In der klinischen Beschreibung dieses Zustandsbildes wird u. a. hervorgehoben, daß der Patient die Beziehungen zu anderen Personen als nicht mehr sicher und befriedigend empfindet und daß er sich aufgegeben fühlt oder sich selbst aufgibt.

Wenn die nicht gebesserten Patienten im Gegensatz zu den gebesserten befürchten, verlassen zu werden, so könnte man annehmen, daß eine phantasierte Verlustsituation – genauer: die Angst, den Partner zu verlieren – nicht nur krankheitsauslösend wirken kann, sondern auch dem Krankheitsbewältigungsprozeß abträglich ist. Aus psychodynamischer Sicht deutet darüber hinaus die Angst, vom Partner verlassen zu werden, auf eine gestörte Regulation des Selbstwertgefühls sowie auf einen Mangel an Autonomie in der Paarbeziehung hin. Möglicherweise hat die Krankheit in diesen Beziehungen die Funktion, den Partner zu binden und ist eine Garantie dafür, daß der tatsächliche Verlust nicht eintritt.

– *In welchem Ausmaß ist nach Meinung des Patienten die krankheitsbezogene Hilfe des Partners am Bedürfnis des Patienten orientiert?* In der Gruppe der gebesserten Patienten stimmen die Hilfsangebote der Partner teilweise mit den Bedürfnissen der Patienten überein, jedoch gibt es auch Bedürfnisse, die unerfüllt bleiben. Demgegenüber fühlen sich die nicht gebesserten Patienten weitgehend alleingelassen; es gibt kaum Hilfsangebote, die sie sich eigentlich wünschen.

Aus dem Inhalt der Interviews läßt sich vermuten, daß die Partner der nicht gebesserten Patienten überwiegend weniger Toleranz und Verständnis für deren Symptomatik aufbrachten. Möglicherweise begehren die Nichtgebesserten auch ein eher unrealistisches Maß an Hilfe vom Partner und sind weniger in der Lage, seine Grenzen zu akzeptieren (vgl. Willi 1985, S. 150 ff.).

– *In welchem Ausmaß sind infolge von Krankheit und Therapie andere Sichtweisen oder kognitive Umbewertungen eingetreten?* Die gebesserten Patienten haben in höherem Maße Umbewertungen vollzogen; die nicht gebesserten haben kaum neue Sichtweisen gewonnen.

Der Vollzug kognitiver Umbewertungen stellt eine Veränderung dar, die im Rahmen aller psychotherapeutischen Richtungen als wünschenswert angesehen wird. Zum einen sprechen die Aussagen der gebesserten Patienten für ein verändertes Krankheitskonzept bzw. Krankheitsverständnis. Das zeitweilige Auftreten von Symptomen wurde vermehrt als ein Hinweis für bestehende Konflikte bewertet, als eigener Lösungsversuch akzeptiert, und die Patienten waren zu Einsichten in Phänomene von sekundärem Krankheitsgewinn gekommen. Zum anderen wurden reale Konflikte adäquater bewältigt als vor der psychotherapeutischen Behandlung. An dritter Stelle sei erwähnt, daß die gebesserten Patienten stärker in innerer Auseinandersetzung mit sich waren und offensichtlich ein höheres Niveau an

Selbst- und Fremdwahrnehmung gewonnen hatten als die nicht gebesserten.

Mit der Auswahl dieser Variablen zum Krankheitskonzept des Patienten als einer, die von besonderer Relevanz für die Vorhersage der gesundheitlichen Besserung ist, wird die Bedeutsamkeit der kognitiven Umstrukturierung im Rahmen des psychotherapeutischen Prozesses unterstrichen.

– *In welchem Ausmaß werden Veränderungen in der Außenorientiertheit des Partners angegeben?* In beiden Gruppen geben die Patienten im Mittel kaum Veränderungen an; möglicherweise besteht nach der stationären Psychotherapie eine leichte Tendenz zur Öffnung der Beziehung nach außen. Zwar ist der Unterschied zwischen beiden Gruppen sehr gering, doch ist diese Variable im Einzelfall bedeutsam, wenn sie zusätzlich zu den bereits genannten in die Vorhersage einbezogen wird.

Dieses Ergebnis erinnert an Beobachtungen, die Minuchin et al. (1978) aus Familien mit psychosomatisch Kranken berichten. Als ein wesentliches Charakteristikum heben sie den Mangel an Autonomie und Eigenständigkeit der Familienmitglieder hervor, die darum bemüht sind, den Status quo zu erhalten und sich vor der „feindlichen Außenwelt" zu schützen.

## Ergänzende Betrachtung zu den Variablen des Interviews

Erwähnenswert sind 3 weitere Variablen, in denen sich beide Patientengruppen bedeutsam unterscheiden. Diese wurden jedoch durch die Diskriminanzanalyse nicht ausgewählt, da wegen bestehender Zusammenhänge mit den bereits genannten ihr *zusätzlicher* Beitrag zur Varianzaufklärung relativ gering gewesen wäre.

– *Symptom- oder konfliktorientierte Krankheitsbewältigung.* Die gebesserten Patienten tendieren stärker zu einer konfliktorientierten Krankheitsbewältigung, d.h. sie mobilisieren eigene Reserven, setzen sich mehr als die nicht gebesserten mit inneren Konflikten auseinander. Vermutlich verbinden sie mit ihrer Krankheit auch andere ätiologische Vorstellungen und attribuieren Ursachen, die stärker im psychischen Bereich liegen (vgl. Ahrens u. Elsner 1981).

– *Krankheit des Partners.* Bei den nicht gebesserten Patienten ist der Partner offensichtlich kränker als bei den gebesserten. Anhand dieser Variablen läßt sich nicht entscheiden, ob das auch bereits bei Therapiebeginn der Fall war. Aufgrund einer Untersuchung von Heßler-Vomstein (1985) läßt sich jedoch vermuten, daß die beginnende Psychotherapie des Patienten häufig mit Verschlechterungen des gesundheitlichen Befindens beim Partner einhergeht. Daraus leitet sich die Frage ab, inwieweit das Paar eventuell „auf eine Welt der Krankheit" (Willi 1975, S.226) eingeschränkt ist bzw. inwieweit auch infolge einer Erkrankung des Partners oder durch dessen Krankheitskonzept ein therapeutischer Prozeß behindert werden kann.

– *Qualität der Paarbeziehung.* Darüber hinaus hat sich bei den gebesserten Patienten auch die Qualität der Paarbeziehung verbessert, während bei den nicht gebesserten insgesamt fast keine Veränderungen eingetreten sind. Obwohl diese Variable keine Aussagen über den Ausgangspunkt der Veränderungen zuläßt, kann man daraus schließen, daß die Paarbeziehungen der Gebesserten durch mehr Flexibilität gekennzeichnet sind und mehr Möglichkeiten zur Veränderung in sich bergen.

## Zur Gruppierungsaufgabe

Beide Patientengruppen haben ihren Partner in sehr unterschiedliche begriffliche Kontexte gestellt. Bei den Gebesserten ist der Partner mit emotionaler Sicherheit, Geborgenheit und Bedürfnisbefriedigung verknüpft; bei den Nichtgebesserten ist der begriffliche Kontext, in dem der Partner angesiedelt wird, in erster Linie problembeladener, die Begriffe „nachdenken", „Trennung" und „Krise", die an vorderer Stelle stehen, weisen in hohem Maße auf Ambivalenzen hin.

## Stationäre Psychotherapie und Partnerschaft

Ziel der vorliegenden Untersuchung war es, Einblick in die subjektive Sichtweise psychosomatisch Kranker zu gewinnen. Hierbei standen der Umgang mit der Erkrankung sowie die Verknüpfung von Krankheitsbewältigung und Partnerschaft im Mittelpunkt.

Es ist bemerkenswert, daß Variablen, die den Partner und die Paarbeziehung betreffen, in bedeutsamem Maße in der Lage sind, den Therapieerfolg vorherzusagen. Im Mißverhältnis dazu steht die Tatsache, daß im Rahmen der stationären Psychotherapie, so wie sie überwiegend in psychosomatischen Kliniken durchgeführt wird, zwar stillschweigend mit Auswirkungen für den Partner sowie für die Homöostase der Beziehung gerechnet wird, der reale Partner jedoch weitgehend ausgeblendet bleibt (vgl. auch Rohde-Dachser 1981; Thomae u. Thomae 1968).

Historisch gesehen geht dies auf Freud (1912) zurück, der eine gewisse Ratlosigkeit im Umgang mit Angehörigen bekundete (S.387) und die psychoanalytische Behandlung mit einer schwierigen Operation verglich, bei der man nicht durch Dritte gestört werden dürfe (Freud 1916-17, S.477f.). Freud weist jedoch an dieser Stelle auch darauf hin, daß gewisse eheliche Bedingungen einem Behandlungserfolg entgegenstehen können.

Ein zweiter Grund für die Ausblendung des realen Partners liegt in der Annahme, daß sich eine neurotische Beziehungsstörung in der Übertragungsbeziehung zum Analytiker zeige. Mit der Durcharbeitung dieser Übertragungsbeziehung löse sich dann auch die Störung in der Paarbeziehung auf. In diesem Zusammenhang sei an das Konzept der „Interaktionspersönlichkeit (Willi 1985) erinnert, demzufolge eine bestimmte Person zu verschiedenen Partnern unterschiedliche Beziehungen eingehen kann, je nachdem welche Beziehungsmöglichkeiten der jeweilige Partner und die Beziehung als Ganzes zulassen. Diesem Konzept scheint insbesondere in der stationären Psychotherapie, in deren Rahmen dem Übertragungsgeschehen auch zeitliche Grenzen gesetzt sind, Bedeutung zuzukommen.

## Konsequenzen für die Praxis

Im Rahmen der vorliegenden Untersuchung konnte weder der Partner befragt noch eine Paardiagnostik durchgeführt werden, so daß sich die Ergebnisse allein aus der subjektiven Sicht der ehemaligen Patienten ableiten. Doch kann man davon ausgehen, daß die erfragten Interpretationen und Sichtweisen einer Person deren Lebenswelt strukturieren, und daß sich Kognitionen und Bewältigungsmöglichkeiten wechselseitig beeinflussen (Endler u. Magnusson 1976, S.968).

Aus den Ergebnissen läßt sich die praktische Empfehlung ableiten, psychotherapeutischen Behandlungen eine ausführliche Beziehungsdiagnostik voranzustellen, wenn der Patient in einer Partnerschaft lebt. Hierbei sollte das Schwergewicht auf der Analyse partnerschaftlicher Copingressourcen und der Bedeutung der Symptomatik für die Paardynamik liegen. Im einzelnen empfiehlt sich das folgende Vorgehen:

Lebt der Patient in einer Partnerschaft, die in dem Sinne funktionsfähig ist, daß klare intra- und extradyadische Grenzen vorhanden und die Positionen ausbalanciert sind, so ist mit hoher Wahrscheinlichkeit davon auszugehen, daß auch Ressourcen vorhanden sind, die sowohl die Krankheitsbewältigung erleichtern als auch dazu beitragen, die Auswirkungen einer individuumzentrierten Psychotherapie auf das Paar produktiv zu verarbeiten. In diesem Fall ist das individuumzentrierte Vorgehen berechtigt. Doch sollte dem Partner zumindest in einem Gespräch verdeutlicht werden, daß der stationäre Aufenthalt auch ihn mitbetrifft. Hierbei ist nach Möglichkeit zu vermeiden, den Partner in Rivalität zur stationären Einrichtung zu bringen (vgl. Heßler-Vomstein v. Lamprecht 1986; Willi 1978).

Lebt der Patient hingegen in einer wenig funktionsfähigen Partnerschaft, sollte der Partner stärker in den therapeutischen Prozeß einbezogen werden. Dies beinhaltet die Chance, die möglicherweise fatale Verknüpfung von Paardynamik und psychosomatischem Krankheitsgeschehen, die einer Krankheitsbewältigung entgegenstehen kann, aufzulösen.

## Literatur

Ahrens S, Elsner H (1981) Empirische Untersuchungen zum Krankheitskonzept neurotischer, psychosomatischer und somatisch kranker Patienten. Med Psychol 7: 95–109

Dominian J (1979) Health and marital breakdown. Br Med J 2: 424–425, 654–656, 720–722, 781–783

Endler NS, Magnusson D (1976) Toward an interactional psychology of personality. Psychol Bull 83: 956–974

Engel GL, Schmale AH (1967) Psychoanalytic theory of somatic disorder. Am Psychoanal Assoc 15: 344–365

Fahrenberg J (1975) Die Freiburger Beschwerdenliste FBL. Z Klin Psychol 4: 79–100

Freud S (1912) Ratschläge für den Arzt bei der psychoanalytischen Behandlung. Fischer, Frankfurt (Gesammelte Werke, Bd VIII, S 376–387)

Freud S (1916–17) Vorlesungen zur Einführung in die Psychoanalyse: Die analytische Therapie. Fischer, Frankfurt (Gesammelte Werke, Bd XI, S 466–482)

Gray HL, Schacany WR (1972) The generalized jackknife statistic. Dekker, New York

Hampel R, Fahrenberg F (1982) Freiburger Beschwerdenliste FBL. Gruppenvergleiche und andere Studien zur Validität. Forschungsberichte des Psychologischen Instituts der Albert-Ludwigs-Universität, Freiburg

Hessler M, Lamprecht F (1986) Der Effekt stationärer psychoanalytischorientierter Behandlung auf den unbehandelten Partner. Psychoth med Psychol 36: 173–178

Klecka WR (1984) Discriminant analysis. Sage, Beverly Hills London (Sage University paper series on quantitative applications in the social sciences)

Levy R (1976) Psychosomatic symptoms and women's protest: Two types of reaction to structural strain in the family. J Health Soc Behav 17: 122–134

Leyer E, Riedell H (1980) Die Beziehungen zwischen Familie, Patient und Klinik bei der stationären, psychiatrischen und psychotherapeutischen Behandlung. Psychiatr Prax 7: 65–71

Minuchin S, Rosman BL, Baker L (1978) Psychosomatic families. Harvard University Press, Cambridge Massachusetts London

Parkes CM (1974) Vereinsamung. Die Lebenskrise bei Partnerverlust. Rowohlt, Reinbek

Petermann F (1978) Effektivitätsbestimmungen in der Psychotherapie - mögliche Konzepte. Z Psychol 3: 403-419

Pouplier M (1978) Über die Einbeziehung von Partnern (Partnerinnen) in die stationäre Psychotherapie. In: Beese F (Hrsg) Stationäre Psychotherapie. Vandenhoeck & Ruprecht, Göttingen, S 119-132

Richter HE, Beckmann D (1969) Herzneurose. Thieme, Stuttgart

Riehl A (1985) Prognose und Behandlungserfolg bei psychosomatischen Erkrankungen. Prax Psychother Psychosom 30: 318-330

Rohde-Dachser C (1981) Dyade als Illusion? Z Psychosom Med Psychoanal 27: 318-337

Stolze H (1962) Konzentrative Bewegungstherapie. In: Eicke D (Hrsg) Die Psychologie des 20.Jahrhunderts, Bd III. Kindler, München, S 1250-1273

Thomae H, Thomae B (1968) Die Rolle der Angehörigen in psychoanalytischen Behandlungen. Psyche 22: 802-822

Waring EM (1979) Psychosomatic symptoms and marital adjustment. Psychiatr Forum 8: 9-13

Willi J (1975) Die Zweierbeziehung. Rowohlt, Reinbek

Willi J (1978) Die stationäre Psychotherapie unter familiendynamischen Aspekten. Psychosom Med 8: 162-170

Willi J (1985) Koevolution. Die Kunst gemeinsamen Wachsens. Rowohlt, Reinbek

Young M, Benjamin B, Wallis C (1963) The mortality of widowers. Lancet ii: 454-457

# Routinemäßige quantitative Psychotherapieerfolgskontrolle im klinischen Alltag

H.-J. Grünzig und R. Schors

## Einleitung

Eine zentrale Problemstellung der internationalen Psychotherapieforschung betrifft die Untersuchung von sogenannten Wirkfaktoren, also die Untersuchung jener Faktoren, die zu nachhaltigen Veränderungen im Erleben und Verhalten (und auch der psychophysiologischen Reaktionsweisen) beitragen. Eine erste wesentliche Voraussetzung für solche Untersuchungen stellt die methodisch gesicherte, objektivierbare Feststellung relevanter Veränderungen dar. In einer Reihe von Forschungsvorhaben (Übersicht bei Kächele u. Schors 1981; s. auch Luborsky 1984) sind entsprechende elaborierte psychodiagnostische Verfahren entwickelt und eingesetzt worden. Ein kritischer Punkt solcher Untersuchungen besteht jedoch in der Generalisierbarkeit der Befunde: 1) handelt es sich im allgemeinen um geringe Stichprobenumfänge, 2) sind die psychodiagnostischen Instrumente großenteils für spezielle Fragestellungen ausgewählt worden, 3) muß berücksichtigt werden, daß das mit einem anspruchsvollen Forschungsvorhaben verbundene besondere Interesse der Psychotherapeuten und deren eigene emotionale Beteiligung Auswirkungen auf die Behandlungsführung hat und häufig eine ungewöhnlich gründliche Dokumentation (z. B. Tonbandprotokollierung der Psychotherapiesitzungen) sowie dichtere kollegiale Supervision mit sich bringt. Aus diesen Erwägungen ergeben sich Zweifel, inwieweit die gewonnenen Befunde über diese spezielle Forschungssituation hinaus auf den psychotherapeutischen Alltag übertragen werden können.

Was auf nationaler, aber mehr noch auf internationaler Ebene fehlt, ist ein verbindliches psychodiagnostisches Instrumentarium zur einheitlichen Dokumentation von Therapieeffekten. Ein solches Testinventar sollte für verschiedene Psychotherapierichtungen gleichermaßen relevant und änderungssensibel sein und allgemein anerkannte Zielvorstellungen einer erfolgreichen Psychotherapie operationalisieren. Diese Forderung soll bei dem gegenwärtigen Wissensstand gerade nicht einer wie auch immer gearteten differentiellen Psychotherapie- und Indikationsforschung Vorschub leisten, auch wenn dies eines Tages zu einer solchen speziellen Fragestellung führen könnte. Das zentrale Ziel dieser Forderung ist die Etablierung einer breit angelegten, umfassenden Datenbasis für die Untersuchung von Therapieeffekten in ganz unterschiedlichen Behandlungskontexten. Könnten sich viele Psychotherapieinstitutionen an Universitäten und Kliniken auf eine gemeinsame Datensammlung mit einem einheitlichen psychodiagnostischen Instrumentarium einigen, dann wäre innerhalb eines übersichtlich kurzen Zeitraumes eine gewaltige Datenbasis geschaffen, welche eine rationale und gut fundierte Erforschung von speziellen Psychotherapieeffekten gestatten würde. Diese Forderung läßt sich realistisch jedoch nur erfüllen, wenn der Aufwand an psychodiagnostischer Datenerhebung und Datenauswertung mit dem klinischen Alltag vereinbar ist, d. h. möglichst geringen zusätzlichen Arbeitsaufwand erfordert.

Mit diesem Beitrag möchten wir die Diskussion über die Dokumentation von Therapieeffekten anregen und einen Vorschlag für ein solches psychodiagnostisches Instrumentarium zusammen mit ersten Erfahrungen und Ergebnissen vorlegen. Dieser Vorschlag ist gegründet auf und motiviert durch die inzwischen über 15jährigen Bemühungen an der Abteilung Psychotherapie der Universität Ulm, die psychotherapeutische Prozeßforschung mit der Outcomeforschung zu verbinden. Die in unserer Untersuchung eingesetzten psychometrischen Verfahren weisen hinlänglich befriedigende Testgütekriterien auf; sie sind im deutschsprachigen Raum gut bekannt und gelten als bewährt. Es handelt sich um sogenannte Selbstbeschreibungsverfahren (Q-Daten), die vom Patienten bearbeitet werden und leicht durch eingearbeitetes Hilfspersonal ausgewertet werden können; in Ulm können wir auf Computerauswertungsprogramme zurückgreifen, die eine rasche, ökonomische und fehlerfreie Auswertung gewährleisten.

## Psychodiagnostisches Instrumentarium

Die verwendeten Verfahren (s. Tabelle 1) möchten wir im folgenden kurz beschreiben: Das *Freiburger Persönlichkeitsinventar* (FPI; Fahrenberg et al. 1973) besteht aus 12 Skalen, die großenteils unabhängige Persönlichkeitsdimensionen erfassen, wie z. B. „Psychosomatische Gestörtheit", „Depressivität" und „Emotionale Labilität"; es ist aus psychologischen Persönlichkeitstheorien entwickelt worden. Der *Gießen-Test* (GT; Beckmann et al. 1977) ist anhand psychoanalytischer Persönlichkeitstheorien entwickelt worden und umfaßt 6 Skalen. Eher verhaltenstheoretischen und verhaltenstherapeutischen Auffassungen von Selbstunsicherheit und sozialer Kompetenz entstammen der *Unsicherheitsfragebogen* (U-Test; Ullrich u. Ullrich 1976) und das *Emotionalitätsinventar* (EMI; Ullrich u. Ullrich 1975); der U-Test erfaßt in 6 Skalen z. B. „Fehlschlag- und Kritikangst" und die Fähigkeit, „For-

**Tabelle 1.** Zusammenstellung der verwendeten Testverfahren

| Test | (Abk.) | Autoren | Jahr | Anzahl der Skalen |
|------|--------|---------|------|-------------------|
| Freiburger Persönlichkeitsinventar | (FPI) | Fahrenberg et al. | 1973 | 12 |
| Gießen-Test | (GT) | Beckmann et al. | 1977 | 6 |
| Unsicherheitsfragebogen | (U-Test) | Ullrich u. Ullrich | 1976 | 6 |
| Emotionalitätsinventar | (EMI) | Ullrich u. Ullrich | 1975 | 7 |
| Gießener Beschwerdebogen | (GBB) | Brähler u. Scheer | 1983 | 5 |
| Depressionsfragebogen | (DFB) | Beck et al. | 1974 | 1 |
| Fragebogen zur Veränderung des Erlebens und Verhaltens | (VEV) | Zielke u. Kopf-Mehnert | 1978 | 1 |

derungen stellen zu können"; das EMI besteht aus 7 Befindlichkeitsskalen wie etwa „Depressive Stimmung" und „Gehemmtes Befinden". Zur Erhebung körperlicher Beschwerden dient der *Gießener Beschwerdebogen* (GBB; Brähler u. Scheer 1983), der aus der psychosomatischen Forschung stammt. Er umfaßt in 5 Skalen neben anderen die Beschwerdenbereiche „Magensymptomatik" und „Herzbeschwerden". Ferner wird der *Depressionsfragebogen* von Beck et al. (1974) aus der Schule der kognitiven Therapie (in der Übersetzung von Krampen 1979) sowie zum Therapieende und für katamnestische Untersuchungen der *Fragebogen zur Veränderung des Erlebens und Verhaltens* (VEV; Zielke u. Kopf-Mehnert 1978) aus der Schulrichtung der humanistischen und Gesprächspsychotherapie eingesetzt. Der VEV ist insofern besonders interessant, als seine Items veränderungsbezogen formuliert sind, und das Testergebnis unmittelbaren Aufschluß über eine Veränderung ergibt, im Unterschied zu den anderen Fragebogen, die Veränderungsaussagen nur über Differenzwerte zwischen 2 Erhebungszeitpunkten zulassen.

### Untersuchung und erste Ergebnisse

Dieses psychodiagnostische Instrumentarium wurde von 2 Psychotherapeuten, einem Verhaltenstherapeuten (HJG) und einem Psychoanalytiker (RS), ohne eine spezielle Forschungsfragestellung einer Gelegenheitsstichprobe von Patienten der Abteilung Psychotherapie der Universität Ulm zur Bearbeitung vorgelegt. Ein Großteil der Verhaltenstherapiepatienten nahm an einem Selbstsicherheitstraining in der Gruppe (Personal Effectiveness Training nach P. Liberman et al. 1975) teil und war insofern selektiert; der Psychoanalytiker mit abgeschlossener internistischer Weiterbildung war besonders an Patienten mit psychosomatischen Störungen interessiert, die überwiegend mit kürzeren Therapien behandelt wurden. Untersucht wurden mit dieser Testbatterie 41 Patienten zu Beginn der Behandlung und 26 Patienten nach Abschluß der Behandlung; 20 Patienten hiervon bearbeiteten sowohl die Anfangs- als auch die Abschlußtests. Erst eine geringe Zahl von Patienten hat einen weiteren Testsatz ein halbes Jahr bis 5 Jahre nach Beendigung der Therapie ausgefüllt.

Die gesamte Patientenstichprobe unterscheidet sich zu Behandlungsbeginn in den meisten der erfaßten Dimensionen erwartungsgemäß ganz erheblich von der Normalpopulation; zum Behandlungsabschluß haben sich diese Abweichungen durchgehend etwas verringert. (Zur Datenübersicht vgl. Tabelle 2.) Die Teilstichprobe der Verhaltenstherapiepatienten unterscheidet sich zu Behandlungsbeginn von der Teilstichprobe der Psychoanalysepatienten im wesentlichen in denjenigen Skalen, die auf verringerte Selbstsicherheit und soziale Kompetenz hindeuten; dies ist sicher eine Auswirkung der oben erwähnten Patientenselektion. Im übrigen stellen sich die Verhaltenstherapiepatienten insgesamt als schwerer beeinträchtigt dar. Zum Behandlungsabschluß sind die Unterschiede zwischen diesen beiden Teilstichproben im Mittel erheblich geringer geworden (zur Datenübersicht vgl. Tabelle 3); ihre Werte haben sich denen der Normalpopulation angenähert.

Individuelle, patientenspezifische Änderungen im Verlauf der Psychotherapie unserer Stichprobe sind vor allem im globalen Bereich der sozialen Kompetenz sowie in der Ängstlichkeit und im Ausmaß der psychosomatischen Beschwerden

**Tabelle 2.** Stanine-Mittelwerte der einzelnen Testskalen am Beginn (n = 41) und am Ende (n = 26) der Behandlungen. Die Werte sind auf eine Normalpopulation bezogen

| GT-S | Stanine | | EMI-B | Stanine | |
|---|---|---|---|---|---|
| 1. Soziale Resonanz beliebt/unbeliebt | 7 | 7 | 1. Ängstliches Befinden | 6 | 5 |
| | | | 2. Depressive Stimmung | 6 | 5 |
| 2. Dominanz gefügig/dominant | 6 | 6 | 3. Erschöpftes Befinden | 6 | 5 |
| | | | 4. Aggressive Stimmung | 6 | 6 |
| 3. Kontrolle überkontrolliert/ unterkontrolliert | 5 | 5 | 5. Gehemmtes Befinden | 6 | 5 |
| | | | 6. Verlassenheitsgefühl | 6 | 6 |
| | | | 7. Gestörtes Allgemeinbefinden | 6 | 5 |
| 4. Grundstimmung depressiv/hypomanisch | 2 | 3 | | | |
| | | | DFB | Stanine | |
| 5. Durchlässigkeit retentiv/durchlässig | 3 | 4 | H-Wert | 7 | 5 |
| 6. Soziale Potenz ungesellig/gesellig | 4 | 4 | U | Stanine | |
| M. bevorzugt die Mitte/ meidet die Mitte | 5 | 5 | 1. Fehlschlag und Kritikangst | 8 | 7 |
| E. bevorzugt Extremwerte/ meidet Extremwerte | 5 | 5 | 2. Kontaktangst | 7 | 6 |
| | | | 3. Fordern-können | 3 | 4 |
| FPI | Stanine | | 4. Nicht-nein-sagen-Können | 7 | 7 |
| | | | 5. Schuldgefühle | 5 | 5 |
| 1. Nervosität | 7 | 6 | 6. Anständigkeit | 7 | 6 |
| 2. Aggressivität | 5 | 5 | | | |
| 3. Depressivität | 7 | 6 | GBB | Prozent- rang ≦ | |
| 4. Erregbarkeit | 5 | 5 | | | |
| 5. Geselligkeit | 3 | 4 | 1. Erschöpfung | 100 | 75 |
| 6. Gelassenheit | 3 | 4 | 2. Magensymptomatik | 100 | 75 |
| 7. Dominanzstreben | 5 | 4 | 3. Gliederschmerzen | 100 | 75 |
| 8. Gehemmtheit | 7 | 7 | 4. Herzbeschwerden | 100 | 100 |
| 9. Offenheit | 5 | 5 | 5. Allgemeine Klagsamkeit | 100 | 75 |
| E. Extraversion | 3 | 4 | | | |
| N. Emotionale Labilität | 7 | 6 | VEV Veränderungswert | p ≦ | |
| M. Maskulinität | 3 | 4 | | | |

207: Verbesserung

eingetreten. Die Unterschiede in den Behandlungseffekten zwischen den Teilstichproben der Verhaltenstherapiepatienten und der Psychoanalysepatienten sind vermutlich überwiegend auf die oben erwähnte Patientenselektion durch die beiden Psychotherapeuten zurückzuführen. Es ergaben sich bei den Verhaltenstherapiepatienten sehr deutliche Änderungen in der Gestaltung zwischenmenschlicher Beziehungen, bei den Psychoanalysepatienten ähnlich deutliche Änderungen im Zugang zum eigenen Erleben und in den körperlichen Beschwerden. Unter einem methodisch-statistischen Gesichtspunkt sind bei solchen „Veränderungsmessungen" natürlich eine Reihe schwieriger Probleme zu lösen, die hier nicht aufgegriffen werden sollen (vgl. dazu Harris 1967; Petermann 1978). Wegen der Einfachheit der Auswertung und der Übersichtlichkeit der Darstellung haben wir uns in diesem Beitrag mit dem statistischen Prüfverfahren des t-Tests für Wiederholungsstichproben begnügt.

**Tabelle 3.** Stanine-Differenzbeträge zwischen der Teilstichprobe der Verhaltenstherapie- und der Psychoanalysepatienten, sowohl zum Behandlungsbeginn wie zum Behandlungsende

| GT-S | Stanine | | EMI-B | Stanine | |
|---|---|---|---|---|---|
| 1. Soziale Resonanz beliebt/unbeliebt | 2 | 1 | 1. Ängstliches Befinden | 0 | 1 |
| 2. Dominanz gefügig/dominant | 1 | 0 | 2. Depressive Stimmung | 2 | 2 |
| | | | 3. Erschöpftes Befinden | 1 | 1 |
| 3. Kontrolle überkontrolliert/ unterkontrolliert | 0 | 1 | 4. Aggressive Stimmung | 0 | 1 |
| | | | 5. Gehemmtes Befinden | 1 | 1 |
| | | | 6. Verlassenheitsgefühl | 2 | 2 |
| 4. Grundstimmung depressiv/hypomanisch | 1 | 1 | 7. Gestörtes Allgemeinbefinden | 1 | 0 |

| DFB | Stanine | |
|---|---|---|
| H-Wert | 1 | 1 |

| GT-S (Forts.) | Stanine | |
|---|---|---|
| 5. Durchlässigkeit retentiv/durchlässig | 2 | 3 |
| 6. Soziale Potenz ungesellig/gesellig | 2 | 1 |
| M. bevorzugt die Mitte/ meidet die Mitte | 1 | 1 |
| E. bevorzugt Extremwerte/ meidet Extremwerte | 0 | 0 |

| U | Stanine | |
|---|---|---|
| 1. Fehlschlag und Kritikangst | 3 | 2 |
| 2. Kontaktangst | 2 | 2 |
| 3. Fordern-können | 2 | 3 |
| 4. Nicht-nein-sagen-Können | 1 | 1 |
| 5. Schuldgefühle | 3 | 3 |
| 6. Anständigkeit | 1 | 2 |

| FPI | Stanine | |
|---|---|---|
| 1. Nervosität | 0 | 2 |
| 2. Aggressivität | 2 | 0 |
| 3. Depressivität | 1 | 2 |
| 4. Erregbarkeit | 0 | 1 |
| 5. Geselligkeit | 2 | 3 |
| 6. Gelassenheit | 0 | 2 |
| 7. Dominanzstreben | 0 | 1 |
| 8. Gehemmtheit | 2 | 2 |
| 9. Offenheit | 1 | 1 |
| E. Extraversion | 1 | 2 |
| N. Emotionale Labilität | 1 | 2 |
| M. Maskulinität | 1 | 2 |

| GBB | Rohwerte | |
|---|---|---|
| 1. Erschöpfung | 3 | 2 |
| 2. Magensymptomatik | 0 | 1 |
| 3. Gliederschmerzen | 3 | 2 |
| 4. Herzbeschwerden | 1 | 0 |
| 5. Allgemeine Klagsamkeit | 5 | 1 |

| VEV Veränderungswert | $p \leqq$ |
|---|---|

36: Verbesserung

## Klinische Relevanz der Testbefunde an einem Behandlungsfall

Es handelt sich um eine analytische Psychotherapie mit ca. 80 h, 2mal wöchentlich über 1 Jahr. Eine 37jährige Frau litt seit mehreren Jahren unter chronischen Rückenschmerzen, denen sie zunächst nur wenig Beachtung geschenkt hatte. Es kam zu einer akuten Schmerzverstärkung mit neurologischer Symptomatik, so daß eine Operation (Nukleotomie L4/5) notwendig wurde. Die Schmerzen besserten sich zunächst, jedoch nicht so rasch wie erwartet, und pendelten sich etwa auf dem präoperativen Niveau wieder ein; eine Reoperation wurde nach einem ¾ Jahr durchgeführt. Allerdings blieb auch diese hinsichtlich der Schmerzen erfolglos, die Patientin war annähernd ein Jahr krankgeschrieben, die Berentung stand zur Diskussion. In dieser Situation suchte die Patientin die Psychotherapie auf.

Im folgenden skizzieren wir die Psychodynamik: Die Beziehungen der Patientin waren bestimmt durch altruistische Abtretung unter Vernachlässigung eigener

**Tabelle 4.** Zusammenstellung der Skalenwerte des klinisch beschriebenen Einzelfalls zu Beginn und zum Abschluß der Psychotherapie sowie zur katamnestischen Untersuchung nach einem halben Jahr. Die Stanine-Werte sind auf eine Normalpopulation bezogen

| GT-S | Stanine | | | EMI-B | Stanine | | |
|---|---|---|---|---|---|---|---|
| 1. Soziale Resonanz beliebt/unbeliebt | 6 | 5 | 5 | 1. Ängstliches Befinden | 7 | 3 | 2 |
| 2. Dominanz gefügig/dominant | 8 | 8 | 7 | 2. Depressive Stimmung | 6 | 1 | 3 |
| 3. Kontrolle überkontrolliert/ unterkontrolliert | 6 | 6 | 7 | 3. Erschöpftes Befinden | 7 | 3 | 3 |
| | | | | 4. Aggressive Stimmung | 8 | 5 | 5 |
| | | | | 5. Gehemmtes Befinden | 4 | 1 | 2 |
| 4. Grundstimmung depressiv/hypomanisch | 1 | 5 | 6 | 6. Verlassenheitsgefühl | 6 | 3 | 2 |
| 5. Durchlässigkeit retentiv/durchlässig | 5 | 9 | 7 | 7. Gestörtes Allgemeinbefinden | 7 | 2 | 3 |
| 6. Soziale Potenz ungesellig/gesellig | 6 | 6 | 6 | DFB | Stanine | | |
| M. bevorzugt die Mitte/ meidet die Mitte | 5 | 3 | 3 | H-Wert | 6 | 3 | 3 |
| E. bevorzugt Extremwerte/ meidet Extremwerte | 4 | 4 | 5 | U | Stanine | | |
| | | | | 1. Fehlschlag und Kritikangst | 5 | 2 | 3 |
| FPI | Stanine | | | 2. Kontaktangst | 5 | 2 | 2 |
| | | | | 3. Fordern-können | 4 | 9 | 9 |
| 1. Nervosität | 9 | 7 | 7 | 4. Nicht-nein-sagen-Können | 9 | 1 | 2 |
| 2. Aggressivität | 6 | 6 | 3 | 5. Schuldgefühle | 3 | 2 | 3 |
| 3. Depressivität | 6 | 4 | 3 | 6. Anständigkeit | 5 | 3 | 3 |
| 4. Erregbarkeit | 5 | 4 | 3 | GBB | Prozent- rang ≦ | | |
| 5. Geselligkeit | 6 | 7 | 8 | | | | |
| 6. Gelassenheit | 3 | 6 | 7 | 1. Erschöpfung | 100 | 75 | 100 |
| 7. Dominanzstreben | 6 | 3 | 4 | 2. Magensymptomatik | 100 | 100 | 50 |
| 8. Gehemmtheit | 5 | 3 | 2 | 3. Gliederschmerzen | 100 | 100 | 100 |
| 9. Offenheit | 5 | 5 | 3 | 4. Herzbeschwerden | 100 | 100 | 75 |
| E. Extraversion | 5 | 7 | 7 | 5. Allgemeine Klagsamkeit | 100 | 75 | 100 |
| N. Emotionale Labilität | 6 | 4 | 3 | VEV Veränderungswert | p ≦ | | |
| M. Maskulinität | 2 | 5 | 7 | | | | |
| | | | | 286: Verbesserung | 0,001 | | |
| | | | | 288: Verbesserung | 0,001 | | |

Bedürfnisse mit dem Bestreben, sich verwöhnend für die Wünsche anderer einzusetzen. Die Hoffnung, ebenfalls entsprechend umsorgt zu werden, wurde aber nicht erfüllt. Der primäre Krankheitsgewinn lag u.a. in der Aufrechterhaltung narzißtischer Größenphantasien (d.h. daß sie unter ungünstigen Voraussetzungen gleiches oder mehr leisten könne als andere). Grundlage des altruistischen Verhaltens waren Gefühle von Minderwertigkeit, die ihre Wurzel in der kindlichen Entwicklung hatten. In der Situation der Hilfsbedürftigkeit während und nach der Operation, die von der Patientin als schwere Kränkung erlebt wurde, kamen reale Zurückweisungen aus ihrer Familie und dem Freundeskreis. Diese führten zu Gefühlen ohnmächtiger Wut und einer trotzigen Passivität, bei der die chronischen Rückenschmerzen unbewußt als Mittel dienten, sich sekundären Krankheitsgewinn zu verschaffen. Während für die Patientin das Problem lediglich in ihren Kreuzschmerzen bestand, spiegeln die Testbefunde weitere psychopathologische Auffälligkeiten wider. So zeigt sich eine depressive Grundstimmung (GT und EMI) eine aggressive Stimmung (EMI) bei gleichzeitiger aggressiver Hemmung (U-Test; Nicht-nein-sagen-Können) sowie ausgeprägte Nervosität im FPI. Der Gießener Beschwerdebogen ergibt in allen Skalen einen Prozentrang von 100. Bei der Interpretation der Daten über 3 Meßpunkte (Beginn der Therapie, Ende der Therapie und Katamnese nach 6 Monaten; vgl. Tabelle 4) beschränken wir uns auf die Bereiche, in denen sich Veränderungen von mindestens 4 Skalenpunkten (Stanine) ergeben haben. Die depressive Grundstimmung nimmt nach dem GT und EMI deutlich ab. Die Durchlässigkeit hat ihr Maximum am Ende der Therapie und nimmt erwartungsgemäß danach wieder ab. Von besonderer Bedeutung sind die Hinweise auf orale Aggressivität wie Fordern-können und Nicht-nein-sagen-Können. Die Fähigkeit der Patientin, Forderungen zu stellen nimmt vom mittleren Bereich auf ein Maximum zu und bleibt stabil. Das Nicht-nein-sagen-Können nimmt von einem Maximalwert am Anfang der Therapie auf einen Minimalwert am Ende der Therapie ab und bleibt in der Katamnesezeit niedrig. Eine deutliche Zunahme zeigt sich in der Skala „Maskulinität" im FPI, der an Wert sogar im Laufe der Katamnesezeit noch zunimmt. Dies ist für diese Patientin von besonderer Bedeutung, weil sie vaterlos aufgewachsen ist. Möglicherweise hat ihre Identifikation mit dem männlichen Therapeuten zu dieser Veränderung geführt. Ängstlichkeit und Erschöpfung (im EMI) nehmen im Verlauf der Therapie ab und bleiben dann auf einem niedrigen Niveau, ebenso das Verlassenheitsgefühl. Der GBB zeigt einen mäßigen Rückgang der Symptomatik, der VEV jedoch eine deutliche Verbesserung, die im Katamnesezeitraum anhält. Zusammengefaßt läßt sich damit dokumentieren, daß es sich bei dem beschriebenen chronischen Schmerzsyndrom – soweit es durch seelische Faktoren unterhalten wird – um ein Aggressionsäquivalent handelt. In dem Maße, wie es der Patientin gelingt, ihre Aggressivität in sozialer Interaktion frei verfügbar zu machen, nehmen Depressivität, Ängstlichkeit und Schmerzen ab. So können die Testbefunde auch dazu verwendet werden, psychodynamische Hypothesen und Befunde testpsychologisch zu stützen.

**Praktische Erfahrungen und Probleme**

Die Bearbeitung der gesamten Testbatterie durch den Patienten erfordert einen Zeitaufwand von ca. 1 h, sowohl zu Beginn wie auch zum Abschluß der Behandlung. Wird dem Patienten die Bedeutung dieser Fragebogen näher erläutert, können seine Vorbehalte in der Regel zufriedenstellend verringert und eine sinnvolle Mitarbeit erreicht werden. Wir bieten den Patienten grundsätzlich eine Besprechung der Testergebnisse an, was allerdings von vielen gar nicht aufgegriffen wird. Statt dessen kommen die Fragebögen sehr häufig, v. a. im Laufe psychoanalytischer Therapien, im Zusammenhang mit der Bearbeitung psychodynamisch bedeutsamen Konfliktmaterials zur Sprache. Dies ist nicht nur negativ im Sinne einer Störung der Therapie zu bewerten, sondern es lassen sich daran oft mit besonderer Deutlichkeit für den Patienten bisher ungelöste Konflikte im Hier und Jetzt bearbeiten. Die Organisation der Auswertung und Dokumentation der Testdaten läßt sich mit einem kaum bemerkbaren Maß an Mehrarbeit in den üblichen Organisationsablauf unserer Abteilung eingliedern.

Als größtes und schwierigstes Problem in dieser Erprobungsphase hat sich die unzureichende Sorgfalt der Psychotherapeuten erwiesen, die häufig vergessen haben, die Testbatterie dem Patienten zum rechten Zeitpunkt vorzulegen; entweder war die Behandlung schon in Gang gekommen und damit der Anfangszeitpunkt verpaßt, oder die Behandlung war bereits beendet und der Patient nicht mehr ohne weiteres erreichbar. Bewußte und unbewußte Widerstände gegen diese Therapieerfolgskontrolle, mit der sich der Psychotherapeut in besonderem Maße auch der Kritik sowohl der Patienten als auch der Kollegen aussetzt, mögen mit hineingespielt haben. Insgesamt hat sich das beschriebene Vorgehen sehr gut bewährt und auch aus klinischer Sicht eine ganze Reihe interessanter und aufschlußreicher Detailergebnisse erbracht. Dies gilt besonders für die in der Psychoanalyse vernachlässigten Katamnesen, die sich auf diese Weise in Kombination mit einem Interview oder ohne dieses sehr leicht durchführen lassen. Wir möchten deshalb – trotz der bekannten Einwände gegen testpsychologische Verfahren – dieses Vorgehen interessierten Kollegen und Institutionen empfehlen, nicht zuletzt auch im übergeordneten Interesse einer breitangelegten Datenbasis.

## Literatur

Beck AT, Weissman A, Lester D, Trexler L (1974) The measurements of pessimism: The hopeless scale. J Consult Clin Psychol 42: 861–865

Beckmann D, Brähler E, Richter HE (1977) Neustandardisierung des Gießen-Test (GT). Diagnostica 23: 287–297

Brähler E, Scheer J (1983) Der Gießener Beschwerdebogen (GBB). Huber, Bern

Fahrenberg J, Hampel R, Selg H (1973) Freiburger Persönlichkeits-Inventar (FPI). Hogrefe, Göttingen Toronto Zürich

Harris CW (ed) (1967) Problems in measuring change. University of Wisconsin Press, Madison

Kächele H, Schors R (1981) Ansätze und Ergebnisse psychoanalytischer Therapieforschung. In: Baumann U, Berbalk H, Seidenstücker G (Hrsg) Klinische Psychologie 4 – Trends in Forschung und Praxis. Huber, Bern, S 209–257

Krampen G (1979) Hoffnungslosigkeit bei stationären Patienten. Med Psychol 5: 39–49

Liberman RP, King LW, DeRisi W, McCann M (1975) Personal effectiveness. Research Press, Champaign, pp 146–149

Luborsky L (1984) Principles of psychoanalytic psychotherapy. Basic, New York

Petermann F (1978) Veränderungsmessung. Kohlhammer, Stuttgart

Ullrich R, Ullrich R (1975) Das Emotionalitätsinventar (EMI). Diagnostica 21: 84–95

Ullrich de Muynck R, Ullrich R (1976) Das Assertiveness-Training-Programm ATP: Einübung von Selbstvertrauen und sozialer Kompetenz. Pfeiffer, München

Zielke M, Kopf-Mehnert CR (1978) Veränderungsfragebogen des Erlebens und Verhaltens. Beltz, Weinheim

# Evaluationsforschung:
# End- oder Anfangspunkt empirischer Ergebnisforschung?

H. Kordy und W. Senf

Die Notwendigkeit von Evaluation für die Stellung der Psychotherapie in der aktuellen gesundheits- und versorgungspolitischen Auseinandersetzung ist unbestritten. Ebenso ist heute akzeptiert, daß man die Ergebnisse psychotherapeutischer Behandlungen empirisch untersuchen und statistisch darstellen kann.

Ältere deutsche Evaluationsstudien waren sehr stark außenorientiert und hatten das Ziel, „anderen" die Wirksamkeit von Psychotherapie zu demonstrieren. Die für die Psychotherapie in der Bundesrepublik Deutschland so wichtige Studie von Dührssen (1962) richtet sich z. B. an die Krankenkassen. Innerhalb der psychotherapeutischen Schulen erschien lange Zeit der Nutzen der Psychotherapie keiner Untersuchung wert. Dies ändert sich, wo Projekte zur Evaluation durchgeführt werden. Neue Forschungsfragen kommen hinzu, wie die Stichworte „Indikation zur Psychotherapie", „Therapeutentraining", „Therapiemanuale" etc. belegen.

Fremdmotivierte Projekte werden zunehmend durch eigenmotivierte Studien ergänzt.

## Zur Zielsetzung von Evaluationsforschung und Skizze eines Forschungsprogramms

Evaluation ist eine eigene Forschungsform und folgt eigenen Regeln. Unter methodologischer Perspektive gilt das Ziel (Brocke 1979; Westmeyer 1979, 1981), begründetes psychotherapeutisches Handeln von unbegründetem zu unterscheiden. Die bewertende Entscheidung fällt in einem – mehr oder weniger fiktiven – Dialog zwischen den an dem Gegenstandsbereich Psychotherapie Interessierten. An die Stelle einer deduktiv-nomologischen Erklärung z.B., wie sie in der empirischen Forschung nach wie vor als Forschungsziel gilt, tritt der Dialog zwischen Interessenvertretern. Evaluationsforschung liefert Argumente für diesen Begründungsdialog; sie beinhaltet nicht die Entscheidung. Das wichtigste Argument im Kontext der Psychotherapie lautet hierbei:

Mit welcher Wahrscheinlichkeit erreicht ein Patient X in der betrachteten Psychotherapie ein Ziel Z?

Eine psychotherapeutische Behandlung ist für einen Patienten dann begründet, wenn durch sie *für ihn* wichtige Ziele mit möglichst hoher Wahrscheinlichkeit erreicht werden (der Aufwand sei hier einmal außer acht gelassen). Die Aufgabe empirischer Ergebnisforschung liegt darin, solche Argumente bereitzustellen.

Diese Formulierung des Forschungsziels beinhaltet 3 wichtige Teilaspekte:

*1) Therapieschulenübergreifende vs. schulenspezifische Zielsetzung:* Psychotherapeutische Schulen unterscheiden sich nicht nur in ihren theoretischen Annahmen und ihrem therapeutischen Vorgehen, sondern auch darin, welche Ziele sie verfolgen. Der Vergleich bzw. die Konkurrenz zwischen therapeutischen Ansätzen kann daher nicht allein über schulenübergreifende Ziele entschieden werden und auch nicht auf die Mitteilung von Erfolgswahrscheinlichkeiten reduziert werden, sondern es müssen auch die jeweils schulenspezifischen Zielsetzungen miteinbezogen werden. Die bisherigen Versuche, Unterschiede zwischen den Therapieschulen empirisch zu bestimmen, sind u. E. nicht zuletzt deswegen ohne Ergebnis geblieben, weil differenzierenden Kriterien zu wenig Raum gelassen wird.

Die Möglichkeit, schulenspezifische Ziele als Kriterien zu setzen, gerät schnell in den Verdacht, hier würden erfolgreiche Behandlungen durch Zieldefinition erzeugt. Dies gilt sicher zu Recht, wenn nur Erfolgswahrscheinlichkeiten berichtet, die dahinter stehenden Ziele jedoch nicht genannt und so der öffentlichen Diskussion entzogen werden. Schulenspezifische Ziele explizieren das psychotherapeutische Angebot der jeweiligen Schule; die Bewertung dieses Angebots bleibt „mündigen" Patienten bzw. entsprechenden Interessenvertretern (z. B. Krankenkassen) überlassen.

*2) Patientenunabhängige vs. patientenorientierte Ziele.* Schulenspezifische Ziele sind Behandlungsziele für *bestimmte* Patienten. Sie reflektieren das schulenspezifische Angebot auf den – implizit oder explizit – vom Patienten mitgeteilten Behandlungsauftrag. In Abhängigkeit von diesem Auftrag, von den Änderungsmöglichkeiten des Patienten und der eingeschlagenen Therapieform wird es für unterschiedliche Patienten auch unterschiedliche Zielschwerpunkte geben. Auch wenn der Behandlungsauftrag immer schon Ergebnis der Interaktion von Patient und Therapeut ist, in die eben auch der Therapeut seine praktische Erfahrung und sein theoriegefärbtes Verständnis einbringt, sind die Behandlungsziele am individuellen Patienten orientiert.

*3) Problem eines adäquaten Beschreibungssystems.* Wahrscheinlichkeitsaussagen sind natürlich nur insofern auf einen individuellen Patienten zu beziehen, als er hinsichtlich bestimmter Merkmale mit anderen Patienten vergleichbar ist, über deren Behandlung entsprechende Erfahrungen vorliegen. Es gilt also, Beschreibungssysteme für Patientengruppen zu finden, die eine gewisse Vorhersage von Therapieergebnissen erlauben.

Die folgende empirische Untersuchung ist auf die Diskussion der schulenspezifischen Ziele konzentriert. Bemerkungen zu den beiden anderen Aspekten sind in der Literatur zu finden (Kächele u. Fiedler 1985; Kordy u. Scheibler 1984; Kordy u. Senf 1985).

## Behandlungsziele psychoanalytischer Behandlungen

### Datenbasis, Fragestellung, Methodik

Hintergrund für die Studie ist das Heidelberger Katamneseprojekt (Bräutigam et al. 1980; Engel et al. 1979). In diesem Projekt werden die Ergebnisse psychoanalytisch orientierter Behandlungen von n = 204 Patienten empirisch untersucht. Es handelt sich insofern um ein Projekt der Praxisevaluation – und nicht um eine quasiexperimentelle differentielle Psychotherapiestudie – als alle in der psychosomatischen Klinik Heidelberg routinemäßig eingesetzten Behandlungsverfahren aufgenommen sind, und die Zuordnung von Patienten nicht randomisiert, sondern nach den dort etablierten Indikationsregeln erfolgt. Die Verteilung der 204 Patienten auf die Behandlungsverfahren zeigt Tabelle 1. Für jedes der Behandlungsverfahren handelt es sich um eine konsekutive Stichprobe. Die angegebenen Quoten geben nicht das Zahlenverhältnis für die Verfahren an der Klinik an, sondern sind für das Projekt geplant worden. Die Erhebungszeiträume sind für die angegebenen Verfahren daher unterschiedlich lang.

Als Beschreibungssystem wird eine nosologische Klassifikation (Bräutigam 1980) benutzt. Allerdings können hier – wegen der niedrigen Stichprobengröße – nur Gruppen von Krankheitsbildern berücksichtigt werden. Im Anschluß an die Diskussion anläßlich der Herbsttagung des DKPM 1985 über die Wirkung von Psychotherapie bei psychosomatisch Kranken erscheint u. E. der Vergleich von psychosomatischen (PS) und psychoneurotischen (PN) Krankheitsbildern interessant. Da in der Gesamtstichprobe das Krankheitsbild Herzphobie/-neurose (HN) so häufig vorkommt, dieses Krankheitsbild auch theoretisch weder der einen noch der anderen Gruppe von Krankheitsbildern zugeordnet werden sollte, wird es als weitere Vergleichsgruppe in die Untersuchung miteinbezogen (Tabelle 2).

Datenmaterial sind die individuellen Behandlungsziele, die in einer modifizierten Form des Goal Attainment Scaling (GAS) (Kiresuk u. Sherman 1969; Kordy u. Scheibler 1984; Wittmann 1985) für alle 204 Patienten festgelegt wurden. Der behandelnde Therapeut hatte dabei die Aufgabe, die Behandlungsziele stellvertretend für den Patienten so zu formulieren, daß dieser sie bei einer Vorgabe bei der Zweijahreskatamnese als *seine* Ziele annehmen kann. Die Ziele reflektieren insofern den Behandlungsauftrag des Patienten. Für jeden Patienten wurden (innerhalb

**Tabelle 1.** Verteilung der Behandlungsverfahren in der Gesamtstichprobe (n = 204)

|  | n | [%] |
|---|---|---|
| Stationäre/ambulante analytische Gruppentherapie (Dauer: ca. 2 Jahre) | 62 | (30,5) |
| Stationäre/ambulante analytische kombinierte Einzel-/Gruppentherapie (Dauer: 1–4 Jahre) | 54 | (26,6) |
| Stationäre/ambulante analytische Einzeltherapie (primär für Anorexia nervosa; Dauer: 3–5 Jahre) | 19 | ( 9,3) |
| Psychoanalyse (Dauer: offen) | 36 | (17,7) |
| Analytische dynamische Einzeltherapie (Dauer: 1–5 Jahre) | 33 | (16,3) |

**Tabelle 2.** Anteile psychosomatischer, psychoneurotischer und herzphobischer/-neurotischer Krankheitsbilder in der Gesamtstichprobe (n = 204)

|  | n | [%] |
|---|---|---|
| *Psychosomatische Krankheitsbilder (PS)* (Neurodermitis, Urtikaria, Psoriasis, rheumatoide Arthritis, Asthma bronchiale, essentielle Hypertonie, Ulcus pepticum, Colitis ulcerosa, M. Crohn, Anorexia nervosa, Migräne) | 42 | (20,6) |
| *Psychoneurotische Krankheitsbilder (PN)* (Angstneurose, Hysterie, Phobien, Zwangsneurose, depressive Neurose) | 64 | (31,4) |
| *Herzphobie/-neurose (HN)* | 21 | (10,3) |

der ersten 5 Therapiestunden) 2–5 Ziele formuliert (Modus: 4). Ein Beispiel zeigt folgende Übersicht:

Beispiel für ein nach dem Goal Attainment Scaling formuliertes Behandlungsziel

Frage: Als Sie mit der Therapie begannen, wurden Sie sich Ihrer starken inneren Abhängigkeit vom Vater bewußt. Wie steht es heute damit?

| | |
|---|---|
| *Verschlechterung* | a) Mein Vater ist für mich ein absolutes Vorbild. Ich bewundere ihn sehr, befrage ihn über jede Entscheidung. |
| | b) Über meinen Vater möchte ich kein Wort verlieren. Er hat mich meiner Jugend beraubt. |
| *Ohne Besserung* | Mein Vater ist ein hochintelligenter Mann, der fast über alle Dinge viel weiß. Ich befrage ihn trotz der großen Distanz zu allen wichtigen Entscheidungen. Ich erlebe das jetzt erstmalig als problematisch. |
| *Leichte Besserung* | Ich habe große Zweifel an meinem Vater bekommen. Ich sehe z. Zt. vieles als hochproblematisch an. Ich setze mich übertrieben heftig mit ihm auseinander, grenze mich stark von seinen Idealen ab. |
| *Gute Besserung* | Ich sehe meinen Vater jetzt sehr viel kritischer, kann aber auch seine Stärken wieder mehr erkennen. Der Kontakt zwischen uns ist eher schwierig. Ich bin ganz froh, daß zwischen uns so eine große Distanz ist. |
| *Ideal* | Ich fühle mich mit meinem Vater gut, ohne ihn so stark idealisieren zu müssen, kann auch Schwächen an ihm aushalten. Wir können voneinander etwas haben, wenn wir in Kontakt sind. |

Die Zielformulierungen wurden dann in einer Gruppe von Therapeuten diskutiert und dokumentiert (Kordy u. Scheibler 1984). Die so fixierten Therapieziele wurden für die vorliegende Untersuchung unter folgenden Thesen hinsichtlich ihrer Inhalte analysiert:

1) Welche spezifischen Behandlungsziele werden für psychosomatische Patienten im Vergleich zu psychoneurotischen und herzphobischen Patienten bei psychoanalytisch orientierter Behandlung gewählt?

2) Gibt es für psychosomatische Patienten im Vergleich zu psychoneurotischen und herzphobischen Patienten unterschiedliche zielspezifische Erfolgswahrscheinlichkeiten?

Für die Analyse der Inhalte der Zielformulierung wird das in folgender Übersicht dargestellte Strukturschema verwendet.

Strukturschema für die inhaltliche Analyse von Behandlungsproblemen

Das Problem zeigt sich als $\left\{\begin{array}{l}\text{Verhalten/Fähigkeit} \\ \text{Erleben/Werten}\end{array}\right\}$ in bezug auf einen

Problembereich $\left\{\begin{array}{l}\text{eigener Körper} \\ \text{Beziehung zu den Eltern} \\ \text{Kontakt zu anderen (allgemein)} \\ \text{Beziehung zum Partner ohne sexuelle Probleme} \\ \text{Beziehung zum Partner mit sexuellen Problemen} \\ \text{Sexualität} \\ \text{Selbstwert/-gefühl} \\ \text{Beruf/Arbeit} \\ \text{Umgang mit Gefühlen} \\ \text{Stimmung/Depressivität} \\ \text{Ängste} \\ \text{Alleinsein/Abhängigkeit} \\ \text{Medikamenten- oder Alkoholabhängigkeit}\end{array}\right\}$ und beinhaltet unter

psychodynamischer Perspektive einen Konflikt (Y).

Es besteht aus 3 Facetten, die hier als Mengen dargestellt sind. Das Schema haben die Autoren nach einer Exploration an 10 Beispielen vorgegeben; die Differenzierungen innerhalb der 3 Facetten haben sich dann bei der Analyse der Zielformulierungen ergeben. Jedes Behandlungsziel läßt sich jetzt strukturell als Kombination von je einem Element aus jeder der 3 Mengen abbilden. Die Häufigkeit solcher Tripel wird ausgezählt und entsprechend den Untersuchungsthesen verglichen.

Für die Schätzung der zielspezifischen Erfolgswahrscheinlichkeiten werden die Einschätzung des Therapieergebnisses aus der Sicht des Therapeuten zu Therapieende verwendet (es handelt sich hier insofern um einen Zwischenbericht, als der Patient selbst zu diesen Behandlungszielen erst in der katamnestischen Untersuchung befragt wird. Diese Erhebung läuft derzeit noch).

## Ergebnisse

Die Anzahl der formulierten Behandlungsziele unterscheidet sich für die 3 Gruppen von Krankheitsbildern nur geringfügig. Für den Großteil der Patienten aller 3 Gruppen sind 3 oder 4 Ziele gewählt worden (vgl. Tabelle 3). Für psychosomatisch Kranke wird der Behandlungsauftrag etwas häufiger stärker differenziert (19% mit 5 Zielen). In bezug auf die Äußerungsform des Problems als „Verhalten" bzw. „Erleben" (vgl. „Strukturschema") zeigt sich für die psychosomatischen Krankheitsbilder ein leichter Trend zugunsten der Kategorie „Verhalten" (Tabelle 4: PS 61% vs. 38%; PN 55% vs. 43%; HN 50% vs. 47%).

**Tabelle 3.** Anzahl der formulierten Behandlungsziele (in %) für 3 Gruppen von Krankheitsbildern

| Krankheitsbilder | 2 Ziele | 3 Ziele | 4 Ziele | 5 Ziele |
|---|---|---|---|---|
| Psychosomatische (PS) (n=42) | 2,4 | 38,1 | 40,5 | 19,0 |
| Psychoneurotische (PN) (n=64) | 1,6 | 46,9 | 50,0 | 1,6 |
| Herzphobie/-neurose (HN) (n=21) | 4,8 | 47,6 | 42,9 | 4,8 |

**Tabelle 4.** Anteil der Facette { Verhalten, Erleben } in den Behandlungszielen für 3 Gruppen von Krankheitsbildern (PS, PN, HN)

| Krankheitsbilder | Verhalten | Erleben | Sonstige | Gesamt-zahl der Ziele |
|---|---|---|---|---|
| Psychosomatische (PS) (n = 42) | 97 (61,0%) | 61 (38,4%) | 1 (0,6%) | 159 |
| Psychoneurotische (PN) (n = 64) | 126 (54,8%) | 98 (42,6%) | 6 (2,6%) | 230 |
| Herzphobie/-neurose (HN) (n = 21) | 36 (50,0%) | 34 (47,2%) | 2 (2,8%) | 72 |

**Tabelle 5.** Verteilung der formulierten Behandlungsziele auf die Problembereiche für 3 Gruppen von Krankheitsbildern

| Problembereich | Psychosomatische Patienten (PS) | | Psychoneurotische Patienten (PN) | | Herzphobisch/ -neurotische Patienten (HN) | |
|---|---|---|---|---|---|---|
| | n | [%] | n | [%] | n | [%] |
| Körperbezogen | 54 | (34,0) | 42 | (18,3) | 22 | (30,6) |
| Beziehung ohne Sexualität | 21 | (13,2) | 33 | (14,3) | 10 | (13,9) |
| Sexualität mit/ohne Partner | 17 | (10,7) | 31 | (13,5) | 7 | (9,7) |
| Beziehung zu den Eltern | 13 | (8,2) | 17 | (7,4) | 7 | (9,7) |
| Umgang mit Gefühlen | 12 | (7,5) | 15 | (6,5) | 6 | (8,3) |
| Selbstwert/-gefühl | 10 | (6,3) | 21 | (9,1) | 5 | (6,9) |
| Sonstiges (Stimmung, Ängste, Abhängigkeit, Beruf, Medikamenten- oder Alkoholabhängigkeit) | 23 | (14,5) | 56 | (24,3) | 13 | (18,1) |
| Zahl der formulierten Ziele | 159 | (100) | 230 | (100) | 72 | (100) |

Die stärkste Differenzierung der Behandlungsziele zeigt sich hinsichtlich der Facette „Problembereiche" (Tabelle 5). Die körperbezogenen Probleme machen für alle 3 Gruppen den größten Anteil an der Gesamtheit der formulierten Ziele aus. In diesem Problembereich zeigt sich auch der größte Unterschied zwischen den 3 Gruppen von Krankheitsbildern. 34% der für die PS-Patienten und 31% der für die HN-Patienten formulierten Ziele beziehen sich auf den Körper: bei den PN-Patienten ist der Anteil mit 18% beinahe nur halb so groß. Dies belegt, daß körperliche Probleme für PS-Patienten auch für psychoanalytische Behandlungen im Mittelpunkt des Behandlungsauftrags stehen: für jeden wurde mindestens *ein* körperbezogenes Behandlungsziel formuliert.

Die Unterschiede der 3 Gruppen von Krankheitsbildern in bezug auf die anderen Problembereiche sind eher gering. Neben der körperlichen Symptomatik gehören in psychoanalytischen Behandlungen von PS-Kranken eben auch psychische Probleme zum Behandlungsauftrag.

Von besonderem Interesse ist, in welchen Problembereichen für die PS-Patienten gute Erfolgsaussichten gegeben sind. Wie schon erwähnt, beziehen sich die folgen-

**Tabelle 6.** Erfolgsquoten bei bestimmten Problembereichen für psychosomatisch, psychoneurotisch und herzphobisch/-neurotisch Kranke im Vergleich

| Problembereich | Psychosomatische Patienten (PS) | | Psychoneurotische Patienten (PN) | | Herzphobisch/-neurotische Patienten (HN) | |
|---|---|---|---|---|---|---|
| | n | [%] | n | [%] | n | [%] |
| Körperbezogen | 13 | (39) | 19 | (76) | 16 | (80) |
| Beziehung ohne Sexualität | 1 | (13) | 9 | (53) | 8 | (89) |
| Sexualität mit /ohne Partner | 7 | (54) | 9 | (45) | 4 | (80) |
| Beziehung zu den Eltern | 3 | (38) | 8 | (73) | 4 | (57) |
| Umgang mit Gefühlen | 4 | (67) | 5 | (56) | 1 | (25) |
| Selbstwert/-gefühl | 4 | (50) | 5 | (50) | 3 | (60) |

den Aussagen zum Erfolg auf die Einschätzung der Behandlungsergebnisse durch den Therapeuten zu Behandlungsende.

Tabelle 6 zeigt die Erfolgsquoten (d. h. Anteil der Behandlungsziele für einen Problembereich, die als „gut" oder "optimal" gebessert eingeschätzt wurden) für die PS-Kranken. Die Quoten liegen zwischen 13% und 67% (und unterscheiden sich daher von der für die Psychotherapie „magischen" ⅓-Grenze). Vergleichsweise günstige Quoten zeigen sich in den Problembereichen „Schwierigkeiten im Umgang mit Gefühlen" (67%), „Sexualität mit/ohne explizit genanntes Partnerproblem" (54%) und bei Selbstwertproblemen (50%). Geringere, aber in Anbetracht der Alexithymiediskussion u. E. respektable Erfolgsquoten ergeben sich hinsichtlich der Beziehung zu den Eltern (38%) und – leider – auch bei den körperbezogenen Problemen (39%).

Inwieweit sind diese Erfolgsquoten etwas Besonderes für die PS-Kranken (vgl. Tabelle 6)? Auffällig, jedoch keineswegs überraschend, ist der große Unterschied bei den körperbezogenen Problemen. Die Erfolgsquoten für PN (76%) und HN (80%) liegen deutlich über den Werten der PS (39%). Bei den für die PS günstigen Problembereichen (s. o.) gibt es kaum Unterschiede zu den Erfolgsquoten der PN. In bezug auf Beziehungsprobleme (ohne sexuelle Probleme) ist das Bild für die PS vergleichsweise ungünstig. Beziehungsprobleme sowohl zu den Eltern als auch zum Partner oder im Kontakt mit anderen lassen sich in unserer Stichprobe von PS weniger oft mit gutem/sehr gutem Erfolg behandeln als bei PN.

## Zusammenfassung und Schlußbemerkungen

Evaluationsforschung in der Psychotherapie stellt Argumente bereit für die Begründung ihrer Anwendung bei *bestimmten* Patienten. Neben globalen Erfolgsaussagen stoßen problem- und patienten*spezifische* Erfolgsaussichten auf zunehmendes Interesse und verlangen nach einer differenzierenden empirischen Ergebnisforschung.

*Thesen*

1) Für die Begründung der Anwendung einer Psychotherapie bei einem Patienten sind schulenspezifische Ziele nicht nur zulässig, sondern für die Auseinandersetzung der Schulen untereinander notwendig.
2) Mit der Evaluation wird das schulenspezifische Angebot auf den Behandlungsauftrag *eines bestimmten* Patienten expliziert (individuumsorientierte Kriterien).
3) Auch in der psychoanalytisch orientierten Psychotherapie von psychosomatisch Kranken ist die körperliche Krankheit ein Schwerpunkt des Behandlungsauftrags.
4) Für psychosomatisch Kranke gehören in der psychoanalytisch orientierten Psychotherapie psychoneurotischen Patienten vergleichbare psychische Probleme zum Behandlungsauftrag.
5) Bei psychosomatisch Kranken gibt es ebenso wie für psychoneurotische oder herzphobische/-neurotische Patienten *problemspezifische* Erfolgsaussichten. Die Erfolgsaussichten bei psychosomatisch Kranken sind
   - hinsichtlich einiger psychischer Problembereiche denen der Psychoneurotiker vergleichbar gut,
   - hinsichtlich der körperlichen Probleme geringer und möglicherweise auf eine Teilgruppe beschränkt.

Die vorgelegten Thesen schließen u. E. an die Diskussion über die Psychotherapie bei psychosomatisch Kranken an. Sie machen deutlich, daß die Chancen der Psychotherapie auch bei diesen Patienten zunächst einmal in der Behandlung von psychischen Problemen liegen. Die körperlichen Beschwerden lassen sich aus verschiedenen Gründen nicht im selben Maße günstig beeinflussen. Eine strengere Selektion „geeigneter" Patienten wäre u. E. aber ebensowenig zu wünschen, wie eine Beschränkung der Behandlungsziele auf die psychischen Probleme. Statt dessen lohnt es sich, noch mehr über ergänzende Therapieformen nachzudenken, die auf die körperliche Symptomatik bezogen sind, und v. a. über neue Kooperationsformen z. B. mit Internisten oder anderen Fachärzten.

## Literatur

Bräutigam W (1980) Zur Dokumentation psychosomatischer und neurotischer Krankheiten. Z Psychosom Med Psychoanal 26: 301–315
Bräutigam W, Rad M von, Engel K (1980) Erfolgs- und Therapieforschung bei psychoanalytischen Behandlungen. Z Psychosom Med Psychoanal 26: 101–118
Brocke B (1979) Aspekte einer Methodologie der angewandten Sozial- und Verhaltenswissenschaft. Z Soz Psychol 10: 2–29
Dührssen A (1962) Katamnestische Ergebnisse bei 1004 Patienten nach analytischer Psychotherapie. Z Psychosom Med Psycoanal 2: 94–113
Engel K, Rad M von, Becker H, Bräutigam W (1979) Das Heidelberger Katamneseprojekt. Med Psychol 5: 124–137
Kächele H, Fiedler I (1985) Ist der Erfolg einer psychotherapeutischen Behandlung vorhersagbar? Erfahrungen aus dem Penn-Psychotherapy-Project. Psychother Med Psychol 35: 201–206
Kiresuk TJ, Sherman RE (1969) Goal Attainment Scaling: A general method for evaluation comprehensive community mental health programs. Community Ment Health J 4: 443–453
Kordy H, Scheibler D (1984) Individuumsorientierte Erfolgsforschung: Erfassung und Bewertung

von Therapieeffekten anhand individueller Therapieziele. Z Klin Psychol Psychopath Psychother 32: 218–233, 309–318

Kordy H, Senf W (1985) Überlegungen zur Evaluation psychotherapeutischer Behandlungen. Psychother Med Psychol 35: 207–212

Westmeyer H (1979) Die rationale Rekonstruktion einiger Aspekte psychologischer Praxis. In: Albert H, Stapf KH (Hrsg) Theorie und Erfahrung. Klett-Cotta, Stuttgart, S 139–161

Westmeyer H (1981) Allgemeine methodologische Probleme der Indikation in der Psychotherapie. In: Baumann U (Hrsg) Indikation zur Psychotherapie. Urban & Schwarzenberg, München Wien Baltimore, S 187–198

Wittmann WW (1985) Evaluationsforschung. Aufgaben, Probleme und Anwendungen. Springer, Berlin Heidelberg New York Tokyo

# Die Unterscheidung zwischen singulären und multiplen Ergebniskriterien –
# Ein Beitrag zur Kriterienproblematik in der Evaluation

J. Schmidt, P. Bernhard, W. W. Wittmann und F. Lamprecht

## Problemstellung

Der letztliche Gradmesser für die Effektivität und Effizienz ambulanter oder stationärer psychotherapeutischer Versorgung sind die *Behandlungsergebnisse,* und es ist so, daß einige Patienten profitieren, andere aber nicht. Die Frage, ob – und in welchem Umfang – es möglich ist, Vorhersagen über Ergebnisse psychotherapeutischer Behandlungen zu machen, ist von großer praktischer Relevanz (vgl. Kächele u. Fiedler 1985).

So „machbar" es zunächst erscheint, „Behandlungsergebnisse" in irgendeiner Form zu quantifizieren (sei es durch Therapeutenratings, Veränderungsmaße etc.), so schwierig ist es offenbar, irgendwelche bedeutsamen Prädiktoren dieser „Ergebnisse" zu finden (Vorhersage- bzw. Erklärungsproblem). Tatsächlich ist die bisherige Forschung zur Vorhersagbarkeit von Behandlungsergebnissen ernüchternd (z. B. Luborsky et al. 1980; Weber et al. 1985). Im Penn Psychotherapy Project (Luborsky et al. 1980) kam man zu dem Schluß, daß Behandlungsergebnisse weitgehend nicht vorhersagbar sind (u. a. wurden etwa 80 Prädiktormaße überprüft). Die höchsten Korrelationen mit dem Kriterium lagen im Bereich zwischen 0,2 und 0,3, was einer Varianzaufklärung von lediglich 5–10% entspricht. Patientenmerkmale schnitten dabei noch am besten ab, Therapeuten- und Behandlungsvariablen erbrachten fast gar nichts. Kächele u. Fiedler (1985) bezeichnen die prognostische Kraft von einzelnen Charakteristika der Patienten als „chronisch niedrig", und es hat tatsächlich den Anschein, daß Ergebnisse – zumindest wenn lediglich Information vor Beginn der Behandlung vorliegen – nur in einem sehr bescheidenen Maße vorhersagbar sind. Sind psychotherapeutische Behandlungen tatsächlich ein „unvorhersagbares Abenteuer" (vgl. Luborsky et al. 1971)?

Für den mangelnden Zusammenhang zwischen herkömmlichen Prädiktoren und Ergebniskriterien mag es u. a. folgende Erklärungen geben:

1) die herkömmlichen Prädiktoren haben tatsächlich wenig mit den Behandlungsergebnissen (Kriterien) zu tun,
2) die herkömmlichen Prädiktoren sind unangemessen,
3) die Ergebniskriterien sind unangemessen,
4) die herkömmlichen Prädiktoren *und* Kriterien sind unangemessen.

Diskussionspunkt der vorliegenden Arbeit soll schwerpunktmäßig die 3. Möglichkeit sein, nämlich daß unsere bisherigen Ergebniskriterien unangemessen sein könnten, entweder weil sie a) nicht reliabel sind und/oder b) weil sie in ihrer Repräsentativität so eng und begrenzt sind, daß sie nicht in der Lage sind abzubilden, ob ein Patient – in der Summe betrachtet – mehr oder weniger profitiert hat. Das „Kriterienproblem", d.h. die Frage der empirischen Abbildung von Behandlungsergebnissen, ist in zahlreichen Veröffentlichungen betrachtet worden (vgl. z.B. Hartig 1975; Fietkau 1976; Beckmann et al. 1977; Deter 1981). Die allgemeine Diskussion kann hier nicht aufgegriffen werden. Ein unbefriedigender Reduktionismus in der Ergebnisforschung besteht u.E. darin, daß auf der Kriterienseite vielfach einzelne, isolierte Outcomeaspekte (z.B. Gewicht bei Anorexie- oder Adipositaspatienten, Abstinenz bei Suchtpatienten) verwendet werden, die der Breite und Komplexität von Behandlungsergebnissen nur unzureichend gerecht werden können. Die Möglichkeit von umfassenderen Kriterien, d.h. Kriterienkombinationen aus unterschiedlichen Daten (z.B. somatische, psychologische, soziale) soll im folgenden aufgezeigt werden.

### Unterscheidung zwischen singulären und multiplen Ergebniskriterien

Die angesprochene Problematik kann durch einen Systematisierungsversuch von Ergebniskriterien (vgl. Wittmann u. Schmidt 1983; Wittmann 1985) verdeutlicht werden. Abbildung 1 unterscheidet zwischen 4 Typen von Ergebniskriterien, die in Untersuchungen zur Beziehung zwischen Initialdaten (prognostischen Gesichtspunkten), Behandlungsvariablen (Treatment) und Outcome verwendet werden können.

*Singuläre* Ergebniskriterien entsprechen der – einmaligen oder wiederholten – Erfassung eines einzigen, isolierten Outcomeaspekts. Derartige „fokussierte" Betrachtungen (z.B. Gewicht, Trinkverhalten) bereiten häufig ein Unbehagen, fordern die Hinzuziehung weiterer Aspekte geradezu heraus. *Multiple* Ergebniskriterien basieren auf der Vorstellung, daß Behandlungsergebnisse viele, unterschiedliche Facetten haben und daß von Patient zu Patient auch unterschiedliche Facetten angesprochen werden können. Multiple Ergebniskriterien entsprechen deshalb der – einmaligen oder wiederholten – Erfassung *mehrerer* Outcomeaspekte, die zu einem Index verknüpft werden, um dadurch eine umfassendere und zuverlässigere Abbildung der individuellen Ergebnisseite zu erreichen.

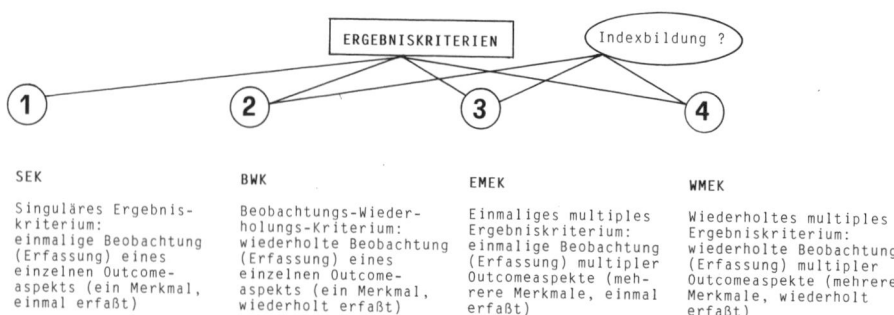

**Abb. 1.** Typen von Ergebniskriterien. (Mod. nach Wittmann u. Schmidt 1983)

Die präzise Vorhersage eines spezifischen Outcomeaspekts ist für viele Patienten mit Sicherheit unrealistisch und nur sehr ungenau möglich; sie wird durch viele schwer kalkulierbare Bedingungen enorm erschwert. Möchten wir aber häufig nicht einfach wissen, was eine Person oder eine Gruppe von Personen innerhalb eines bestimmten, meist längeren Zeitraums von einer Behandlung „profitiert" hat (Ergebnissumme)? Das multiple Ergebniskriterium wäre hier ein Index über verschiedene Outcomeaspekte, und es sollte besser vorhersagbar sein, sofern eine Symmetrie von Prädiktoren und Kriterium erreicht werden kann (zum Symmetrieprinzip vgl. Wittmann 1985). Multiple Ergebniskriterien können vielleicht am besten als polythetische Klassen (vgl. Wittmann 1977) von Outcomeaspekten betrachtet werden, die wiederum in Subklassen zerlegt werden können. Unabdingbar für ihre Konstruktion ist eine empirische Kriterienanalyse.

### Konstruktion eines explorativen multiplen Ergebniskriteriums und erste Befunde

Das Projekt „Zauberberg" der Klinik Schömberg (vgl. Lamprecht et al., im Druck; Schmidt, im Druck) beinhaltet eine Fülle singulärer Ergebniskriterien (12 Monate nach Entlassung), die allesamt den Nachteil haben, daß sie lediglich – in Form von Gruppenstatistiken – einen isolierten Ausschnitt aus dem Outcomespektrum vermitteln. Die Frage, wie einzelne Mosaiksteinchen in der Summe aussehen, sollte durch die Konstruktion eines explorativen multiplen Ergebniskriteriums beantwortet werden.

### *Konstruktion*

Zu diesem Zweck wurden für jeden Patienten ($n = 223$) ungewichtet 17 Outcomeaspekte zu einem Index verknüpft und das resultierende multiple Ergebniskriterium (abgekürzt: EMEK 1) empirisch (itemanalytisch, faktorenanalytisch) untersucht. Die spezifischen Outcomeaspekte von EMEK 1 findet man in Tabelle 1; sie umfassen z. B. die Frage der Beschwerdenbesserung, die Dauer der Beschwerdenbesserung, das derzeitige Befinden, die Beurteilung des heutigen Gesundheitszustands, das heutige Allgemeinbefinden, das Neuauftreten anderer körperlicher bzw. seelischer Beschwerden, Arztbesuche, Medikamentenkonsum, Umgang mit alltäglichen Belastungen usw.

Itembasis waren subjektive Einschätzungen (z. B. über veränderungssensitive Fragen) und quasiobjektive Angaben der Patienten 1 Jahr nach Entlassung. EMEK 1 ist ein Summenindex über alle 17 Outcomeaspekte, die zuvor – nach einem allgemeinen Bewertungsmaßstab – mit 0 oder 1 kodiert wurden. Eine 1 wurde z. B. verrechnet, wenn sich die damaligen Beschwerden zumindest etwas gebessert haben, eine 0, wenn sie unverändert geblieben sind bzw. sich verschlechtert haben. Auf diese Weise konnte jeder Patient theoretisch einen Score zwischen 0 und 17 erreichen. Patienten mit höheren EMEK-1-Scores berichteten demzufolge in der Nachbefragung mehr „positive" Aspekte als Patienten mit niedrigen Scores.

**Tabelle 1.** Bestandteile des explorativen multiplen Kriteriums EMEK 1 (Summenindex über 17 Outcomeitems)

| Item | Outcomeaspekt |
|------|---------------|
| BESS | Beurteilung der damaligen Beschwerden (Beschwerdenbesserung) |
| ANH  | Dauer der Beschwerdenbesserung |
| BEF  | Derzeitiges Befinden |
| GES  | Beurteilung heutiger Gesundheitszustand im Vergleich zu vorher |
| ALG  | Beurteilung heutiges Allgemeinbefinden im Vergleich zu vorher |
| NBE  | Auftreten neuer, anderer körperlicher und/oder seelischer Beschwerden |
| ARZ  | Arztbesuche nachher im Vergleich zu vorher |
| LEI  | Beurteilung heutige Leistungsfähigkeit im Vergleich zu vorher |
| ALB  | Umgang mit alltäglichen Belastungen nach der Heilbehandlung |
| PROB | Umgang mit Problemen nach der Heilbehandlung |
| SCHW | Fertigwerden mit damaligen Schwierigkeiten |
| BVE  | Beurteilung der Veränderungen im Erleben und Verhalten |
| MED  | Medikamentenkonsum nachher im Vergleich zu vorher |
| ZUG  | Zuversicht hinsichtlich Gesundheit |
| ZUA  | Zuversicht hinsichtlich Beziehung zu anderen Menschen |
| RA   | Rentenantragstellung nach Heilbehandlung |
| PAR  | Zufriedenheit mit Beziehung zum Partner |

### Itemanalyse und Verteilung der Kriterienscores

Um einen Anhaltspunkt über Reliabilität und interne Struktur des multiplen Ergebniskriteriums zu erhalten, wurden die Missing-data-korrigierten Komponenten (MD = 0) einer klassischen Itemanalyse unterzogen. Die Kriteriumskala ($n = 223$) zeigte dabei eine relativ hohe interne Konsistenz ($\alpha = 0{,}86$), einen Skalenmittelwert von 11,22, ein durchschnittliches Itemmittel von 0,66, eine durchschnittliche Interitemkorrelation von 0,26 und eine mittlere (korrigierte) Trennschärfe von 0,47. Die jeweiligen Itemmittelwerte können – in Abhängigkeit vom allgemeinen Bewertungsmaßstab – als „Erreichungsprozente" der spezifischen singulären Ergebniskriterien gelesen werden. Demzufolge besagt das durchschnittliche Itemmittel von 0,66, daß im Schnitt ⅔ der Patienten die diesbezüglichen (Teil)kriterien „erfüllten". Der Itemmittelwert der Komponente MED (0,56) besagt z. B. (ohne Abb.), daß 56% der Patienten in der Katamnese angaben, nach Entlassung weniger Medikamente eingenommen zu haben als vor ihrem Aufenthalt; der Mittelwert der Komponente GES (0,67) besagt z. B., daß 67% der Patienten ihren heutigen gesundheitlichen Zustand zumindest als eher gebessert beurteilten usw.

Die Verteilung der EMEK-1-Scores ($n = 223$) erwies sich als linksschief („skewness" $= -0{,}59$), wobei über 80% der Antworten zumindest 8 (Teil)kriterien und etwa 30% sogar 15 und mehr der 17 (Teil)kriterien „erfüllten". Abbildung 2 zeigt den Verlauf der kumulierten prozentualen Häufigkeiten. Besser als durch singuläre Kriterien wird also durch die Kriterienkombination deutlich, daß eine große Mehrheit der Patienten – zumindest auf der Ebene von Selbstangaben – vom Heilverfahren einiges profitiert hat.

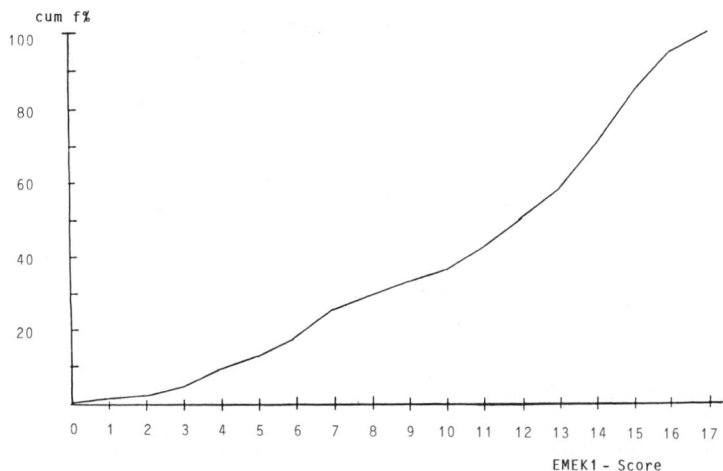

**Abb. 2.** Verlauf der kumulierten Häufigkeiten (%) bei EMEK 1 (mit konservativer Missing-data-Korrektur; n = 223; Verteilung der EMEK-1-Scores: *mean* = 11,22; *s* = 4,32; *median* = 12,00)

## Vorhersagbarkeit von EMEK 1

Wie anfangs geschildert, ist es sehr wichtig, aufgrund der Kenntnis von Merkmalen und Eigenschaften, die Patienten zu Behandlungsbeginn aufweisen, sowie aufgrund der Kenntnis weiterer Merkmale (z. B. Behandlungsvariablen, Therapeutenvariablen, prozessuale Variablen), Vorhersagen über Behandlungsergebnisse (Kriterium Y) zu machen. Dabei hängt die Präzision einer Vorhersage entscheidend davon ab, wie „stark" die Beziehung zwischen den Prädiktoren und dem Kriterium ist. Im vorliegenden Datensatz wurde die Vorhersagbarkeit a) eines singulären Ergebniskriteriums (der EMEK-1-Komponente BESS = Besserung der damaligen Beschwerden) und b) eines multiplen Ergebniskriteriums (der Kriteriumskala EMEK 1) aufgrund von 52 Prädiktorvariablen verglichen. Die Prädiktorvariablen umfaßten 21 Initialmerkmale der Patienten (z. B. Altersgruppe, Geschlecht, Dauer der Hauptsymptomatik, Schulabschluß, Initiative zur Behandlung, frühere Heilverfahren etc.), 25 Persönlichkeitsmerkmale zum Zeitpunkt der Aufnahme (Skalenwerte aus dem Gießen-Test-Selbstbild nach Beckmann u. Richter 1975, dem Freiburger Persönlichkeitsinventar nach Fahrenberg et al. 1978, dem Stuttgarter Bogen für Abwehrkonstrukte nach Enke u. Ehlers, unveröffentlicht), sowie 6 Behandlungsvariablen (z. B. Dauer der Behandlung, Teilnahme an bestimmten Behandlungsmodalitäten). Therapeutenvariablen und prozessuale Indizes sind im Datensatz nicht enthalten.

Von 52 überprüften Korrelationen waren beim singulären Ergebniskriterium 8, beim multiplen Ergebniskriterium 16 signifikant (p < 0,05, n = 223). Dramatische Unterschiede in der „Stärke" der Beziehungen zeigten sich jedoch kaum. Zwar lagen die Prädiktor-Kriterium-Korrelationen bei der Kriteriumskala zumeist etwas höher, die 0,30-Barriere wurde jedoch nur von einem Ad-hoc-Prognoseindex, der im wesentlichen Non-YAVIS-Charakteristika (vgl. Schofield 1964) erfaßt, überschritten (−0,32, p < 0,001). Die höchsten Zusammenhänge mit dem multiplen Ergebniskriterium zeigten die Einzelprädiktoren „Rentenantragstellung" (−0,27,

p < 0,001), „Nutzenkönnen der Möglichkeiten im medizinisch-ärztlichen und therapeutischen Bereich" (0,25, p < 0,001), „Rentenbezug in den 12 Monaten vor dem
Heilverfahren" (−0,22, p < 0,001), „Dauer der Hauptsymptomatik" (−0,19, p <
0,01), „Teilnahme an Entspannungsverfahren" (0,19, p = 0,01) und „frühere Heilverfahren" (−0,18, p < 0,01).

In Einklang mit unserer Erwartung zeigte sich – nebenbei bemerkt –, daß das
multiple Ergebniskriterium deutlich höher mit der (katamnestischen) Nutzenbeur-
teilung der Patienten korrelierte (0,45, p < 0,001) als das singuläre Ergebniskriterium (0,31, p < 0,001), welches ja nur einen einzigen Outcomeaspekt, in unserem
Falle die Beschwerdebesserung (BESS), beinhaltete.

## Zusammenfassung und Ausblick

In der vorliegenden Arbeit wird problematisiert, warum es zwischen herkömmlichen Prädiktoren und Behandlungsergebnissen so wenig Zusammenhänge gibt.
Von 4 möglichen Erklärungen für diesen Sachverhalt wird ein Punkt, die Möglichkeit unangemessener Ergebniskriterien, herausgegriffen. Als Beitrag zum Kriterienproblem wird eine Systematisierung von Ergebniskriterien vorgestellt und – anhand
eines konkreten Datensatzes – die Konstruktion eines (explorativen) multiplen
Ergebniskriteriums, einer Kriteriumskala, welche mehrere Outcomeaspekte berücksichtigt, beschrieben. Das multiple Kriterium zeigt dabei befriedigende psychometrische Eigenschaften und erzeugt mehr signifikante Prädiktor-Kriterium-Korrelationen als ein vergleichsweise herangezogenes singuläres Ergebniskriterium. Die
„Stärke" der Beziehungen erhöht sich jedoch im Schnitt nur geringfügig. Die
0,30-Barriere bleibt auch im vorliegenden Datensatz – zumindest auf der Ebene von
Einzelprädiktoren – unangetastet. Bedeutet dies nun, daß die „herkömmlichen"
Prädiktoren (Kächele u. Fiedler 1985) tatsächlich wenig mit den Behandlungsergebnissen (Kriterien) zu tun haben und auch multiple Ergebniskriterien nichts
daran ändern? Wir glauben, diese Frage hier nicht eindeutig beantworten zu können, da zum einen nicht alle herkömmlichen Prädiktoren berücksichtigt werden
konnten, zum anderen das Prinzip der Symmetrie bzw. Korrespondenz zwischen
Prädiktoren und Kriterium (Wittmann 1985) in diesem Bereich noch bearbeitet
werden muß. Wir halten es deshalb für wahrscheinlich, daß bei Berücksichtigung
von Symmetrieüberlegungen und weiteren Verfeinerungen insbesondere von
Behandlungsmerkmalen und prozessualen Variablen (z. B. Luborsky 1976; Wittmann 1985) die Vorhersagbarkeit (Erklärbarkeit) von Behandlungsergebnissen bis
auf eine gewisse Obergrenze gesteigert werden kann. Dabei sind wir weit davon entfernt zu glauben, daß es jemals möglich sein wird (bzw. sein kann), das Kriterium
hundertprozentig aufzuklären. Wir sollten den Wert unserer diesbezüglichen Vor-
hersagemodelle deshalb nicht ungeprüft am magischen Validitätskoeffizienten von
$r_{xy} = 1,00$ messen, sondern an deren entscheidungsrelevanten Nutzen (vgl. Cronbach u. Gleser 1965; Wiggins 1973). Der Wert einer Unterscheidung zwischen singulären und multiplen Ergebniskriterien (auch im Sinne unterschiedlicher Fragestellungen), deren Implikationen für Ergebnis- und Bedingungsanalysen, sowie die
Adäquatheit von multiplen Ergebniskriterien kann erst mit weiteren Untersuchungen – insbesondere sorgfältigen Kriterienanalysen – abschließend beurteilt werden.

## Literatur

Beckmann D, Richter HE (1975) Gießen-Test (GT). Handbuch. 2. unveränderte Aufl. Huber, Bern

Beckmann D, Scheer JW, Zenz H (1976) Methodenprobleme in der Psychotherapieforschung. In: Pongratz KW (Hrsg) Klinische Psychologie. Hogrefe, Götttingen 1977 (Handbuch der Psychologie, Bd 2, S 1085-1124)

Cronbach LJ, Gleser GC (1965) Psychological tests and personnel decisions, 2nd ed. University of Illinois Press, Urbana

Deter HC (1981) Zur Methodik von katamnestischen Untersuchungen bei psychosomatischen Patienten am Beispiel einer Gruppe von 31 Anorexie-Patienten. Psychother Med Psychol 31: 48-52

Fahrenberg J, Selg H, Hampel R (1978) Das Freiburger Persönlichkeitsinventar FPI. Handanweisung, 3. erg. Aufl. Hogrefe, Göttingen

Fietkau H-J (1976) Einige Überlegungen zur Definition und Meßbarkeit von Therapieerfolg. Z Klin Psychol Psychother 24: 221-225

Hartig M (1975) Probleme und Methoden der Psychotherapieforschung. Urban & Schwarzenberg, München

Kächele H, Fiedler I (1985) Ist der Erfolg einer psychotherapeutischen Behandlung vorhersagbar? Erfahrungen aus dem Penn-Psychotherapy-Projekt. Psychother Med Psychol 35: 201-206

Lamprecht F, Schmidt J, Bernhard P (1986) Stationäre Psychotherapie: Kurz- und Langzeiteffekte. In: Kongreßband der 23. DKPM-Arbeitstagung 14.-16. 11. 1985 in Essen. Springer, Berlin Heidelberg New York Tokyo

Luborsky L (1976) Helping alliances in psychotherapy. In: Glaghorn JL (ed) Successful psychotherapy. Brunner & Mazel, New York, pp 92-116

Luborsky L, Chandler M, Auerbach A, Cohen J, Bachrach HM (1971) Factors influencing the outcome of psychotherapy. A review of quantitative research. Psychol Bull 75: 145-185

Luborsky L, Mintz J, Auerbach P et al (1980) Predicting the outcomes of psychotherapy. Findings of the Penn psychotherapy projekt. AMA Arch Gen Psychiatry 37: 471-481

Schmidt J (im Druck) Evaluation einer psychoanalytisch orientierten Klinik für psychosomatische Erkrankungen. In: Lösel F, Skowronek H (Hrsg) Beiträge der Psychologie zu politischen Planungs- und Entscheidungsprozessen. Beltz, Weinheim (Fortschritte der politischen Psychologie)

Schofield W (1964) Psychotherapy, the purchase of friendship. Prentice Hall, Englewood Cliffs

Weber JJ, Bachrach HM, Solomon M (1985) Factors associated with the outcome of psychoanalysis: Report of the Columbia Psychoanalytic Center Research Project (II). Int Rev Psychoanal 12: 127-141

Wiggins JS (1973) Personality and prediction. Principles of personality assessment. Addison-Wesley, Reading

Wittmann WW (1977) Faktorenanalytische Modelle, Methodenstudien und Probleme der Reduzierbarkeit. Dissertation, Universität Freiburg

Wittmann WW (1985) Evaluationsforschung. Aufgaben, Probleme und Anwendungen. Springer, Berlin Heidelberg New York

Wittmann WW, Schmidt J (1983) Die Vorhersagbarkeit des Verhaltens aus Trait-Inventaren. Theoretische Grundlagen und empirische Ergebnisse mit dem Freiburger Persönlichkeitsinventar (FPI). Psychologisches Institut, Freiburg (Forschungsberichte, Nr 10)

# Therapeutenvariablen und Erfolg stationärer Therapie – Ergebnisse aus einer langfristigen katamnestischen Untersuchung

W. Volk, R. Teufel und R. Költzow

## Zum Katamneseprojekt

Schon bei der Gründung der Psychotherapeutischen Klinik Stuttgart 1967 wurde ein Projekt zur katamnestischen Überprüfung des Therapieerfolgs konzipiert. Diese Klinik führt stationäre Psychotherapie ausschließlich nach psychoanalytischen Gesichtspunkten durch. Die Klinik verstand sich als ein Modellversuch, weshalb die Beweislast einer Effizienz größer ist als bei etablierten Einrichtungen. Die Katamneseforschung war derzeit, wie damals üblich, als „Rechtfertigungsforschung" zu verstehen (Fürstenau 1974).

Von vornherein wurde das Untersuchungsprogramm so angelegt, daß auf eine strikte Trennung zwischen Behandlung und wissenschaftlicher Überprüfung geachtet wurde. Die Erhebung der Katamnesedaten und ihre Auswertung war nicht nur von den jeweiligen Therapeuten personell sondern auch dadurch institutionell getrennt, daß die Forschungsstelle für Psychotherapie diese Aufgaben übernommen hatte. Das Untersuchungsprogramm begann im Jahre 1969. Für die katamnestische Nachuntersuchung wurde ein längerer Zeitraum nach der stationären Behandlung für sinnvoll gehalten. Eine Untersuchung direkt nach Abschluß der Behandlung erschien nicht aussagekräftig: Das in der Therapie Erarbeitete muß sich in der Realität erst bewähren, bevor der Behandlungserfolg sinnvoll beurteilt werden kann. In das Katamneseprogramm wurden nur Patienten einbezogen, die zum Zeitpunkt der Klinikbehandlung nicht weiter als 70 km von Stuttgart entfernt wohnten. Für diese Einschränkung waren Kostengründe entscheidend.

Von 247 für die Katamnese vorgesehenen Patienten konnten 140 Patienten katamnestisch nachuntersucht werden. 147 Patienten verweigerten die katamnestische Untersuchung oder hatten ohne Benachrichtigung den Wohnort gewechselt. Im Rahmen der Vorbereitung der Katamnese wurden die Therapiemodalitäten erfaßt und eine Symptomliste erstellt. Neben der Diagnose wurden psychodynamische Hypothesen und eine Prognose angegeben. Für die Nachuntersuchung wurden die Daten von Nachbehandlungen, Arbeitsfähigkeit, soziale Veränderungen u. a. systematisch erhoben. Außerdem wurden das Freiburger Persönlichkeitsinventar und die Beschwerdeliste nach v. Zerssen (1976) vorgelegt.

Einen wesentlichen Teil des Katamneseprogramms bildeten wörtliche Katamnesefragen. In Anlehnung an Malan (1965) wurde eine explizite Formulierung von Erfolgskriterien für die katamnestische Untersuchung vorher festgelegt. Pro Patient wurden zwischen 4 und 10 konkrete Therapieziele formuliert. Hierbei war entscheidend, daß die Antwortmöglichkeiten der Patienten und die Bewertung dieser Antworten festgelegt wurden. Hierdurch sollte vermieden werden, daß der Katamnestiker die Antworten beurteilte. Statt dessen bestimmte der Therapeut, welche Antwort des Patienten als sehr positiv (2 +), welche als positiv (1 +) und welche als negativ (−) zu werten war. (2 +) bedeutete, daß das Behandlungsziel voll erreicht ist, (1 +) bedeutete, daß es teilweise erreicht wurde und (−) bedeutete, daß das Behandlungsziel nicht erreicht wurde, wobei es sich auch um eine Verschlechterung handeln konnte.

**Katamnesefragen**

Die von dem Patienten bei der Nachuntersuchung gegebenen Antworten mußten mit den 3 vom Therapeuten vorformulierten Antwortmöglichkeiten verglichen und beurteilt werden. Ein Beispiel soll dies verdeutlichen: Bei einem Patienten lautet die 1. Frage: „Sind Sie in der Lage, sich alleine auf der Straße zu bewegen?" Es werden folgende Antwortmöglichkeiten im Katamneseprogramm vom Therapeuten formuliert: 2 +: „Ich kann in relativ belastungsfreien Zeiten mich einigermaßen frei bewegen". 1 +: „Zeitweise schon". −: „Ich bin mehr denn je an die Wohnung gebunden". Der Patient antwortet zum Katamnesezeitpunkt: „Nein, ich kann nicht einmal zum Friseur gegenüber gehen. Ich komme nicht einmal ins Taxi". Diese Antwort läßt sich unproblematisch der Kategorie ,−' zuordnen. In der überwiegenden Mehrzahl war eine eindeutige Zuordnung möglich. Um Unsicherheiten bezüglich einer willkürlichen Auswertung des Katamnestikers zu reduzieren, wurden sämtliche vorliegenden Katamnesefragen und Antworten von 6 Ratern jeweils unabhängig voneinander eingestuft. Die Interraterreliabilität betrug 0,93.

Von den katamnestisch erfaßten 140 Patienten waren 58 männlich, 82 weiblich. Das Durchschnittsalter betrug für beide Geschlechter 32,9 Jahre. Die prognostizierte durchschnittliche Therapiedauer betrug 126,2 Tage. Die tatsächliche Therapiedauer betrug 214,7 Tage.

Auf diese wörtlichen Katamnesefragen als wesentliches Erfolgskriterium stützt sich die vorliegende Arbeit. Nach dem Goal Attainment Scaling kann eine Erfolgsziffer errechnet werden, und zwar als der Prozentsatz der erreichten Punkte im Verhältnis zu den möglichen Punkten. Die Auswertung der Ergebnisse aller Patienten über alle Katamnesefragen ergab ein arithmetisches Mittel von 0,926 (dies entspricht einem Prozentsatz von 53,7).

Trotz vieler Untersuchungen über den Erfolg psychotherapeutischer Fragen, ist der Nachweis des Erfolgs weiterhin ein aktuelles Thema. Dies gilt in besonderer Weise für stationäre psychotherapeutische Behandlungen. Es kann hier festgestellt werden, daß immerhin über 50% der angestrebten therapeutischen Ziele erreicht wurden.

Hier interessiert besonders die Frage, welche Therapeutenvariablen den Erfolg beeinflußten. Es muß gleich vorweg gesagt werden, daß die nachfolgenden statistischen Analysen nur tendenziell interpretierbar sind. Der Grund hierfür ist in einer deutlichen Ungleichverteilung der Anzahl der je Therapeut behandelten Patienten zu sehen. Insgesamt wurden die katamnestisch nachuntersuchten Patienten von 30 Therapeuten behandelt. Dabei hatte im Extremfall ein Therapeut 13 Patienten, ein anderer nur einen. Trotz dieser Einschränkung fanden wir die Fragestellung interessant genug, um uns ihr zu widmen.

Als Therapeutenvariablen wurden in die Analyse einbezogen:

1) das Alter des Therapeuten,
2) Der Grundberuf des Therapeuten, Arzt vs. Nichtarzt,
3) die konzeptuelle Ausrichtung des Therapeuten (Freudsche oder Jungsche Ausbildung),
4) das Geschlecht des Therapeuten.

Weiterhin gingen als Interaktionsvariablen in die Analyse ein:

1) die Altersdifferenz Patient/Therapeut,
2) die Geschlechtsdifferenz zwischen Patient und Therapeut (gleich- oder gegengeschlechtlich),
3) die prognostische Aufenthaltsdauer und die Anzahl der Katamnesefragen.

Für den Vergleich der unterschiedlichen schulischen Ausrichtungen bietet das vorliegende Untersuchungsprogramm ideale Voraussetzungen. Alle Therapeuten hatten eine vollständige Ausbildung absolviert. Die Behandlungen waren in ihrer Frequenz und Dauer voll vergleichbar. Es handelte sich um eine homogene Patientenpopulation von Neurosepatienten in Abgrenzung von Psychosen, Suchterkrankungen etc.

In verschiedenen t-Tests und univariaten Varianzanalysen konnte kein Einfluß der aufgeführten Variablen auf den Therapieerfolg nachgewiesen werden. Lediglich der Grundberuf des Therapeuten erwies sich als Moderatorvariable: nichtärztliche Therapeuten bewirkten einen besseren Therapieerfolg als ärztliche.

In einem weiteren Auswertungsschritt wurde eine schrittweise Diskriminanzanalyse durchgeführt. Hierzu wurden noch die folgenden Patientenvariablen zusätzlich in die Analyse miteinbezogen:

1) Alter des Patienten,
2) Geschlecht des Patienten,
3) Wohnortgröße,
4) Aufenthaltsdauer in der Klinik,
5) Klinikerleben,
6) Zeitdifferenz zwischen Entlassungsdatum und Datum der Katamneseuntersuchung.

### Ergebnisse

Die Katamnesestichprobe wurde am Mittelwert des Erfolgskriteriums geteilt. Die so entstandene Gruppe der erfolgreichen Patienten bestand aus 84 Patienten, die Gruppe der weniger erfolgreichen Patienten aus 56 Patienten. Eine richtige Klassifikation war nur in 67,4% der Fälle möglich, bei den Patienten mit positivem Therapieerfolg zu 71%, bei den Patienten mit negativem Therapieerfolg zu 62,5%.

Als signifikant auf der Diskriminanzfunktion stellten sich folgende Variablen dar:

1) Geschlecht des Therapeuten: männliche Therapeuten hatten bessere Ergebnisse,
2) Grundberuf des Therapeuten: Therapeuten mit nichtärztlichem Grundberuf schnitten besser ab,
3) Alter des Therapeuten: nach 1935 geborene bewirkten einen besseren Therapieerfolg.

Eine kleine Altersdifferenz zwischen Therapeut und Patient, gleiches Geschlecht des Therapeuten und des Patienten sowie eine längere prognostizierte Therapiedauer können als Moderatoren für einen besseren Therapieerfolg betrachtet werden. Mit einer Ausnahme werden also in der Diskriminanzanalyse Variablen als diskriminierend ausgewiesen, die univariat nicht signifikant waren, aber jetzt in der Kombination signifikant wurden. Es muß aber noch einmal betont werden, daß die Diskriminanzfunktion – obwohl signifikant – insgesamt zu einer unbefriedigenden Klassifikation der am Kriteriumsmittelwert gebildeten Gruppen (erfolgreiche/weniger erfolgreiche) führte. Die Variablen zusammengenommen trennen also Erfolg und Mißerfolg nur unbefriedigend. Der Grund liegt darin, daß die Variable „Therapieerfolg" für fast alle durch die Moderatorvariablen erzeugten Verteilungen normalverteilt ist. Die Verteilung hatte am Trennpunkt (Erfolg/Nichterfolg) ihre höchste Ausprägung, und damit umfaßte der indifferente Bereich ca. 66% der Stichprobe. Damit ist eine Trennung generell schlecht möglich. In einem weiteren Auswertungsschritt ist die Bildung von Extremgruppen vorgesehen. Es muß jedoch festgestellt werden, daß hierbei mögliche Ergebnisse für das Gesamtkollektiv der Patienten keinen Prädiktorwert haben, da der größte Teil der Patienten bezüglich des Therapieerfolgs um den Mittelwert liegen. Wichtig ist, festzustellen, daß die theoretische Ausrichtung des Therapeuten, ob er nach einer Freudschen oder Jungschen Richtung ausgebildet ist, keinen Einfluß auf den Therapieerfolg hat.

**Diskussion**

Vergleichbare Ergebnisse über die Bedeutung von Therapeutenmerkmalen für den Erfolg nach solchen globalen Kategorien finden sich in der Literatur nicht, wie überhaupt die meisten Effizienzstudien sich mehr mit Merkmalen und Eigenschaften der Patienten beschäftigen. Nur wenige beziehen sich auf Eigenschaften des Therapeuten. In einer bekannten Übersichtsarbeit von Luborsky et al. (1971), der 166 Untersuchungen zusammentrug, wird dem Merkmal der berufserfahrenen Therapeuten in 8 Untersuchungen eine positive signifikante Wirkung zugeschrieben, in 4 Untersuchungen ergab sich kein Effekt.

Üblicherweise beziehen sich Studien, die Therapeutenmerkmale mit einbeziehen, auf Eigenschaften des Therapeuten, wobei „Anteilnahme", „Interesse", „Sorge", „Wertschätzung", „Wärme" als erfolgsbedeutend gewertet werden (Eckert u. Schwarz 1973). Lorr (1965) zeigt, daß erfolgreiche Therapeuten einen geringeren Grad an autoritärem Verhalten haben. Ein rigides, konzeptorientiertes Vorgehen verringert ebenfalls die Wahrscheinlichkeit des Erfolges (Wurm 1982). Antipathie gegenüber dem Patienten wird für den Erfolg als abträglich angesehen (Caracena 1965).

Nach der Übersichtsarbeit von Luborsky et al. (1971) ist insgesamt festzustellen, daß die Merkmale von Therapeuten i. allg. eine wenig bedeutsame prognostische Beziehung zum Therapieerfolg haben. Wenn es sich auch bei den von Luborsky et al. referierten Studien um Behandlungen handelt, die nicht länger als 50 Stunden dauerten, also psychodynamische Kurztherapien waren, so erscheint ein Ergebnis einer dieser Studien bemerkenswert im Zusammenhang mit den von uns gefundenen Ergebnissen. Die Ähnlichkeit zwischen Patient und Therapeut gilt als ein wesentliches Erfolgskriterium (in 10 Untersuchungen signifikant, in 3 Untersuchungen nicht signifikant).

Nach unseren Ergebnissen erwiesen sich jüngere Therapeuten als erfolgreicher. Dies ist im Zusammenhang zu der Tatsache zu sehen, daß die überwiegende Patientenpopulation der Klinik aus jüngeren Patienten bestand.

Unter dem Ähnlichkeitsaspekt wird auch interpretierbar, daß gleiches Geschlecht zwischen Patient und Therapeut sich positiv für den Therapieerfolg auswirkte.

## Literatur

Caracena PF (1965) Elicitation of dependency expressions in the initial stage of psychotherapy. J Consult Psychol 12: 269–273

Eckert J, Schwartz H (1973) Prozesse in client-centered Gesprächspsychotherapie. Dissertation, Universität Hamburg

Fürstenau P (1974) Zur Problematik von Psychotherapiekombinationen aus der Sicht der vergleichenden Psychotherapieforschung und der Organisationssoziologie. Gruppenpsychother Gruppendyn 4: 131

Lorr M (1965) Client perception of therapists: A study of the therapeutic relation. J Counsult Psychol 29: 146–149

Luborsky L, Chandler M, Auerbach A, Cohen J, Bachrauch HM (1971) Factors influencing the outcome of psychotherapy A review of quantitative research. Psychol Bull 75: 165–185

Malan DH (1965) Psychoanalytische Kurztherapie. Klett, Stuttgart

Wurm W (1982) Psychotherapie als soziale Kontrolle. Beltz, Weinheim

Zerssen D von (1976) Beschwerdeliste. Beltz, Weinheim

# Hyper- und normotone Ängstlichkeit im Spiegel differenter biochemischer Reaktionsmuster auf Schmerz- und Leistungsstreß

P. Netter

## Einleitung

Der vorliegende Beitrag nimmt seinen Ausgang von 3 Ergebnissen aus unterschiedlichen Ansätzen der psychosomatischen Angst- und Hypertonieforschung:

1) In vielen psychometrischen Untersuchungen erweisen sich Patienten mit diagnostizierter essentieller Hypertonie als ängstlicher, introvertierter, femininer und neurotischer als Gesunde (Delius u. Fahrenberg 1963; Kidson 1973; Sainsbury 1964; Weyer u. Hodapp 1980).
2) Bei der Auswertung der Plasmakatecholamine in einem psychophysiologischen Experiment waren Hypertoniker mit geringer Noradrenalin- bei gleichzeitig hoher Adrenalinreaktion deutlich ängstlicher als Patienten mit umgekehrtem Reaktionsmuster, während dieser Unterschied bei Gesunden nicht bestand (Netter 1983). Dies kann als Hinweis darauf gewertet werden, daß – wenn überhaupt eine Beziehung zwischen Katecholaminreaktionen und Angst postuliert werden darf – ängstliche Hypertoniker mit anderen biochemischen Reaktionsmustern auf Belastungssituationen antworten als ängstliche Nichthypertoniker.
3) Aus der experimentellen Angstforschung ist bekannt, daß sich ängstliche und nichtängstliche Personen in Leistungssituationen stärker in ihren Angstreaktionen unterscheiden als bei der Antizipation oder Toleranz von Schmerz (Spielberger 1975; Saltz 1970). Physiologische Indikatoren der Schmerzreaktionen sind sogar häufig bei nichtängstlichen Personen ausgeprägter als bei ängstlichen (Schalling 1976).

In der vorliegenden Auswertung einer größeren psychophysiologischen Untersuchung an Hypertonikern und Gesunden sollten daher folgende Fragen beantwortet werden:

1) Ist Ängstlichkeit bei Hypertonikern durch andere psychische und physiologische Korrelate gekennzeichnet als bei Normotonikern?
2) Unterscheiden sich Hypertoniker und Normotoniker in ihrer Katecholaminreaktion auf Leistungsstreß und Schmerz?
3) Bestehen unterschiedliche Beziehungen zwischen den subjektiven Bewertungen der Experimentalphasen und den dazugehörigen Katecholaminreaktionen bei ängstlichen und nichtängstlichen Hypertonikern und Gesunden?

**Methode**

An je 99 Hypertonikern (Hy) des Schweregrades 2 der Hypertonieambulanz der Deutschen Klinik für Diagnostik und gesunden Kontrollpersonen (Ko) vergleichbarer Alters- und Geschlechtsverteilung wurde ein psychophysiologisches Experiment durchgeführt, in welchem zu 4 Meßphasen aus liegender Kanüle Blut zur Bestimmung der Adrenalin- (A) und Noradrenalinwerte (NA) im Plasma entnommen wurde. Parallel wurden Blutdruck und Herzfrequenz polygraphisch registriert und der emotionale Zustand mit der Eigenschaftswörterliste (Janke u. Debus 1978) und dem Zustandsangstfragebogen STAI (Spielberger et al. 1970) erfaßt. Die Experimentalbedingungen bestanden in einem Interview, der Reaktionszeitmessung, einem Wortalliterationstest sowie einer 5minütigen Pause und wurden anschließend von den Probanden nach positiver und negativer Valenz skaliert. Als Stressoren für die vorliegende Auswertung dienten der Schmerzreiz der Venenpunktion zum Meßzeitpunkt 0 sowie der Wortalliterationstest zwischen Messung 2 und 3. Die erst später aufgenommene Katecholaminbestimmung zum Zeitpunkt der Venenpunktion liegt nur von insgesamt 81 Fällen vor.

Zuvor war außer anderen Persönlichkeitsmerkmalen die habituelle Angst mit der STAI-Skala (State Trait Anxiety Inventory; Spielberger et al. 1970) erhoben worden, die zur Gruppentrennung der hoch und niedrig Ängstlichen (HA, LA) durch Mediandichotomierung diente. Die Auswertung erfolgte mit 3faktoriellen Varianzanalysen bei Verwendung des Alters als Kovariate (Faktoren: 1 = Gruppe (Hy/Ko) 2 = Geschlecht, 3 = Angst (HA/LA).

**Psychische und physiologische Korrelate der Ängstlichkeit bei Hyper- und Normotonikern**

Vorausgeschickt sei, daß, wie schon in früheren Studien festgestellt wurde, unter Hypertonikern insgesamt signifikant mehr Ängstliche waren als unter Normotonikern (59 vs. 43%; $\chi^2 = 4.85$; $p < 0.05$). Bei geschlechtsgetrennter Analyse erweist sich dieser Befund als speziell für die weibliche Gruppe gültig (78 vs. 52% Ängstliche; $p < 0.01$).

Die Ängstlichkeit korreliert in der Gruppe der Hy und Ko gleichsinnig mit den übrigen habituellen Persönlichkeitsmerkmalen, so daß davon ausgegangen werden kann, daß – zumindest bei bivariater Auswertung – die Angst bei Hy und Ko im gleichen Strukturzusammenhang steht. Bei 3dimensionaler Auswertung der Konstellation Aggressivität, Offenheit und Angst nach Dichotomierung der Skalen und konfiguraler Auszählung der Fallhäufigkeiten in beiden Gruppen ergibt sich jedoch, daß die Ängstlichkeit bei Hy besonders häufig in der Konstellation ohne Aggression entweder mit der Tendenz zur sozialen Erwünschtheit (geringer Offenheit) oder mit hoher Offenheit vorkommt, und daß bei vorhandener Aggression und Offenheit die Angst besonders selten fehlt, d. h. bei Hy wird offene Aggression auch von Angst, aber Angst eher seltener als erwartet von Aggression begleitet. Korrelationen der Ängstlichkeit mit kardiovaskulären Parametern machen deutlich, daß bei Hy die Ängstlichkeit häufiger mit erhöhtem diastolischem Blutdruck gepaart ist, während der Reaktionszeitmessung eher mit einer Dezeleration der Herzrate und einer geringeren Herzfrequenzvariabilität einhergeht und zu allen Meßzeitpunkten mit niedrigen NA-Werten. Die Gruppe HA der Ko zeichnet sich eher durch niedrige systolische Blutdruckwerte und durch hohe A-Basis und -Reaktionswerte aus, während die Herzfrequenz mit der Ängstlichkeit keine Beziehung aufweist. Damit scheint die Ängstlichkeit eine gewisse divergierende physiologische Begleitreaktion bei Hyper- und Normotonikern zu beinhalten.

**Unterschiede der Katecholaminstreßreaktion bei Hyper- und Normotonikern**

Die Verteilung der Werte zu den 5 Meßzeitpunkten bei den 8 Gruppen für A und NA zeigt Abb. 1. Die reduzierten Fallzahlen ergeben sich dadurch, daß nur Fälle mit vollständigen A- und NA-Meßwerten zu den Zeitpunkten 1–4 berücksichtigt wurden.

Der Leistungsstreß des Wörterbildens wird von den HA bei Hy und Ko mit einem A-Anstieg beantwortet, der bei den LA nicht vorkommt. Insgesamt liegt das A-Niveau bei den HA der Hy über dem der LA, während dies bei Ko eher umgekehrt ist (Wechselwirkung Gruppe · Angst: p = 0,03). Im Na-Verhalten weisen beide Hy-Gruppen einen offenbar verzögerten Anstieg auf, während sie unmittelbar nach

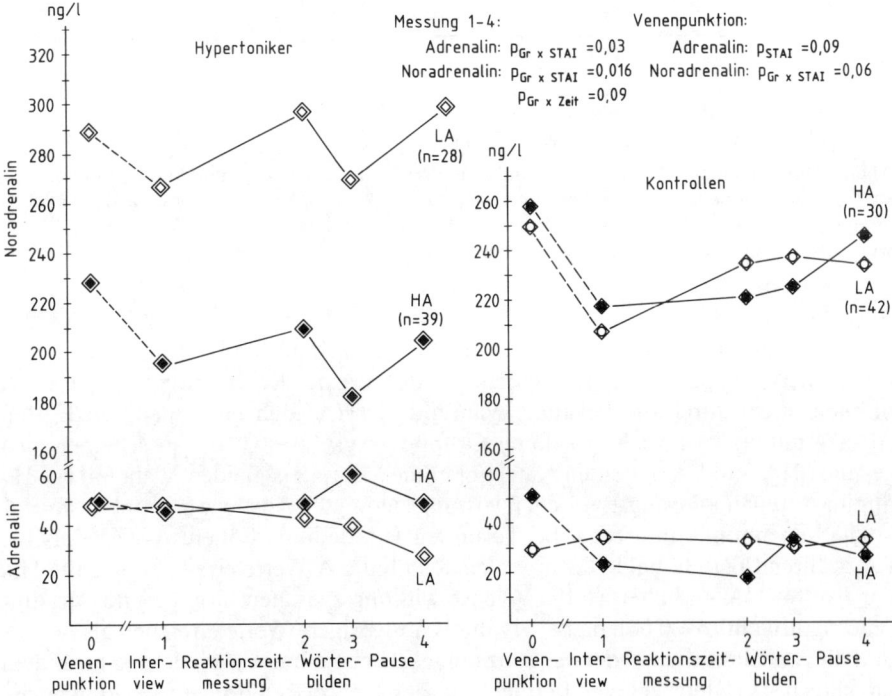

**Abb. 1.** Mittelwerte der Noradrenalin- und Adrenalinwerte der hoch *(HA)* und niedrig *(LA)* ängstlichen Hyper- und Normotoniker zu den 5 Meßzeitpunkten des Experiments. $P_{Gr \cdot STAI}$ Signifikanz der Wechselwirkung Gruppe·Angst im State-Trait-Anxiety-Inventory, $P_{Gr \cdot Zeit}$ Signifikanz der Wechselwirkung Gruppe·Zeitpunkt, $P_{STAI}$ Signifikanz des Haupteffekts Angst im State-Trait-Anxiety-Inventory (Erläuterung zu Fallzahlen s. Text)

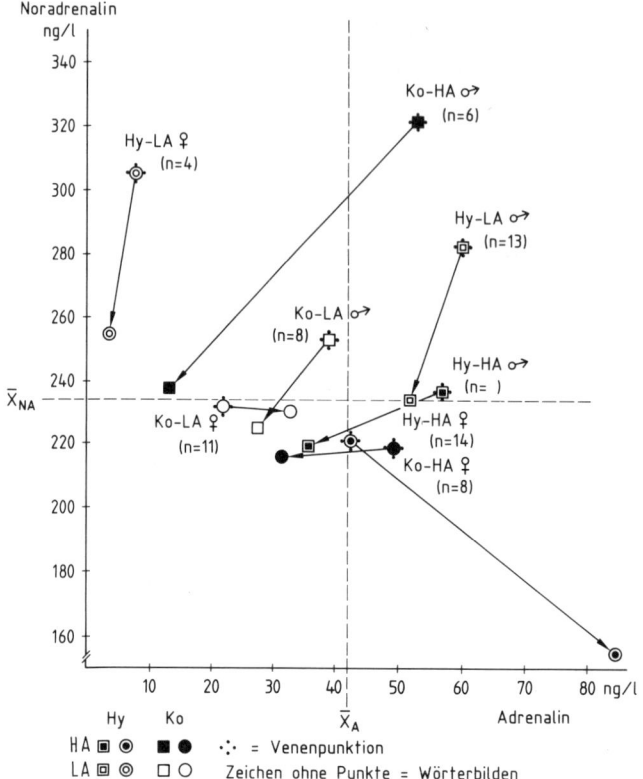

**Abb. 2.** Konstellationen der Adrenalin- und Noradrenalinwerte bei Venenpunktion und Leistungs-streß in der Gruppe jener 43 Hypertoniker *(Hy)* und 33 Kontrollen *(Ko)*, für die beide Katechol-aminwerte nach der Venenpunktion und nach dem Wörterbilden vorliegen ($\bar{X}_{NA}$ und $\bar{X}_A$: Mittel-werte der Noradrenalin- und Adrenalinverteilungen; *HA, LA:* hoch ängstlich, niedrig ängstlich)

der Leistungsaufgabe mit dem NA absinken, sich also nur im Niveau, nicht aber in ihrem Reaktionsverlauf unterscheiden. Bei den LA der Ko verändert sich das NA offenbar nicht durch die Leistung, während die HA auch hier einen verzögerten Anstieg aufweisen (Wechselwirkung Gruppe·Angst: p=0,016). So scheinen sich gesunde HA und LA in beiden Katecholaminen zu unterscheiden, während bei Hy nur im Adrenalin die angsttypischen leistungsbedingten Anstiege erkennbar sind.

Die Venenpunktion erzeugt bei gesunden HA deutlich höhere A-Werte als bei LA, während bei Hy beide Gruppen etwa so hohe A-Werte erreichen wie die HA der Ko. Im NA-Verhalten ist die Wechselwirkung zwischen Gruppe und Angstni-veau signifikant (p=0,06), da bei Hy die HA niedrigere Werte erreichen als die LA und dies bei Gesunden in der Tendenz umgekehrt ist. Eine Aufgliederung nach dem Geschlecht bei gleichzeitiger Betrachtung der A/NA-Relationen verdeutlicht die angstrelevanten Unterschiede (Abb. 2).

Hier wurden als Koordinaten A- und NA-Einheiten gewählt und für jede Gruppe die Position hinsichtlich beider Katecholamine zu beiden Streßzeitpunkten eingetragen sowie mit einem Pfeil von der Punktionsbedingung zum mentalen Streß verbunden. Die Koordinateneinteilung wurde so gewählt, daß die 45°-Diagonale durch den Schnittpunkt der Mittelwerte der beiden Achsen läuft, so daß alle Gruppenmeßwerte unterhalb der Diagonalen bedeuten, daß der A-Wert, relativ gesehen, höher ausfällt als der Na-Wert, während die Meßwerte oberhalb der Diagonalen eine umgekehrte Relation andeuten. Folgendes wird erkennbar: 1) Ängstliche Hypertoniker beiderlei Geschlechts sowie ängstliche gesunde Frauen tendieren insgesamt zu höheren A/NA-Relationen als die übrigen Gruppen. 2) Ängstliche Frauen unterscheiden sich innerhalb der Hy und Ko dadurch, daß HA-Hy das angsttypische niedrige NA bei extrem hohem A speziell in der Leistungs- und weniger in der Schmerzstreßsituation zeigen, während HA-Ko die umgekehrte Schmerz-Leistungs-Relation aufweisen. 3) Ängstliche hyper- und normotone Männer haben zwar beide die stärkere Reaktion beider Katecholamine unter Schmerz im Vergleich zum Leistungsstreß, HA-Hy reagieren jedoch mit geringerem NA und relativ dazu mit höherem A auf beide Stressoren als HA-Ko. 4) Innerhalb der LA-Gruppen unterscheiden sich die männlichen nur durch das höhere Katecholaminniveau der Hy im Vergleich zu den Ko, nicht jedoch in der Werterelation der Stressoren, während die weiblichen LA-Hy sich von der Vergleichsgruppe der LA-Ko durch extrem niedrige A- bei hohen NA-Werten in beiden Stressoren abheben. 5) Faßt man die Distanz der Reaktionspunkte einer Gruppe als ihr biochemisches Diskriminationsvermögen zwischen den beiden Stressoren auf, so ist dies bei allen Hy-Gruppen und bei den normotonen ängstlichen Männern offenbar besser ausgeprägt als bei den übrigen Gruppen.

**Unterschiede der subjektiven Bewertungen der Experimentalphasen und ihre Relation zu Katecholaminwerten**

Die Einstufung der Experimentalprozeduren nach ihrer positiven und negativen Valenz, bei der sich insgesamt die Venenpunktion, gefolgt von der Wortalliteration, als am unangenehmsten erwies, ergab für den *Schmerzreiz* keine Beziehung zur Angst, dafür aber deutlich negativere Einstufungen bei Hy als bei Ko (p = 0,01). Das *Wörterbilden* wurde bei der Einstufung nach positiver *und* negativer Valenz von allen HA-Hy und von weiblichen HA-Ko als aversiver erlebt als von den entsprechenden LA (Wechselwirkung Gruppe · Geschlecht: p = 0,008). Dabei stuften weibliche HA-Ko diesen Streß als konsistent negativer im Vergleich zum Schmerz ein als die übrigen Gruppen.

Der gegen den individuellen Mittelwert korrigierte Reaktionswert von NA *auf Schmerz* korreliert im Hy- *und* Ko-Kollektiv signifikant (p < 0,01) mit der Präferenz für bzw. mit geringer Aversivität von Venenpunktion, jedoch erleben Ko, die mit hohem NA auf *Leistungsstreß* reagieren, diesen auch als aversiver als Ko mit niedriger NA-Reaktion auf das Wörterbilden (r = − 0,39, p < 0,05), während sich bei Hy diesbezüglich kein Zusammenhang abzeichnet.

**Zusammenfassung und Schlußfolgerungen**

Obwohl Ängstlichkeit im wesentlichen bei Hy und Ko den gleichen psychischen Strukturzusammenhang aufweist, geht sie bei Hy seltener mit Aggressivität und im physiologischen Bereich mit hohem diastolischem Blutdruck und niedrigen NA-Werten einher; bei Ko ist sie eher charakterisiert durch niedrige systolische Werte bei hohem A. Die Katecholaminreaktionen auf Schmerz und Leistungsstreß erwecken den Eindruck, daß sich bei Ko die HA durch höheres A, bei Hy die HA durch niedrigeres NA von den LA trennen lassen. Im Leistungsstreß charakterisiert der A-Anstieg in beiden Kollektiven die HA, der verzögerte NA-Anstieg generell das Verhalten der Hy und der HA innerhalb der Ko. Niedriges NA bei gleichzeitig hohem A scheint ein besonderes Charakteristikum der HA innerhalb der Hy, z.T. auch der HA-Ko zu sein, wobei Katecholamindifferenzen zwischen HA und LA bei weiblichen Personen stärker ausgeprägt sind als bei männlichen.

Obwohl für fast alle Hy der Schmerzstreß aversiver als der Leistungsstreß und die zugehörige Katecholaminreaktion auch stärker ausgeprägt ist, deutet die positive Korrelation zwischen NA-Schmerzreaktion und geringer Aversivität der Punktion auf die Bedeutung des NA als Bewältigungsreaktion hin, in welcher besonders die HA-Hy ein Defizit aufweisen. Damit lassen sich alle eingangs gestellten Fragen wenigstens teilweise bejahen:

1) Trotz ähnlicher psychischer Angstkorrelate ist Ängstlichkeit bei Hy durch höhere tonische A- und niedrigere NA-Werte gekennzeichnet als bei Ko.
2) Die These, daß HA und LA sich stärker unter Leistungsstreß als unter Schmerz unterscheiden, trifft nur für die A-Reaktion und A/NA-Relation bei Hy sowie für die NA-Reaktion bei Ko zu, während HA-Ko auf beide Stressoren stärker mit A ansprechen als LA Ko.
3) Da in Kombination mit der größeren Schmerzempfindlichkeit aller Hy die LA-Hy höhere, die HA-Hy niedrigere NA-Reaktionen auf Schmerz zeigen, kann dies bei LA als gelungener, bei HA als mißlungener biochemischer Bewältigungsversuch der Schmerzreaktion gewertet werden. Die Aversion gegen die Leistungsaufgabe scheint bei HA-Hy durch die ungünstige A-Anstieg/NA-Abfallreaktion gekennzeichnet zu sein.

## Literatur

Delius L, Fahrenberg J (1963) Ein kritischer Beitrag zur Psychosomatik der essentiellen Hypertonie. Med Klin 53: 1102
Janke W, Debus G (1978) Die Eigenschaftswörterliste (EWL). Hogrefe, Göttingen
Kidson MA (1973) Personality and hypertension. J Psychosom Res 16: 35-41
Netter P (1983) Activation and anxiety as represented by patterns of catecholamine levels in hyper- and normotensives. Neuropsychobiology 10: 148-155
Sainsbury P (1964) Neuroticism and hypertension in an outpatient population. J Psychosom Res 8: 235
Saltz E (1970) Manifest anxiety: Have we misread the data? Psychol Rev 77: 568-573
Schalling D (1976) Anxiety, pain and coping. In: Sarason JG, Spielberger CD (eds) Stress and anxiety, vol 3. Wiley, New York, pp 49-71
Spielberger CD (1975) Anxiety, state trait process. In: Spielberger CD, Sarason JG (eds) Stress and anxiety, vol 1. Hemisphere, Washington, pp 121-143
Spielberger CD, Gorsuch RL, Lushene RE (1970) Manual for the state-trait anxiety inventory. Consulting Psychologist Press, Palo Alto
Weyer G, Hodapp V (1980) Job-stress and essential hypertension. In: Sarason JG, Spielberger CD (eds) Stress and anxiety. vol 6. Hemisphere, Washington, pp 337-350

# Mechanismen kardiovaskulärer Reaktionen auf mentalen Streß und deren Beeinflussung durch antihypertensive Medikation[1]

H. Rüddel

## Einleitung

In der Pathogenese der essentiellen Hypertonie sind seit vielen Jahren vor allem 2 Theorien kontrovers gegenübergestellt worden:

1) Eine erhöhte Reaktivität des Blutdrucks auf eine Vielzahl von Stimuli führen über strukturelle Gefäßveränderungen langfristig zu einer chronischen Blutdruckerhöhung.
2) Eine Abschwächung negativer Feedbackmechanismen auf akute Blutdruckanstiege führt zu verstärkter Natriumretention und über Volumenänderungen zur chronischen Hypertonie.

Beide Thesen sind aber unzulässige Vereinfachungen der pathogenetischen Veränderungen im Anfangsstadium der essentiellen Hypertonie. Mit der Hypothalamustheorie versuchte von Eiff [6, 8] die sehr komplexen Blutdruckregulationsmechanismen zu beschreiben. Julius betont in seinem Modell in ähnlicher Weise die zentrale Bedeutung des ZNS am Anfang der Hochdruckkrankheit [20]. Diese Hypothesen basieren alle auf den Beobachtungen, daß sowohl Patienten mit einer Grenzwerthypertonie als auch Hypertoniker nicht nur einen höheren Gelegenheitsblutdruck aufweisen, sondern auch stärkere Blutdruckanstiege auf mentale Belastung zeigen [32]. Auch normotone Studenten mit einer positiven Familienanamnese reagieren mit stärkeren Blutdruck- und Herzfrequenzanstiegen auf mentale Belastung als Studenten mit negativer Familienanamnese bezüglich einer Hypertonie [26]. Selbst Kinder mit überdurchschnittlicher Herzfrequenzreaktion auf experimentellen Streß zeigten eine kontinuierliche Zunahme der durchschnittlichen Blutdruckwerte nach dem Ende der täglichen Unterrichtszeit [9]. Die prognostische Bedeutung der verstärkten Herzfrequenz- und Blutdruckreaktion ist aber noch keineswegs als gesichert anzusehen. So demonstrieren zwar Falkner et al. [13], daß Studenten mit verstärkter Blutdruckreaktion auf einen einfachen Rechentest nach 2–5 Jahren höhere Blutdruckwerte hatten, als Studenten mit unauffälligen Blutdruckanstiegen auf

[1] Folgenden Kollegen sei für ihre besondere Mitarbeit speziell gedankt: Dr. G. Todd im Department of Prevention und Stress Medicine der University of Nebraska, Omaha/USA, für die Katecholaminbestimmungen, Frau Dr. L. Nocke-Finck im Institut für klinische Biochemie der Universität Bonn für die Cortisol- und ACTH-Analysen, A. Kampe, U. Pinger, G. Schröder für die hervorragende technische Assistenz und B. Engels für die unermüdliche Hilfe als Sekretärin.

einen mentalen Streßtest. Auch bei einem verstärkten Blutdruckanstieg auf dynamische physische Belastung ist mittlerweile in prospektiven Studien eine späte Hypertonie vorhergesagt worden [16]. Die Spezifität der Blutdruckhyperreaktivität ist aber noch wenig systematisch untersucht. Die mittleren Blutdruckwerte am Arbeitsplatz erlauben z. B. eine prospektive Abschätzung linksventrikulärer kardialer Veränderungen [4]. Der Blutdruckanstieg (diastolischer Blutdruck) während des Cold-Pressor-Tests war einerseits der beste prognostische singuläre Parameter für eine spätere koronare Herzerkrankung [22], andererseits soll der Blutdruckanstieg während des Cold-Pressor-Tests eine prognostische Bedeutung für die spätere Hypertonie haben [36].

Der Anteil der jugendlichen Patienten mit einer Grenzwerthypertonie, die später eine manifeste Hypertonie im WHO-Stadium I–II entwickeln, ist relativ gering [19]. Selbst bei Patienten mit milder Hypertonie (diastolischer Blutdruck 90–105 mm Hg) liegt der Anteil derjenigen, die nach einer 3jährigen Beobachtungszeit höhere Blutdruckwerte als 105 mm Hg diastolisch aufweisen nur bei 12% [28].


**Pathophysiologische Mechanismen beim experimentellen Streß**

Nur durch eine komplexe Analyse der pathophysiologischen Reaktion auf experimentellen Streß, können die vielschichtigen Besonderheiten im Frühstadium der Hypertonie erklärt werden. Außer der verstärkten Blutdruckreaktivität, der $\beta$-adrenergen und der vaskulären Hyperreaktivität müssen noch folgende Punkte berücksichtigt werden:

Erhöhte Herzfrequenz [6], erhöhtes Herzminutenvolumen [19], erhöhte Konzentrationen von Plasmaadrenalin im peripheren Blut [3], Besonderheiten intrazellulärer Elektrolytkonzentrationen [1] und des Kationentransports an der Zellmembran [18] sowie Verhaltens- und Persönlichkeitsauffälligkeiten [2, 12]. Dies ist nur in einer komplexen Analyse der Streßreaktion [11] möglich, die über die Beschreibung von Blutdruck- und Herzfrequenzveränderungen hinausgeht. So ist rein physikalisch gesehen die Blutdruckhöhe ein Produkt von Herzminutenvolumen und peripherem Widerstand. Herzfrequenzanstiege resultieren aus einer Wechselwirkung zwischen sympathischer Aktivierung und Rücknahme parasympathischer Aktivität. An wesentlichen intervenierenden Regulationsmechanismen auf die Homöostase von Herzfrequenz und Blutdruck beim experimentellen Streß sind Copingmechanismen [23] Barorezeptorensensitivität [21] und Elektrolytausscheidung [24] von Bedeutung. Einige kasuistische Beispiele sollen das näher beschreiben. Obwohl die Höhe der Plasmaadrenalinkonzentration in Ruhe sowohl direkte Auswirkungen auf die Noradrenalinfreisetzung im synaptischen Spalt hat, als auch mit frühen morphologischen kardialen Veränderungen [30] und Cholesterinkonzentrationen [29] korreliert ist, gibt es über eine vermehrte Natriumausscheidung eine sehr effektive Gegenregulationsmöglichkeit auf Anstiege sympathischer Aktivierung während experimentellem Streß. Im folgenden Beispiel fällt außerdem die ausgeprägte Abnahme parasympathischer Aktivierung auf:

Ein 22jähriger Student mit unauffälligen klinischen Gelegenheitsblutdruckwerten hatte im Labor der Klinik eine Herzfrequenz von 85 Schlägen/min und einen systolischen Blutdruck von 143 mm Hg. Die Plasmaadrenalinkonzentration in Ruhe aus dem peripheren venösen Blut war mit

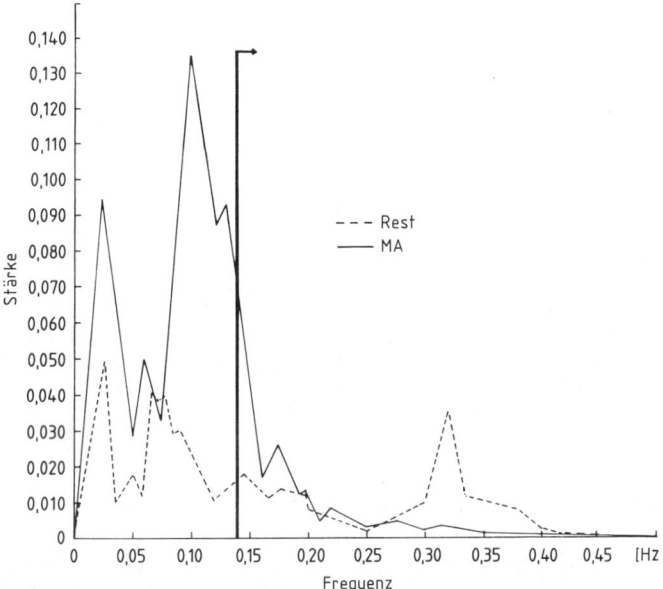

**Abb. 1.** Kasuistisches Beispiel von Energiedichten der Herzfrequenz in Ruhe und während eines Rechentestes *(MA)*. (Fourier-Analyse der einzelnen Herzfrequenzwerte. Aufzeichnung mit 0,1 Hz Genauigkeit)

123 pg/ml leicht erhöht. Während eines mentalen Belastungstests (Rechentest) kam es zu einem durchschnittlichen Anstieg der Herzfrequenz und des systolischen Blutdrucks auf 103 Schläge/min bzw. 160 mm Hg. Der Adrenalinanstieg auf 144 pg/ml blieb im Durchschnitt der untersuchten Gruppe. Die Barorezeptorensensitivität sank ($\alpha$ [33] in Ruhe: 5,3; $\alpha$ während des Rechentests: 1,7). Der parasympathische Einfluß auf die Herzfrequenz nahm ab [Spektraldichte im hohen Frequenzbereich 0,14–0,40 Hz: 4,8 bzw. 0,91 aU („arbitrary units"). Bei unveränderter Natriumkonzentration (53 bzw. 52 mmol/l) wurde nach dem experimentellen Laborstreß die größte Urinmenge (560 ml) der Gruppe (189 ± 145 ml) entleert.

Der Effekt einer parasympathischen Aktivierung kann sehr einfach im Ausdruck der Pulsperiodenvariabilität in Ruhe und unter Streßbedingungen dargestellt [27] aber auch mit neueren statistischen Verfahren quantitativ [25] erfaßt werden (Abb. 1).

Als wohl wichtigste genetische Determinante des Blutdruckanstiegs auf mentalen Streß ist die intrazelluläre Konzentration von Natrium in Leukozyten bzw. Lymphozyten relativ leicht zu messen [1, 18].

Die Analyse von endokrinen Veränderungen (Anstiege von Katecholaminen- oder Cortisolkonzentrationen) ist aber nicht nur ein möglicher Schlüssel zur Interpretation von kognitiven Streßverarbeitungsmechanismen [17, 34] sondern auch im Hinblick auf die Interaktion des Hypophysen-Hypothalamus-Nebennierenrinden-Systems und des sympathischen Nervensystems von Bedeutung [15].

So führen ACTH und/oder Glucocorticoide zu einer Erhöhung des Plamaadrenalins, zu einer Erniedrigung des extraneuralen Re-uptake von Adrenalin sowie zu einer verstärkten präsynaptischen Neusynthese von Tyrosinhydroxylase. Es lassen sich außerdem direkte verstärkende Effekte pressorischer Reize auf die glatte Muskulatur nachweisen [33]. Als Mechanismus kommt dabei die Erhöhung der intrazellulären Natrium- und Kalziumkonzentration sowie Veränderungen der Natriumpermeabilität der Membran in Betracht [5, 35]. Dies soll an folgendem kasuistischen Beispiel deutlicher werden.

Ein 42jähriger Patient mit einer essentiellen Hypertonie war effektiv (klinischer Gelegenheitsblutdruck nach 5 min im Sitzen < 140/90 mm Hg) mit Oxprenolol (160 mg/Tag) über 6 Monate therapiert worden. Bei einer psychophysiologischen Untersuchung unter Therapie lag sein Blutdruck in Ruhe um 110/70 mm Hg. Während eines 5minütigen Rechentests kam es zu einem Blutdruckanstieg auf durchschnittlich 150/98 mm Hg bei einem Anstieg des peripheren Widerstands von 22%. Während mentaler Belastung sinkt normalerweise der periphere Widerstand ab. In den endokrinologischen Untersuchungen war eine sehr hohe ACTH-Konzentration (150 pg/ml) und ein relativ hohes Cortisol (23,7 μg/dl) in Ruhe aufgefallen bei unauffälligen Katecholamin-Konzentrationen (Noradrenalin: 164 pg/ml, Adrenalin 107 pg/ml). Nach dem Rechentest waren Noradrenalin- und Adrenalinkonzentrationen auf 229 pg/ml bzw. 117 pg/ml angestiegen, Cortisol aber auf 15,6 μg/dl und ACTH auf 28 pg/ml abgefallen.

## Einfluß von Antihypertensiva auf die Streßreaktion

Bei der Komplexität der verschiedenen blutdruckregulierenden Systeme erscheint es deshalb nicht erstaunlich, daß bisher nur sehr wenige Hinweise publiziert worden sind [13], daß eine verstärkte Blutdruckreaktivität auf mentalen Streß durch antihypertensive Medikation abgeschwächt werden kann. Wir fanden in unseren Untersuchungen keinen signifikanten Effekt auf die Blutdruckhyperreaktivität, wenn Hypertoniker mit Betablockern (Propranolol [7] oder Oxprenolol [31]) oder mit Calcium-Antagonisten (Nitrendipin), Diuretika (Thiazide) sowie Clonidin behandelt wurden.

Das hämodynamische Muster der pathophysiologischen Streßreaktionen wird aber sehr unterschiedlich durch Antihypertensiva beeinflußt. Unter effektiver Langzeittherapie mit Betablockern kommt es z. B. zu einem Anstieg des peripheren Widerstands. Unbehandelt zeigten dieselben Patienten einen leichten Abfall des peripheren Widerstands während eines Rechentests. Während einer entsprechenden Langzeittherapie mit einem Calcium-Antagonisten vom Dihydropyridintyp wurde der Abfall des peripheren Widerstands während eines akuten Streßtests sogar noch verstärkt [31]. Eliot mißt insbesondere der Auswirkung von mentaler Belastung auf den peripheren Widerstand eine entscheidende prognostische Bedeutung bei [10].

## Ausblick

Eine komplexe Analyse der pathophysiologischen Reaktion auf experimentellen mentalen Streß scheint somit eine individuelle Differentialtherapie möglich zu machen. Ob dies klinische Relevanz für eine größere Patientenanzahl außerhalb weniger Spezialabteilungen hat, kann erst nach Abschluß prospektiver Studien gesagt werden.

## Literatur

1. Ambrosioni E, Costa FV, Borghi C, Montebugnoli L, Giordani MF, Magnani B (1982) Effects of moderate salt restriction on intralymphocytic sodium and pressor response to stress in borderline hypertension. Hypertension 4: 789–794
2. Baer PE, Collins FH, Bourianoff GG, Ketchel MF (1979) Assessing personality factors in essential hypertension with a brief self-report instrument. Psychosom Med 41: 321–330
3. Bühler FR (1985) Fehlregulation des Sympathikus bei der primären Hypertonie. In: Ganten D, Ritz E (Hrsg) Lehrbuch der Hypertonie. Schattauer, Stuttgart, S 87–94
4. Devereux RB, Pickering TG, Harshfield GA et al (1983) Left ventricular hypertrophy in patients with hypertension. Importance of blood pressure response to regularly reoccuring stress. Circulation 68: 470–476
5. Drayer JIM, Weber MA, Purdy RE, Lipson JL (1984) The effects of steroid hormones on vascular tissue. J Cardiovasc Pharmacol 6: 394–400
6. Eiff AW von (Hrsg) (1967) Essentielle Hypertonie. Klinik, Psychophysiologie und Psychopathologie. Thieme, Stuttgart New York
7. Eiff AW von, Czernik A, Zanders K (1969) Zur medikamentösen Beeinflussung der Sympathikushyperreaktivität: Parasympathomimetikum und Beta-Receptorenblocker im kurzdauernden pharmakologischen Experiment am Menschen. Klin Wochenschr 47: 701–708
8. Eiff AW von, Friedrich G, Langewitz W, Neus H, Rüddel H Schirmer G, Schulte W (1981) Verkehrslärm und Hypertonierisiko. Hypothalamus-Theorie der essentiellen Hypertonie. Zweite Mitteilung. MMW 123: 420–424
9. Eiff AW von, Gogolin E, Jacobs U, Neus H (1985) Heart rate reactivity under mental stress as a predictor of blood pressure development in children. J Hypertension 3 Suppl 3: 589–591
10. Eliot RS, Buell JC (1983) The role of the CNS in cardiovascular disorders. Hosp Pract 18: 189–199
11. Eliot RS, Buell JC, Dembroski TM (1982) Bio-behavioral perspectives on coronary heart disease, hypertension and sudden cardiac death. Acta Med Scand [Suppl] 660: 203–213
12. Esler MD, Julius S, Zweifler A, Randall O, Harburg E, Gardiner H, DeQuattro V (1977) Mild high-renin essential hypertension. Neurogenic human hypertension? N Engl J Med 296: 405–501
13. Falkner B, Kushner H, Onesti G, Angelakos ET (1981) Cardiovascular characteristics of adolescents who develop essential hypertension. Hypertension 3: 521–527
14. Falkner B, Onesti G, Lowenthal DT, Affrime MB (1983) The use of clonidine monotherapy in adolescent hypertension. Chest [Suppl] 83: 425–427
15. Fehm HL, Voigt (1979) Psychoneuroendokrinologie. In: Uexküll T von (Hrsg) Lehrbuch der Psychosomatischen Medizin. Urban & Schwarzenberg, München, S 149–169
16. Franz IW (1982) Ergometrie bei Hochdruckkranken. Springer, Berlin Heidelberg New York
17. Henry JP, Stephens PM (1977) Stress, health and the social environment. A sociobiologic approach to medicine. Springer, Berlin Heidelberg New York
18. Hilton PJ (1986) Cellular sodium transport in essential hypertension. N Engl J Med 314: 222–229
19. Julius S, Conway J (1968) Hemodynamic studies in patients with borderline blood pressure elevation. Circulation 38: 282–288
20. Julius S, Weder AB, Egan BM (1983) Pathophysiology of early hypertension: Implication for epidemiologic research. In: Gross F, Strasser T (eds) Mild hypertension: Recent advances. Raven, New York, pp 219–236
21. Karemaker JM, Borst C (1980) Measurement of baroreflex sensitivity in hypertension research. In: Sleight P (ed) Arterial baroreceptors and hypertension. Oxford University Press, Oxford pp 455–461
22. Keys A, Taylor HL, Blackburn H, Brozek J, Anderson JT, Simonson E (1971) Mortality and coronary heart disease among men studied for 23 years. Arch Intern Med 128: 201–214
23. Lazarus RS (1977) Cognitive and coping processes in emotion. In: Monat A, Lazarus RS (eds) Stress and coping. An anthology. Columbia University Press, New York, pp 145–158
24. Light K, Koepke JP, Obrist PA, Willis PW (1983) Psychological stress induces sodium and fluid retention in men at high risk for hypertension. Science 230: 429–431
25. Mulder LJM (1985) Model based measures of cardiovascular variability in the time and fre-

quency domain. In: Orlebeke JF, Mulder G, van Doornen LJP (eds) Psychophysiology of cardiovascular control. Models, methods and data. Plenum, New York pp 333–352

26. Neus H, Gödderz W, Otten H, Rüddel H, Eiff AW von (1985) Family history of hypertension and cardiovascular reactivity to mental stress. Effects of stimulus intensity and environment. J Hypertension 3: 31–37

27. Noffke HU (1977) Messung und Analyse vegetativer Stressreaktionen. Dissertation, Universität Bonn

28. Reader R (1983) The natural history of mild hypertension. In: Gross F, Strasser T (eds) Mild hypertension: Recent advances. Raven, New York, pp 147–161

29. Rüddel H, Schmieder R, Eliot RS, McKinney ME, Eiff AW von (1985) Possible impact of stress on cholesterol and BP (Abstr). Blick innere medizin 7: 18

30. Rüddel H, Schmieder R, Grube E (1985) Analyses of hemodynamic determinants for early left ventricular hypertrophy in mild hypertension (abstr). Hochdruck 6: 38

31. Rüddel H, Schmieder R, Neus J, Neus H, Otten H, Langewitz W, Eiff AW von (im Druck) Biobehavioral effects of antihypertensive monotherapy: Oxprenolol and nitrendipine. In: Schmidt TH, Demboski TM, Blümchen G (eds) Biological and Psychological Factors in Cardiovascular Disease. Springer, Berlin Heidelberg pp 584–593

32. Schulte W, Neus H, Eiff AW von (1981) Blutdruckreaktivität unter emotionalem Streß bei unkomplizierten Formen des Hochdrucks. Klin Wochenschr 59: 1243–1249

33. Scoggins BA, Denton DA, Whitworth JA, Coghlan JP (1984) ACTH dependent hypertension. Clin Exp Hypertens A6: 599–646

34. Ursin H (1982) The search for stress markers. Scand J Psychol [Suppl] 1: 165–169

35. Wambach G (1984) Pathogenese der Glukokortikoid-bedingten arteriellen Hypertonie. In: Fehm HL, Graupe K, Köbberling J (Hrsg) Glukokortikoide: Forschung und Therapie. Perimed, Erlangen, S 22–30

36. Wood D, Sheps S, Elveback L, Schirger A (1984) Cold pressor test as a predictor of hypertension. Hypertension 5: 301–106

# Barorezeptorstimulation und Antinozizeption. Experimentelle Laboruntersuchungen zum lernpsychologischen Entstehungsmodell der Hypertonie[1]

W. Larbig, T. Elbert, W. Lutzenberger, N. Birbaumer, B. Rockstroh und B. Dworkin

## Einleitung

In einer Reihe von psychophysiologischen Laborexperimenten wurde folgende Hypothese getestet: Kurzzeitige Blutdruckanstiege, die durch eine Barorezeptorstimulation hervorgerufen werden, setzen die Wahrnehmung von Streß- und Schmerzreizen über eine zentralnervöse Desaktivierung herab. Dies bedeutet, daß möglicherweise eine Subgruppe von Patienten mit essentieller Hypertonie über den Verstärkungsmechanismus der Streß- und Schmerzreduktion durch Blutdruckanstieg verfügt und die Blutdruckerhöhung im Sinne einer gelernten Reaktion beibehält. Die durch Barorezeptorstimulation bewirkte Schmerzhemmung kann somit als negativer Verstärker für die vorausgegangenen Blutdruckanstiege angesehen werden, wobei die Blutdruckanstiege instrumentell zur Reduktion aversiver Wahrnehmungen eingesetzt werden. Dadurch bleibt der Bluthochdruck stabil. Diese Hypothese basiert auf anekdotischen Berichten über Verhaltensbeobachtungen, klinischen Erfahrungen und laborexperimentellen Befunden an Tieren und Menschen. Beim sogenannten Karotissinusdruckversuch wird durch Druck oder Massage eine Herzverlangsamung, Müdigkeit und auch Kollaps ausgelöst (Larbig 1982). Auf einigen indonesischen Inseln wird durch Massage in der Karotissinusgegend Schlaf induziert (Dworkin et al. 1979). Koch (1932) berichtet über sofortiges Einschlafen bei Hunden nach Dilatation der A. carotis durch einen implantierten Ballon. Bonvallet et al. (1953) fanden eine kortikale Synchronisation und reduziertes Vermeidungsverhalten nach Barorezeptorreizung. Dworkin et al. (1979) studierten das Fluchtverhalten von denervierten und nichtdenervierten Ratten bei aversiver Stimulation (Reizung sensorischer Trigeminuskerne während maximal 60 s) unter Blutdruckerhöhung (20–55 mm Hg) durch Phenylephrineinfusionen im Vergleich zu Kochsalzinfusionen. Bei erfolgreicher Denervierung zeigte sich keine Bradykardie, die ein wesentlicher Indikator der Barorezeptoraktivität ist. Das Ausmaß des Fluchtverhaltens wurde mittels einer Tretmühle quantifiziert. Die Ratten konnten die Mühle durch Laufen in Drehung versetzen. Nach 10 cm Drehung wurde die schmerzhafte Reizung beendet. Intakte (nichtdenervierte) Ratten zeigten, entsprechend der Dworkin-Hypothese, nach medikamentöser Blutdruckerhöhung ein deutlich reduziertes Vermeidungsverhalten (langsameres Rennen auf der Tret-

[1] Die Laborexperimente wurden von der Deutschen Forschungsgemeinschaft (DFG) und der W. H. Mayer Foundation unterstützt.

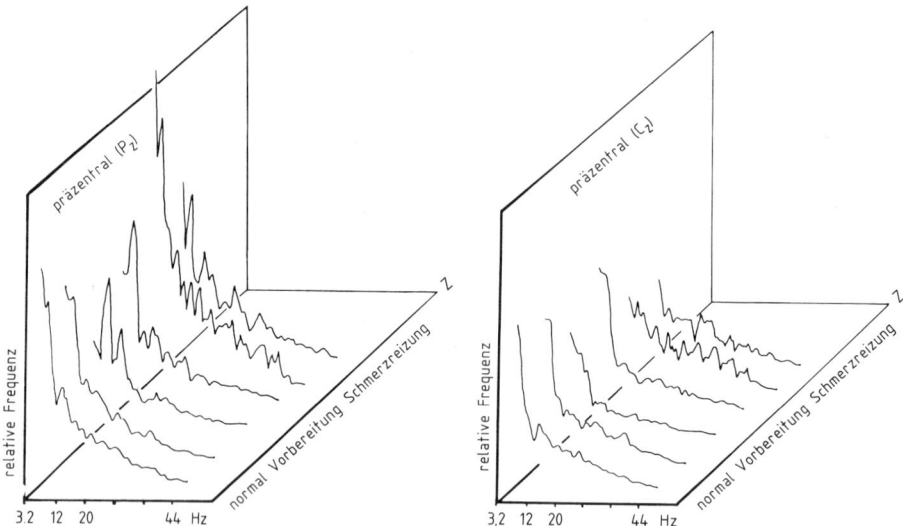

**Abb. 1.** EEG-Frequenzspektrum des Fakirs vor, in Vorbereitung auf und während der Schmerzdemonstration. *Abszisse:* Frequenzbereiche 3,2–44 Hz. *Ordinate:* relative Besetzung der jeweiligen Frequenzbereiche; *z-Achse:* verschiedene nacheinander aufgenommene Ableitungen unter den obengenannten Bedingungen: *links* parietale, *rechts* präzentrale Ableitungen. Die langsamen Frequenzen des Fakirs (3,2–5 Hz) nehmen während der Schmerzdemonstration parietal signifikant zu (*ϑ*-Anstieg), präzentral eher ab

mühle) im Vergleich zu denervierten Ratten und solchen, die Kochsalzinfusionen erhielten. Zamir u. Shuber (1978) stützen diese Hypothese durch tierexperimentelle Daten und Befunde bei Hypertonikern, die eine verringerte Schmerzwahrnehmung bei der elektrischen Zahnpulpastimulation aufwiesen.

## Laborexperimente

Wir sind der Frage der Blutdrucksteigerung und der damit korrelierenden Erhöhung der Schmerztoleranz in Humanuntersuchungen nachgegangen und fanden zunächst bei der psychophysiologischen Ableitung an einem Fakir jedesmal vor und während der Schmerzdemonstration (Durchstich durch Zunge, Hals- und Bauchhaut) deutliche Blutdruckanstiege bei gleichzeitiger ausgeprägter Verlangsamung des EEG-Grundrhythmus (Larbig 1982; Abb. 1).

### 1. Studie

In einer laborexperimentellen Untersuchung (Larbig 1982; Larbig et al. 1985) wurde die Auswirkung experimentell induzierter Blutdrucksteigerung bei normotensiven Versuchspersonen (Vp) erfaßt. In einem Doppelblindversuch erhielten 19 Vp nach einer 15minütigen Grundlinienphase entweder 5 bzw. 15 mg Novadral[2]

---

[2] Novadral: 1(3'-Hydroxyphenyl)-2-amino-äthanol; Novadral-HCl: sympathomimetisches Medikament mit peripheren vasokonstriktorischen Effekten.

langsame        kortikale       Potentiale      ( C$_z$ )

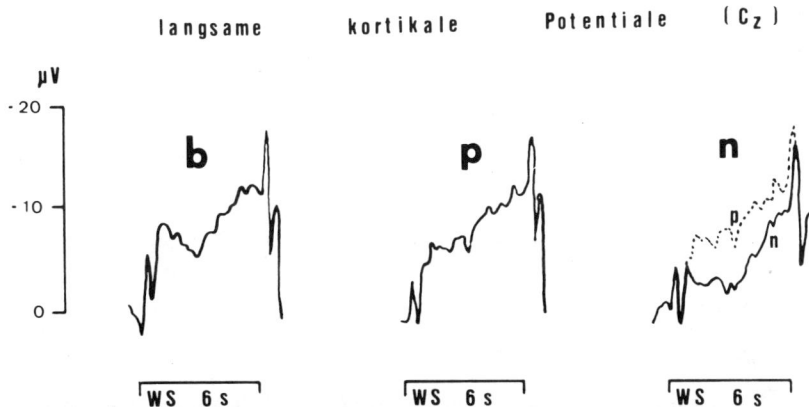

**Abb. 2.** Gleichspannungsverschiebung der Großhirnrinde während eines 6-s-Warnintervalls. Der Warnreiz *(WS)* kündigt einen aversiven elektrischen Reiz an, der mit Ende des 6-s-Intervalls darge-boten wird. Dargestellt ist die Reaktion über 20 gemittelte Durchgänge während der Baselinephase, *(b),* je 20 Durchgängen der Plazebophase *(p)* und je 20 Durchgängen der Novadralphase *(n)*. Die Amplitudenhöhe ist mittels einer Mikrovoltskala dargestellt

oder ein Plazebo (Kochsalzlösung) i. m. injiziert („within subject design"). Die elektrischen Schmerzreize wurden mit Hilfe eines Elektrostimulators (2-4 µA) am linken Unterschenkel mittels einer Tursky-Elektrode appliziert.

In der Baseline-, Plazebo- und Novadralphase wurden jeweils 20 elektrische Reize appliziert, die durch einen Ton von 1200 Hz (6 s Dauer) signalisiert wurden. Der Proband wurde instruiert, zu versuchen, den schmerzhaften Reiz so lange wie möglich auszuhalten und erst dann durch einen Knopfdruck abzubrechen, wenn der Reiz sehr unangenehm geworden war (Schmerztoleranz). In regelmäßigen Abständen, d. h. nach jedem 5. Reiz, erfolgten automatische Blutdruckmessungen mit einem elektronischen Blutdruckmeßgerät. Am Ende jedes Versuchsabschnitts skalierten die Vp auf einer graphischen Ratingskala von 0-10 (0: kein Schmerz, 10: unerträglicher Schmerz) die subjektive Schmerzwahrnehmung der elektrischen Reize. Hinsichtlich der Schmerztoleranz zeigte sich, daß sie nur bei denjenigen Vp größer war, die ein höheres initiales Blutdruckniveau sowie einen höheren Blutdruckanstieg (systolisch über 120 mm Hg) und eine ausgeprägtere Herzdezeleration unter Novadral aufwiesen. Vp mit niedrigem Blutdruckniveau zeigten selbst unter hoher Dosierung (15 mg Novadral) keinen Anstieg der Schmerztoleranz.

Abbildung 2 illustriert den gemittelten Verlauf der langsamen kortikalen Hirnpotentiale (LKP). Die späte Komponente ist in der Novadralphase signifikant reduziert [$F (1,51) = 4,5$; $p < 0.05$; mittlere Amplitudenhöhe $-15$ µV in der Novadralphase, $-25$ µV in der Plazebophase bei CZ].

## 2. Studie

In einer Folgeuntersuchung an 10 normotensiven Vp wurde in einer ähnlichen Versuchsanordnung (2 Stimulus-Reaktionszeit-Paradigma) eine Phenylephrin ($\alpha$-Sympathomimetikum) bzw. eine Plazeboinfusion (Kochsalzlösung) angelegt. Die elektrische Schmerzstimulation wurde mit Hilfe einer Zahnpulpastimulation (Dworkin et al. 1977) durchgeführt: In einer individuell angepaßten Silikongummikrone wurde die Reizkathode an eine Amalgamfüllung des Backenzahns angelegt (mittlere Reizintensitäten 100–300 μA). Alle 10 s wurden monopolare Rechteckreize über 200 ms (Einzelreizdauer 1 ms/100 Hz) appliziert. Vor Versuchsbeginn wurden die sensorische Empfindungsschwelle und die Schmerztoleranz bei ansteigender Reizintensität bestimmt.

Als wesentliches Ergebnis zeigte sich bei 9 von 10 Vp eine Reduktion der Schmerztoleranz bei pharmakologisch induzierter Barorezeptorstimulation sowie keine EEG-Synchronisation. Somit konnte die Ausgangshypothese partiell bestätigt werden.

### 3. Studie

Im 3. Experiment wurden 20 männliche Vp (durchschnittliches Alter: 25 Jahre) untersucht, wovon 10 Vp normotone Blutwerte (mittlerer systolischer Blutdruck: 115,8 mm Hg; mittlerer diastolischer: 76,3 mm Hg) und 10 Vp erhöhte Bludruckwerte (mittlerer systolischer: 138,3 mm Hg; mittlerer diastolischer: 82,5 mm Hg) aufwiesen. Die Blutdrucksteigerung wurde diesmal nicht pharmakologisch, sondern mechanisch mit Hilfe einer Barorezeptormanschette erzielt. Diese Manschette wurde an den Hals der Vp gelegt, daraus Luft abgesaugt, wodurch ein Unterdruck am Hals erzeugt wurde. Dies bewirkt eine Karotissinusdehnung bzw. -reizung und somit eine Barorezeptoraktivierung (Eckberg et al. 1975; Toon et al. 1984). Entsprechend dem 6-s-Intervall wurde unter Saugbedingung (Barorezeptoraktivierung) bzw. Blasbedingung (keine Barorezeptorreizung) wiederum ein elektrischer Reiz (Intensität 0,2–3 μA) mittels einer Tursky-Elektrode appliziert. Die Abfolge der Saug-Blas-Bedingung erfolgte bei insgesamt 64 Durchgängen (pro Bedingung 32 Durchgänge) in pseudorandomisierter Reihenfolge.

Grenzwerthypertoniker wiesen im Gegensatz zu den Normotonikern generell bei Barorezeptoraktivierung signifikant erhöhte Schmerztoleranzwerte auf. Als Maß der Schmerztoleranz galt die Reaktionszeit vom Beginn bis zum Abbruch des Schmerzreizes (Abb. 3).

Die LKP unterschieden sich deutlich unter Experimental- (Saugen) bzw. Kontrollbedingung (Blasen). Bei Barorezeptoraktivierung trat sowohl bei Grenzwert-

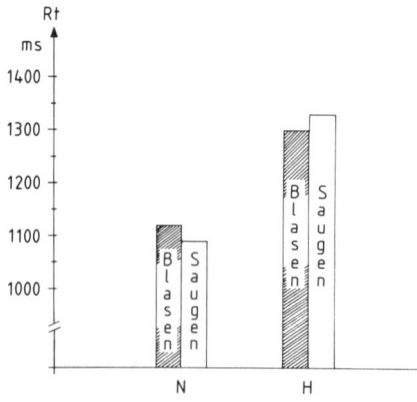

**Abb. 3.** Mittlere Reaktionszeiten der beiden Vp-Gruppen (*N:* Normotoniker, *H:* Grenzwerthypertoniker) unter den beiden experimentellen Bedingungen (*Blasen, Saugen*). Auf der Ordinate ist die Reaktionszeit *(Rt)* in ms aufgetragen

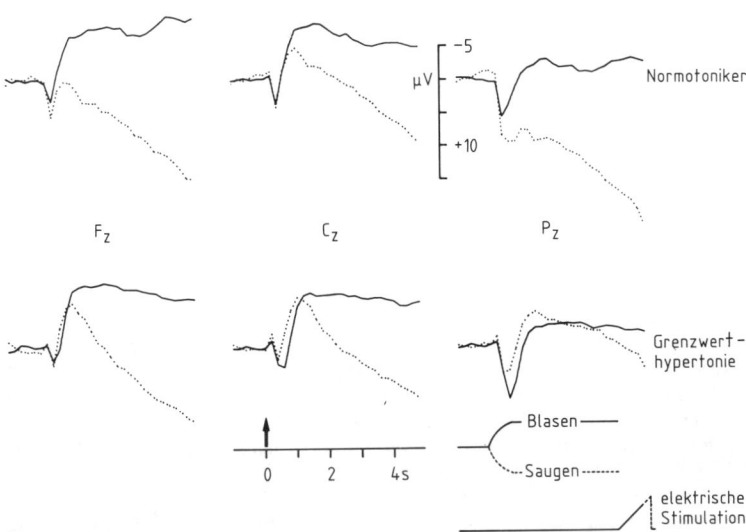

**Abb. 4.** Verlauf der ereigniskorrelierten Potentiale ($F_Z$: frontale Ableitung; $C_Z$: zentrale Ableitung; $P_Z$: parietale Ableitung)

hypertonikern als auch bei Normotonikern eine ausgeprägte Reduktion der CNV (monoton ansteigende Positivierung) als Ausdruck kortikaler Inhibition auf (Abb. 4).

**Diskussion**

Ziel der Laborexperimente war es, die Gültigkeit der Hypothese von Dworkin et al. (1979) am Menschen zu überprüfen: akute Blutdrucksteigerung bewirkt über eine kortikale Desaktivierung eine Reduktion von Schmerz und Streß. Aufgrund dieser negativen Verstärkung werden Blutdrucksteigerungen zur Abwehr aversiver Reize operant eingesetzt. Langfristig kann dieser psychophysiologische Mechanismus zur Stabilisierung des erhöhten Blutdruckniveaus beitragen. Aufgrund der bisher vorliegenden Daten ist diese Hypothese nur teilweise zutreffend. Die Schmerzwahrnehmung ist bei Barorezeptoraktivierung nur bei Grenzwerthypertonikern mit tonisch erhöhtem RR-Niveau (systolisch über 130 mm Hg; diastolisch über 90 mm Hg) reduziert. Weiterhin wiesen die LKP bei Barorezeptorstimulation eine deutliche Verschiebung in die positive Polarität auf, was physiologisch vermutlich mit einer Inhibition der apikalen obersten Rindenschicht einhergeht (Rockstroh et al. 1982). Aufgrund dieser zentralnervösen Inhibition wird die Weiterverarbeitung schmerzhafter Reize blockiert. Ähnliche Effekte ließen sich bei anekdotischen Beobachtungen an einem Fakir in unserem Labor zeigen. Hier traten während schmerzhafter Stimulation über parietalen Hirnabschnitten schlafähnliche ϑ-Rhythmen auf (Larbig 1982; s. Abb. 1).

Interessante Befunde von Sandman et al. (1980) bei Hypertonikern über deutliche Amplitudenreduktionen akustisch evozierter Potentiale während des Maximums der systolischen Pulsschwankung stützen die lernpsychologische Bedeutung einer zentralnervösen Hemmung der Schmerzvararbeitung bei erhöhtem Blutdruck als aufrechterhaltenden psychophysiologischen Mechanismus für die Hypertonie.

## Literatur

Bonvallet A, Dell P, Hiebel G (1953) Sinus carotidien et activité electrique cerebrale. CR Soc Biol 147: 1166

Dworkin B, Lee M, Zaretsky H, Berkeley HA (1977) A precision tooth-pulp stimulation technique for the assessment of pain threshold. Behav Res Methods Instrum 9: 463–465

Dworkin B, Filewich R, Miller N, Craigmyle N, Pickering T (1979) Baroreceptor activation reduces reactivity to noxious stimulation: Implications for hypertension. Science 205: 1299–1301

Eckberg D, Cavanaugh M, Mark A, Abbound F (1975) A simplified neck suction device for activation of carotid baroreceptors. J Lab Clin Med 85: 167–173

Koch E (1932) Die Irradiation der pressorezeptorischen Kreislaufreflexe. Klin Wochenschr 11: 225

Larbig W (1982) Schmerz. Kohlhammer, Stuttgart

Larbig W, Elbert T, Rockstroh B, Lutzenberger W, Birbaumer N (1985) Elevated blood pressure and reduction of pain sensitivity. In: Orlebeke J, Mulder G, van Doornen L (eds) Psychophysiology of cardiovascular control. Plenum: New York, pp 113–122

Rockstroh B, Elbert T, Birbaumer N, Lutzenberger W (1982) Slow brain potentials and behavior. Urban & Schwarzenberg, München Baltimore

Sandman CA, Swanson JM, Berka C, Isenhart R (1980) Phase locked relationship between cardiovascular events and the brain. Society for Psychophysiological Research. 20th Annual Meeting. Vancouver Oct 1980 (Abstract)

Toon PD, Bergel DH, Johnston DW (1984) The effect of modification of baroreceptor activity on reaction time. Psychophysiology 21: 487–493

Zamir N, Shuber E (1980) Altered pain perception in hypertensive humans. Brain Res 201: 471

# Psychophysische Reaktivität von Patienten mit funktionellen Herz-Kreislauf-Beschwerden

O. W. Schonecke und W. Thomas

## Einleitung

Für das Auftreten funktioneller Herz-Kreislauf-Beschwerden werden unterschiedliche Erklärungsmodelle herangezogen. Von seiten der Psychoanalyse etwa werden diese Beschwerden als Ausdruck einer neurotischen Störung angesehen (Fürstenau et al. 1964; Richter u. Beckmann 1973; Bräutigam 1964). Der Tatsache, daß diese Störung somatische Symptome enthält, wird dabei wenig Beachtung geschenkt. Von Kulenkampff u. Bauer (1960) und Hahn (1965) wird allerdings für die sog. „Herzphobie" das Auftreten sympathisch vermittelter intensiver Aktivierungszustände als wesentliche Bedingung angesehen. Auf der anderen Seite gehen Autoren wie Delius u. Fahrenberg (1966) vom Vorhandensein einer dispositionellen physiologischen oder vegetativen Regulationslabilität aus, die mit einer Labilität psychologischer Prozesse in Anlehnung an das Konzept der Dysthymie von Eysenck (1957) einhergehen soll und als wesentliche Bedingung für die Entwicklung der Erkrankung angesehen wird. In der Literatur zu diesem Krankheitsbild finden sich recht unterschiedliche Angaben zur Bewertung der von den Patienten angegebenen Beschwerden. Einerseits werden sie als Ergebnis von in der Norm liegenden Funktionsänderungen gesehen (Richter 1964), andererseits als Zeichen einer vegetativen Regulationslabilität (Christian et al. 1965, 1966). Unklar bleibt im Einzelfall oft, ob den Beschwerden tatsächlich eine entsprechende Funktionsänderung zugrunde liegt, ob z. B. beim Gefühl des „Herzstolperns" tatsächlich Extrasystolen auftreten oder nicht.

## Ziele der Untersuchung

In einer psychophysiologischen Aktivierungsuntersuchung sollte ermittelt werden, ob Patienten mit funktionellen Herz-Kreislauf-Beschwerden auf verschiedene Belastungsbedingungen stärker reagieren als gesunde Kontrollpersonen. Dies sollte der Fall sein, falls bei den Patienten eine generelle Tendenz zu einer vegetativen Hyperreaktivität vorliegt. Weiterhin war es von Interesse, ob bei den Patienten eine Symptomspezifität vorliegt, d. h. ob diese Patienten auf Belastung vornehmlich mit kardiovaskulären Parametern reagieren und sich dadurch von gesunden Personen unterscheiden lassen.

**Verlauf der Untersuchung**

Bei 57 Patienten mit funktionellen Herz-Kreislauf-Beschwerden und 46 gesunden, nach Alter, Geschlecht und sozioökonomischem Status vergleichbaren Probanden wurde eine psychophysiologische Untersuchung durchgeführt. Sämtliche Patienten waren vorher internistisch-kardiologisch untersucht worden, um eine organpathologische Verursachung der Beschwerden auszuschließen. Die Kontrollpersonen durften zu keinem Zeitpunkt in ihrem Leben Herz-Kreislauf-Beschwerden gehabt haben. Die Stichprobe der Patienten bestand aus 22 weiblichen und 35 männlichen Personen mit einem Durchschnittsalter von 34 Jahren und unterschied sich damit nicht von Stichproben, wie sie in der Literatur gefunden werden (z. B. Richter u. Beckmann 1973).

Während der gesamten psychophysiologischen Untersuchung saßen die Patienten in einem Sessel mit horizontal gelagerten Beinen in einem weitgehend schallisolierten und klimatisierten Raum. Die Instruktionen für die einzelnen Versuchsabschnitte wurden durch ein hinter den Probanden angebrachtes Fenster in den Raum projiziert. Die gesamte Untersuchung wurde in sämtlichen Aspekten von einem Prozeßrechner (pdp11/40, Fa. Digital Equipment Corp.) gesteuert, so daß sich daraus ein hohes Maß von Standardisierung ergab. Es wurden folgende Parameter fortlaufend registriert:

1) Elektromyogramm des M. frontalis,
2) elektrodermale Aktivität (Amplitudenhöhe und Anzahl der Amplituden),
3) periphere Pulsvolumenamplitude,
4) Pulswellengeschwindigkeit (errechnet aus Abstand der R-Zacke im EKG bis zum Maximum der Pulswelle),
5) Atmung (Amplitude, Atemfrequenz, Inspirationsdauer),
6) Herzfrequenz.

Als Aktivierungssituationen wurden die folgenden Bedingungen verwendet:

1) Falsche Rückmeldung der Herzfrequenz: Hierbei hatten die Probanden etwaige Beschleunigungen eines Signals im Hinblick auf die Deutlichkeit durch Drükken einer entsprechenden Taste auf einem Keypad einzuschätzen (Dauer ca. 15 min).
2) Vermeidungslernen: Die Probanden konnten hierbei einen im Abstand von 20 s auftretenden sehr lauten Sinuston (3 kHz) durch Drücken auf einen Knopf in der 15.–17. Sekunde nach einem Lichtsignal vermeiden. Dieser Zeitpunkt war den Probanden nicht bekannt und mußte herausgefunden werden (Dauer 17 min).
3) Streßinterview: Das Interview wurde vor der Untersuchung mit den Probanden geführt und auf Tonband aufgezeichnet. Während der Untersuchung hatten die Probanden nur noch das Interview anzuhören. (Dauer 5 min).
4) Plazebo: Den Probanden wurde ein Plazebo verabreicht mit einer Instruktion, die eine stark aktivierende Wirkung versprach. Nach einer „Wirkpause" hatten die Probanden etwaige Körpersensationen hinsichtlich ihrer Stärke auf einer Schätzskala durch Drücken einer entsprechenden Taste auf einem Keypad einzuschätzen (Dauer ca. 35 min).

Aus den zum Zeitpunkt der Ruhe vor den jeweiligen Belastungssituationen gemessenen Werten jedes Probanden wurde ein mittlerer Ruhewert berechnet und zwischen diesem pro Parameter und Untersuchungsabschnitt und jedem Rohwert eines Probanden (Mittelwert über 22 s) die Differenz gebildet. Aus den so gewonnenen individuellen Differenzwerten wurde für alle Probanden, Patienten und Kontrollpersonen, ein Gesamtmittelwert gebildet. Für jeden individuellen Rohwert wurde dann ein T-Wert als Abweichung in Einheiten der Standardabweichung von diesem Gesamtmittelwert berechnet. Diese Werte gingen in die weiteren Analysen ein.

**Tabelle 1.** T-Werte der Rohwertdifferenzen für alle Parameter und Belastungssituationen

| Gruppe = | | Patienten | Kontroll-personen | Marginal |
|---|---|---|---|---|
| Parameter | Belastung | | | |
| EMGU T8 | 1 | 1 | 47,52159 | 46,52378 | 47,07551 |
| EMGU T16 | 1 | 2 | 51,90352 | 49,57249 | 50,86141 |
| EMGU T22 | 1 | 3 | 49,69673 | 52,89346 | 51,12586 |
| EMGU T28 | 1 | 4 | 50,74646 | 50,38533 | 50,58501 |
| EDA T8 | 2 | 1 | 48,53216 | 53,38296 | 50,70075 |
| EDA T16 | 2 | 2 | 51,84465 | 55,92419 | 53,66844 |
| EDA T22 | 2 | 3 | 47,97539 | 48,02466 | 47,99742 |
| EDA T28 | 2 | 4 | 46,21706 | 46,96131 | 46,54979 |
| EDA NT8 | 3 | 1 | 50,26854 | 54,08673 | 51,97550 |
| EDA NT16 | 3 | 2 | 49,89501 | 48,52066 | 49,28060 |
| EDA NT22 | 3 | 3 | 51,80697 | 52,30289 | 52,02867 |
| EDA NT28 | 3 | 4 | 46,18599 | 46,71689 | 46,42333 |
| PVA T8 | 4 | 1 | 42,98385 | 47,27896 | 44,90402 |
| PVA T16 | 4 | 2 | 52,18726 | 52,71937 | 52,42515 |
| PVA T22 | 4 | 3 | 54,40003 | 55,06906 | 54,69913 |
| PVA T28 | 4 | 4 | 49,70126 | 46,82097 | 48,41360 |
| PWG T8 | 5 | 1 | 48,71494 | 49,43009 | 49,03465 |
| PWG T16 | 5 | 2 | 52,50869 | 54,88480 | 53,57095 |
| PWG T22 | 5 | 3 | 51,59576 | 51,92971 | 51,74506 |
| PWG T28 | 5 | 4 | 48,06904 | 47,79512 | 47,94658 |
| AMPU T8 | 6 | 1 | 49,01629 | 48,68152 | 48,86663 |
| AMPU T16 | 6 | 2 | 51,84638 | 53,21039 | 52,45617 |
| AMPU T22 | 6 | 3 | 53,61955 | 54,67392 | 54,09092 |
| AMPU T28 | 6 | 4 | 45,51805 | 47,15530 | 46,25000 |
| AFR T8 | 7 | 1 | 50,71211 | 50,00307 | 50,39513 |
| AFR T16 | 7 | 2 | 51,43559 | 51,96587 | 51,67266 |
| AFR T22 | 7 | 3 | 51,55428 | 55,44938 | 53,29562 |
| AFR T28 | 7 | 4 | 46,09667 | 46,40861 | 46,23612 |
| INS T8 | 8 | 1 | 49,34506 | 50,03140 | 49,65189 |
| INS T16 | 8 | 2 | 52,06586 | 51,26111 | 51,70609 |
| INS T22 | 8 | 3 | 54,41777 | 56,88050 | 55,51875 |
| INS T28 | 8 | 4 | 44,54072 | 46,66702 | 45,49130 |
| HFR T8 | 9 | 1 | 47,47763 | 50,78710 | 48,95715 |
| HFR T16 | 9 | 2 | 57,18903 | 54,97285 | 56,19826 |
| HFR T22 | 9 | 3 | 48,43635 | 50,70609 | 49,45106 |
| HFR T28 | 9 | 4 | 46,60114 | 45,12388 | 45,94072 |
| Marginal | | | 49,79521 | 50,70004 | 50,19972 |

T-Werte der Rohwertdifferenzen für die verschiedenen Belastungssituationen (*8* falsches Feedback; *16* Vermeidungslernen; *22* Streßinterview; *28* Plazebo).

Mit den auf diese Weise gewonnenen T-Werten wurden zunächst univariate Varianzanalysen gerechnet mit den Faktoren „Gruppe" und „Situationsbelastung", d. h. mit 4 verschiedenen Belastungen. In allen Parametern zeigte sich der Einfluß der verschiedenen Belastungen hochsignifikant; nur bei den Amplituden des Hautwiderstands zeigte sich auch ein Unterschied zwischen den Gruppen [F = 3,11 (1/85); p = 0,081], allerdings nur als Trend. Dabei hatten die Kontrollpersonen die höheren T-Werte.

Es sei daran erinnert, daß absolute Unterschiede zwischen den Werten der beiden Gruppen bei dieser Analyse verlorengehen, wie etwa die in der Herzfrequenz, da ja nur noch die Differenzen zwischen Ruhe und den Belastungssituationen in die Analyse eingehen, nicht aber die ursprünglichen Werte. Um nun zu überprüfen, ob die Unterschiede zwischen den Gruppen auf der Ebene der T-Werte erhalten bleiben, wenn diese nicht auf die Differenzen der Ruhewerte sondern auf die Rohwerte in jedem Untersuchungsabschnitt bezogen werden, wurden T-Werte gebildet, bezogen auf einen Gesamtmittelwert aus allen Rohwerten. Die so gewonnenen T-Werte entsprechen den Rohwerten, sind allerdings normiert. Mit den so normierten Daten wurde eine Varianzanalyse mit den Faktoren: „Gruppe", „Situation", „Belastung" und „Parameter" gerechnet.

Es gibt zunächst keinen globalen Unterschied zwischen den Gruppen. Dies ist einfach zu erklären, da die Patienten in den kardiovaskulären Parametern stärker reagieren als die Kontrollpersonen; diese zeigen aber in den beiden Parametern der elektrodermalen Aktivität stärkere Reaktionen. In 2 kardiovaskulären Parametern gibt es also höhere T-Werte bei den Patienten, in den Parametern der elektrodermalen Aktivität höhere bei den Kontrollpersonen. In den Parametern der Atmung unterschieden sich beide Gruppen nicht. Da der globale Unterschied zwischen den Gruppen in einer Varianzanalyse, die den Faktor „Parameter" enthält, sich auf die Summe der T-Werte über alle Parameter bezieht, gleichen sich die genannten Unterschiede aus.

Die eben genannten Unterschiede zeigen sich deutlich in der hochsignifikanten Interaktion zwischen den Faktoren Parameter·Gruppe [F = 4,73; (8/664); p = 0,000]. Dies bedeutet, daß die Reaktivität der Parameter bei beiden Gruppen verschieden ist, zunächst unabhängig vom Typ der Belastung, d. h. der Belastungssituation.

Der Einfluß der Situationen ist [F = 18,41; (3/249); p = 0,000] für alle Parameter zusammengenommen signifikant. Ebenso ist es die Wechselwirkung mit dem Faktor „Parameter" [F = 5,88; (24/1992); p = 0,000]. Das heißt, die verschiedenen Situationen wirken auf die Parameter verschieden, unabhängig vom Faktor „Gruppe".

Die von den Situationen ausgehende Belastung wirkt insgesamt auf die Summe der Parameter signifikant ein [F = 167,17; (1/83); p = 0,000]. Sie wirkt aber auch auf die verschiedenen Parameter verschieden ein, was sich in der Interaktion der Faktoren Belastung·Parameter zeigt [F = 29,45; (8/664); p = 0,000]. Das bedeutet, daß die Belastungssituationen zunächst noch unabhängig vom Typ der Situation auf die Parameter insgesamt verschieden einwirken. Weiterhin gibt es Unterschiede zwischen den Typen der Situationen und den von ihnen ausgehenden Belastungen auf die verschiedenen Parameter [Parameter·Situation·Belastung F = 4,10; (24/1992); p = 0,000]. Dies bedeutet, daß die experimentellen Situationen eine Validität besitzen, um bei den gemessenen Kennwerten verschiedene Reaktionen auszulösen.

Wichtig scheint ein Trend zu sein, der beinhaltet, daß sich die Gruppen im Hinblick auf die Situationen insgesamt unterscheiden. [Parameter·Situation·Gruppe F = 1,40; (24/1992); p = 0,094]. Das bedeutet, daß bei den beiden Gruppen Unterschiede zwischen den Parametern bestehen, die je nach Belastungssituation verschieden groß sind. Da diese Interaktion den Faktor „Belastung" nicht enthält, sondern sich auf den Mittelwert von Ruhe vor der Belastung und die Belastungswerte je Situation selbst bezieht, bedeutet dieses Ergebnis, daß sich die Ruhewerte zwischen den Gruppen, allerdings je nach Situation und Parameter in unterschiedlichem Maße, unterscheiden. Dies kann auf folgendes zurückzuführen sein: Zum einen liegen die T-Werte der Patienten für die 1. Ruhesituation in den meisten Parametern, aber nicht in allen über denen der Kontrollpersonen. Eine Erwartungsspannung kann also weniger reduziert werden.

Im Elektromyogramm, in den Amplituden des Hautwiderstands, in der Pulswellengeschwindigkeit, der Inspirationsdauer und vor allem in der Herzfrequenz liegen die T-Werte der Patienten z. T. sehr deutlich über denen der Patienten, obwohl zum Beispiel die Kontrollpersonen in den Amplituden des Hautwiderstands eine hochsignifikante stärkere Reaktivität zeigen als die Patienten.

Eine weitere Bedingung, die zur Wechselwirkung Parameter·Situation·Gruppe beiträgt, besteht in der verschiedenen Rückbildung der Änderung der Kennwerte durch die vorausgehende Belastung. Dies sei an 2 Beispielen verdeutlicht:

Obwohl das Niveau der Pulswellengeschwindigkeit in der 1. Belastung bei den Patienten deutlich höher ist als bei den Kontrollpersonen (51,642 vs. 48,148), verringert sie sich in der nachfolgenden Ruhepause (2 min) bei den Patienten um 1,10 T-Werte, bei den Kontrollpersonen um 3,31 T-Werte. So besteht eine Differenz in der Ruhe vor dem Vermeidungslernen um 5,691 T-Werte zwischen den Gruppen. Nach dem Streßinterview ist es eher umgekehrt. Hier wird die Pulswellengeschwindigkeit bei den Kontrollpersonen kürzer, während sie bei den Patienten etwas länger wird. Bei der Herzfrequenz fallen die Werte entsprechend ihrer Auslenkung zunächst stärker ab; nach dem Interview fällt die Herzfrequenz jedoch bei den Kontrollpersonen stärker. Die verschiedenen Belastungssituationen wirken also auf die verschiedenen Parameter bei den beiden Gruppen unterschiedlich nach. Bei den Amplituden der elektrodermalen Aktivität ist dies jedoch anders. Hier zeigten ja die Kontrollpersonen hauptsächlich während der aktiven Belastung deutlich größere Amplituden; diese werden aber in der darauffolgenden Ruhe sehr schnell wieder auf das Ausgangsniveau zurückgebildet.

Betrachtet man die Analyse der T-Werte, so läßt sich zusammenfassend folgendes feststellen:

1) Die für die einzelnen Parameter gerechneten Varianzanalysen ergaben, daß sich die Situationen bedeutsam in ihrer Wirkung auf die verschiedenen Parameter unterscheiden. In den kardiovaskulären Parametern zeigen die Patienten höhere Werte und auch eine höhere Reaktivität. Die Parameter der Atmung verhalten sich in beiden Gruppen identisch. Die Parameter der elektrodermalen Aktivität und das Elektromyogramm zeigen bei den gesunden Kontrollpersonen deutlich höhere Werte und auch eine stärkere Reaktivität. Dieser Sachverhalt ist überraschend, zumindest, wenn davon ausgegangen wird, daß die Patienten prinzipiell als Personen eingestuft werden können, die durch Angstanfälle gekennzeichnet sind. Wäre dies der

Fall, so müßten sie auch in den Parametern der elektrodermalen Aktivität stärker als die gesunden Kontrollpersonen reagieren. So zeigten z. B. Bond et al. (1974), daß in vergleichbaren Belastungssituationen die Amplituden bei Patienten mit Angstzuständen im Durchschnitt doppelt so hoch waren wie bei gesunden Kontrollpersonen. Zumindest in einer Situation passiver Aufmerksamkeit, die mit der Interviewsituation vergleichbar ist, war die Anzahl der Reaktionen bei den Patienten im Vergleich zu den Kontrollpersonen ebenfalls stark erhöht, nicht allerdings in einer aktiven Situation, die dem Vermeidungslernen vergleichbar ist. Hierbei war die Anzahl der Reaktionen bei beiden Gruppen gleich. In der vorliegenden Untersuchung sind die Amplituden hauptsächlich in der aktiven Situation bei den Kontrollpersonen stärker, die Anzahl unter allen Bedingungen ebenfalls bei den Kontrollpersonen höher. Dies spricht zumindest vorläufig dafür, daß sich die Patienten der vorliegenden Untersuchung von Patienten mit einer reinen Angstproblematik und von den Kontrollpersonen unterscheiden.

2) In den weiteren Analysen zeigte sich, daß die Reaktivität der Patienten über alle Parameter nicht stärker ist als die der Kontrollpersonen. Dies liegt daran, daß beide Gruppen jeweils in einer vergleichbaren Anzahl von unterschiedlichen Parametern stärker reagieren, so daß sich in der zusammenfassenden Analyse die Unterschiede nivellieren. Dennoch muß festgehalten werden, daß der wesentlichste Unterschied zwischen den Gruppen in Niveauwerten besteht, wie es sich am deutlichsten bei der Anzahl der elektrodermalen Reaktionen und bei den kardiovaskulären Parametern zeigt. Die Unterschiede einer reinen Reaktivität in den verschiedenen Parametern werden zudem durch die Tatsache verdeckt, daß die Rückbildung der Erregung nach den verschiedenen Belastungsituationen bei beiden Gruppen verschieden ist, bei den Patienten meist verlängert. Dies ist auch dann der Fall, wenn die Auslenkung, wie im Falle der Pulswellengeschwindigkeit, deutlich stärker ist. Auch dann sind die absoluten Beträge der Rückbildung bei den Patienten geringer. Am ausgeprägtesten ist dies wiederum bei den kardiovaskulären Parametern der Fall. Bei den Amplituden der elektrodermalen Reaktionen etwa, die bei den Kontrollpersonen während der Belastung deutlich höher sind, bilden sie sich entsprechend auch schneller zurück. Bei den Parametern der Atmung gibt es in dieser Hinsicht keine Unterschiede zwischen den Gruppen. Auch dieses Ergebnis spricht dafür, daß die Patienten hauptsächlich in den kardiovaskulären Parametern stärker erregbar sind und die Erregung verlangsamt zurückbilden.

Es wurde dann über alle physiologischen Parameter eine Faktorenanalyse gerechnet. Anhand des Eigenwertverlaufs ergab sich als sinnvollste Lösung eine mit 4 und eine mit 7 Faktoren. In der Ladungsmatrix nach Varimaxrotation ergibt sich folgendes Bild der einzelnen Faktoren:

In der Lösung mit 7 Faktoren:

*Faktor 1* ist durch die Atemfrequenz und die Inspirationsdauer gekennzeichnet.
*Faktor 2* lädt am höchsten auf dem Maß für die Durchblutung. Es sei wiederum daran erinnert, daß dieses Maß u. U. durch das Anbringen der Elektroden ein gewisses Maß an Unsicherheit aufweist, was Unterschiede zwischen den Gruppen anbelangt.
*Faktor 3* ist durch die Herzfrequenz bestimmt. Sonst gibt es keine nennenswerten Ladungen auf diesem Faktor.

Auf *Faktor 4* laden beide Maße der elektrodermalen Aktivität. Auch das EMG hat einige, allerdings nicht sehr hohe Ladungen, die jedoch deutlich höher sind als die anderer Parameter.

*Faktor 5* lädt auf den Werten der Pulswellengeschwindigkeit und mäßig auf denen der Herzfrequenz. Er ließe sich als kardiovaskuläre Aktivierung bezeichnen.

*Faktor 6* ist durch die Atemamplitude bestimmt. Auffällig ist dabei, daß die Atemfrequenz keine nennenswerten Ladungen aufweist, so daß die Zeitkomponente und die Amplitudenkomponente in dieser Faktorlösung getrennt erscheinen.

Auf *Faktor 7* laden ausschließlich Werte der muskulären Aktivität.

In der Lösung mit 4 Faktoren, die für die weitere Auswertung vorgezogen wird, werden einige der Faktoren der Lösung mit 7 Faktoren konfundiert.

*Faktor 1* ist durch die Parameter der Atmung bestimmt. Die Ladungen der Atmungsparameter liegen deutlich über 0,50, die der anderen Parameter unter 0,10. Die Atemamplitude lädt etwas geringer als die Atemfrequenz und die Inspirationsdauer.

*Faktor 2* ist wesentlich durch die Herzfrequenz und die Pulslaufzeit bestimmt, so daß sich hierin kardiovaskuläre Aktivierung ausdrückt.

*Faktor 3* ist durch die Parameter der elektrodermalen und muskulären Aktivität gleichermaßen bestimmt. Alle übrigen Ladungen sind deutlich niedriger. Wesentlich hierbei ist, daß diese beiden Parameter in diesem Faktor zusammengefaßt sind, was nicht unbedingt zu erwarten gewesen war (Fahrenberg u. a. 1979). Tatsächlich korrelieren diese Parameter über viele Versuchsbedingungen relativ hoch miteinander.

*Faktor 4* schließlich ist durch die Durchblutung definiert. Die Ladungen auf diesem Faktor sind mit > 0,90 sehr hoch. Außer im Bereich der Ladungen der elektrodermalen Aktivität während des falschen Feedbacks der Herzfrequenz und während des Plazeboabschnitts (> 0,32) sind die Ladungen sonst meist < 0,10.

In einem weiteren Auswertungsschritt wurde geprüft, ob sich beide Gruppen in den Faktorwerten unterscheiden.

Die folgende Tabelle zeigt die Mittelwerte der Faktorwerte der 4 Faktoren für beide Gruppen.

Die Unterschiede zwischen beiden Gruppen in den Faktorwerten wurden mit zweiseitigen t-Tests überprüft. In die Berechnung der Unterschiede ging der

**Tabelle 2.** Mittelwerte der Faktorwerte beider Gruppen für die 4 Faktoren

|          | Gruppe | Mittelwert | Standard-abweichung | Standard-fehler |
|----------|--------|-----------|---------------------|-----------------|
| Faktor 1 | Pat.   | 50,5055   | 9,746               | 1,422           |
|          | Kontr. | 49,3748   | 10,402              | 1,687           |
| Faktor 2 | Pat.   | 52,0453   | 9,479               | 1,383           |
|          | Kontr. | 47,4703   | 10,170              | 1,650           |
| Faktor 3 | Pat.   | 47,8047   | 10,117              | 1,476           |
|          | Kontr. | 52,7152   | 9,278               | 1,505           |
| Faktor 4 | Pat.   | 53,4514   | 8,037               | 1,172           |
|          | Kontr. | 45,7311   | 10,625              | 1,724           |

Gesamtmittelwert für jede Gruppe ein. Es zeigt sich, daß sich beide Gruppen in den Faktorwerten des ersten Faktors, der durch die Parameter der Atmung bestimmt ist, nicht unterscheiden (T = 0,52; p = 0,607; df = 83. Dagegen sind die Unterschiede zwischen den Faktorwerten der übrigen Faktoren signifikant unterschieden. Dabei haben die Patienten die höheren Werte für den Faktor, der durch die Herzfrequenz und die Pulswellengeschwindigkeit bestimmt ist (T = 2,14; p = 0,035; df = 83), geringere Werte in dem durch die elektrodermale und muskuläre Aktivität bestimmten Faktor (T = −2,31; p = 0,023; df = 83) und höhere Werte in dem durch das Durchblutungsmaß bestimmten Faktor (T = 3,81; p = 0,000; df = 83).

## Schlußbemerkung

Diese Ergebnisse bestätigen auf einer höheren Ebene der Analyse die der vorhergehenden Auswertungsschritte. Die Patienten haben also in der Atmung etwa gleich hohe Werte wie die Kontrollpersonen, in den kardiovaskulären Parametern reagieren sie stärker und haben höhere Niveauwerte, in den Parametern der elektrodermalen und muskulären Aktivität reagieren sie geringer und haben niedrigere Niveauwerte als die Kontrollpersonen. Weiterhin können diese Ergebnisse als Hinweis auf eine Symptomspezifität gewertet werden, insofern als die Patienten mit funktionellen Herz-Kreislauf-Beschwerden in den Kreislaufparametern stärker reagieren als die Kontrollpersonen.

## Literatur

Bond AJ, James DC, Lader MH (1974) Physiological and psychological measures in anxious patients. Psychol Med 4: 364–373
Bräutigam W (1964) Typus, Psychodynamik und Psychotherapie herzphobischer Zustände. Z Psychosom Med 10/4: 276–285
Christian P, Kropf R, Kurth H (1965) Eine Faktorenanalyse der subjektiven Symptomatik vegetativer Herz- und Kreislaufstörungen. Arch Kreislaufforsch 45: 171–194
Christian P, Fink-Eitel K, Huber W (1966) Verlaufsbeobachtungen über 10 Jahre bei 100 Patienten mit vegetativen Herz-Kreislaufstörungen. Z Kreislaufforsch 55/4: 342–357
Delius L, Fahrenberg J (1966) Psychovegetative Syndrome. Thieme, Stuttgart
Eysenck HJ (1957) The dynamics of anxiety and hysteria. Routledge & Kegan, London
Farenberg J (1979), Walschburger P, Foerster F, Myrtek M, Müller W (1979) Psychophysiologische Aktivierungsforschung – Ein Beitrag zu den Grundlagen der multivariaten Emotions- und Stress-Theorie. Minerva, München
Fürstenau P, Mahler E, Morgenstern H, Müller-Braunschweig H, Richter HE (1964) Untersuchungen über Herzneurose. Psyche 3: (Stuttg.) 177
Hahn P (1965) Zur Analyse der auslösenden Situation bei der sog. „Herzphobie". Psychosom Med XI/4: 264
Hahn P (1976) Die Bedeutung des „somatischen" Entgegenkommens für die Symptombildung bei der Herzneurose. Therapiewoche 26/7: 963–969
Kulenkampff C, Bauer A (1960) Über das Syndrom der Herzphobie. Nervenarzt 31: 443
Lader MH, Wing L (1964) Habituation of the psychogalvanic reflex in patients with anxiety states and normal subjects. Neurol Neurosurg Psychiatry 27: 210–218
Lader MH, Wing L (1966) Physiological measures, sedative drugs and morbid anxiety. Oxford University Press, London
Richter HE (1964) Zur Psychosomatik der Herzneurose. Z Psychosom Med X/4: 253
Richter HE, Beckmann D (1973) Herzneurose. Thieme, Stuttgart New York

# Voraussetzungen für psychosomatische Pathogenesemodelle kardiovaskulärer Erkrankungen: Konditionierungssituation, Konditionierbarkeit und Reaktivität

G. Weyer und S. Reiß

## Einleitung

In derzeitigen Modellvorstellungen zur Genese kardiovaskulärer Erkrankungen wie der essentiellen Hypertonie wird vielfach angenommen, daß häufige, ausgeprägte kardiovaskuläre Reaktionen, auch wenn sie zunächst nur von kurzer Dauer sind, langfristig zu Veränderungen im Funktionsniveau, besonders zu einem chronisch erhöhten Blutdruckniveau führen können. Zwar werden die pathophysiologischen Mechanismen, die möglicherweise an der Chronifizierung eines erhöhten Blutdrucks beteiligt sind, kontrovers diskutiert (z. B. v. Eiff 1978; Folkow 1982; Guyton 1981; Julius et al. 1983; Obrist 1981); es fehlt auch nicht an Warnungen, nur einen einzigen Wirkmechanismus für diese Entwicklung verantwortlich zu machen (besonders nachdrücklich Weiner 1976, 1977), doch spricht die vorliegende empirische Evidenz im wesentlichen für die Wahrscheinlichkeit des postulierten Zusammenhangs zwischen häufigen akuten Herz-Kreislauf-Reaktionen und anhaltend erhöhtem Blutdruck (kritisch zusammenfassend Krantz u. Manuck 1984).

## Reaktivität und Streßsituation

Geht man von diesem allgemeinen Denkmodell aus, dann kommt der individuellen *kardiovaskulären Reaktivität*, der Bereitschaft, auf verschiedenste Umweltreize gerade im kardiovaskulären Bereich ausgeprägt zu reagieren, die Bedeutung einer *personspezifischen Voraussetzung* für die Krankheitsentstehung zu.

Diese Reaktionsbereitschaft kann sich natürlich nur in reaktionsauslösenden Situationen manifestieren. Hier denkt man vor allem an belastende oder aversive Situationen, d. h. allgemein an *Streßbedingungen,* die dann als *situative Voraussetzungen* der Symptomgenese gelten.

Besonders Situationen, die eine aktive Auseinandersetzung mit einer mental anstrengenden Aufgabe erfordern („active coping", Light 1981; Obrist et al. 1978) oder in denen die Informationsverarbeitung eher auf „Reizabwehr" gerichtet ist („sensory rejection", Lacey u. Lacey 1970), scheinen geeignet zu sein, kardiovaskuläre Reaktivität auszulösen. Neben derartigen Situationen, in denen sich bei vielen Personen relativ zuverlässig ausgeprägte kardiovaskuläre Reaktionen beobachten lassen, dürften zur Feststellung interindividuell unterschiedlicher Reaktionshäufigkeiten gerade auch solche Bedingungen von Interesse sein, die wegen ihrer biologischen oder sozialen Unerheblichkeit für die meisten Personen keine reaktionsauslösende Wirkung haben, unter denen aber einige Personen bereits eine kardiovaskuläre Aktivierung zeigen.

In retrospektiven Studien wurden bei Hypertonikern im Vergleich zu Normotonikern stärkere Blutdruckreaktionen gefunden, auch in solchen Situationen, die i. allg. nicht als belastend empfunden werden (z. B. Betrachten von Landschaftsdias, Hodapp et al. 1975). Die pathogenetische Relevanz geringfügiger, im täglichen Leben häufig vorkommender Reaktionsanlässe wurde schon von Wolff (1950) betont und in neuerer Zeit von Lazarus (1978) unterstrichen. Dabei seien weniger die objektiven Umweltgegebenheiten als vielmehr deren subjektive Bewertung und Interpretation ausschlaggebend für das individuelle Streßerleben und für eventuelle kardiovaskuläre Reaktionen. Diese Sichtweise stimmt überein mit den in neueren psychologischen Streßtheorien vorherrschenden kognitiven Ansätzen. Für die Hypertonieforschung leitete Lazarus (1978) daraus die Forderung ab, Blutdruckreaktionen gleichzeitig mit psychischen Prozessen, wie kognitiven Bewertungen und Bewältigungsstrategien unter natürlichen Lebensbedingungen zu untersuchen.

Der Konzeptualisierung interindividueller Reaktionsdifferenzen als Ergebnis kognitiver Prozesse steht u. a. die Schwierigkeit der Operationalisierung dieser psychischen Vorgänge entgegen, zumal wenn dies - wie es der Forderung entspricht - im Rahmen prozeßorientierter Feldforschung geschehen soll. Den genannten Vorstellungen am nächsten kommen dürfte noch die bereits 1970 publizierte Untersuchung von Sokolow et al., in der stabile Kovariationen zwischen Blutdruckschwankungen und Erlebnisvorgängen im natürlichen Tagesablauf, allerdings nur bei bereits hypertonischen Patienten gefunden wurden. Neuere systematische Untersuchungen, die diesen Ansatz bei Personen vor der Diagnose eines behandlungsbedürftigen Bluthochdrucks verfolgen, sind nicht bekannt.

## Konditionierbarkeit und Konditionierungssituation

Als ein alternatives Erklärungsmodell zu kognitiv psychologischen Interpretationen interindividueller Reaktionsdifferenzen in wenig belastenden oder objektiv nicht aversiven Situationen kann das Konditionierungskonzept dienen: vormals neutrale Situationen könnten durch Konditionierungsvorgänge, d. h. durch gleichzeitiges Auftreten mit aversiven Ereignissen, zu bedingten Reaktionsauslösern werden. Je nach individueller Lerngeschichte wären für verschiedene Personen sehr unterschiedliche situative Reaktionsanlässe zu erwarten; für viele Personen mag eine bestimmte Situation ohne Bedeutung sein, während in der gleichen Situation einige Personen kardiovaskuläre Reaktionen zeigen.

*Konditionierungssituationen* müssen dann nach diesem Konzept als *situative Voraussetzungen* für häufige kardiovaskuläre Reaktionen und evtl. für die Entwicklung eines Bluthochdrucks angesehen werden.

In Tierstudien wurde verschiedentlich die Möglichkeit demonstriert, durch Konditionierungstechniken einen dauerhaften Bluthochdruck zu erzeugen (s. Dykman et al. 1965; Fronkova u. Ehrlich 1958), für den Menschen muß dies natürlich ein hypothetisches Denkmodell bleiben.

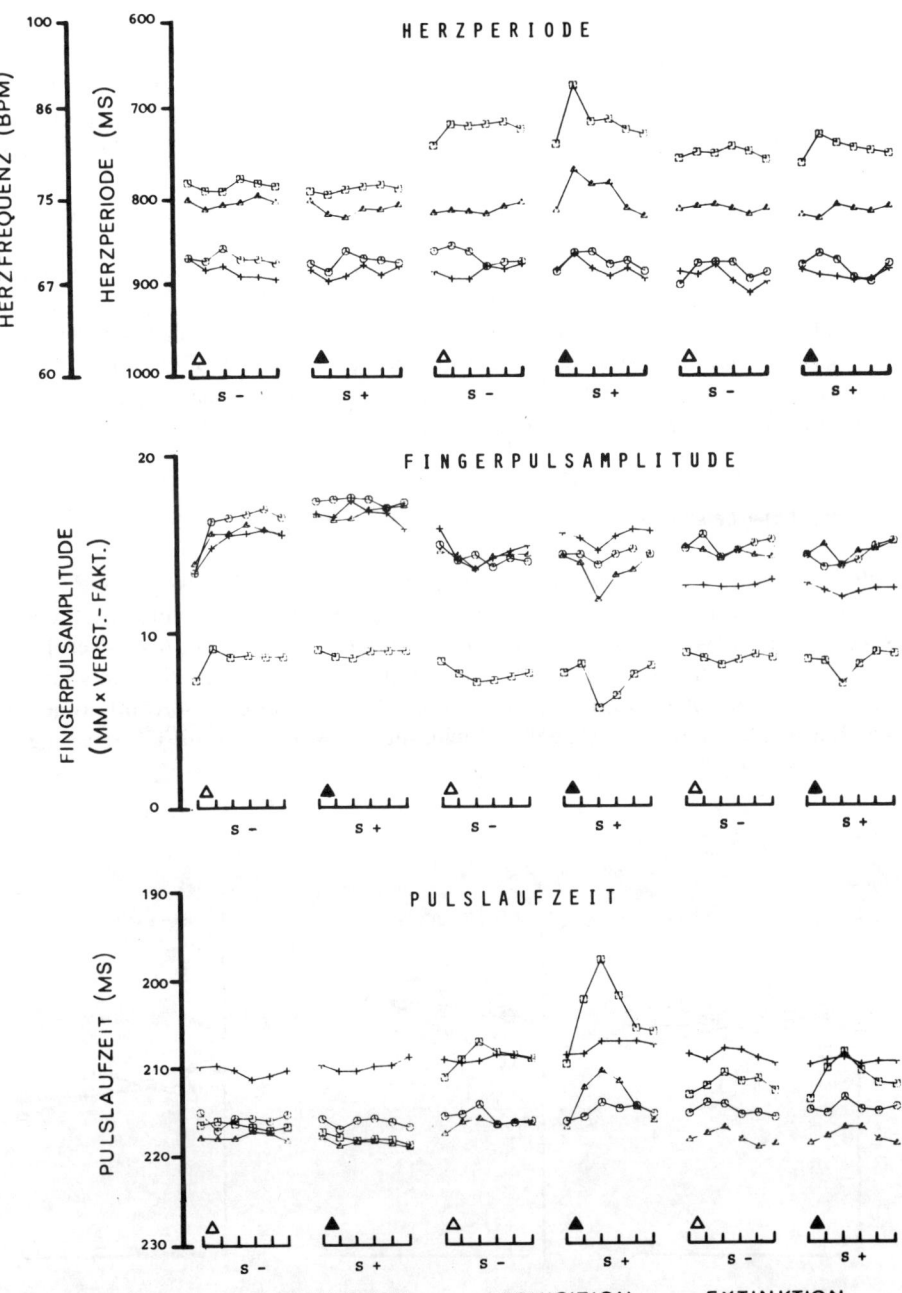

**Abb. 1.** Reaktionstypen, dargestellt anhand mittlerer Reaktionen der Herzperiode, der Fingerpulsamplitude und der Pulslaufzeit über je 6 aufeinanderfolgende 10-s-Intervalle innerhalb von 3 Phasen eines Konditionierungsexperiments: Habituation, Akquisition und Extinktion. Die Reaktionen
wurden gemittelt über je 5 Reizdarbietungen (Durchgänge): 5 S− und 5 S+ in jeder der 3 experimentellen Phasen. In der Akquisitionsphase wurde der S+ stets gekoppelt mit dem UCS dargebo-
ten. Die Reizdarbietungen erfolgten am Ende des ersten 10-s-Intervalls (△ S−, ▲ S+)
Reaktionstypen: − □ − konditioniert Reaktive (n=15); − △ − unkonditioniert Reaktive (n=18)
− O − unsystematisch Reaktive (n=9); − + − Nichtreaktive (n=8)

Die Frage, warum einige Personen konditionierte Reaktionen gerade im kardio-vaskulären Bereich zeigen, kann durch Lernvorgänge allein vermutlich nur unzu-reichend erklärt werden. Auch hereditäre Einflüsse auf eine Herz-Kreislauf-Hyper-reaktivität sind nach den Ergebnissen von Untersuchungen an Nachkommen von Hypertonikern wahrscheinlich (s. Hastrup et al. 1982; Manuck u. Proietti 1982; Neus et al. 1985).

Ergänzt man das differentielle Konzept der kardiovaskulären Reaktivität durch das der Konditionierbarkeit, so könnten sich hieraus Erklärungsmöglichkeiten für das gehäufte Auftreten von Herz-Kreislauf-Reaktionen bei bestimmten Personen ergeben, nämlich bei den leicht Konditionierbaren mit einer Disposition zu einer kardiovaskulären Hyperreaktivität. *Konditionierbarkeit* wäre nach dieser Vorstel-lung eine weitere *personspezifische Voraussetzung* für die Hypertoniegenese.

## Untersuchungsbeispiel

Interindividuelle Differenzen der Konditionierbarkeit kardiovaskulärer Reaktio-nen können am Beispiel einiger Ergebnisse eines mit „normal gesunden" studenti-schen Versuchspersonen (Vpn) durchgeführten Konditionierungsexperiments (Weyer 1984) gezeigt werden. In Abb. 1 sind unterschiedliche Reaktionsentwicklun-gen im Verlauf einer Konditionierungssituation (diskriminatives Konditionieren; UCS: aversives Geräusch; S−: gelbes Licht, niemals gekoppelt mit UCS; S+: grü-

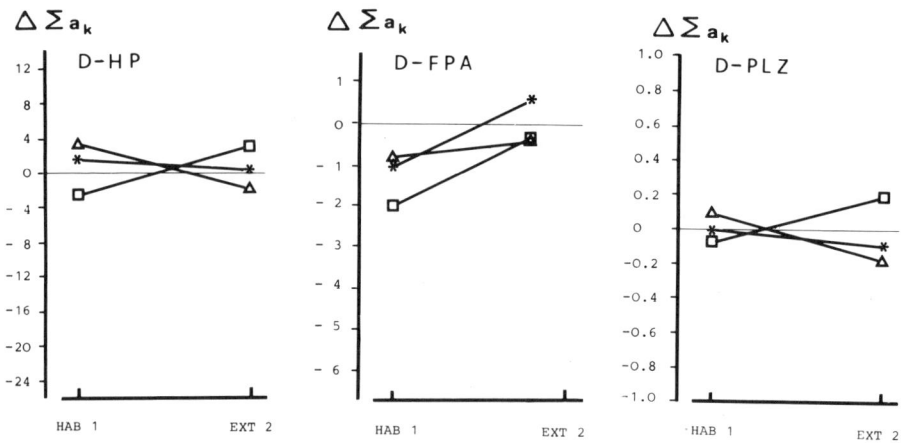

**Abb. 2.** Diskriminative kardiovaskuläre Reaktionen (Reaktionsdifferenzen zwischen S+ und S− der Herzperiode D-HP, der Fingerpulsamplitude D-FPA und der Pulslaufzeit D-PLZ) in der Habi-tuationsphase vor der Konditionierung (HAB 1) und in einer Extinktionsphase 22 Monate nach der Konditionierung (EXT 2), getrennt dargestellt für die verschiedenen Reaktionstypen
Reaktionstypen:
− □ − konditioniert Reaktive (n = 6)
− △ − unkonditioniert Reaktive (n = 11)
− ★ − unsystematisch Reaktive und Nichtreaktive zusammengefaßt (n = 6)

nes Licht, während Akquisitionsphase 5mal gekoppelt mit UCS) zu verschiedenen Reaktionstypen zusammengefaßt (Einzelheiten der Reaktionswertbestimmung und der Reaktionstypenklassifikation s. Weyer 1984; Weyer u. Blythe 1983).

Deutlich kann zwischen „konditioniert Reaktiven" (Konditionierbaren) und „unkonditioniert Reaktiven" unterschieden werden: erstere zeigen ausgeprägte diskriminative Reaktionen (Reaktionsdifferenz zwischen S+ und S−) in der Herzperiode, der Fingerpulsamplitude sowie der Pulslaufzeit in der Akquisitionsphase und in der Extinktionsphase, letztere lediglich in der Akquisitionsphase des Konditionierungsexperiments. Unkonditioniert Reaktive zeigen sich also nur während aktueller Konfrontation mit dem aversiven unbedingten Reiz reaktiv, während sich bei konditioniert Reaktiven die kardiovaskuläre Reaktivität auch auf einen i. allg. bedeutungslosen Lichtreiz (S+ in der Extinktionsphase) ausgeweitet hat. Die beiden übrigen Reaktionstypen sind durch unsystematische Reaktionsentwicklungen, die nicht eindeutig auf die experimentelle Stimulation zurückgeführt werden können („unsystematisch Reaktive") bzw. durch keinerlei ausgeprägte Reaktionen („Nichtreaktive") gekennzeichnet.

Resteffekte der Konditionierung konnten noch 22 Monate später in einer mit einem Teil der ursprünglichen Vpn-Stichprobe durchgeführten Nachuntersuchung nachgewiesen werden. Die Nachuntersuchung bestand nur aus der Wiederholung der Extinktionsphase der Erstuntersuchung (wiederholte Darbietung der Lichtreize S+ und S−; keine Darbietung des aversiven Geräuschs).

Nur bei den konditioniert Reaktiven zeigt sich in Abb.2 eine Zunahme der diskriminativen Reaktionen der Herzperiode und der Pulslaufzeit von der Zeit vor der Konditionierung (Habituationsphase der Erstuntersuchung) zur Nachuntersuchung, und nur bei dieser Gruppe sind auch in der Nachuntersuchung noch diskriminative Reaktionen, wenn auch geringen Ausmaßes, feststellbar. Für die Fingerpulsamplitudenreaktion liegt kein entsprechendes Ergebnis vor. Hierfür könnten u. a. auch Quantifizierungsprobleme bei dieser Variablen verantwortlich sein.


### Schlußbemerkung


Die Konzepte der Konditionierung und der Konditionierbarkeit erscheinen also in den hier vorgelegten Untersuchungsergebnissen bestimmte Vorteile gegenüber den allgemeineren Streß- und Reaktivitätskonzepten aufzuweisen: Mit ihrer Hilfe kann die Ausweitung der Klasse der reaktionsauslösenden Situationen und die Stabilität von Reaktionen auch auf geringfügige Reize bei bestimmten Personen verständlich gemacht werden. Aussagen über die Bedeutung von Konditionierungsvorgängen und interindividuellen Unterschieden der Konditionierbarkeit für pathogenetische Entwicklungen im kardiovaskulären Bereich können auf dieser Grundlage natürlich nicht gemacht werden. Hierzu sind eingehende Analysen der beteiligten physiologischen Mechanismen und prospektive Studien erforderlich. Erste Voraussetzungen für diese Denkmöglichkeit sind jedoch unserer Ansicht nach zumindest ansatzweise vorhanden.

## Literatur

Dykman RA, Mack RL, Ackerman PT (1965) The evaluation of autonomic and motor components of the nonavoidance conditioned response in the dog. Psychophysiology 1: 209–230

Eiff AW von (1978) Essentielle Hypertonie und Streß. Hippokrates 43: 18–30

Folkow B (1982) Physiological aspects of primary hypertension. Physiol Rev 62: 347–504

Fronkova K, Ehrlich V (1958) Die Änderung des Kreislaufs und der Atemfrequenz beim Hunde während des unbedingten und bedingten Abwehrreflexes und seiner Hemmung. Acta Neuroveg 19: 207–220

Guyton AG (1981) Textbook of medical physiology. Saunders, Philadelphia

Hastrup JL, Light KC, Obrist PA (1982) Parental hypertension and cardiovaskular response to stress in healthy young adults. Psychophysiology 19: 615–622

Hodapp V, Weyer G, Becker J (1975) Situational stereotypy in essential hypertension patients. J Psychosom Res 19: 113–121

Julius S, Weder AB, Egan BM (1983) Pathophysiology of early hypertension: Implication for epidemiologic research. In: Gross F, Strasser T (eds) Mild hypertension: Recent advances. Raven, New York, pp 219–236

Krantz DS, Manuck SB (1984) Acute psychophysiologic reactivity and risk of cardiovascular disease: A review and methodologic critique. Psychol Bull 96: 435–464

Lacey JI, Lacey BC (1970) Some autonomic-central nervous system interrelationships. In: Black H (ed) Physiological correlates of emotion. Academic Press, New York, pp 93–114

Lazarus RS (1978) A strategy for research on psychological and social factors in hypertension. J Human Stress 4/3: 35–40

Light KC (1981) Cardiovascular responses to effortfull active coping: Implications for the role of stress in hypertension development. Psychophysiology 18: 216–225

Manuck SB, Proietti J (1982) Parental hypertension and cardiovascular response to cognitive and isometric challenge. Psychophysiology 19: 481–489

Neus H, Gödderz W, Otten H, Rüddel H, Eiff AW von (1985) Family history of hypertension and cardiovascular reactivity to mental stress: Effects of stimulus intensity and environment. J Hypertension 3: 31–37

Obrist PA (1981) Cardiovascular psychophysiology: A perspective. Plenum Press, New York

Obrist PA, Gaebelein CJ, Teller ES, Langer AW, Grignolo A, Light KC, McCubbin JA (1978) The relationship among heart rate, carotid dP/dt, and blood pressure in humans as a function of the type of stress. Psychophysiology 15: 102–115

Sokolow M, Werdegar D, Perloff D, Cowan RM, Brennenstuhl H (1970) Preliminary studies relating portably recorded blood pressure to daily life events in patients with essential hypertension. In: Koster M, Musaph H, Visser P (eds) Psychosomatics in essential hypertension. Karger, Basel, pp 164–189

Weiner H (1976) Lessons taught by experimental blood pressure research. Psychosom Med 38: 297–299

Weiner H (1977) Psychobiology and human disease. Elsevier, New York

Weyer G (1984) Psychophysiologische Untersuchungen zur Reaktivität und Konditionierbarkeit im kardiovaskulären Bereich: Versuch eines Beitrags zur Psychosomatik. Habilitationsschrift, Universität Frankfurt a. M.

Weyer G, Blythe ST (1983) Zur Behandlung des Ausgangswertproblems durch die Datentransformation mit orthogonalen Polynomen. Z Exp Angew Psychol 30: 500–521

Wolff HG (1950) Life stress and cardiovascular disorders. Circulation 1: 187–203

# Vergleichende Untersuchungen zum Herzangstsyndrom bei Patienten mit und ohne Mitralklappenprolapssyndrom I[1]

G. Paar, S. Fuchs und H. Schmid

## Einleitung

Vor einigen Jahren fragte ein amerikanischer Kardiologe nach dem Verbleib folgender Krankheiten: DaCosta-Syndrom, „soldier's heart", Effortsyndrom, neurozirkulatorische Asthenie (Wooley 1976); und nun wird dieser Reihe der Synonyma für das Herzangstsyndrom auch noch das Mitralklappenprolapssyndrom (MVPS) hinzugefügt? Schon in den klinischen Beschreibungen des letzten Jahrhunderts wurden verschiedene Ausprägungen der Herzangst angegeben. Den Untersuchern fielen auch gelegentlich Rhythmusstörungen und ein klickartiges systolisches Geräusch über der Herzspitze auf. Heute wissen wir, daß damit die Symptomatik des MVPS beschrieben wurde. Wie ein roter Faden zieht sie sich durch die Geschichte des Herzangstsyndroms: Beschwerden der Patienten, ihre klinischen Zeichen und Symptome bleiben, die Interpretationen wechseln (Skerrit 1983).

Im deutschen Sprachraum wurde das Herzangstsyndrom (HAS) überwiegend aus phänomenologischer, funktioneller und psychodynamischer Sichtweise verstanden (Kulenkampff u. Bauer 1960; Cremerius 1968; Michaelis 1970; Richter u. Beckmann 1973; v. Uexküll 1979). Richter u. Beckmann (1973) wie auch Hahn et al. (1973) unterscheiden auf der Basis testpsychologischer und klinischer Befunde bei den Herzneurotikern 2 Gruppen: Hinsichtlich der Angstverarbeitung beschreiben sie einen hyperreaktiven, panischen Angsttyp und einen hyporeaktiven, verleugnenden. Für beide Angsttypen lassen sich hinsichtlich der Auslösesituation Trennungs- und/oder Todesängste finden, die sich mit ersterem Typ im sympathikovasalen Anfall fixieren.

Im angelsächsischen Sprachraum hingegen wurde das HAS breiter im Rahmen der Angstneurose aufgefaßt und neuerdings nach klinisch-phänomenologischen Kriterien operationalisiert. In der neuesten Version des *Diagnostischen und Statistischen Manuals Psychischer Störungen* (DSM III 1984) wurde dabei auch der Neurosebegriff aufgegeben. Damit sollte das Präjudiz einer vorbestimmten Ätiopathogenese, nämlich das der Neurose, vermieden werden. Möglicherweise hat sich aber an diese Stelle stillschweigend ein biologischer Krankheitsbegriff gesetzt. Jedenfalls ist nicht zu übersehen, daß derzeit eine Rekonzeptualisierung des HAS zu einem stärker medizinisch orientierten Krankheitsmodell hin erfolgt (Klein u. Rabkin 1981; Brown et al. 1984). Definitorisch für eine sog. endogene Angstgenese wird das

[1] Gefördert durch die DFG.

Auftreten von Angstattacken gewertet. Diese werden ab einer definierten Frequenz pro Zeiteinheit als eigenständiges Krankheitsbild zusammengefaßt. An psychophysiologischen Hinweisen auf die Primärstörung wurde die Provokation von Anfällen durch Laktatinfusion (Pitts u. McClure 1967; Übersicht bei Margraf et al. 1986), eine $\beta$-adrenerge Aktivierung (Weiner 1985), die Unterdrückung der Anfälle durch trizyklische Antidepressiva (Gorman et al. 1981; Zitrin et al. 1983) oder auch eine erhöhte adrenerge Funktion gefunden (Nesse et al. 1984). Die Befunde sind derzeit noch teilweise widersprüchlich.

So erscheint es nicht übertrieben, das MVPS als das aktuelle Modell für ein biologisches Verständnis des HAS zu betrachten, an dem viele der hier referierten Befunde erhoben wurden. Unser Interesse wurde durch die Frage geweckt, wie sich denn ein Angstsyndrom auf eine i. allg. harmlose angeborene Klappenaberration aufpropfen könne. Es erschien uns reizvoll, HAS-Patienten mit und ohne Prolaps zu vergleichen. Irritiert und gleichzeitig angespornt wurden wir bei der konsiliarischen Untersuchung einer Patientin durch die Bemerkung eines internistischen Kollegen, möglicherweise liege ja eine Herzneurose vor; sollte das noch ausstehende Echokardiogramm allerdings einen Prolaps zeigen, erübrige sich eine weitere psychosomatische Untersuchung.

## Mitralklappenprolaps- und Herzangstsyndrom

Das Herzangstsyndrom bei MVPS zeigt in der klinischen Symptomatik keine wesentlichen Unterschiede zu den bekannten Befunden bei der Herzneurose, jedoch werden ausnahmsweise Kollapszustände und Synkopen beobachtet (Clark et al. 1980). Dem MVPS liegt ein Vorfall eines oder beider Segel der Mitralklappe in den Vorhof während der Systole zugrunde. Bei der körperlichen Untersuchung auskultiert man den Prolaps als Extraton während der Mitte der Systole, der häufig mit einem meso- bis spätsystolischen Geräusch verbunden ist. Nach streng definierten Kriterien wird der Mitralklappenprolaps in der Echokardiographie definiert (Köhler 1979). Über Langzeit-EKG wurde beobachtet, daß supraventrikuläre und ventrikuläre Arrhythmien häufiger als bei gesunden Kontrollen auftreten (Winkle 1975). Schweizer et al. (1979) fanden bei mehr als einem Drittel schwerwiegende Arrhythmien nach der Lown-Klassifikation. Es wurde aber auch gefragt, ob hier etwa ein Bias infolge der Zuwendungsselektion der Patienten vorliege (Kramer et al. 1984).

Wooley wies schon 1976 auf die Symptomanalogien zwischen MVPS und Angstneurose hin. Einige Studien zeigten, daß die psychokardiale Symptomatologie der Prolapspatienten genau die diagnostischen Kriterien der Angstattacken nach Feighner et al. (1972) und die des DSM III (1984) erfüllten. Bei Patienten mit MVPS schwankten die angegebenen Angstsymptome zwischen 16 und 58%. Wurden umgekehrt Patienten mit der klinischen Diagnose eines Angstsyndroms untersucht, fand sich bei 33–50% ein Prolaps (Hartman et al. 1982; Pariser et al. 1978; Crowe et al. 1979; Kane et al. 1981).

In einer Studie mit dem MMPI fanden Shappell et al. (1974) bei 7 von 8 symptomfreien Patienten mit MVP unauffällige Skalen. Hingegen waren fast alle Skalen bei den Patienten mit Symptomen erhöht. Die Validitätsskalen zeigten keinerlei Auffälligkeiten. Da Patienten mit schwerwiegenden Arrhythmien besonders pathologisch auffällige Skalen zeigten, vermuteten die Autoren hier einen streßbedingten Risikofaktor. Ähnliche Befunde von durch Angst und Dysphorie beeinträchtigten Patienten erhoben auch Young et al. (1979). Hinsichtlich der Persönlichkeit und des sozialen Umfelds differierten die MVPS-Patienten nicht wesentlich von einer Angstneurotikergruppe ohne MVP (Kane et al. 1981). Die Erkrankungserstmanifestation liegt im jugendlichen und im frühen Erwachsenenalter. Auch im Verlauf zeigen Herzneurose und MVPS Ähnlichkeiten. Bei überwiegend günstigem Verlauf zeigen HAS-Patienten mit und ohne MVPS Ähnlichkeiten, jedoch ist bei überwiegend günstigem Verlauf bei letzterer Gruppe eine kleine Untergruppe, möglicherweise die mit den schweren Rhythmusstörungen, durch Komplikationen wie Thromboembolien, Mitralinsuffizienz etc. gefährdet (Jeresaty 1976; Henl 1980; Perloff 1982). Zwar wurde in einer anderen Arbeit angenommen, daß die schwerwiegenden Arrhythmien nicht unbedingt für eine ernste Prognose sprechen (Baedeker et al. 1984), jedoch möchten wir sie als Risikofaktor werten, zudem, wenn wir wissen, daß nicht nur unter körperlicher Belastung, sondern auch unter psychischem Streß bei Gesunden Extrasystolen auftreten (Andresen et al. 1984).

Die Ätiologie des HAS bei MVPS ist noch ungeklärt. Für die hier untersuchte idiopathische Form wurde ein gehäuftes familiäres Vorkommen behauptet (Devereux et al. 1976; Crowe et al. 1981, 1982). Die Prävalenz eines Mitralklappenprolapses wird für Frauen mit etwa 6 % angegeben; bei Männern liegt sie wesentlich niedriger (Cheitlin u. Byrd 1981). Bei Patienten mit Angstattacken ermittelten Crowe et al. (1979) ein identisches Erkrankungsrisiko mit und ohne Prolaps. Damit ist jedoch kein ursächlicher Zusammenhang erwiesen! Andererseits ist das MVPS gehäuft assoziiert mit Skelettdeformitäten, Bindegewebserkrankungen und Koagulopathien (Timmis 1980; Perloff 1982).

Wie schon oben für die psychophysiologischen Untersuchungen beim HAS angedeutet, werden insbesondere beim MVPS organische Faktoren in der Ätiopathogenese angenommen. Herz-Kreislauf-Untersuchungen ließen einen erhöhten $\alpha$- und $\beta$-adrenergen sowie einen verminderten parasympathischen Tonus vermuten (Gaffney et al. 1979). Tatsächlich fanden sich erhöhte Katecholaminplasmaspiegel und vermehrte Katecholaminurinausscheidungen (Pasternac et al. 1982). Unter den Herzangstpatienten erreichten jene mit MVPS beim Belastungs-EKG ihre maximale Herzfrequenzbeschleunigung schon bei geringfügigen Belastungen und hatten einen signifikant geringeren maximalen Sauerstoffverbrauch im Vergleich zur Kontrollgruppe (Crowe et al. 1981). Diese Leistungseinschränkung konnte jedoch bei MVPS-Patienten ohne Angstsymptomatik nicht bestätigt werden (Marksworth u. Hanrath 1981). Bislang ist die Spezifität dieser Befunde für die Angstattacken oder gar das MVPS nicht erwiesen. Da Herzrhythmusstörungen weder bei Gesunden (Schulz et al. 1982) noch bei Herzkranken stets mit subjektiven Beschwerden und Angst verbunden sind, dürfte auch beim MVPS die Bedrohlichkeitsüberschätzung der autonomen Reaktion – und damit eine angstauslösende Situation – Ausgangspunkt für die Entwicklung des HAS sein.

## Modellvorstellung, Hypothesen und methodisches Vorgehen

Als Modellvorstellung für diese Arbeit legten wir den von Th von Uexküll (1979) beschriebenen Funktionskreis zugrunde. Dieses Modell integriert Daten auf verschiedenen Ebenen zu einer biopsychosozialen Gesamtheit. Wir nehmen an, daß eine Bereitstellung – sei es durch einen Mitralklappenprolaps oder durch ein pathologisch erregtes vegetatives Nervensystem – gegeben ist. Dieser Stressor führt zu einer körperlichen Funktionsveränderung, die in der Auslösesituation differentiell verarbeitet wird. Wenn das initiale Anfallsgeschehen mit Todesangst erlebt wird, kommt es bei entsprechender prämorbider neurotischer Entwicklung zur Fixierung im hyperreaktiven Angstverarbeitungsmuster. Dies geschieht unabhängig vom Vorliegen eines MVPS. Die HAS-Patienten mit und ohne MVPS werden mit unterschiedlichen hyper- und hyporeaktiven Angstverarbeitungsformen reagieren. Allerdings soll sich die Gruppe ohne MVPS durch eine höhere Trait-Angst auszeichnen als solche mit einem MVPS. Auf einen kognitiven Belastungstest ($d_2$-Aufmerksamkeits-Belastungs-Test) werden HAS-Probanden ohne MVPS mit höherer State-Angst reagieren als solche mit MVPS.

In der Untersuchung wurden klinische, psychologische und physiologische Daten erhoben und miteinander verglichen. Die Patienten hatten die medizinische oder die psychosomatische Poliklinik wegen Herzbeschwerden, die als Herzangstsyndrom diagnostiziert wurden, in den letzten 3 Jahren aufgesucht. Nach einem „informed consent" wurden die Patienten nacheinander einbestellt. In die Studie kamen 19 Patienten mit HAS ohne MVPS, 17 mit einem HAS mit MVPS und 15 Kontrollpatienten.[2] Die Patienten waren zwischen 18 und 45 Jahre alt, eine annähernd gleiche Alters- und Geschlechtsverteilung sowie ein annähernd gleicher Sozialstatus wurden angestrebt. Andere organische Erkrankungen waren durch vorherige Untersuchungen und durch die kardiologische Untersuchung in der Studie ausgeschlossen worden. Die Diagnose eines HAS erfolgte nach den Kriterien des DSM III. Dabei ergab sich, daß einige Patienten den scharf gefaßten Kriterien für Angstattacken nicht genügten. Sie wurden gesondert als „alte Herzneurotiker" in einer Gruppe zusammengefaßt. Ein Mitralklappenprolaps wurde auskultatorisch, echokardiographisch und phonokardiographisch zu erfassen versucht. Ein Prolaps wurde dann angenommen, wenn im M-Mode echokardiographisch ein Segel bzw. Teile davon mindestens eine 5 mm betragende Dorsalbewegung durchführten (Köhler 1979).

Aus den umfangreichen Untersuchungen sollen hier nur Ergebnisse des State Trait Anxiety Inventory (STAI; Laux et al. 1981) sowie des Gießener Beschwerdebogens (GBB; Brähler u. Scheer 1983) vorgestellt werden. Die von Hahn et al. (1973) entwickelten Zusatzitems des GBB wurden mit verwendet. Mit Hilfe der Items „Angst, das Herz könne stehenbleiben" und „Todesangst" unterschieden die Autoren eine Anfallsangstgruppe von einer Nichtanfallsangstgruppe, die der Unterscheidung von Richter u. Beckmann (1973) nahekommt.

Der STAI als Angstfragebogen wurde neben der Trait-Form in der State-Form

---

[2] Die Kontrollgruppe wurde durch Aushang und eine Geldprämie gewonnen. Zwar gibt sie keine auf das Herz bezogenen Befürchtungen und Symptome an, mag aber trotzdem von der Untersuchung angezogen worden sein, um ihr Herz untersuchen zu lassen.

**Tabelle 1.** Mittelwerte und Streuung der Traitangst über die 4 Gruppen (*p < 0,001)

| | | |
|---|---|---|
| „alte Herzneurotiker" | $37,3 \pm 10,1$ | * |
| HAS ohne MVPS | $53,9 \pm 9,4$ | |
| HAS mit MVPS | $46,1 \pm 13,0$ | * |
| Kontrollgruppe | $40,0 \pm 8,4$ | |

**Tabelle 2.** Mittelwerte und Streuung der State-Angst über die 4 Gruppen bei 3 Meßpunkten (*p < 0,05)

| | Meßpunkt 1 | Meßpunkt 2 | Meßpunkt 3 |
|---|---|---|---|
| „alte Herzneurotiker" | $29,8 \pm 6,5$ | $29,0 \pm 5,9$ | $32,5 \pm 7,9$ |
| HAS ohne MVPS | $41,1 \pm 9,5$ | $39,2 \pm 7,6$ | $47,6 \pm 10,2$ |
| HAS mit MVPS | $39,9 \pm 6,7$ | $37,8 \pm 6,1$ | $42,9 \pm 5,4$ |
| Kontrollgruppe | $36,5 \pm 8,3$ | $33,8 \pm 6,2$ | $40,8 \pm 6,1$ |

vor und nach einer Streßinduktion gegeben. Diese bestand in der Gabe des $d_2$-Aufmerksamkeits-Belastungs-Tests (Brickenkamp 1975). Die Auswertung der Daten erfolgte über univariate und multivariate Auswertungsmethoden mit dem SPSSX, dem BMDP und dem SAS.

## Ergebnisse

In allen Gruppen lag das durchschnittliche Alter bei 31,4 Jahren, die Geschlechtsrelation zwischen Frauen und Männern bei 2:1.

Wie angenommen, gibt die HAS-Gruppe ohne MVPS die höchste Trait-Angst an, gefolgt von der mit MVPS.

Die State-Angst mit Hilfe des STAI wurde zu 3 Meßzeitpunkten gemessen. Meßpunkt 1 lag am Anfang des testpsychologischen Teils, Meßpunkt 2 vor der angekündigten Ruhepause und anschließenden Untersuchung mit dem $d_2$-Belastungs-Konzentrations-Test und Meßpunkt 3 danach.

Zwischen Meßpunkt 1 und 2 ergaben sich nur unwesentliche Veränderungen der State-Angst über die 4 Gruppen. Nach der Streßinduktion steigt die State-Angst über alle Gruppen an, am stärksten in der HAS-Gruppe ohne Prolapsyndrom, gefolgt von der mit Prolapsyndrom.

In einer zweifachen Varianzanalyse wurde der Einfluß der Mehrfachmessung untersucht. Alle 4 Gruppen unterschieden sich signifikant zum Meßzeitpunkt 3 von den Meßzeitpunkten 1 und 2 (p < 0,001). Somit reagieren alle Gruppen auf eine kognitive Belastung unter Zeitdruck mit Zunahme der State-Angst, am stärksten jedoch die HAS-Gruppe ohne MVPS.

In einem weiteren Schritt wurde nun der Einfluß der Trait-Angst auf die State-Angst untersucht. In einer 2fachen Varianzanalyse mit Auspartialisierung ergaben sich folgende Kennziffern:

**Tabelle 3.** Tafel der Varianzanalysen für „State" (nach STAI) mit Auspartialisierung der (Trait)angstvarianz. Wegen ungleicher Zellenbesetzung ist die Summe der SS ≠ der Gesamtvarianz (*p < 0,0001; *df* Freiheitsgrad, *SS* Quadratsumme, *MS* mittleres Quadrat)

|                        | df  | SS (type III) | MS     | F-Wert |
|------------------------|-----|---------------|--------|--------|
| Gruppen (A)            | 3   | 600,1         | 200,0  | 2,08   |
| Trait, auspartialisiert| 1   | 1650,7        | 1650,7 | 36,68* |
| Meßpunkte (B)          | 2   | 1132,7        | 591,4  | 6,16   |
| A·B                    | 6   | 172,2         | 28,7   | 0,30   |
| Varianz zwischen       | 4   | 384,3         | 96,1   |        |
| Fehler                 | 157 | 7065,6        | 45,0   |        |
| Gesamt                 | 173 | 13439,2       |        |        |

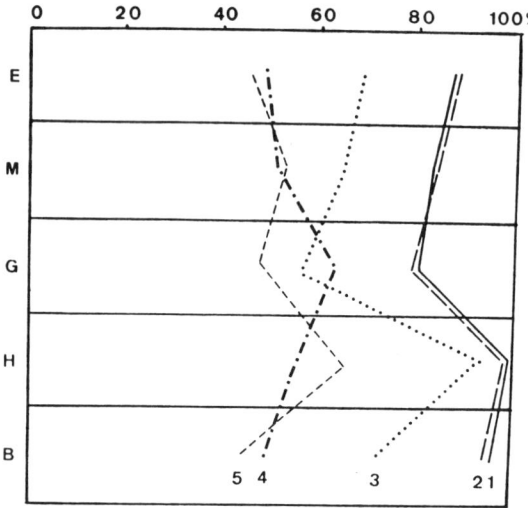

**Abb. 1.** Prozentrang der Beschwerdehäufigkeit über die Skalen des Gießener Beschwerdebogens, bezogen auf die Eichstrichprobe. Die Trennung in Anfallsangst und Nichtanfallsangst erfolgt nach Hahn et al. (1973).
*1* Anfallsangsttyp HAS mit MVPS (n = 6)
*2* Anfallsangsttyp HAS ohne MVP (n = 16)
*3* Nichtanfallsangsttyp HAS ohne MVP (n = 2)
*4* Kontrollgruppe (n = 15)
*5* Nichtanfallsangsttyp mit MVPS (n = 11)
Die Skalen des Gießener Beschwerdebogens sind:
*E* Erschöpfung; *M* Magenbeschwerden; *G* Gliederschmerzen; *H* Herzbeschwerden; *B* Beschwerdedruck

Es ergibt sich ein hoher, wenn auch nicht signifikanter Einfluß der akuten Streßbelastung auf die State-Angst. Wiederum ist dieser Effekt am stärksten bei der Gruppe HAS ohne MVPS, gefolgt von der HAS mit MVPS. Andererseits scheint ein gewichtiger Teil der Copingunterschiede auf Trait-Merkmale zurückführbar zu sein.

Fast alle (90%) der HAS-Patienten ohne MVPS und 35% der HAS-Patienten mit MVPS lassen sich nach der Einteilung von Hahn et al. (1973) als Anfallsangsttypen bezeichnen. In der Kontrollgruppe findet sich kein Proband dieser Kategorie.

Die Anfallsangstgruppe der HAS-Patienten mit und ohne MVPS gibt über die Skalen des Gießener Beschwerdebogens praktisch identische Beschwerdeprofile und Beschwerdehäufigkeiten an. Das Beschwerdeprofil der übrigen ⅔ der MVPS-Patienten hebt sich in der Beschwerdehäufigkeit nur in der Skala „Herzbeschwerden" von einer Kontrollgruppe ab. Die Nichtanfallsangstgruppe der HAS-Probanden ohne MVPS ist sehr klein; sie wurde jedoch der Vollständigkeit halber aufgeführt.

## Diskussion

Wie angeommen, zeichnet sich die HAS-Gruppe ohne MVPS, die wir auch als Herzneurotiker bezeichnen können, durch die höchste Trait- und State-Angst aus. Ihr folgt die HAS-Gruppe mit MVPS. Überraschend liegt die Gruppe „alte Herzneurotiker" in ihren Werten niedriger als die Kontrollgruppe. Nach den Interviewdaten finden sich unter ersterer einige kontraphobische Patienten.

Die Ergebnisse der Streßinduktion kommen der Studie von Coombs et al. (1980) nahe. Diese nahmen an, daß Angst die Clickamplitude beim MVPS erweitere und damit auch die Gefahr von Rhythmusstörungen erhöhe. Sie konnten zeigen, daß unter psychologischem Streß die Werte des STAI-State zunahmen, die Clickamplitude sich bei 5 von 15 Patienten vergrößerte und bei 4 Probanden mit Rhythmusstörungen verbunden war. Sie schließen daraus, daß akuter psychischer Streß bei einigen Patienten mit MVPS als Risikofaktor für Rhythmusstörungen zu werten ist. In den hier vorgestellten psychologischen Daten sehen wir die Auffassung bestärkt, daß es unter den MVPS-Patienten eine Risikogruppe gibt, die sowohl über die Herzrhythmusstörungen als auch von ihrer Reaktion auf induzierten psychischen Streß erfaßt werden kann.

Ein weiteres auffälliges Ergebnis ist der Befund, daß unter den HAS-Probanden mit und ohne MVPS je 2 Untergruppen auszumachen sind: ein Anfallstyp und ein Nichtanfallstyp. Unsere Daten schließen keine metabolischen Untersuchungen mit ein. Trotzdem vermuten wir, daß das Angstverhalten eher durch das Reaktionsverhalten denn durch die Bereitstellung beeinflußt wird. Nur dann wird ein hyperreaktives Angstverarbeitungsmuster auftreten, wenn es sich bei einer prämorbiden neurotischen Entwicklung über die Auslösesituation eines sympathikovasalen Anfalls fixiert. Auch wenn eine Bereitstellung durch einen Mitralklappenprolaps gegeben ist, bedarf die Entwicklung zur panischen Angstverarbeitung einer psychophysiologischen „Triggerung" des organischen Substrats. Im anderen Fall, der hyporeaktiven Angstverarbeitung, ergeben sich testpsychologisch eher Normalbefunde.

Aus der Sicht des Funktionskreismodells von T. von Uexküll scheinen Bereitstellung und Reaktionsverhalten bei den Herzangstsyndrompatienten in einer Ergänzungsreihe zu stehen. Die Mehrheit der Patienten ohne Mitralklappenprolaps reagiert „neurotischer", bei den Patienten mit Mitralklappenprolaps ist es nur ein kleinerer Teil. Diese Überlegungen müssen natürlich einen möglichen Bias infolge der Selektion der Patienten zu dieser Untersuchung berücksichtigen. Aus diesen Befunden relativiert sich die Notwendigkeit, beim Herzangstsyndrom zu neuen, eigenständigen Krankheitskategorien zu kommen. Damit ist auch die in entsprechenden Publikationen geforderte Relevanz für eine pharmakologische Berücksichtigung des endogenen Angstanteils in der Behandlung von Patienten mit Herzangstsyndrom noch nicht ausreichend belegt.

## Zusammenfassung

In neueren Untersuchungen wird das Herzangstsyndrom (HAS) in einem medizinisch orientierten Krankheitsmodell verstanden. Dazu tragen Operationalisierungen bei, die den Angstanfall einem primär biologisch verstandenen Modell der „Panic Disorder" zurechnen. Insbesondere stützen sich diese Überlegungen auf Befunde, die bei Patienten mit Angstneurose und Agoraphobie signifikant höher als bei Kontrollgruppen einen Mitralklappenprolaps (MVPS) nachgewiesen haben.

Nach einer kurzen Literaturumschau werden einige Ergebnisse aus einer eigenen Studie vorgestellt. Diese umfaßt insgesamt 51 HAS-Patienten mit und ohne MVPS sowie eine Kontrollgruppe. Es wurde angenommen, daß die Untersuchungsgruppe ohne Prolaps sich durch hohe Trait- und State-Angst auszeichnen. In einer standardisierten Belastungssituation sollte sie mit höherer State-Angst reagieren als die Gruppe mit MVPS. Für beide Untersuchungsgruppen wurden hyper- und hyporeaktive Angstverarbeitungsmuster angenommen.

Die Befunde gehen in Richtung der angenommenen Hypothesen. Nach der vorgeschlagenen Interpretation kommt es dann zu einer hyperreaktiven Angstverarbeitung (Anfallsangst), wenn diese sich bei einer prämorbiden neurotischen Entwicklung über die Auslösesituation eines sympathikovasalen Anfalls fixiert. Der Mitralklappenprolaps wird im Sinne der Bereitstellung als biologischer Träger verstanden.

## Literatur

Andresen D, Leitner ER von, Wegscheider P, Schröder R (1984) Standardisierter psychischer Belastungstest zur Provokation tachykarder ventrikulärer Rhythmusstörungen. Dtsch Med Wochenschr 109: 532–536

Baedeker W, Alt E, Gredel-Meinen L, Schmidt G, Bibra H von, Klein G, Ulm K (1984) Herzrhythmusstörungen und ihre klinische Bedeutung beim Mitralklappenprolaps. Dtsch Med Wochenschr 109: 661–666

Brähler E, Scheer J (1983) Der Gießener Beschwerdebogen (GBB). Huber, Bern

Brickenkamp R (1975) Test $d_2$. Aufmerksamkeits-Belastungs-Test. Verlag für Psychologie, Göttingen

Brown JT, Mulrow CD, Stoudemire GA (1984) The anxiety disorders. Ann Intern Med 100: 558–564

Cheitlin MD, Byrd RC (1981) The Click-Murmur syndrome. JAMA 245: 1357–1361

Clark RW, Boudoulas H, Schaal SF, Schmidt HS (1980) Adrenergic hyperactivity and cardiac abnormality in primary disorders of sleep. Neurology 30: 113–119

Coombs RL, Shah PM, Klorman RS, Klorman R (1980) Effects of induced psychological stress on click and rhythm in mitral valve prolaps. Am Heart J 99: 714–720

Cremerius J (1968) Die Prognose funktioneller Syndrome. Enke, Stuttgart

Crowe RR, Pauls DL, Venkatesh A, Valkenburg C von, Noyes R, Martins JB, Kerber RE (1979) Exercise and anxiety neurosis – Comparison of patients with and without mitral valve prolapse. Arch Gen Psychiatry 36: 652–653

Crowe RR, Pauls DL, Kerber RE, Noyes R (1981) Panic disorder and mitral valve prolapse. In: Klein DF, Rabkin J (eds) Anxiety: New research and changing concepts. Raven, New York, pp 103-114

Crowe RR, Gaffney G, Kerber R (1982) Panic attacks in families of patients with mitral valve prolapse. J affective Disord 4: 121-125

Devereux RB, Perloff JK, Reichek N, Josephson ME (1976) Mitral valve prolapse. Circulation 54: 3-14

Diagnostisches und Statistisches Manual Psychischer Störungen (DSM III) (1984) Beltz, Weinheim

Feighner JP, Robins R, Guze SB, Woodruff RA, Winokur G, Munoz R (1972) Diagnostic criteria for use in psychiatric research. Arch Gen Psychiatry 27: 57-63

Gaffney FA, Karlson ES, Campbell W, Schutte JE, Nixon JV, Willerson JT, Blomquist CG (1979) Autonomic dysfunction in women with mitral valve prolapse syndrome. Circulation 59: 894-901

Glass DC, Krakoff LR, Contrada R et al (1980) Effect of harassment and competition upon cardiovascular and plasma cataecholamine responses in type A and type B individuals. Psychophysiology 17: 453-463

Gorman JM, Fyer AF, Gliklich J, King D, Klein DF (1981) Effect of sodium lactate on patients with panic disorder and mitral valve prolapse. Am J Psychiatry 138: 247-249

Hahn P, Mayer H, Stanek B (1973) Biometrische Befunde bei der Herzneurose. Z Psychosom Med 19: 231-264

Hartman N, Kramer R, Brown T, Devereux RB (1982) Panic disorder in patients with mitral valve prolapse. Am J Psychiatry 139: 669-670

Henl HE (1980) Diagnose des Mitralklappenprolapses. Dtsch Med Wochenschr 105: 148-149

Jeresaty R (1979) Mitral valve prolapse. Raven, New York

Kane JM, Woerner M, Zeldis S, Kramer R, Savaray S (1981) Panic and phobic disorder in patients with mitral valve prolapse. In: Klein DF, Rabkin J (eds) Anxiety: New research and changing concepts. Raven, New York, pp 327-340

Klein DF, Rabkin J (eds) (1981) Anxiety: New research and changing concepts. Raven, New York

Köhler E (1979) Klinische Echokardiographie. Enke, Stuttgart

Kramer HM, Kligfield P, Devereux RB, Savage DD, Kramer-Fox R (1984) Arrhythmics in mitral valve prolapse. Arch Intern Med 144: 2360-2364

Kulenkampff C, Bauer A (1960) Über das Syndrom der Herzphobie. Nervenarzt 31: 443-454, 496-507

Laux L, Glanzmann P, Schaffner P, Spielberger CD (1981) Das State-Trait-Angstinventar. Beltz, Weinheim

Margraf J, Ehlers A, Roth WT (1986) Sodium lactate infusions and panic attacks: A review and critique. Psychosom Med 48: 23-51

Marksworth P, Hanrath P (1981) Die Funktion des linken Ventrikels in Ruhe und während Belastungen bei Patienten mit idiopathischem Mitralklappenprolaps. Angiokardiology 3: 200-205

Michaelis R (1970) Das Herzangstsyndrom. Karger, Basel

Nesse RM, Cameron OG, Curtis GC, McCann DS, Huber-Smith MJ (1984) Adrenergic function in patients with panic anxiety. Arch Gen Psychiatry 41: 771-776

Pariser SF, Pinta ER, Jones BA (1978) Mitral valve prolapse syndrome and anxiety panic disorder. Am J Psychiatry 135: 246-247

Pasternac A, Tuban JF, Puddu PE, Kröl RB, Champlain J de (1982) Increased plasma catecholamine levels in patients with symptomatic mitral valve prolapse. Am J Med 73: 783-790

Pauls DL, Bucher KD, Crowe RR, Noyes R (1980) A genetic study of panic disorder pedigrees. Am J Hum Genet 32: 639-644

Perloff JK (1982) Evolving concepts of mitral valve prolapse. N Engl J Med 277: 1329-1336

Pitts FN, McClure JN (1967) Lactate metabolism in anxiety neurosis. N Engl J Med 277: 1329-1336

Richter HE, Beckmann D (1973) Herzneurose. Thieme, Stutgart New York

Schulz W, Kaltenbach M, Böhmer D (1982) Elektro-Kardiogramme bei Sportleruntersuchungen. Dtsch Ärztebl 34: 17-27

Schweizer P, Hanrath P, Merx W et al. (1979) Ventrikuläre Rhythmusstörungen beim Mitralklappenprolapsyndrom. Dtsch Med Wochenschr 104: 85-89

Shappell SD, Orr W, Gunn OG (1974) The ballooning posterior leaflet syndrome: Minnesota multi-

348    G. Paar et al.

phasic personality inventory profiles in symptomatic and asymptomatic groups. Chest 66: 690–692

Skerritt PW (1983) Anxiety and the heart – a historical view. Psychol Med 13: 17–25

Timmis GC (1980) Cardiovascular review 1980. Williams & Wilkins, Baltimore

Uexküll Th von (1979) Funktionelle Erkrankungen. In: Uexküll Th von (Hrsg) Lehrbuch der Psychosomatischen Medizin. Urban & Schwarzenberg, München

Weiner N (1985) Norepinephrine, epinephrine and the sympathomimetic animes. In: Gilman AG, Goodman LS, Gilman A (eds) The pharmacological basis of therapeutics. McMillan, New York, pp 145–180

Wellwood JK, Sharratt MT, McColl S, Schlegel R, Gruchow H (1981) Plasma catecholamine response to challenge in type A and type B males. Med Sci Sports 13: 108

Winkle RA (1975) Arrhythmics in the mitral valve prolapse. Circulation 52: 73–81

Wooley CF (1976) Where are the diseases of yesteryear. Circulation 53: 749–751

Young JB, Kumpuris AG, Bagby C, Cos MD, Quinones MA, Winters WL, Miller RR (1979) Psychologic profile of mitral valve prolapse patients. Clin Res 27: 218

Zitrin CM, Klein DF, Woerner MG, Ross DC (1983) Treatment of phobias: A comparison of imipramine hydrochloride and placebo. Arch Gen Psychiatry 40: 125–138

# Biofeedback bei funktionellen Herz-Kreislaufstörungen

P. Eisenack, K. Hartmann und D. Schwarz

## Einleitung

Funktionelle Herz- und Kreislaufstörungen können im wesentlichen auf 3 Ebenen beschrieben werden:

1) Physiologisch nachweisbare Veränderungen wie z. B. anfallsweise auftretende oder länger anhaltende Erhöhungen der Herzfrequenz, unterschiedliche Formen von Herzrhythmusstörungen oder passagere Blutdruckveränderungen.
2) Verhaltensabweichungen wie Schonverhalten gegenüber körperlichen oder psychosozialen Belastungen, Vermeidung spezifischer Situationen, klagendes oder hilfloses Verhalten.
3) Veränderte Bewertung von Umweltereignissen oder Körperwahrnehmungen in Form von Bedrohungs- und Vernichtungsgedanken auf die Wahrnehmung äußerer Ereignisse oder physiologischer Funktionsänderungen.

Die Mehrzahl dieser Patienten zeigt bei der körperlichen Untersuchung keine oder nur unbedeutende objektive Befunde. Sie werden deshalb zumeist als Herzphobiker eingeordnet, und die subjektiven Angaben der Patienten über gestörte Herzfunktionen werden ihnen gegenüber als mehr oder weniger irrelevant eingestuft. Eine Verhaltensanalyse solcher Patienten beschränkt sich weitgehend auf die Erfassung auslösender Bedingungen, sozialer Konsequenzen und schon seltener auf die kognitiven Anteile der Störung. Eine Verhaltenstherapie bezieht sich meist auf unspezifische Entspannungsmaßnahmen, auf Angstmanagement, evtl. systematische Desensibilisierung oder eine Reizüberflutung gegenüber Situationen, die die Beschwerden auslösen. Auf die physiologische Reaktion der Patienten wird eher selten eingegangen; vielleicht ist ein Grund dafür die Sorge des Verhaltenstherapeuten, über das Eingehen auf die Beschwerden evtl. pathologisches Verhalten wie Jammern oder Klagen zu verstärken. Unseres Wissens besteht jedenfalls eine deutliche Diskrepanz der Miteinbeziehung der physiologischen Anteile der Störung im Vergleich zur umfangreichen Biofeedbackliteratur: Bei einer Suchanfrage zum Stichwort „Biofeedback und Herz-Kreislauf" gingen etwa 200 Arbeiten ein, von denen sich ca. 80% auf Herzratenfeedback bei Studenten oder nichtkranken Personen bezog. Verschiedene Aspekte dieser Arbeiten waren für unsere praktisch-klinische Tätigkeit unbefriedigend, darunter z. B. selektierte Patienten, hoher zeitlicher Aufwand, eine Veränderung unter Ruhebedingungen und vor allem die Frage, ob die Probleme, die die Patienten zu uns führten durch diese Art von Biofeedback wirksam behandelt werden – angesichts kaum objektivierbarer Herz-Kreislauf-Befunde oder der Möglichkeit, die Herzfrequenz um 5 oder 10 Schläge pro Minute nach oben oder unten zu verändern.

Uns erscheint die Frage bedeutsamer, ob und wie der Patient diese Störung wahrnimmt, wie er sie bewertet und ob es ihm gelingt, einen Zusammenhang zwischen seinen Körperreaktionen und den spezifischen Belastungssituationen herzustellen, denn gerade die fehlenden oder verzerrten Zusammenhangs- und Zuschreibungsbewertungen stellen für viele Patienten mit funktionellen Herz- und Kreislaufstörungen ein besonderes Therapiehindernis dar. Fast alle diese Patienten weisen eine ausgesprochen somatische Attribution auf. Sie sind psychologischen Erklärungsmodellen gegenüber sehr reserviert und skeptisch. Auch die passive Erwartungshaltung hemmt die Therapie. Für uns bedeutet das, daß in der Therapie herzphobischer Patienten neben dem verhaltens- und symptombezogenen Aspekt der Störung der kognitive Anteil der herzphobischen Symptomatik einen besonderen Stellenwert hat.

Als ein Element, jedoch nicht als isolierte Interventionsmethode innerhalb des kognitiven Vorgehens verstehen wir dabei das Biofeedbacktraining. Es bietet folgende Möglichkeiten und Ziele:

1) Aufklärung des Patienten durch Rückmeldung der psychophysiologischen Wechselwirkungen und Aufbau psychosomatischen „Wissens".
2) Verbesserung der Kontrollattribution durch die Erfahrung, daß der Patient selbst seine physiologischen Reaktionen beeinflussen kann.
3) Verbesserung des Kompetenzvertrauens durch unmittelbare Erfahrung der Funktionsänderung durch persönliche Beteiligung.
4) Verbesserung der Bereitschaft des Patienten zur Mitarbeit in der Therapie.
5) Rückmeldung und dadurch bewirkte Verstärkung durch anschauliche Wahrnehmung bzw. durch Lernen am Erfolg der im Verlauf der Therapie und durch die verschiedenen Therapiemaßnahmen bewirkten Veränderungen.

**Therapie und Versuchsablauf**

Eine Beschreibung der Patientenauswahl, der Gesamtsymptomatik oder eine differenzierte Darstellung der Therapie kann in diesem Zusammenhang nicht erfolgen. Dazu wird auf die beiden Arbeiten von Eisenack (1983) und Hartmann (1985) verwiesen. Grob umrissen umfaßt die Therapie folgende Phasen:

1) Informationsphase
   Medizinische Aufnahmeuntersuchung einschließlich Belastungs-EKG, bedingungsanalytische Exploration, Aufklärung über lerntheoretisch begründete Annahmen und Prinzipien zur Entstehung und Aufrechterhaltung der Störung, Durchführung eines Selbstbeobachtungstrainings,
2) Biofeedbackphase
   Einsatz von angstinkompatiblen Selbst- und Entspannungsinstruktionen bei den durch Feeback rückgemeldeten Reaktionen auf individuelle Stressoren, die aus Fragebögen und Selbstbeobachtungsbögen gewonnen werden.

3) Expositionsphase
Der Patient wird an individuelle Belastungssituationen herangeführt, wobei er zunächst in Begleitung eines Kotherapeuten lernt, die während der Exposition auftretenden Ängste und Beschwerden in einem diagrammähnlichen Schema festzuhalten, später entsprechende Übungen selbst durchzuführen.

Den Gesamtablauf der Therapie zeigt folgende Übersicht:

Schematische Darstellung des Therapieablaufs

| Therapieart | 1. Woche 1 2 3 4 5 | 2. Woche 1 2 3 4 5 | 3. Woche 1 2 3 4 5 | 4. Woche 1 2 3 4 5 | 5. Woche 1 2 3 4 5 | 6. Woche 1 2 3 4 5 | 7. Woche 1 2 3 4 5 |
|---|---|---|---|---|---|---|---|
| Einzeltherapie | × × × × × | × × × × × | × × × × × | × × × × × | × × × × × | × × × × × | × × × × × |
| Patientengruppe | × × | × × | × × | × × | × × | × × | × × |
| Physikalische Therapie | × × × × | × × × × × | × × × × × | × × × × × | × × × × × | × × × × × | × × × × × |
| Feedbacktraining | | | × × × | × × × | | | |
| Expositionstraining | | | | | × × × × × | × × × × × | × × × × × |

| | Informationsphase Vermittlung von Erklärungsmodellen für Entstehung und Aufrechterhaltung der Störung. Selbstbeobachtungs- training. | Biofeedbackphase Erklärung psychophysiologi- scher Zusammen- hänge. Biofeedbacktraining über 3 Parameter. Attributionsände- rung. | Expositionsphase Erstellung der Situationshierarchie. Erklärung der bewältigungsstrategie. Expositionsübungen mit Angstverlaufskontrolle. Einbeziehung der Funktion der Störung. Realitätstestung. |
|---|---|---|---|

Alle untersuchten Patienten wurden einem psychophysiologischen Belastungstest unterzogen, der die Herzrate, die Atemrate und das Atemvolumen und die Haut-reaktionen registrierte.

Ablaufplan des Belastungstests

| Minuten | Testphase | Aufgabe/Ziel | Instruktion |
|---|---|---|---|
| 0–3 | Ruhephase (R 1) | Entspannung | Versetzen Sie sich für die nächsten 3 min in einen entspannten Zustand. Nach diesen 3 min hören Sie einen Ton. Öffnen Sie dann die Augen und konzentrieren Sie sich auf das folgende Ereignis. |
| 4–5 | optischer Stressor (S 1) | Darbietung von 10 Unfalldias | |
| 6–7 | Ruhephase | | Sie hören gleich ein Tonsignal. Konzentrieren Sie sich danach auf das anschließende Ereignis. |
| 8–9 | akustischer Stressor (S 2) | Dauerton und Heulton | |
| 10–11 | Ruhephase | | Halten Sie sich nach dem Signalton wieder für das nächste Ereignis bereit. |

Ablaufplan des Belastungstests (Fortsetzung)

| Minuten | Testphase | Aufgabe/Ziel | Instruktion |
|---------|-----------|--------------|-------------|
| 12–13 | Erwartungs-Stressor (S 3) | Warten auf E-Schock | |
| 14–15 | Ruhephase | | Nach dem folgenden Ton beginnt die nächste Aufgabe. |
| 16–17 | kognitiver Stressor (S 4) | Additionsaufgaben mit Merken der Zwischenergebnisse und Vergleich mit vorgesagtem Ergebnis | |
| 18–20 | Ruhephase | Entspannung | Versetzen Sie sich wieder für 3 min in einen entspannten Zustand. Nach dem Ton ist der Test für Sie beendet, vielen Dank für Ihre Mitarbeit. |

## Ergebnisse

Im Ruhe- und im Belastungs-EKG wurden bei allen Patienten, mit einer Ausnahme, normale Befunde erhoben. Insbesondere fanden sich keine Extrasystolen. Unter dem psychophysiologischen Belastungstest zeigten dagegen alle Patienten Extrasystolen während der Informationsphase, d.h. vor Einleitung einer spezifischen Therapie. Während der Biofeedbackphase traten diese Extrasystolen zurück, um schließlich bei der abschließenden Untersuchung nach Durchführung der Expositionsphase und Beendigung der Therapie völlig zu verschwinden. Diesen physiologischen Variablen entsprechen auch die Beobachtungen auf der Selbstbeobachtungs- und auf der Fremdbeobachtungsebene: Bis auf eine Ausnahme reduzierten sich sowohl die angstbezogenen als auch die depressiven Befindlichkeitsstörungen der Patienten gemessen mit den Befindlichkeitsskalen und der Beschwerdeliste nach v. Zerssen; die vor der Behandlung eingeschränkten Aktivitäten waren anschließend wieder in vollem Umfang möglich. Parallel mit den Veränderungen der physiologischen Variablen konnte eine je nach Intervention zwar schwankende, insgesamt aber zunehmende Veränderung von organischer zu psychischer Kausalattribution festgestellt werden, während gleichzeitig die Kontrollattribution zunahm – eine Einstellung, die auf eine Veränderung der Beschwerden durch eigenes Verhalten abzielte. Zusätzlich fanden sich bei fast allen Patienten Änderungen auch bezüglich der Variablen „Angst", „Depressivität" und „allgemeine körperliche Befindlichkeit" im Sinne einer Abnahme der Beeinträchtigung.

## Zusammenfassung

Bei 9 Patienten mit funktionellen kardiovaskulären Beschwerden, die als „Herzphobie" imponierten, wurde ein verhaltenstherapeutisches Programm unter Einbeziehung eines Biofeedbacktrainings durchgeführt. Während beim Belastungs-EKG, das nach der stationären Aufnahme durchgeführt wurde, von einer Ausnahme abgesehen keine physiologischen Abweichungen gefunden werden konnten, zeigten sich unter einem psychophysiologischen Belastungstest mit optischen (Darbietung von Unfallbildern), akustischen (Dauer- und Heulton), und kognitive Faktoren (Additionsaufgaben) sowie Erwartungsbefürchtungen (Erwartung eines Elektroschocks) vor Aufnahme der Therapie gehäuft auftretende Extrasystolen. Nach Vermittlung von Erklärungsmodellen lernten die Patienten in einem Biofeedbacktraining Abhängigkeiten zwischen ihren Befürchtungen, Erwartungen, Einstellungen einerseits, und körperlichen Reaktionen andererseits wahrzunehmen und gleichzeitig die Abhängigkeit dieser körperlichen Reaktionen von ihren eigenen Aktivitäten (Entspannung, Vorstellung usw.) zu beobachten. Im Verlaufe der Therapie kam es schrittweise zu einer Abnahme der Extrasystolen, bei Therapieende traten keine Extrasystolen mehr auf. Parallel dazu änderte sich die Kausalattribution in Richtung auf psychologische Zuordnung, die Kontrollattribution in Richtung auf eigene Bewältigungsmöglichkeiten. Depressivität, Ängstlichkeit und allgemeiner Beschwerdescore nahmen ab. Die Patienten konnten mit einer Ausnahme alle Aktivitäten wieder aufnehmen, die sie zuvor gemieden hatten. Wir gehen davon aus, daß der gewählte Ansatz es den Patienten ermöglichte, eine direkte Beziehung zwischen ihren Befürchtungen und ihren Körperreaktionen herzustellen. Die Möglichkeit, mit Hilfe von Biofeedbackmethoden eine direkte Rückmeldung über die Auswirkung ihrer Vorstellungen und Befürchtungen zu erhalten und die Erfahrung, daß es ihnen möglich war, ihre Körperreaktionen durch eigene Anstrengung zu kontrollieren, haben u. E. dazu beigetragen, daß nicht nur das Verhalten und die damit verbundenen Befürchtungen, sondern auch die physiologischen Begleitsymptome bei den Patienten zurücktraten. Nachdem damit aufrechterhaltende Faktoren auf allen wesentlichen Verhaltensbereichen reduziert wurden, wird die Hypothese aufgestellt, daß durch den Wegfall auslösender Faktoren eine wesentlich größere Behandlungsstabilität erreicht wird als bei Therapieansätzen, die nur einen Teil der aufrechterhaltenden Bedingungen beeinflussen bzw. dem Patienten eine derartige Veränderung verdeutlichen. Diese Hypothese muß allerdings noch anhand weiterer katamnestischer Untersuchungen bestätigt werden. Es läßt sich aber jetzt schon aus der Untersuchung ableiten, daß Biofeedbackmethoden geeignet sind, über die Rückmeldung des direkten Zusammenhangs zwischen kognitiven und physiologischen Variablen eine Änderung von Kausal- und Kontrollattributionen zu erleichtern.

# Diagnostik des Zustandsbildes von Patienten nach einem Herzinfarkt während einer stationären Rehabilitation – Versuch einer Integration

M. Lang

## Untersuchungsgegenstand und -methode

Diese Untersuchung wurde an einer sog. gemischten Klinik durchgeführt, d.h. neben einer psychotherapeutischen Behandlung in der psychosomatischen Abteilung werden in der Rehabilitationsabteilung vorwiegend Patienten mit Herz-Kreislauf-Erkrankungen behandelt. Hierher gehört auch die sog. Anschlußheilbehandlung nach einem Herzinfarkt.

Zu unseren Aufgaben gehört neben der psychoanalytisch orientierten Einzelpsychotherapie unserer Patienten auch die konsiliarische Betreuung einer Station der Rehabilitationsabteilung. In wöchentlich einmal stattfindenden Teamsitzungen werden sowohl die Behandlungsverläufe als auch neu aufgenommene Patienten durchgesprochen. Der bei den Teamsitzungen anwesende Psychotherapeut hat u.a. die Aufgabe, Gegenübertragungsgefühle des Teams deutlich zu machen, den Stationsarzt diagnostisch und therapeutisch zu beraten und auf eine ganzheitliche Betrachtungsweise zu achten. Weiterhin wird die Frage geklärt, ob ein Konsiliargespräch mit dem Psychotherapeuten sinnvoll sein könnte, um diagnostische Fragen zu klären oder aber weitere therapeutische Schritte einleiten zu können.

Aus unserer Arbeit heraus sind nun folgende Fragen entstanden: Was entgeht eigentlich dem Team, bzw. was kann vom Team aufgenommen und therapeutisch nutzbar gemacht werden? Wo bestehen Widersprüche oder widersprüchliche Aussagen? Gelingt eine Integration verschiedener Einschätzungen? Trägt der Psychotherapeut etwas zum Verständnis bei? Unterscheiden sich Selbst- und Fremdeinschätzung des Patienten? Bestehen unterschiedliche Erwartungen hinsichtlich der Krankheitsverarbeitung, des Behandlungsverlaufes und des Therapieziels?

Da die Patienten selbst auch miteinander verglichen werden sollten, wurde die Anzahl der befragten Personen mit 16 männlichen Patienten möglichst klein gehalten. Das Durchschnittsalter der Patienten betrug 49 Jahre; als Beruf wurde überwiegend „leitender Angestellter" angegeben. Der Herzinfarkt war wenige Wochen zuvor aufgetreten. 7 dieser Patienten gaben einen akut vorangegangenen psychosozialen Streß an, der Durchschnittsaufenthalt in unserer Rehabilitationsabteilung betrug 6–8 Wochen, durchschnittlich wurden 3–4 von insgesamt 7 Risikofaktoren angegeben.

Im einzelnen wurden dann folgende Daten verwendet:

1) FPI-A (wurde vor dem tiefenpsychologischen Konsiliargespräch ausgefüllt),
2) wertende Stellungnahme der Stationsschwester zum Behandlungsverlauf (wurde am Ende des Aufenthaltes des Patienten von der Schwester abgegeben),
3) Stellungnahme des Stationsarztes zum organischen Befund, den Risikofaktoren und der Prognose des Patienten (entsprach dem Aufnahmebefund des Stationsarztes),
4) Begründung des Stationsarztes, warum ein tiefenpsychologisches Konsiliargespräch angefordert wird bzw. sinnvoll erscheint (wurde im Verlauf des Aufenthalts in der Regel nach einem Teamgespräch vom Stationsarzt abgegeben),
5) psychotherapeutisches Konsiliargespräch, Bericht und wertende Stellungnahme zur Interaktion,
6) standardisierter Fragebogen zum allgemeinen Befinden und Anamnese (wurde vor der stationären Aufnahme vom Patienten ausgefüllt)
7) halbstandardisierter Fragebogen mit Fragen die sich besonders auf die Krankheitsverarbeitung richten (wurde vom Patienten während des stationären Aufenthaltes ausgefüllt),
8) Entlassungsbericht an die BfA bzw. den Hausarzt am Ende des Aufenthaltes (wurde vom Stationsarzt erstellt).

Die schriftlichen und mündlichen Patientenäußerungen und die Stellungnahmen des Psychotherapeuten, des behandelnden Stationsarztes und der betreuenden Stationsschwester wurden nun auf die verschiedenen Items hin untersucht und, soweit möglich, miteinander verglichen. Die einzelnen Items waren: Verleugnung, Protest, selbstdestruktive Aggression, reaktive Aggression, Depression, Trauerreaktion, Ansätze zu Neuorientierung, Gesprächsbereitschaft, Prognose, Arbeitsfähigkeit, Zukunftsangst, Angst vor Reinfarkt, Zusammenhang mit der Lebensgeschichte (Script), Hilfs- und Hoffnungslosigkeit, Beeinträchtigung in der Gesundheit und „psychosomatische Gestörtheit".

**Ergebnisse**

Es lassen sich folgende Trends feststellen:

1) Im FBI-A zeigten sich unsere Patienten in der Frage der Nervosität mehr psychosomatisch gestört, sicher auch im Sinne einer Angst vor körperlicher Erkrankung. Weiterhin gab es im Bereich der Gelassenheit eine Abweichung hin zu: leicht enttäuschbar, irritierbar, zögernd und entmutigt, besorgt und pessimistisch.
2) Im FPI-E (Extraversion) geht der Trend eher zur Suche nach Ruhe und Zurückhaltung; die Patienten wurden ungesellig, beherrscht, introvertiert.
3) Im FIP-N (emotionale Labilität) waren die Patienten eher emotional labil, depressiv, reizbar, empfindlich, grübelnd, fühlten sich eher mißverstanden und ungerecht behandelt.
4) Im FPI-M (Maskulinität) zeigte sich eher eine typisch weibliche Selbstschilderung, die Patienten wurden zurückhaltend, niedergedrückt, wenig zuversichtlich, ohne Selbstvertrauen, gaben körperliche, z. T. psychosomatische Beschwerden an.

In den Bereichen Extraversion, emotionale Labilität und Maskulinität fanden sich 2 verschiedene Typen: Die Patienten zeigten sich introvertiert, emotional labil mit typisch weiblicher Selbstschilderung oder aber besonders extravertiert, emotional stabil mit typisch männlicher Selbstschilderung.

Im folgenden werden nun weitere Korrelationen gesucht; dabei ist folgendes zu beachten: Der Psychotherapeut versucht sich in einem Gespräch meist ein möglichst genaues Bild zu machen und sich festzulegen. Die Stationsschwester sieht den Patienten während des gesamten Verlaufs unter unterschiedlichen Bedingungen, u. a. auch in einer von ihr geleiteten Gruppe. Sie erlebt den Patienten in seinem Stationsalltag. Der Stationsarzt sieht den Patienten bei der stationären Aufnahme, der Visite und am Ende des stationären Aufenthalts in einem längeren Abschlußgespräch. Die Gesamteinschätzung kommt im Entlassungsbericht zum Ausdruck. Der Patient selbst äußert sich verbal gegenüber Schwester, Stationsarzt und Psychotherapeut unterschiedlich. Er gibt darüberhinaus averbale Mitteilungen auf der Handlungsebene (mangelnde Compliance) und schriftliche Angaben in Form von Antworten auf standardisierte bzw. halbstandardisierte Fragen in den Fragebögen.

*Eine Beeinträchtigung in der Gesundheit* wird vom Patienten im Gespräch direkt nicht angegeben, eher schriftlich geäußert; z. B. in Fragebögen vor und während des Aufenthalts. Dabei sind seine Aussagen oft auch in sich widersprüchlich. Diese widersprüchliche Einschätzung des Gesundheitszustands spiegelt sich dann in der Einschätzung des Stationsarztes wider, der sich während des stationären Aufenthalts eher zurückhaltend bis pessimistisch, im Entlassungsbericht dagegen eher optimistisch äußert. Man könnte nun vermuten, daß sowohl Arzt als auch Patient während des Aufenthalts mehr Klarheit über den eigentlichen Gesundheitszustand bekommen haben, oder aber daß der Patient sich im Entlassungsgespräch optimistischer äußert, quasi seinen Arzt zu einer positiven Beurteilung überredet, so daß sich Patient und Stationsarzt einem „erfolgreichen Verlauf" verpflichtet fühlen. *Hilfs- und Hoffnungslosigkeit* werden sehr oft vom Psychotherapeuten wahrgenommen, auch vom Patienten im Gespräch erwähnt, im Trend aber eher vom Patienten verneint. Bekennt sich der Patient offen zu Gefühlen der Hilfs- und Hoffnungslosigkeit, so wird dies auch im FPI gemessen und korreliert dann positiv mit Depressionen und dem Gefühl der Beeinträchtigung in der Gesundheit.

In der Frage der Beurteilung der *Depressionen* gab es von allen verwertbaren Einschätzungen die größte Übereinstimmung, auch mit der Selbsteinschätzung des Patienten. Der Stationsarzt verhielt sich in dieser Frage eher zurückhaltend, der Patient äußerte sich wieder eher schriftlich, die Schwester und der Psychotherapeut stimmten weitgehend überein, der FPI maß dagegen oft keine Depressivität. Ein *Zusammenhang mit der Lebensgeschichte (Script)* wurde fast ausschließlich vom Psychotherapeuten erkannt, besonders dann, wenn vom Patienten ein psychosozialer Streß oder aber auch eine andere Auslösesituation angegeben wurde. Solche Zusammenhänge blieben im Entlassungsbericht allerdings unerwähnt.

Die *Angst vor einem Reinfarkt* wurde bei den 16 befragten Patienten nur ein einziges Mal von einem Patienten angegeben, sonst eher nicht erwähnt oder wahrgenommen, überraschenderweise dann aber oft im Entlassungsbericht erwähnt.

Eine *Angst vor der Zukunft* bezogen auf den weiteren beruflichen Werdegang wurde von Patienten in den Fragebögen oft und eindeutig ausgedrückt, mehr als in einem Gespräch mit dem Stationsarzt oder der Stationsschwester, dagegen in allen

Konsiliargesprächen vom Psychotherapeuten wahrgenommen und auch in den Konsiliarberichten erwähnt. Die Angst des Patienten vor dem weiteren beruflichen Werdegang wurde im Entlassungsbericht praktisch nicht erwähnt.

Die weitere *Arbeitsfähigkeit* wurde im Entlassungsbericht überwiegend positiv beurteilt, obwohl die meisten Patienten (12 von 16) hier eine große Einschränkung befürchten. Die Schwester und der Psychotherapeut äußerten sich zu dieser Frage praktisch nicht. Auffallend war die Diskrepanz zwischen der Einschätzung des Patienten und der Beurteilung des Stationsarztes in der Frage der weiteren Arbeitsfähigkeit.

In der Frage der *Prognose* gab es ebenfalls auffallend viele Widersprüche zwischen der Einschätzung des Stationsarztes und der schriftlichen Mitteilung des Patienten im halbstandardisierten Fragebogen während des Aufenthalts. Bestanden große Ängste (Zukunftsangst und Angst vor Reinfarkt), so wurden in der Frage der Prognose kaum bzw. keine Aussagen gemacht, und zwar weder vom therapeutischen Team noch vom Patienten.

In der Beurteilung der *Gesprächsbereitschaft* äußerte sich der Patient schriftlich während des Aufenthaltes sehr bereitwillig. Dies stand im Gegensatz zum Fragebogen, der vor dem Aufenthalt ausgefüllt wurde und in dem keine Gesprächsbereitschaft signalisiert wurde.

Auffallend widersprüchlich waren in der Frage der Gesprächsbereitschaft die Beobachtungen der Stationsschwester und des Psychotherapeuten. Die Stationsschwester spürte überwiegend keine Gesprächsbereitschaft, während der Psychotherapeut eine solche stets zu erkennen glaubte.

Der FPI wiederum maß ebenfalls eher Zurückhaltung und mangelnde Gesprächsbereitschaft. Insgesamt korrelierte die Gesprächsbereitschaft positiv mit der Zukunftsangst des Patienten.

Die Frage der *Neuorientierung* beurteilten Schwester und Patient gemeinsam eher optimistischer und positiver als der Psychotherapeut, der diese Frage überwiegend kritisch bzw. pessimistisch beurteilte.

Eine *Trauerreaktion* wurde von der Hälfte der Patienten gezeigt, von der anderen Hälfte nicht angegeben. Individuell auf den Patienten bezogen waren die Aussagen in dieser Frage sehr eindeutig und übereinstimmend. Oft aber meinte auch der Psychotherapeut eine solche noch einzutretende Trauerreaktion vorhersagen zu können bzw. vorauszuspüren. Er widersprach damit nicht selten der Selbsteinschätzung des Patienten.

*Spontane Aggressivität* (Selbstdestruktivität) wurde vom Patienten selbst kaum angegeben, vom Psychotherapeuten aber oft bejaht und gespürt. Sonst gab es kaum Angaben in dieser Frage, vom Stationsarzt nur, wenn als Risikofaktor starkes Rauchen besonders bewertet wurde. Auch der FPI maß hier keine Normalabweichung.

Die Frage der *reaktiven Aggressivität* wurde vom Patienten im Fragebogen vor der stationären Aufnahme oft bejaht. Bestand eine benennbare Auslösesituation, z. B. ein Streit oder eine akute Belastung, wurde dies auch noch während des Aufenthaltes angegeben, dann auch vom therapeutischen Team übereinstimmend wahrgenommen. Der FPI maß hier ebenfalls keine Normabweichung.

Der *Protest* gegen die Erkrankung wurde bei einigen Patienten eindeutig gespürt. Wurde er nicht ausgedrückt und auch vom therapeutischen Team nicht wahrgenommen, so überwogen bei den Patienten Depression, Angst und Hoffnungslosigkeit.

In der Frage der *Verleugnungstendenzen* war man sich von seiten des therapeutischen Teams einig bei einer hohen Anzahl von Risikofaktoren; es wurden dann auch entsprechende Aussagen im Entlassungsbericht gemacht. Der Psychotherapeut nahm fast immer Verleugnungstendenzen an, während sich die Stationsschwester in der Beurteilung dieser Frage auffallend oft selbst widersprach. Der Patient gab schriftlich im Fragebogen vor der Aufnahme eher Tendenzen zur Verleugnung an; er verneinte dies im Fragebogen während der Aufnahme. Im FPI wurden keine verstärkten Verleugnungstendenzen gemessen.

Je höher die Anzahl und Schwere der Risikofaktoren, desto mehr Hilflosigkeit vermutete der Psychotherapeut beim Patienten, aber desto weniger Hoffnungslosigkeit gab der Patient selbst an. Wurden weniger Risikofaktoren angegeben, so empfanden Stationsarzt und Patient vermehrt Hilfs- und Hoffnungslosigkeit. Auf den einzelnen Patienten bezogen, konnte noch festgestellt werden: Je mehr Risikofaktoren angegeben wurden, desto weniger Äußerungen gab es über die Reinfarktangst bei Stationsarzt und Patienten. Beschämende Gefühle (Angst, Unwohlsein, Potenzbeschwerden, Schlafstörungen, funktionelle Beschwerden), wurden vom Patienten im Gespräch praktisch nicht angegeben, eher noch schriftlich geäußert.

## Zusammenfassung

Der Stationsarzt hatte Schwierigkeiten, die Ergebnisse des psychotherapeutischen Konsiliargesprächs im Entlassungsbericht auszudrücken. Die Wahrnehmungen der Stationsschwester wurden im Entlassungsbericht kaum bis gar nicht berücksichtigt; sie ließen sich zumindest aus dem Bericht nicht erkennen.

Die Übereinstimmung in der Einschätzung eines bestimmten einzelnen Patienten war verschieden stark ausgeprägt. Vermutlich hatte dies etwas mit der Intensität des Kontakts zwischen dem therapeutischen Team und den Patienten zu tun. Die Fremd- und Selbstbeurteilung wirkte bezogen auf den einzelnen Patienten sehr sicher und eindeutig und bei anderen Patienten sehr widersprüchlich. Der Patient äußerte sich schriftlich in Fragebögen vor und während der Aufnahme offener und schien sich in den Gesprächen mit dem Stationsarzt und dem Psychotherapeuten eher wieder zu verschließen.

Möglicherweise kann die zeitlich verdichtete, plötzliche Konfrontation in einem Aufnahmegespräch oder auch psychotherapeutischen Konsiliargespräch den Patienten abrupt mit seiner Herzinfarkterkrankung wieder konfrontieren, so daß alte Abwehrmechanismen mobilisiert werden und eine vielleicht sogar bereits begonnene Krankheitsverarbeitung zeitweise wieder unterbrechen. Möglicherweise wäre für viele Patienten nach einem Herzinfarkt die Auseinandersetzung mit ihrer Erkrankung in einer öfter stattfindenden Gesprächsgruppe mit gleichfalls Betroffenen günstiger, in der begründeten Hoffnung, daß sie dort unterschiedliche Gefühle und innerliche Widersprüchlichkeiten eher zum Ausdruck bringen können und in diesen auch verstanden werden.

# Freie Vorträge

# Die vergessene Revision der Konversionstheorie durch Ferenczi, Rank und Deutsch

L. Janus

## Einleitung

In immer neuen Formulierungen hat Freud das vielschichtige Wesen des Konversionsvorgangs zu fassen gesucht. Er hat dabei immer einsinnige und eindeutige Formulierungen vermieden, wie sie später in den Definitionen der Konversion verwendet wurden. Eine Zusammenfassung seines Konversionskonzepts findet sich in *Hysterische Phantasien und ihre Beziehung zur Bisexualität* (1908). Er gibt eine Reihe von 9 Formeln an, „die sich bemühen, das Wesen der hysterischen Symptome fortschreitend zu erschöpfen" (Freud 1908, S. 195). Um den Gang der Diskussion ein Stück weit zu vereinfachen, seien folgende 4 Formeln hervorgehoben: „1) Das hysterische Symptom ist das Erinnerungssymbol gewisser wirksamer (traumatischer) Eindrücke und Erlebnisse. ... 2) Das hysterische Symptom ist der durch ‚Konversion' erzeugte Ersatz für die assoziative Wiederkehr dieser traumatischen Erlebnisse. 4) Das hysterische Symptom ist die Realisierung einer der Wunscherfüllung dienenden, unbewußten Phantasie. ... 6) Das hysterische Symptom entspricht der Wiederkehr einer Weise der Sexualbefriedigung, die im infantilen Leben real gewesen und seither verdrängt worden ist" (Freud 1908, S. 196). In der späteren Diskussion wurde häufig der Kern des Konversionsvorgangs zur symbolischen Darstellung verkürzt. Dabei entfällt dann die Kategorie des Erinnnerungssymbols an traumatische Eindrücke und die Kategorie der regressiven Wiederbelebung infantiler Triebbefriedigungsmodalitäten. Aber gerade diese sind es, die den „geheimnisvollen Sprung vom Seelischen ins Körperliche" verständlicher machen können. Diese beiden Gesichtspunkte sind es auch, die den Ansatz zu den Revisionen des Konversionskonzepts durch Ferenczi und Rank und späterhin Deutsch geben. Ferenczi hat seine Erweiterungen des Konversionskonzeptes in den Arbeiten *Die Psychoanalyse der Kriegsneurosen* (1918) und in *Hysterische Materialisationsphänomen* (1919) ausgeführt, Rank in dem entsprechenden Kapitel des *Trauma der Geburt* (1924) und Deutsch in *Zur Bildung des Konversionssymptoms* (1924) und dann zusammenfassend in der Arbeit *Symbolization as a formative stage of the conversion process* (1959).

## Revision durch Ferenczi

Die Erweiterung bei Ferenczi bestand darin, daß er den Gesichtspunkt der Regression und den der Charakterisierung der unbewußten Phantasie weiter ausarbeitete.

Er schreibt: „Die angsthysterische Gehstörung ist zugleich ein Rückfall auf ein infantiles Stadium des Nichtgehenkönnens oder des Gehenlernens" (Ferenczi 1918, S. 116). Was z. T. in den Formulierungen zur Konversion als abstrakte Darstellung eines Vorstellungsinhalts erscheint, ist also dem Wesen nach eine Regression auf Ausdrucks- und Beziehungsgestalten, die im Erwachsenenverhalten latent verborgen sind und bei der konfliktuösen Unmöglichkeit einer reiferen Beziehungsmöglichkeit wieder besetzt werden. Ein weiterer Punkt ist der, daß das konversionshysterische Symptom nicht nur auf Vorgänge der individuellen Lebensgeschichte zurückgreift, sondern seine formative Kraft aus Instinktradikalen, „atavistischen Vorbildern" wie dem „sich Todstellen der Tiere, Gangarten und Säuglingsschutzarten von Tieren in der Ahnenreihe" bezieht. „Es ist, als ob ein überstarker Affekt sich nicht mehr auf den normalen Bahnen ausgleichen könnte, sondern auf bereits aufgelassene, aber virtuell vorhandene Reaktionsmechanismen regredieren müßte" (Ferenczi 1918).

Der Gesichtspunkt der Regression wird in der Arbeit *Hysterische Materialisationsphänomene* weitergeführt. Der geheimnisvolle Sprung vom Seelischen ins Körperliche wird durch eine tiefe Regression zur „Proto-Psyche" erklärt. „Dies bedeutet eine topische Regression bis zu einer Tiefe des psychischen Apparats, in der Erregungszustände ... einfach durch motorische Abfuhr erledigt werden; zeitlich entspricht diesem Topic eine sehr primitive onto- und phylogenetische Entwicklungsstufe. ..." (Ferenczi 1919, S. 138). Er vergleicht diesen Zustand der Proto-Psyche mit dem tiefen Schlafzustand und seinem „freien Überfließen der Intensitäten" von einem psychischen Element auf das andere. Er faßt den Konversionsvorgang mit folgenden Worten zusammen: „Eine überstarke genitale Triebanwandlung will zum Bewußtsein vordringen. Das Ich empfindet die Art und die Stärke dieser Regung als eine Gefahr und verdrängt sie ins Unbewußte. Nachdem dieser Lösungsversuch mißlang, kommt es zum noch weiteren Zurückdrängen jener störenden Energiemengen aufs psychische Sinnesorgan (Halluzination) oder in die unwillkürliche Motilität im weitesten Sinne (Materialisation). Auf diesem Wege kam aber jene Trieb-Energie in innigste Berührung mit höheren psychischen Schichten und unterlag deren auswählender Bearbeitung. Sie hörte auf, ein einfaches Quantum zu sein, wurde qualitativ abgestuft und so zum symbolischen Ausdrucksmittel komplizierter psychischer Inhalte" (Ferenczi 1919, S. 141). Nicht nur hinsichtlich der motorischen Seite baut die Hysterie auf Atavismen auf, sondern ebenso hinsichtlich der symbolischen Seite, wie dies schon Freud angenommen hatte, indem er vermutete, daß die Traumsymbolik auf einer kollektiven Symbolik aufbaut, und die Symbolbeziehungen, wie sie im Traum auftauchen, als phylogenetisches Erbe betrachtet (Freud 1917, S. 204). Wegweisend scheint mir die Bemerkung von Freud, daß sowohl Sprachgebrauch (Vorstellungen) und symbolische Konversion aus einer gemeinsamen Quelle schöpfen (Freud u. Breuer 1895, S. 251). In ähnliche Richtung gehen die Überlegungen von Ferenczi, wenn er auf die Gleichsinnigkeit von Traumsymbolik und hysterischer Konversionssymbolik verweist, etwa am Beispiel des Stuhlabsetzens: „Stuhlabsetzen im Traum bedeutet manchmal ein dargebrachtes Geschenk, nicht selten den Wunsch, jemandem ein Kind zu schenken. Wir erwähnten schon, daß dasselbe Darmsymptom in der Hysterie den nämlichen Sinn haben kann" (Ferenczi 1919, S. 143). Er schreibt dann weiter: „Die so weitgehende Übereinstimmung führt uns zu der Vermutung, daß in der Hysterie ein Stück der organischen Grundlage, auf die die Symbolik im Psychischen überhaupt aufgebaut ist, zum Vorschein kommt" (Ferenczi 1919, S. 143).

Das hysterische Symptom bezieht also seine Dynamik aus der archaischen, phylogenetischen Symbolpotenz des Triebes, die ihre besondere Ausgestaltung durch die individualgeschichtliche Symbolik und die Erinnerungssymbolik konkreter Ereignisse erfährt. Durch die apodiktischen und einengenden Definitionen von Jones (1916) wurde die Symboldiskussion in der Psychoanalyse behindert (Speidel 1977, S. 700). Die symbolische Potenz archaischer Triebvorgänge, wie sie in psychotischen und halluzinatorischen Bildungen evident ist, wurde durch die Festlegungen von Jones vernachlässigt, ist aber für die Entwicklung einer prägenitalen Konversionssystematik grundlegend. Deshalb greift auch Deutsch im Anschluß an Groddek auf die symbolische Potenz primitiver Trieberregung zurück und fühlt sich hier in Übereinstimmung mit den Ausführungen von Melanie Klein und Segal.

**Revision durch Rank**

Hatte Ferenczi bei der Bedeutung der Regression die Wiederbelebung phylogenetisch vorgegebener motorischer und halluzinatorischer Muster betont, wo wird bei Rank die individualgeschichtliche Dimension der Konversionssymptomatik, des Symptoms als Erinnerungssymbol traumatischer Ereignisse, ausgearbeitet. Bei ihm stehen die Modalitäten der Nichtverarbeitung des Geburtstraumas und ihrer symptombildenden Auswirkung im Vordergrund. Es kann dabei zu Regressionen vor das Geburtstrauma kommen, auf den Intrauterinzustand, und zu Regressionen auf Fixierungen an das Geburtstrauma. „So zeigen die körperlichen Symptome der Hysterie, nicht nur in ihrer manifesten Form, sondern auch dem tiefsten unbewußten Inhalt nach, vielfach ganz direkte physische Reproduktionen des Geburtsaktes mit der ausgesprochenen Tendenz der Verleugnung, d. h. der Rückkehr in die vorherige Lustsituation des Intrauterinlebens. Hierher gehören v. a. die Erscheinungen der hysterischen Lähmung, von denen ja z. B. die Gehhemmung nichts anderes als die körperlich dargestellte Platzangst ist, die die Unbeweglichkeit der lustvollen Ursituation zugleich mit dem Schreck der Befreiung daraus zur Darstellung bringt. Die typischen, durch Anziehung der Extremitäten an den Körper charakterisierten Lähmungserscheinungen nähern sich der Intrauterinstellung noch getreuer an. . . . Zu den direkten körperlichen Reproduktionen des Geburtstraumas gehören ferner alle neurotischen Atembeschwerden (Asthma), welche die Erstickungssituation wiederholen, der so vielseitiger Verwendung fähige neurotische Kopfschmerz (Migräne), der auf die besondere schmerzhafte Rolle des Kopfes beim Geburtsakt zurückgeht, und schließlich ganz direkt alle Krampfanfälle, wie man sie übrigens schon bei ganz kleinen Kindern, sogar Neugeborenen, als fortgesetzte Erledigung des primären Geburtstraumas beobachten kann. . . . Bei der Begründung dieser hysterischen Symptome als Reproduktionen von Intrauterinstellung bzw. Geburtsakt erscheint auch das Problem der Konversion in einem neuen Licht. Nicht die ‚Konversion' der psychischen Erregung ins Körperliche ist zu erklären, sondern der Weg, auf dem das ursprünglich nur körperliche Ausdrucksmittel auch psychische Ausdrucksmöglichkeiten erlangen konnte. Dieser Weg scheint aber der Mechanismus zu sein, auf dem die Angst entsteht, die sozusagen der erste psychische Inhalt ist, dessen sich der Mensch bwußt wird. Von der Angst führen dann mannigfaltige Wege zum weiteren psychischen Überbau" (Rank 1924, S. 49 ff.). Diese von Rank angedeutete geniale Zusammenfassung des ganzen Konversionsproblems ist m. E. bis heute noch nicht ausgeschöpft.

## Kritik der „offiziellen" Tradition des Konversionskonzepts

Durch den Streit um Rank und Ferenczi verengte sich die psychoanalytische Symboldiskussion durch die von Jones (1916) gegebenen Einengungen auf die Verdrängungssymbolik, und nur ganz allmählich fand durch die Arbeiten von Melanie Klein (1962), Segal (1957), Rodrigué (1956) u. a. wieder eine Erweiterung in die prägenitale Richtung statt. Darum blieben auch die Versuche von Fenichel zu einem Konzept der „prägenitalen Konversion" Stückwerk, weil sie die von Rank und Ferenczi vorgegebenen Konzepte der tiefen Regression und archaischen Symbolik zu vermeiden suchten. Im gleichen Sinne begrenzt ist der als grundlegend geltende Artikel von Rangell: *Die Konversion* (1969). Die überwältigende klinische Evidenz macht zwar die Erweiterung auf eine prägenitale Konversion unausweichlich, wie sie von Rangell am Beispiel des Asthmas auch überzeugend dargestellt wird; da er aber sowohl den Gesichtspunkt der frühen Regression, wie der archaischen Symbolik und der geburtstraumatischen Trennungsängste, zu vermeiden sucht, verbleibt er in vager Allgemeinheit. Dabei geht seine Perspektive in die gleiche Richtung, wenn er schreibt: „Wenn unter diesen Bedingungen der analytischen Situation eine generelle regressive Bewegung zur Undifferenziertheit und Primitivierung der Reaktionen fortschreitet, haben wir die Chance, sowohl primitivere Interaktionen zwischen Psyche und Soma zu beobachten, als auch gelegentlich noch stärker somatische Reaktionen auf von außen kommende psychische Stimulierungen" (Rangell 1967, S. 144). Diese Sätze vernachlässigen, daß das, was Rangell als Hoffnung formuliert, von den vorgenannten Autoren schon geleistet ist, bzw. von Deutsch auf dem gleichen Symposium, auf dem Rangell seinen Vortrag hielt, dargestellt wurde. Aus den Äußerungen von Rangell ist deutlich, daß er die Ausführungen von Deutsch aus inneren Widerständen nicht nachvollziehen kann.

## Revision durch Deutsch

Deutsch geht bei seinem Konversionskonzept, das im wesentlichen ein Konzept der prägenitalen Konversion ist, von der primären Trennungsangst aus und betont wie Melanie Klein die beziehungsstiftende Funktion der Symbolbildung. Um seinen Standpunkt zu charakterisieren, zitiert er Segal mit folgendem Satz: „Der Prozeß der Symbolbildung ist ein kontinuierlicher Vorgang der Integration des Innen und Außen, des Subjekts mit dem Objekt und früher Erfahrungen mit späteren" (Segal 1957). Bei einem konfliktuösen Beziehungsverlust bemüht sich also der Patient durch die Regression auf die beziehungsstiftende Funktion halluzinatorischer und motorischer Schablonen, den Kontakt zur Umwelt aufrecht zu erhalten. Diese Erinnerungsschablonen entsprechen im Konfliktteil traumatischen Beziehungserfahrungen, wie sie im Körpergefühl gespeichert sind: „Der ganze Körper in seiner

Funktion ist ein Gebäude von sinnreichen, bedeutungsvollen Niederschlägen psychischer Reminiszenzen, die vielfach zur Form erstarrt, nichts mehr von ihrer ehemaligen Bedeutung erkennen lassen" (Deutsch 1925, S. 497). Wie Rank sieht Deutsch in der uranfänglichen Verlassenheitsangst den Motor der Symbolbildung. Das Kind reagiert auf den Verlust eines Objekts mit der Imagination desselben, um die Illusion der uranfänglichen Einheit wieder herzustellen. Diese Wiedervereinigung mit dem Selbstobjekt erfolgt über den Prozeß der Symbolisierung. Alle diese Vorgänge spielen sich auf dem Niveau des Körperselbsts ab. Dieser Vorgang wird von Deutsch als Prozeß von Projektionen und Retrojektionen bezeichnet. Die Körperareale, mit denen sich die retrojektiven Vorgänge verbinden, sind deshalb durch diesen Vorgang der Retrojektion und Symbolisierung verändert. Das Körperselbst ist also, um in Analogie zu Freud zu sprechen, ein Niederschlag der aufgegebenen Objektbeziehungen. Er schreibt: „Die an ihr (Organfunktion) haftende psychische Reminiszenz ist und bleibt mit ihr verbunden. Sie reguliert die normale Organtätigkeit. Das Gefühl der Gesundheit ist in diesem Sinne die Summe und der Zusammenhang aller jener lustbetonten unbewußten Vorstellungen, die – an den Organen haftend – den organischen Bestand des Lebewesens gewährleisten und von der Funktion der Organe immer wieder neu ausgelöst werden" (Deutsch 1926, S. 497). Bei der Retrojektion, unter der Bedingung übermäßiger Verlassenheitsangst und stärkerer Unlustaffekte kommt es zu den konversionsneurotischen Vorgängen im engeren Sinne. Es handelt sich dabei nicht um situative, begrenzte Reaktionen, sondern um einen Dauerstrom konversionsneurotischer Energie in das Leibliche als Ausdruck der dauerhaften Verlustängstlichkeit. Deutsch spricht deshalb von einem „Konversionsstrom". Dieser Konversionsstrom entspricht faktisch dem, was Alexander die „chronisch unterdrückte emotionelle Spannung" genannt hat. Die aus Objektsverlustangst nicht lebbare Trieb- und Beziehungsphantasie verbleibt in der leiblichen Verspannung. Wegen der Unvollständigkeit der frühen Ich-Organisation, die im wesentlichen aus verinnerlichten Objektbeziehungen besteht, kann sich die Abwehr nicht stabilisieren, sondern funktioniert als „Konversionsstrom" oder „chronische Unterdrückung und Hemmung" im Sinne von Alexander. Der systematische Vorteil des Konzepts von Deutsch ist der, daß mit der Betonung der frühen Trennungsangst als Motor der retrojektiven Imagination und Konversion die unbewußte Phantasie und das Symbol einen viel konkreteren systematischeren Stellenwert haben als im Konzept von Alexander. In den kasuistischen Beispielen bei Deutsch ist die gleichzeitige Wahrnehmung von Körperlichem und Psychischem in ihrer je besonderen Ausdruckshaftigkeit dauernd spürbar, letztlich ähnlich wie bei den Gestalttherapeuten und Bioenergetikern. Er schreibt: „Wir sehen, daß der Patient stets eine Doppelsprache führt: eine körperliche und eine lautliche. Die körperliche ist für den, der sie zu deuten versteht, so verständlich, wie für den Kundigen die Taubstummensprache. Ist man einmal derartig eingestellt und beobachtet man den Patienten genau, gewinnt jeder körperliche Vorgang Sinn und Bedeutung. Wir erkennen, was irgendeine Lageveränderung in der Analyse bedeutet, Liegen mit übereinandergeschlagenen Beinen, mit gespreizten Beinen, auftretende Wärme- und Kälteempfindungen, ein Darmkollern, ein Schweißausbruch. Es sind vorlaute Vorposten des Vorbewußten, die ersten Anzeichen eines bald sprachlich ausdrückbaren Bewußten" (Deutsch 1926, S. 496).

Ein Beispiel: „Ein Patient ... beschwert sich mit einem Male, daß er sich nicht konzentrieren könne, da ihn der Straßenlärm störe, daß er schon den ganzen Tag sehr empfindlich gegen Geräusche sei. Er habe auch ein Klingen in den Ohren. In der Elektrische habe er aussteigen müssen, weil die Leute so laut gesprochen hätten. Dann kommt ein Einfall, indem er sich plötzlich an eine Situation in der Kindheit erinnert, in der er über die wirkliche Form des Geschlechtsakts aufgeklärt worden war. Die Erinnerung war stark und lange verdrängt gewesen. Damals, als er die Dinge als Kind gehört hatte, habe er sich die Ohren zugehalten, weil er nichts davon hören wollte.

Ein anderer Patient, der sich in der Reproduktion seiner Geburtsphantasien befand, bekam plötzlich Schmerzen am Anus. Er erklärte, sie kämen von einem früheren Hämorrhoidalknoten, der aber operiert sei. Dann fällt ihm ein, daß er die Schmerzen schon einige Tage habe und bemerkt habe, daß sich ein neuer Knoten gebildet hätte. Dann kamen gehäufte Einfälle infantiler Vorstellungen über die Geburt durch den Anus und das anale Kind. Damit waren die körperlichen Sensationen verschwunden" (Deutsch 1926, S. 495).

## Kritik am Konzept von Alexander

So gewaltig die Verdienste Alexanders um die Fortschritte in der psychosomatischen Medizin und die Verbindung zwischen psychologischer Beobachtung und empirischer Untersuchung sind, so problematisch bleibt jedoch auch seine Zweiteilung von Konversionssymptomen und organneurotischen Symptomen. Indem er die Symbolfunktion auf die Konversionssymptome begrenzt, entleert er das Konzept der „vegetativen Neurose" von der symbolischen Potenz leiblichen Empfindens. Es bleibt ein physiologisch orientiertes Konzept des Körpersymptoms als Resultante einer chronisch unterdrückten Bereitstellungsreaktion. Konzeptuell ist damit die Verbindung zu empirischen Forschungsansätzen geschaffen. Die Stärke von Alexander besteht nun darin, daß er im klinischen Teil seiner Ausführungen sich souverän über die konzeptuelle Einengung der „vegetativen Neurose" hinwegsetzt und in den klinischen Beschreibungen das ganze Wissen seiner psychoanalytischen Erfahrung verwendet, um die Beziehungsstörung gerade auch in ihrer archaischen Symbolik zu beschreiben. Alexander ist einer von den Analytikern, die die lebendige psychoanalytische Tradition der noch nicht ich-psychologisch orientierten Psychoanalyse in sich tragen. Er hatte sich noch mit der grandios umfassenden Es- und Symbolkonzeption von Groddek auseinanderzusetzen. Das Ergebnis dieser Auseinandersetzung ist seine 1935 veröffentlichte „Vektortheorie", ein, wenn man so will, gezähmtes und diszipliniertes Groddek-Es, das in einzelne, bestimmten Organenbereichen zugeordneten psychobiologischen Dispositionen aufgeteilt ist. Ist Alexander auf die körperliche Zuständlichkeit bei einem prägenitalen Konfliktzustand konzentriert und die in dieser Zuständlichkeit zum Ausdruck kommende latente, z. B. hilfesuchende oder feindselige Haltung, so ist Deutsch darauf ausgerichtet, die in diesen Haltungen implizit wirkenden unbewußten, prägenitalen Phantasien in der psychoanalytischen Situation sich entfalten zu lassen.

## Kritik an der Tradierung des psychoanalytischen Symbolbegriffs

Die Einengung des psychoanalytischen Symbolbegriffs zeigt sich z. B. daran, daß häufig von der an sich breiter angelegten Arbeit von Jones als zentral folgendes rezipiert wird: „Nur was verdrängt ist, bedarf der symbolischen Darstellung. Diese Schlußfolgerung ist der Prüfstein der psychoanalytischen Theorie der Symbolik" (Jones 1919, S. 244, zit. nach Lorenzer 1970, S. 896). Ist Jones hier auch richtig zitiert, so ist in der Darstellung von Jones doch noch die breite, damalige psychoanalytische Sicht über die phylogenetischen und ontogenetischen Quellen der Symbolik gegenwärtig. Wahrscheinlich in Abgrenzung zu Jung ist diese Breiten- und Tiefendimension kollektiver Symbolik im Interesse einer „reinen Psychoanalyse" zunehmend zurückgenommen worden. So ist bei Beres (1970) das Symbol eine Ich-Leistung, deren Resultante immer bewußt ist: „Die Symbolbildung ist kein regressives Phänomen . . ." (Beres 1970, S. 921). Dies stellt nun die alte psychoanalytische Symboltheorie, wie sie auch bei Jones noch gegenwärtig ist, auf den Kopf, indem quasi nur ich-verarbeitete Symbolik als Feld psychoanalytischer Untersuchung zugelassen ist. Immerhin stellte eine Diskussionsgruppe der American Psychoanalytic Association die Formel von der Verdrängungssymbolik der Jones-Tradition quasi offiziell in Frage: „It would be more correct to say that the symbolic process is not the result of a repression, but that repression makes use of symbol formation" (Orban 1976, S. 539).

## Kritik zum Konzept von Alexander

Klauber zitiert Alexander mit folgendem Satz aus seinem Buch *Psychosomatische Medizin*: „Dieses Buch ist der Ausdruck zielbewußter Bemühungen, den Phantasien des Analytikers über die Psychogenese Widerstand zu leisten und die psychosomatische Medizin statt dessen auf ein festes Fundament der Physiologie zu stellen" (Klauber 1974, S. 412).

Rückblickend muß man sagen, daß Alexander in seinem Versuch, psychologische Tatbestände durch physiologische Gegebenheiten zu differenzieren, zu unzulässigen Vereinfachungen gekommen ist. Ein Beispiel hierfür ist sein Argument, vegetative Symptome hätten keine Ausdrucksbedeutung, da die „vegetativen Organe vom (autonomen) vegetativen Nervensystem gesteuert werden, das keine direkte Verbindung mit Denkprozessen besitzt" (Alexander 1951, S. 21). Der Unterschied zwischen Konversionssymptom und Symptom der vegetativen Neurose besteht eben lediglich darin, daß die Symbolik im Fall des Konversionssymptoms eine differenziertere, prägnantere und eindeutigere ist, Züge eines entwickelteren Ich-Niveaus trägt, während die Symbolik des organneurotischen Symptoms undifferenzierter, archaischer und globaler ist, eben einer undifferenzierteren Ich-Struktur entspricht (Janus 1979, S. 142). Alexander kann überhaupt nur zu der scharfen Scheidung zwischen Konversionssymptom und Symptom der vegetativen Neurose kommen, weil er den Gesichtspunkt der Regression zu wenig explizit macht. Sein Wissen um die Verschiedenheit der Ödipalität und der Ebene früher Abhängigkeitskonflikte begründet er mit physiologisch-neurologischen Kategorien, wodurch aber die psychologischen Zusammenhänge unklar werden.

Es war schon darauf hingewiesen worden, daß Alexander im klinischen Teil durchaus unbewußte Phantasien als Erklärungshypothese einbezieht. Im Kapitel über die rheumatische Arthritis bemerkt er dies – scheinbar verwundert – selbst: „Unsere augenblickliche Vermutung geht dahin, daß diese Kranken (mit rheumatischer Arthritis) ihre verdrängten, aufsässigen Tendenzen über die Skelettmuskulatur, über gesteigerten Muskeltonus zum Ausdruck und zur Abfuhr bringen. Dies würde ihre Symptomatik in die Kategorie der hysterischen Konversion einzureihen gestatten. Zumindest ist der Modus operandi der gleiche wie bei der Konversionshysterie – nämlich der Ausdruck eines unbewußten Konflikts durch somatische Veränderungen in der willkürlichen Muskulatur" (Alexander 1951, S. 160). Die gleichen Argumente gelten für Alexanders Ausführungen zur Ulkuskrankheit. Hier beschreibt er sogar den regressiven Weg: „Der Wunsch, geliebt zu werden, verschiebt sich in den Wunsch, gefüttert zu werden. Das verdrängte Verlangen nach Liebe und Hilfe mobilisiert die Mageninnervationen, die seit Beginn des extrauterinen Lebens eng mit der primitivsten Form des etwas empfangen – nämlich dem Vorgang des Empfangens von Nahrung – assoziiert worden sind" (Alexander 1951, S. 72).

### Bedeutung von Regression und symbolischer Potenz des Triebs

Auch Klauber betont die Bedeutung der Regression: „Es ist eine Regression auf eine archaische Phase der Psyche-Soma-Integration, auf der primitives Denken und affektive Zustände reaktiviert werden. Je mehr ein Patient körperlich krank ist, um so deutlicher wird dies; hier wird die psychophysiologische Regression offensichtlich. Man kann sie sich demnach als Darstellung des Verlangens nach einer primitiven körperlichen Beziehung zur Mutter vorstellen" (Klauber 1974, S. 417). Und dieses „Verlangen" impliziert eine symbolische Potenz.

Zur Modalität der frühen Seelentätigkeit hat Melanie Klein geschrieben: „Gefühle und Triebregungen des Säuglings sind von einer Art seelischer Aktivität begleitet, die ich für die primitivste halte. Es ist dies die Phantasiebildung oder – umgangssprachlich ausgedrückt – das Denken in Wunschvorstellungen. Z. B. kann ein Säugling, der ein heftiges Verlangen nach der nichtvorhandenen Mutterbrust hat, sich vorstellen, sie sei da, d. h. er kann sich die Befriedigung vorstellen, die von ihr ausgeht. Solch primitives Phantasieren ist die früheste Form jener Fähigkeit, die sich später zu den komplizierteren Arbeitsweisen der Vorstellungskraft entwickelt" (Klein u. Riviere 1974, S. 77).

Nur leiden die Beschreibungen Melanie Kleins daran, daß sie die geburtstraumatischen Fixierungen nicht beachtet. Darum bleiben manche Zusammenhänge unverständlich. So schreibt sie z. B.: „Überdies lösen ... Haß und aggressive Gefühle im Säugling qualvolle Zustände aus: Erstickungsanfälle, Atemnot und ähnliche Empfindungen. Sie werden als etwas empfunden, das den eigenen Körper zerstört und verstärken so ihrerseits Aggression, Elend und Ängste" (Klein u. Riviere 1974, S. 74). Das Auftreten von Atemnot und Erstickungsanfällen wird eben unmittelbar evident durch den geburtstraumatischen Bezug. Das Ausblenden dieses Bezugs ist um so verwunderlicher, als Melanie Klein im Kinderspiel durchaus Reproduktionen von Mutterleibsregressionen darstellen kann, so etwa im Kapitel

„Die Bedeutung der Symbolbildung für die Ich-Entwicklung" ihres Buches *Das Seelenleben des Kleinkindes*. Dort beschreibt sie auch noch einmal klärend ihre Auffassung zur Symbolik: „Die Symbolik wird so nicht nur die Grundlage für alle Phantasietätigkeit und alle Sublimierungen, sondern – mehr als das – auch die für die Herstellung der Beziehung zur Umwelt und Realität im allgemeinen" (Klein 1962, S. 31).

Freuds Einstellung zur Regression war letzlich zwiespältig. Einerseits eröffnete er durch die Erforschung des Traumlebens und der frühkindlichen Sexualität überhaupt die Zugänge zu regressiven Erlebnisweisen, andererseits blieb er jedoch immer in seiner Betrachtung schwankend, in welchem Ausmaß regressives Früherleben erlebnisbestimmend ist. Diese Ambivalenz war im Äußeren der Anlaß für die spaltenden Differenzen zu seinen wichtigsten Schülern Adler, Jung, Rank und Ferenczi. Immer ging es um die Bedeutsamkeit von archaischem Früherleben. So erscheint es mir auch in bezug auf die Konversion so zu sein, daß er einerseits einen regressiven Vorgang bei der Konversionssymptombildung zwar konzipierte, dann jedoch die Tiefenregression, die einer Konversionssymptombildung mit zugrunde liegt, nicht wie Ferenczi und Rank ausarbeiten konnte, sondern statt dessen vom geheimnisvollen Sprung vom Seelischen ins Körperliche sprach. Dieser Sprung war eben im wesentlichen ein regressiver Sprung von einer entwickelteren Erlebnis- und Beziehungsmodalität in eine regressivere. Anlaß für eine solche regressive Bewegung sind in der Situation unverarbeitbare Ängste, die in blitzartiger Weise alle Tiefenängste bis hin zum Geburtstrauma aktualisieren. Dies ganz in dem Sinne, wie Freud es beschrieben hatte, daß der Angstaffekt bei der Geburt das Vorbild aller späteren Angstbildungen ist und deshalb in tiefen Ängsten reaktualisiert wird. Der regressive Sprung ist eben wegen der unverarbeitbaren Ängste begleitet von Vernichtungs- und Zerstörungsphantasien, die unter günstigen Bedingungen auch unmittelbar kommunizierbar sind. Was der Patient in solchen Momenten durchläuft, ist ein regressives „Stirb und Werde", das in einem Stück Beziehungsverlust, der als „belle indifférence" bei der ödipalen Konversion und als Alexithymie bei der prägenitalen Konversion spürbar wird. Freud hatte das Konversionskonzept 1895 entwickelt, also vor der Entdeckung der regressiven Dimension neurotischer Konfliktdynamik. Deshalb schrieb er auch später: „So ist die Bedeutung der Libidoregression (für die Symptombildung) uns auch viel später klar geworden als die Verdrängung" (Freud 1917, S. 356). Im Vergleich zum Konzept der Resomatisierung (Schur) und zum Konzept der psychophysiologischen Regression (Margolin) hat das Konversionskonzept den enormen Vorteil, daß es erlebnis- und beziehungsbezogen ist. Dieser Vorteil wirkt sich u. a. im analytisch-therapeutischen Umgang mit psychosomatischen Patienten aus, während die Konzepte von Schur und Alexander zu empirisch-psychologischen Untersuchungen hin offener sind.

Ich glaube, daß eine gewisse Stagnation in der psychoanalytischen Psychosomatik mit den Unklarheiten um das Konversionskonzept zusammenhängt. Zum einen konnte die Verquickung zwischen ödipaler Störung und Konversion aus Traditionsgründen nicht voll überwunden werden, da etwa Rangell die Bedeutung von der mit prägenitaler Konversion verbundenen Tiefenregression nicht zulassen konnte, weil sie in einer auf den ödipalen Konflikt zentrierten und ich-psychologisch orientierten Psychoanalyse unzureichend Platz hatte. Leider hat Hahn (1979) in seiner klaren Darstellung der Entwicklung des Konversionskonzepts und besonders auch der

Positionen von Deutsch die meines Erachtens fällige Kritik an den verengten Schlüssen von Rangell, der letztlich doch an den Formulierungen Freuds von 1895 kleben blieb, nicht ausgeführt. Dazu hatten die polarisierenden Formulierungen von Alexander die Wirkung, daß das erlebnisbezogene Konzept der Konversion für die Psychosomatik nicht ausgeschöpft werden konnte. Die Rezeption des Konzepts von Deutsch war offenbar wegen des in diesem Konzept enthaltenen Ausgangspunkts der frühesten Beziehungsängste ähnlich wie das Konzept von Melanie Klein in der Rezeption behindert, da es die Bedeutung des ödipalen Konflikts als Kernkomplex der Neurosen relativierte. Wenn Deutsch das Körperselbstgefühl als Reminiszenz der erlebten Objektbeziehungen, bzw. als Niederschlag der aufgegebenen Objektbeziehungen konzeptualisiert, so scheint mir dies ausgesprochen zukunftsträchtig zu sein. Offenkundig ist die Nähe zum Konzept des Charakterpanzers von Reich, das jedoch in seiner Ausformung als Vegetotherapie oder Bioenergetik die übliche psychoanalytische Situation überschreitet, während das Konzept von Deutsch durchaus im Rahmen der gewohnten psychoanalytischen Situation zu handhaben ist.

Entscheidend ist die Formulierung, der „geheimnisvolle Sprung" der Konversion ist ein Sprung in die Regression. Konvertiert wird von einer psychischen Modalität in eine regressivere, vom bewußteren Erleben in ein dem Körperselbst näheres Erleben. Der Sprung vom Seelischen ins Körperliche meint den Sprung vom individuierteren Selbst in das archaischere Körperselbst mit seiner tiefensymbolischen Potenz.

## Literatur

Alexander F (1935) The logic of emotions and its dynamic background. Int J Psychoanal 16: 399–413

Alexander F (1951) Psychosomatische Medizin. De Gruyter, Berlin New York

Beres D (1970) Symbol und Objekt. Psyche Stuttg 24: 921–941

Deutsch F (1924) Zur Bildung des Konversionssymptoms. Int Z Psychoanal 10: 380–392

Deutsch F (1926) Der gesunde und der kranke Körper in psychoanalytischer Betrachtung. Int Z Psychoanal 12: 493–503

Deutsch F (1959) Symbolization as a formative stage of the conversion process. In: Deutsch F (ed) The mysterious leap form mind to the body. International University Press, New York

Ferenczi S (1918) Die Psychoanalyse der Kriegsneurosen. In: Ferenczi S (Hrsg) Bausteine zur Psychoanalyse, Bd II. Huber, Bern

Ferenczi S ([1]1919, 1964) Hysterische Materialisationsphänomene. In: Ferenczi S (Hrsg) Bausteine zur Psychoanalyse, Bd III. Huber, Bern 1964

Freud S (1908) Hysterische Phantasien und ihre Beziehungen zur Bisexualität. Fischer, Frankfurt (Gesammelte Werke, Bd VII)

Freud S ([1]1917, 1944) Vorlesungen zur Einführung in die Psychoanalyse. Fischer, Frankfurt (Gesammelte Werke, Bd XI)

Freud S, Breuer J ([1]1895, 1970) Studien über Hysterie. Fischer, Frankfurt

Hahn P (1979) Konversion. In: Hahn P (Hrsg) Die Psychologie des 20. Jahrhunderts, Bd IX. Kindler, Zürich, S 122–132

Janus L (1979) Spezifitätsmodelle. In: Hahn P (Hrsg) Die Psychologie des 20. Jahrhunderts. Kindler, Zürich, S 133–154

Jones E ([1]1916, 1970, 1971, 1972) Die Theorie der Symbolik. Psyche 24: 942–959; 26: 581–621

Klauber J (1974) Psychoanalytische Beiträge zur psychosomatischen Medizin mit besonderer Berücksichtigung der Konversionstheorie. In: Brede K (Hrsg) Einführung in die psychosomatische Medizin. Athemann Fischer, Frankfurt, S 407–419

Klein M (1962) Das Seelenleben des Kleinkindes. Klett, Stuttgart
Klein M, Riviere J (1974) Seelische Urkonflikte. Kindler, München
Lorenzer A (1970) Symbol, Sprachverwirrung und Verstehen. Psyche (Stuttg) 254: 895–920
Orban P (1976) Über den Prozeß der Symbolbildung. In: Eicke D (Hrsg) Die Psychologie des 20. Jahrhunderts, Bd II. Kindler, Zürich, S 527–563
Rangell L (1969) Die Konversion. Psyche (Stuttg) 23: 121–147
Rank O (1924) Das Trauma der Geburt. Internationaler Psychoanalytischer Verlag, Leipzig Wien Zürich
Rodrigé E (1956) Notes of symbolism. Int Psychoanal 37: 147–158
Segal H (1957) Notes on symbol formation. Int J Psychoanal 38: 391–397
Speidel H (1977) Freuds Symbolbegriff. Psyche (Stuttg) 31: 689–711

# Zu einigen psychoanalytischen Affekttheorien

K.-H. Spieler

*Why should it be that one person screams, when frightened, another faints, and a third becomes nauseated?*

*Charles Brenner (1974, p. 545)*

Nicht nur psychologischerseits, auch psychoanalytischerseits ist der unbefriedigende Stand der wissenschaftlichen Affekttheorie wiederholt festgestellt worden. Die Durchsicht der vorhandenen Entwürfe vermag aber auch den Eindruck zu hinterlassen, daß es doch eine ganze Reihe bisweilen hochinteressanter Konzepte gibt. Ich möchte in diesem Referat eine Auswahl psychoanalytischer Theorieentwürfe, Theorieansätze zu den Affekten darstellen, indem ich versuche, die wesentlichen Theoreme der ausgewählten Konzepte, und nur diese, zu beschreiben. Ich referiere die Konzepte von Sigmund Freud, Jacob A. Arlow, Edith Jacobson sowie einige Ergebnisse der nicht explizit psychoanalytischen Affektforschung, wie sie einen Niederschlag z. B. in den Arbeiten von Rainer Krause und Michael Franz Basch gefunden haben. In der Diskussion mögen sich dann Ansätze zu einem vereinheitlichenden Konzept ergeben.

Einleitend möchte ich die zentrale Stellung, die die Affekte im Gesamtzusammenhang der menschlichen Persönlichkeit einnehmen, in Erinnerung rufen, indem ich kurz auf das Verhältnis der Affekte zu diesen anderen Bereichen der Persönlichkeit eingehe.

Vorweg noch eine Bemerkung zum Sprachgebrauch: Ich benutze die Begriffsbezeichnungen Affekt, Emotion, Gefühl synonym.

- Affekte und Triebe:
  Unabhängig von den unterschiedlichen vorhandenen Triebkonzepten gilt die Annahme einer – im einzelnen wie auch immer gearteten – Korrelation zwischen Affekt und Trieb. Überlegungen und Untersuchungen zu den Affekten sind schlecht möglich ohne Berücksichtigung entsprechender Überlegungen und Untersuchungen zu den Trieben.
- Affekte und Empfindung und Wahrnehmung:
  Einerseits beeinflußt die Emotion die Wahrnehmung und Empfindung, andererseits weist das Gefühl selbst einen Empfindungs-Wahrnehmungsfähigkeits-Aspekt auf, haben Gefühle einen kommunikativen Aspekt.
- Affekte und Kognition, Denken, Gedächtnis und Vorstellung;
  Sicher nehmen die Affekte Einfluß auf kognitive Prozesse, auf das Denken, das

Gedächtnis, das Vorstellungsvermögen. In der psychoanalytischen Theorie wird, wie unten noch einmal gezeigt werden wird, im Hinblick auf eine Triebregung zwischen deren Vorstellungsanteil und deren Affektbetrag unterschieden. Hieraus erhellt wenigstens eine korrelative Beziehung zwischen dem affektiven und dem kognitiven Bereich der Persönlichkeit.

- Affekte und Verhalten, Handlung:
  Emotion und Gefühl gelten als Regulatoren des Verhaltens. Andererseits: Affektivität *ist* Verhalten.

Im gewissen Sinne anknüpfend an die Vermögenspsychologie mit der dort getroffenen Unterscheidung der 3 menschlichen Vermögen Denken, Fühlen und Wollen schreibt Kutter (1978, S.23): „Der Mensch ist nicht nur *Homo sapiens* und *Homo faber* ... Er ist auch ein *Homo sentiens,* ein fühlbegabtes Wesen ... Das berühmte kartesianische „Cogito, ergo sum" - d.h.: „Ich denke, also ich bin" - ist demnach durch ein „Sentio, ergo sum" - d.h.: „Ich fühle, also bin ich" - zu ergänzen."

### Sigmund Freud

Ich zeichne Freuds Affektkonzepte im Zusammenhang mit den von ihm immer wieder herbeigeführten Theoriemodifizierungen nach und lege dabei zur Strukturierung dieses ersten Abschnitts psychoanalytischer Theoriegeschichte die von Sandler, Dare und Holder (1979) vorgeschlagene Phaseneinteilung zugrunde; ich unterscheide
- eine 1.Phase, beginnend mit der Zusammenarbeit Freuds mit Breuer und endend mit der Aufgabe der Traumatheorie der Neurose durch Freud 1897;
- eine 2.Phase, beginnend 1897 und endend mit der Formulierung der sog. strukturellen Hypothese 1923;
- eine 3.Phase, beginnend 1923 und endend mit dem Tode Freuds 1939.

#### Von der Zusammenarbeit Freuds mit Breuer bis 1897

Auf dem Hintergrund der in der Zeit der Zusammenarbeit mit Breuer schließlich formulierten Annahme der Ubiquität der Dissoziation des Psychischen in einen bewußten und unbewußten Anteil beschrieb Freud damals Psychoneurosen in einem Konfliktmodell, in dem dem Affektbegriff eine hervorragende Stellung zukommt. Er nahm reale traumatische Ereignisse an und mit diesen Traumen einhergehende „Affektladungen". Im Falle einer psychoneurotischen Entwicklung werden die Erinnerungen an das traumatische Ereignis aktiv vom Bewußtsein dissoziiert, die mit dem Trauma einhergehenden Affekte werden „aufgestaut" und können nicht abgeführt werden. Die Behandlung bestand 1. in dem Versuch der Aufhebung der Dissoziation, in dem Versuch der Ermöglichung der Rückkehr der Erinnerungen in das Bewußtsein sowie 2. in dem Versuch der Ermöglichung einer Affektabfuhr in Form von Katharsis und Abreaktion.

#### Von 1897 bis 1923

Freud wandte sich von der Traumatheorie der Neurose ab. Sein Erkenntnisinteresse richtete sich nunmehr auf das Unbewußte sowie v.a. auf den erkennbaren Zusammenhang des Unbewußten mit dem Bewußten. In diesem Zeitraum fällt die Formulierung der Traumtheorie, die Formulierung des topischen Modells des psychischen Apparats, die Formulierung wesentlicher triebtheoretischer Konzepte (darin inbegriffen affekttheoretische Konstrukte) und mit der Beschreibung der ödipalen Konstellation die Formulierung einer Objektbeziehungstheorie; in diesem Zeitraum veröffentlichte Freud seine klassischen behandlungstechnischen Schriften.

Wegen der von Freud vorgenommenen außerordentlich engen Verknüpfung von Affektbegriff und Triebbegriff ist es erforderlich, in einer Darstellung des Affektbegriffs den Freudschen Triebbegriff (wenigstens kurz) zu erläutern.

Freud (1915a, S.214) nennt seinen Triebbegriff „einen Grenzbegriff zwischen Seelischem und Somatischem", der Trieb ist „psychischer Repräsentant der aus dem Körperinnern stammenden, in die Seele gelangenden Reize". In Anlehnung an eine Definition bei Loch (1977) beschreibe ich den Triebbegriff, wie er sich in den einschlägigen Arbeiten Freuds aus dieser Zeit zeigt, wie folgt:
- Der Trieb ist eine Kraft, die ihren Ursprung in einer somatischen Triebquelle nimmt (Freud 1915a, S.215; Loch 1977, S.19).
- Der Trieb repräsentiert sich psychisch durch Vorstellungsrepräsentanzen und Affektrepräsentanzen (Freud 1915b, S.254f.; Freud 1985, S.66; Loch 1977, S.20).
- Das Ziel eines Triebs ist die Befriedigung des Triebs, „die nur durch Aufhebung des Reizzustandes an der Triebquelle erreicht werden kann" (Freud 1915a, S.215; Loch 1977, S.20).
- Bei der Befriedigung ist der Trieb auf ein Objekt angewiesen, „an welchem oder durch welches der Trieb sein Ziel erreichen kann" (Freud 1915a, S.215; Loch 1977, S.20).

Im Sinne dieses Triebkonzepts ist mithin der Affekt – neben der Vorstellung – ein Repräsentant des Triebs im Psychischen.

Die Aufteilung der Triebrepräsentanz in Vorstellung und Affektbetrag behandelt Freud v.a. im Zusammenhang mit Beschreibungen des Mechanismus der Verdrängung (Freud 1915b, S.255ff.; Freud 1915c, S.275ff.). Der Affektbetrag als das neben der Vorstellung andere Element der Repräsentanz des Triebs im Psychischen „entspricht dem Triebe, insofern er sich von der Vorstellung abgelöst hat und einen seiner Quantität gemäßen Ausdruck in Vorgängen findet, welche als Affekte der Empfindung bemerkbar werden" (Freud 1915b, S.255).

Im Begriff Affektbetrag, den Freud bereits 1888 konzipierte (vgl. Green 1979, S.683), wird deutlich, daß in der Freudschen Konzeption des Affekts sowohl die „subjektive Qualität" (Green 1979, S.683) als auch die „qualitative Dimension" (Green 1979, S.685) des Affekts zurücktritt zugunsten quantitativer Gesichtspunkte. Fülle und Nuancenreichtum der in der entwickelten Persönlichkeit sich zeigenden Affektivität werden wohl bei Freud vernachlässigt; der Affektbegriff ist durch den Triebbegriff vereinnahmt. (In der *Neuen Folge der Vorlesungen zur Einführung in die Psychoanalyse* aus dem Jahre 1933 verwendet Freud die Bezeichnungen „Affektbetrag" und „Libidobetrag" austauschbar.)

Auf dem Hintergrund des 1915 angenommenen dualistischen Triebkonzepts (Ich- oder Selbsterhaltungstriebe einerseits und Sexualtriebe andererseits) beschreibt Freud für die Sexualtriebe unterschiedliche Triebschicksale. Neben der „Verkehrung in das Gegenteil", der „Wendung gegen die eigene Person" und der „Sublimierung" ist die „Verdrängung" eines dieser Triebschicksale (vgl. Freud 1915a, S.219)[1, 2].

---

[1] Die in dieser Beschreibung der Triebschicksale sich darstellende „Lehre von der Entwicklung der Triebe" ist nach Loch (1977, S.21) eine der 4 wichtigen Erkenntnisse, die das psychoanalytische Studium der sexuellen Triebe brachte. Die anderen 3 Erkenntnisse sind: „Die Kenntnis der bislang von der Forschung weitgehend übersehenen kindlichen Sexualität", „die Lehre von der Unterteilung der Triebe in Partialtriebe (z.B. Einverleibungstrieb, Schautrieb, Zeigetrieb, Wissenstrieb usw.)", „die Lehre von der Fusion der Partialtriebe und dem Primat der Genitalität". Man wird hinzufügen dürfen: Die Lehre von den sog. psychosexuellen Organisationsstufen.

[2] Innerhalb des Triebschicksals der Verkehrung in das Gegenteil unterscheidet Freud zusätzlich 2

Für den Fall des Triebschicksals der Verdrängung hat Freud die möglichen Schicksale der beiden Anteile der Repräsentanzen des Triebes im Psychischen, Vorstellung und Affektbetrag, beschrieben, wobei er zusätzlich noch differentielle metapsychologische Überlegungen angestellt hat hinsichtlich der unterschiedlichen Schicksale von Vorstellung und Affektbetrag in den Verdrängungsvorgängen bei Angsthysterie, Konversionshysterie und Zwangsneurose.

Der Affektbetrag einer Triebrepräsentanz kann bei Verdrängung 2 möglichen Schicksalen erliegen (Freud 1915b, S. 255f.; Freud 1915c, S. 276f.):

- Der bisherige Affekt verwandelt sich in der Verdrängung in einen qualitativ anderen Affekt; eine der hier angesprochenen Möglichkeiten, die Freud besonders erwähnt, ist die Umwandlung des bisherigen Affekts in Angst.
- Es gelingt in der Verdrängung die Unterdrückung des bisherigen Affekts; die Verdrängung ist insoweit erfolgreich; die Entwicklung des bisherigen Affekts (als der psychischen Repräsentanz des anstößigen Triebs) wird verhindert.

Im Sinne dieser metapsychologischen Konzepte beschreibt Freud die Verdrängungsschicksale des Affektbetrags in den Fällen der 3 Übertragungsneurosen Angsthysterie (Phobie), Konversionshysterie und Zwangsneurose wie folgt: Im Falle der Angsthysterie verwandelt sich der Affektbetrag bei Verdrängung in Angst, im Falle der Konversionshysterie wird der Affektbetrag in der Verdrängung zum Verschwinden gebracht (es entsteht das Bild, das Charcot mit „la belle indifférence des hysteriques" beschrieb); im Falle der Zwangsneurose wird bei Verdrängung in einem ersten Schritt die ursprünglich libidinöse Triebregung durch Regression in eine sadistische Triebregung verwandelt. Der Affektbetrag dieser sadistischen Triebregung wird zunächst zum Verschwinden gebracht; insoweit ist die Verdrängung erfolgreich; auf lange Sicht wird in der Regel im Falle einer zwangsneurotischen Entwicklung der zunächst verschwundene Affektbetrag v. a. in sozialer Angst wieder erkennbar.

Freud beschreibt auch die Verdrängungsschicksale des Vorstellungsanteils der Triebrepräsentanz sowie damit zusammenhängend die Ersatz- und Symptombildungen bei Angsthysterie, Konversionshysterie und Zwangsneurose, worauf im vorliegenden Zusammenhang nicht eingegangen werden soll.          *

### Von 1923 bis 1939

Mit der Publikation von *Das Ich und das Es* (1923), der Publikation also der sog. Strukturhypothese, der sog. strukturellen Theorie, begründete Freud die psychoanalytische Ich-Psychologie. Konsequenzen dieses ich-psychologischen Ansatzes auf die Affekttheorie, insbesondere die Theorie der Angst, formulierte Freud in *Hemmung, Symptom und Angst"* (1926); die Revision der sog. 1. Angsttheorie (1895) fand in der sog. 2. Angsttheorie (1926) ihren Niederschlag.

Freud korrigierte und modifizierte seine bisherigen Auffassungen, wonach Angst in reizüberflutenden, traumatischen Situationen, „in frustraner Erregung" automa-

---

verschiedene Vorgänge, die Wendung eines Triebs von der Aktivität zur Passivität und die inhaltliche Verkehrung. Mit Hilfe dieser Konstrukte beschreibt Freud dann die Triebschicksale bei Sadismus und Masochismus, Voyeurismus (Schaulust) und Exhibitionismus, Liebe und Haß.

tisch aus aufgestauter, nicht abgeführter Libido entsteht. Er ergänzte das Konzept der automatischen Angst durch das Konzept der Signalangst.

Das Kind, das zunächst in traumatischen Situationen – der Prototyp einer traumatischen Situation ist die Geburt – automatisch Angst produziert, lernt im Laufe seiner Entwicklung, das Herannahen einer traumatischen Situation zu antizipieren. Es reagiert auf eine gefährliche Situation, bevor diese traumatisch wird, mit Angst, Signalangst. Die Entstehung von Signalangst ist nicht mehr ein im Es anzusiedelnder Prozeß, sondern eine Leistung des Ichs. Im Begriff Signalangst ist deutlich ein kognitives Element enthalten.

Dieser Hinweis Freuds auf die Bedeutung der Ich-Funktionen im Falle des Angstaffekts ist ein weiteres Indiz für einen generellen Zusammenhang, eine generelle Interdependenz zwischen Ich-Funktionen und Affekten.

### Zusammenfassung

Freuds Affektbegriff ist eng mit dem Triebbegriff verknüpft. Affekte sind Repräsentanten der Triebe im Psychischen. Im topologischen Modell schreibt Freud die Herrschaft über die Affekte dem System Bw (dem Bewußten) zu; nach der Entwicklung des strukturellen Modells nimmt er hinsichtlich der Affekte – jedenfalls aber für den Angstaffekt – deutlich eine ich-psychologische Position ein. Im übrigen sind starke psychoökonomische, dynamische und genetische Orientierungen im Freudschen Affektbegriff nicht zu übersehen. Auch phylogenetische Vermutungen spielen eine Rolle.

### Jacob A. Arlow

Nach Arlows Zusammenfassung (Arlow 1977, S. 639) ist die überlieferte psychoanalytische Affekttheorie gekennzeichnet durch die folgenden Annahmen:

- Affekte als „erlebte Gefühlszustände" sind „energetische Abfuhrprozesse".
- „Art und Qualität des affektiven Erlebens" werden verstanden „im Sinne von Anteiligkeit, Rhythmus, Muster oder Menge der energetischen Abfuhr wie auch im Sinne von Mischung – Entmischung der Triebe".
- Hinsichtlich einer Triebrepräsentanz werden „Affektbetrag" und „Vorstellung" unterschieden.

Gegenüber diesem traditionellen Standpunkt plädiert Arlow für eine Erneuerung der psychoanalytischen Affekttheorie. Bei Berücksichtigung nicht so sehr metapsychologischer, als vielmehr klinischer Fragestellungen, bei Benutzung der psychoanalytischen Behandlungssituation als Erkenntnismittel und bei Berücksichtigung der klinischen Vielfalt, der Komplexität und auch der Nichteindeutigkeit im Bereich der Affekte sollte im Sinne von Arlow eine weiterentwickelte psychoanalytische Affekttheorie insbesondere die „Rolle der unbewußten Beiträge zum affektiven Erleben" untersuchen und darstellen, wie auch die „Entstellungen oder Umwandlungen des Erlebens, die das Ich durch Kompromißbildung und Abwehr herbeiführt", den „Einfluß der Vergangenheit auf das affektive Erleben" (Arlow 1977, S. 640f.). Arlow betont mithin die psychodynamischen, topologischen und genetischen Fragestellungen für die Affekttheorie. Und genau hierin liegt Arlows eigener Beitrag zur Affekttheorie, der aus meiner Sicht im wesentlichen in der Anwendung seines „Konzepts des ständigen unbewußten Phantasiedenkens"

(Arlow 1977, S.647) auf die Affekttheorie liegt, worin alle genannten 3 Fragestellungen Berücksichtigung gefunden haben. Das bedeutet, daß Arlow insbesondere den
Vorstellungsanteil – den nach der Freudschen Theorie neben dem Affektbetrag
anderen Anteil einer Triebrepräsentanz – untersucht, und zwar v. a. insoweit, als in
ihm, dem Vorstellungsanteil, unbewußtes Phantasiedenken eine Rolle spielt.

Bewußtes und unbewußtes Phantasiedenken begleitet jede psychische Tätigkeit.
Es ist gegeben durch die innere Wahrnehmung (Introspektion), die ihrerseits in
bestimmten Anteilen für die äußere Wahrnehmung (Arlow – 1969, S.883 – prägt die
Bezeichnung: Exterospektion) integrativ ist, wie andererseits exterospektive Elemente integrativ sind für die Introspektion. Arlow vergleicht einen Teil der Wahr-
nehmungsprozesse mit den Prozessen „auf einem durchsichtigen Projektions-
schirm, der von den beiden Strömen der äußeren und inneren Wahrnehmung ohne
Unterlaß mit lebenden Bildern beschickt wird" (Arlow 1969, S.881). In den Vorstellungen, die die Wahrnehmung produziert, ist mithin bewußtes und unbewußtes
Phantasiedenken enthalten, es ist daran beteiligt. Die Vorstellungen, die die äußere
wie die innere Wahrnehmung produziert, entstehen (Arlow 1969) unter der Bedingung der Abwehrbedürfnisse des Ichs wie bei Berücksichtigung der synthetischen
Funktionen des Ichs und des Waelderschen-Prinzips der mehrfachen Funktion.
(Damit formulierte Arlow im übrigen einige bedeutsame Hinweise für eine psychoanalytische Wahrnehmungstheorie.)

In den bewußten und unbewußten Phantasien und Vorstellungen und in dem mit
diesen Phantasien und Vorstellungen verbundenen Denken bestehen wichtige
Erfahrungen der Kindheit fort, sie bestehen fort als „latente Dimensionen allen
Erlebens" (Arlow 1977, S.649). Die Vorstellungen, die unsere Wahrnehmung produziert, entstehen auf dem „Deutungsgrund" (Arlow 1977, S.649) dieser Phantasien
und des mit ihnen verbundenen Denkens.

Arlow beschreibt eine Reihe von Zugängen zu dem unbewußten Phantasiedenken: Dieses Denken
liegt relativ offen zutage in dem Wunschdenken, in den Wunschgedanken der Kinder, in Tagträu-
men. Arlow zeigt u. a., wie die Analyse der ästhetischen Wirkung der Metapher in der schönen Literatur, wie die Analyse von Mythologien zu einzelnen Elementen unbewußten Phantasiedenkens
führen kann; der Lieblingswitz führt oft recht schnell zu dem unbewußten Phantasiedenken des
Erzählers des Witzes; das klassische Setting der psychoanalytischen Behandlung benachteiligt die
Exterospektion, begünstigt die Introspektion und damit den Zugang zum unbewußten Phantasiedenken; in der psychoanalytischen Behandlung kann die Fähigkeit, „die flüchtigen Phantasiege-
danken zu bemerken" (Arlow 1969, S.887), trainiert werden.

Unbewußtes Phantasiedenken, wie gerade beschrieben, „geht einher" (Arlow 1977,
S.647), ist korreliert mit Affekten, bildet den „latenten Inhalt" (Arlow 1977, S.647)
– hier knüpft Arlow an die Terminologie der Traumtheorie an – der Affekte. Indem
Arlow sich auf eigene Arbeiten und die anderer Autoren bezieht, weist er darauf
hin, daß einzelnen spezifischen Affekten einzelne spezifische unbewußte Phantasien korreliert sein können. Greenson wies nach, worauf sich Arlow (1977, S.647)
bezieht, daß mit dem Affekt des Enthusiasmus die „unbewußte Phantasie des unbe-
strittenen Besitzes der mütterlichen Brust" zusammenhängt. Gefühle wie Gelassenheit, Selbstgefälligkeit, „heitere Ruhe, wie sie für die Fähigkeit, allein sein zu können, charakteristisch" sind, Humor gehören „einem gemeinsamen Bereich" an
(Arlow 1977, S.648). „Es handelt sich um Abkömmlinge einer fortwirkenden unbewußten Phantasie von Sättigungen, Sicherheit, Behagen und Schutz, die alle von

der Mutter ausgehen. Der Qualitätsunterschied der Affekte, der jeweils gefühlt wird, hängt weitgehend von den Einzelheiten der unbewußten Phantasie ab. Diese Einzelheiten variieren nach Maßgabe der Lebensgeschichte des betreffenden Menschen, d. h. der Traumen, Fixierungen, Objektbeziehungen und der realen Situation" (Arlow 1977, S. 648).

In der Affekttheorie ist umstritten, ob den Stimmungen und Stimmungszuständen der Status eines von den Affekten zu unterscheidenden psychischen Phänomens zuzuerkennen ist oder ob zwischen Stimmungen und Affekten grundsätzlich nicht zu unterscheiden ist. Arlow macht sich die letztere Auffassung zu eigen; auch in seiner Theorie der Stimmungen nimmt sein Konzept des unbewußten Phantasiedenkens eine zentrale Position ein. Arlow (1977, S. 650) beschreibt Stimmungen als „strukturierte Affektzustände, die vom ständigen Einfluß der unbewußten Phantasie erzeugt und aufrechterhalten werden. Erlebnisse, die mit der Phantasie übereinstimmen, erzeugen die Stimmung, und Wahrnehmung und Erwartung werden dann im Sinne der unbewußten Phantasie erlebt". „Die Dauer der Stimmung ist ein Maß für den weiterwirkenden Einfluß des unbewußten Phantasiedenkens" (Arlow 1977, S. 652).

### Zusammenfassung

Arlows Beitrag zur Affekttheorie besteht im wesentlichen aus seinen Hinweisen auf die Bedeutung von unbewußtem Phantasiedenken für die Affekte, er untersuchte den Vorstellungsanteil, der im Sinne von Freuds Auffassung neben dem Affektbetrag der andere Anteil der Triebrepräsentanz ist, er untersuchte den Vorstellungsanteil, und zwar insoweit, als darin unbewußtes Phantasiedenken von Relevanz ist, wobei er gleichermaßen den dynamischen, den topologischen und den genetischen Gesichtspunkt berücksichtigte.

### Edith Jacobson

Affekte in ihrem physiologischen, endokrinologischen und motorischen als auch in ihrem psychologischen Aspekt als subjektiv empfundene Gefühle sind nach Jacobson Ausdruck von Vorgängen der Triebabfuhr. Sie werden von einem äußeren oder inneren Reiz induziert. Zum angemessenen Verständnis der Affekte ist es erforderlich, die mit ihnen „verknüpften Wahrnehmungserlebnisse sowie die bewußt und unbewußt ablaufenden Vorstellungen" (Jacobson 1978, S. 29) zu berücksichtigen.

### Klassifikation der Affekte nach Jacobson (bei Zugrundelegung psychoökonomischer und struktureller Gesichtspunkte)

Jacobson schlägt eine Klassifikation der Affekte vor, der psychoökonomische Gesichtspunkte (nämlich in dem verwendeten Spannungsbegriff) und im Sinne des psychoanalytischen Strukturmodells strukturelle Gesichtspunkte zugrunde gelegt sind.

Neben dem Konfliktbegriff, den Jacobson im Sinne der traditionellen Neurosentheorie verwendet, und wohl unterschieden von diesem Konfliktbegriff, nimmt Jacobson im Rahmen ihrer Affekttheorie einen Spannungsbegriff an, der ein entscheidendes Essential ihrer Affekttheorie darstellt. Danach ist eine energetische Spannung die psychoökonomische Grundlage der Affekte.

Affekte können sich, so Jacobson, - legt man das Modell des psychischen Apparats im Sinne des psychoanalytischen Strukturmodells zugrunde - sowohl im Es, als auch im Ich und Über-Ich, als auch *zwischen* diesen Systemen entwickeln. Diese Verhältnisse sind die Grundlage der von Jacobson vorgeschlagenen Klassifikation der Affekte, in der Jacobson Affekte, die durch im Sinne des Strukturmodells intrasystemische Spannungen entstehen, unterscheidet von Affekten, die durch im Sinne des Strukturmodells intersystemische Spannungen entstehen.

Zu den Affekten, die durch intrasystemische Spannungen entstehen, gehören 1. Affekte, die unmittelbar durch Spannungen im Es, durch Triebspannungen induziert werden (Beispiele: sexuelle Erregung, Wut), und 2. Affekte, die durch Spannungen im Ich induziert werden (Beispiele: Realangst, körperlicher Schmerz, Anteile von längeranhaltenden Affekten wie Objektliebe, Objekthaß, Sachinteressen).

Zu den Affekten, die durch intersystemische Spannungen entstehen, gehören 1. Affekte, die durch Spannungen zwischen Ich und Es induziert werden (Beispiele: Triebangst, Anteile von Ekel, Scham, Mitleid), und 2. Affekte, die durch Spannungen zwischen Ich und Über-Ich induziert werden (Beispiele: Schuldgefühle, Komponenten der Depression).

Zur Kritik: Die von Jacobson vorgenommene Orientierung des Konfliktbegriffs an der Neurosentheorie und die des Spannungsbegriffs an der Affekttheorie dürfte zu Schwierigkeiten führen, einerseits in einer Ausarbeitung und Darstellung der Dynamik der Affekte, der Abwehrschicksale, denen die Affekte unterworfen sind und andererseits bei einer Einarbeitung einer solchen Affekttheorie in eine allgemeine Neurosentheorie.

### Zur Psychoökonomie der Affekte nach Jacobson

Die durch einen äußeren oder inneren Reiz induzierte Affektentstehung ist in psychoökonomischer Sicht, nämlich im Hinblick auf die dem Affekt zugrunde liegende energetische Spannung, eine Phase ansteigender Spannung (Jacobson 1978, S. 39). Jacobsons Untersuchung der nach der Affektentstehung weiteren Entwicklung, des weiteren Schicksals des Affekts, ist eine Untersuchung der psychoökonomischen Verhältnisse dieser weiteren Entwicklung als eines Abfuhrvorgangs.

Jacobson führt diese Untersuchung an einem Beispiel durch, nämlich dem des Abfuhrvorgangs des Affekts des sexuellen Lusterlebnisses. Jacobson (1978, S. 37, 44, 46) zeigt, daß der Verlauf eines solchen Abfuhrvorgangs nicht richtig beschrieben wäre, wenn man annähme, dieser Abfuhrvorgang bestünde - in psychoökonomischer Sicht - in bloßer Spannungsreduktion; vielmehr wechseln in dem Abfuhrvorgang Prozesse, die durch abfallende Spannung gekennzeichnet sind, mit Prozessen, die durch ansteigende Spannung gekennzeichnet sind.

Für den Abfuhrvorgang des Affekts des sexuellen Lusterlebnisses beschreibt Jacobson (1978, S. 37, 44, 46) im einzelnen

a) eine Spannungslust (mit dem Drang nach intensiverer Erregung, d. h. in psychoökonomischen Begriffen: nach ansteigender - nicht abnehmender - Spannung),

b) eine Lust des Höhepunkts (d. h. in psychoökonomischen Begriffen: mit dem Drang nach Entspannung, nach abnehmender Spannung),

c) eine Entspannungslust (mit dem Verlangen nach einer erneuten Spannung, d. h. in psychoökonomischen Begriffen: nach erneuter Zunahme der Spannung).

Diese Beobachtungen führen Jacobson (1978, S. 46) zu der generellen Annahme, daß der psychischen Organisation des Menschen „ein Streben nach Lustfolgen (Lustzyklen) innewohnt". Innerhalb dieser Lustzyklen wechseln hohe Spannung (Erregung) mit niedriger Spannung (Erregung); es kommt dabei zu einem Pendeln um ein mittleres Spannungsniveau (vgl. Jacobson 1978, S. 46).

Jacobson meint, die psychoökonomischen Verhältnisse des Abfuhrvorgangs, den ein Affekt mit dem Wechsel von Phasen hoher Spannung mit Phasen niedriger Spannung darstellt, em ehesten treffend beschreiben zu können mit einem neu formulierten Konstanzprinzip und einem dann diesen Verhältnissen angepaßten Lustprinzip. Das neuformulierte Konstanzprinzip hat nach Jacobson (1978, S. 47) nicht Spannungsreduktion, sondern in einem allgemeinen Sinne „die Erhaltung des psychischen Gleichgewichts" zum Ziel, die Aufrechterhaltung „eines Gleichgewichts und einer ausgeglichenen Verteilung der energetischen Kräfte innerhalb der psychischen Organisation"; die Funktion dieses Prinzips besteht „in der Errichtung und Erhaltung einer unveränderlichen Mittellinie der Spannung und eines gewissen Spielraums für die Schwingungsausschläge, des weiteren hätte dieses Prinzip die Aufgabe, die Rückkehr des Spannungspendels zur Mittellinie durchzusetzen und die Abfolge der Spannungsschwingungen zu steuern".

Nach der Jacobson-Interpretation (Jacobson 1978, S. 36) ist das Konstanzprinzip ein ökonomisches Prinzip, es beschreibt die vorhandenen Tendenzen zum Gleichgewicht, zur Stabilität; das Lust-Unlust-Prinzip dagegen ist nach Jacobson (1978, S. 36) kein ökonomisches Prinzip, es „bezieht sich auf Gefühlseigenschaften". Lust und Unlust sind „Bezugspunkte für (bewußte) Gefühlsqualitäten" (Jacobson 1978, S. 42). Und das Realitätsprinzip „erfaßt die Faktoren, die das Lust-Unlust-Prinzip modifizieren" (Jacobson 1978, S. 36).

Dem von Jacobson neuformulierten, umfassenderen Konstanzprinzip ist das Lust-Unlust-Prinzip untergeordnet, die Aufgabe des Lust-Unlust-Prinzips ist ebenfalls nicht Spannungsreduktion, sondern (Jacobson 1978, S. 46) vielmehr, „den Verlauf der Schwingungen um die Mittellinie der Spannung" – nach Maßgabe günstiger und bevorzugter, also lustvoller Abfuhrmuster – zu lenken.

Die Einsetzung des Realitätsprinzips kann „eine vorübergehende Aufhebung des Lustprinzips zugunsten vorrangiger ökonomischer Ziele" im Sinne des Konstanzprinzips bedeuten.

Diesen beschriebenen psychoökonomischen Gegebenheiten sind nach Jacobson (1978, S. 48 ff.) nicht nur die libidinösen, sondern auch die aggressiven Triebe unterworfen.

### Zur Ontogenese der Affekte nach Jacobson

Die ontogenetische Entwicklung der Affekte ist wesentlich bestimmt durch die Ich-Bildung, die zunehmende Erstarkung des Ichs, was zur Zähmung der Affekte durch das Ich führt. Die ontogenetisch zunehmende Erstarkung des Ichs bedeutet Zügelung und Lenkung, Hemmung und Einschränkung, Aufschub der Triebabfuhrvorgänge und eine entsprechende Modifizierung des an die Triebabfuhrvorgänge ja gebundenen affektiven Geschehens; die Entstehung der Denkvorgänge und der Vorstellungen ermöglicht dem Ich, Handlungen aufzuschieben durch Einfügung von Denkvorgängen; die zunehmende Erstarkung des Ichs bewirkt eine zunehmende Triebneutralisierung. Für das Beispiel des Angstaffekts ist die Einwirkung des Ichs auf die ontogenetische Entwicklung besonders gut beschrieben; aus der ursprünglichen automatischen Angst entwickelt sich – durch die Einwirkung des Ichs – die Signalangst, in deren kognitivem Aspekt eben die Einwirkung des Ichs sehr gut zu erkennen ist.

Durch die Entwicklung und Reifung nicht nur des Ichs (also Entwicklung und Reifung z. B. des Denkens, der Vorstellungen, der autonomen Ich-Funktionen, der Sublimierungen, der Objektbeziehungen, der Entwicklung des erwachsenen sexuellen Verhaltens), sondern auch durch die ontogenetische Entwicklung und Reifung der Triebe, also des Es, entsteht eine recht große Anzahl „neuer Kanäle" (Jacobson 1978, S.51) zur affektiven Abfuhr. Diese sich ergebenden neuen Kanäle für affektive Abfuhr nennt Jacobson eine „konstruktive Umformung der Affekte", eine „Bereicherung" unseres Gefühlslebens, eine „hierarchische und strukturelle Organisation unseres Gefühlslebens" (Jacobson 1978, S.51).

Die Ontogenese der Affekte in psychoökonomischer Sicht: Die infantile psychische Organisation ist in psychoökonomischer Sicht ausgezeichnet durch eine deutliche Spannungsintoleranz. Die Einwirkung der Ich-Bildung auf die Entwicklung der Affekte bedeutet für die erwachsene psychische Organisation den Erwerb von Spannungstoleranz. Auch dieses ist am Beispiel des Angstaffekts und seiner Ontogenese gut zu demonstrieren. Die Entwicklung der Signalangst aus der automatischen Angst bedeutet eine Zunahme an Spannungstoleranz.

### Zusammenfassung

Jacobsons Beitrag zur Affekttheorie besteht mithin – aus meiner Sicht – im wesentlichen in ihren beschriebenen Annahmen über die psychoökonomischen Verhältnisse des Abfuhrvorgangs, den ein Affekt darstellt, wie zweitens in ihren erwähnten Hinweisen zur Entwicklungspsychologie, zur Ontogenese der Affekte.

### Zu einigen Ergebnissen der nichtpsychoanalytischen Affektforschung

Ich möchte bestimmte Ergebnisse der nichtpsychoanalytischen Affektforschung an dieser Stelle referieren, wobei ich mich auf Arbeiten von Basch und Krause stütze, die sich ihrerseits auf Autoren wie Tomkins, Plutchik, Ekman, Friesen und Izard beziehen. Es sind dies Ergebnisse, die in der psychoanalytischen Theorie zu berücksichtigen sind.

Im menschlichen Ausdrucksverhalten kommt dem Gesicht als Hauptausdrucksträger eine herausragende Stellung zu. Die Muskulatur des menschlichen Gesichts hat sich in der Evolution „auf eine reine Zeichenfunktion hin entwickelt" (Krause 1983, S.1017). Nur wenige Muskelsysteme des menschlichen Gesichts haben noch „nichtsoziale Funktionen" (Krause 1983, S.1017).

Es hat sich gezeigt, daß spezifische Kombinationen von Muskelkontraktionen im menschlichen Gesicht die Grundlage für den spezifischen mimischen Ausdruck und die hiermit korrelierten spezifischen Affekte bilden. „Zumindest für die Affekte Ärger, Überraschung, Furcht, Ekel, Trauer, Interesse sowie Glück kann es als gesichert gelten, daß es kulturinvariante spezifische Muskelkontraktionen im

Gesicht gibt, die von Mitgliedern anderer Kulturen als Indikatoren für die entsprechenden Gefühlszustände interpretiert werden" (Krause 1981, S. 78). Entsprechende, sorgfältig durchgeführte Untersuchungen haben ergeben (Krause 1983, S. 1022), daß diese spezifischen Innervationsmuster nicht nur bei Erwachsenen, sondern schon beim Neugeborenen und in der frühkindlichen Zeit zu beobachten sind. Offensichtlich gehört dieses mimisch-expressive Verhalten zu den angeborenen Möglichkeiten des Menschen.

Von den Komponenten eines beim Erwachsenen voll entwickelten Affekts (diese Komponenten sind u. a.: kognitive Elemente, motorische Handlungsbereitschaft, subjektive Gefühlsqualitäten der Affekte, mimisch-expressives Verhalten) ist mithin jedenfalls bei den oben genannten 7 Primäraffekten das mimisch-expressive Verhalten ontogenetisch ganz außerordentlich früh vorhanden. Vorhandensein und Funktionsfähigkeit dieser einen Komponente (des mimisch-expressiven Verhaltens) bedeuten aber nicht, daß in dieser psychogenetisch frühen Zeit auch schon die anderen Komponenten der Affekte (etwa Kognition, motorische Handlungsbereitschaft) vergleichsweise entwickelt wären, im Gegenteil. Dem mimisch-expressiven Verhalten des Kleinkindes, das seine Triebwünsche auf diese Weise signalisiert, begegnet die Mutter (die Pflegeperson) mit ihrem organisierten und entwickelten Affektsystem und ihren motorischen Handlungsmöglichkeiten.

Right from birth the infant, through his organized behavior patterns (through his affective behavior – Tomkins), communicates affectively – his wants, needs, and distress. Through his facial expression, reinforced by accompanying sounds and bodily attitudes, he puts his mother under what communication scientists call „feedback", thereby engaging the parent's more effectively coordinated capacities for his own ends (Basch 1976, S. 764).

Für die in der Ontogenese sich vollziehende „Affektsozialisierung" (Krause 1983, S. 1034) ist das von Ekman und Friesen beigebrachte Konzept der „display rules" – auch unter dem Gesichtspunkt der Interessen der psychoanalytischen Affekttheorie – von erheblicher Bedeutung, es macht deutlich, wie wichtig in den einzelnen ontogenetischen Schritten der Entwicklung der Affekte des Erwachsenen die Objektbeziehungsdimension ist.

Nach Ekman und Friesen gibt es ein kulturunabhängiges, „pankulturelles Affektprogramm", das jedoch tatsächlich, konkret nur in Verbindung mit den kulturabhängigen „display rules" (Vorzeigeregeln) zur Entfaltung kommen kann. Das pankulturelle Affektprogramm umfaßt „bestimmte neurologische, physiologische Prozesse", die „mit bestimmten Ausdrucksphänomenen" v. a. der Gesichtsmimik „fest verknüpft" sind (Krause 1983, S. 1037).

Die kulturabhängigen, kulturvarianten „display rules", die für das pankulturelle Affektprogramm gelten, legen die Modalitäten des Sozialisierungsprozesses der in dem Affektprogramm vorgegebenen Affekte fest; nach Maßgabe dieser „display rules" können Affekte verstärkt, gefördert, abgeschwächt und gehemmt, auch verboten werden. Krause nennt als illustrierendes Beispiel amerikanische Quizsendungen, in denen nach einem „ungeschriebenen Gesetz" (Krause 1983, S. 1038) – d. h. eben nach einer „Vorzeigeregel" im Sinne von Ekman und Friesen – „die Siegerin zu weinen hat, wohingegen die Verliererin strahlend lächelt".

Ekman und Friesen haben 4 solcher „display rules" unterschieden. Ich gebe diese 4 „display rules" nach der Zusammenstellung bei Krause (1983, S. 1038) mit fast wörtlichem Zitat wieder.

- Deintensivierung der Affektsignale. Wenn wir sehr ängstlich sind, wird sozialisiert, nur milde ängstlich auszusehen. Eine solche „display rule" „entspricht in etwa dem Ideal des Gentleman, der auch in Augenblicken höchster Gefahr oder Lust allenfalls eine Augenbraue unilateral leicht anhebt" (Krause 1981, S.78).
- Überintensivierungen des Affektausdrucksverhaltens. Angstzustände z.B. werden nach dieser „display rule" übertrieben.
- Neutralisierung des Affektausdrucks. Welcher Zustand auch immer, der Affektproduzent soll gleichmütig, neutral aussehen.
- Maskierung eines gegebenen Affekts durch einen anderen. Wer wütend ist, soll freundlich aussehen.

Ich habe vorhin darauf hingewiesen, daß einige der Gesichtspunkte der hier referierten Konzepte in der psychoanalytischen Theorie im Zusammenhang der Objektbeziehungstheorie behandelt werden oder zu behandeln wären. Das zuletzt referierte Konzept der „display rules" findet im psychoanalytischen Denken in den Abwehrmechanismen ein Pendant (vgl. hierzu Krause 1983, S.1038).

Die dargestellten Theorien und Theorieansätze sind sicherlich interessant genug. Es liegen noch weitere, nicht referierte vor. Wünschenswert wäre eine integrative Theorie, die das vorhandene Wissen über die Affekte zusammenfaßt und entwickelt.

## Literatur

Ahrens S (1983) Die Affektverarbeitung von Ulcus-Patienten - ein Beitrag zur „Alexithymie"-Diskussion. In: Studt HH (Hrsg) Psychosomatik in Forschung und Praxis. Urban & Schwarzenberg, München Wien Baltimore
Arlow JA (1969) Phantasie, Erinnerung und Realitätsprüfung. Psyche (Stuttg) 23: 881-899
Arlow JA (1977) Die Affekte und die psychoanalytische Situation. Psyche (Stuttg) 31: 637-659
Basch MF (1976) The concept of affect: a re-examination. J Am Psychoanal Assoc 24: 759-777
Bibring GL, Dwyer TF, Huntington DS, Valenstein AF (1961) A study of the psychological processes in pregnancy and of the earliest mother-child relationship. Psychoanal Study Child 16: 62-72
Blanck G, Blanck R (1980) Ich-Psychologie II. Psychoanalytische Entwicklungspsychologie. Klett-Cotta, Stuttgart
Brenner C (1967) Grundzüge der Psychoanalyse. Fischer, Frankfurt
Brenner C (1974) On the nature and development of affects: a unified theory. Psychoanal Q 43: 532-556
Brierley M (1936) Die Affekte in der Theorie und Praxis. Int Z Psychoanal 22: 439-452
Brierley M (1937) Affects in theory and practice. Int J Psychoanal 18: 256-268
Ciompi L (1982) Affektlogik. Über die Struktur der Psyche und ihre Entwicklung. Ein Beitrag zur Schizophrenieforschung. Klett-Cotta, Stuttgart. (Konzepte der Humanwissenschaften)
Cofer CN (1975) Motivation und Emotion. Juventa, München
Euler HA, Mandl H (Hrsg) (1983) Emotionspsychologie. Ein Handbuch in Schlüsselbegriffen. Urban & Schwarzenberg, München Wien Baltimore
Fenichel O (1974a) Hysterien und Zwangsneurosen. Psychoanalytische spezielle Neurosenlehre. Wissenschaftliche Buchgesellschaft, Darmstadt
Fenichel O (1974b) Perversionen, Psychosen, Charakterstörungen. Psychoanalytische spezielle Neurosenlehre. Wissenschaftliche Buchgesellschaft, Darmstadt
Fenichel O (1980, 1981) Psychoanalytische Neurosenlehre, 3 Bde. Bd 1: 2. Aufl. 1980, Bd 2: 2. Aufl. 1980, Bd 3: 3. Aufl. 1981. Olten, Freiburg
Fiedler K (1985) Zur Stimmungsabhängigkeit kognitiver Funktionen. Psychol Rundschau 36: 125-134

Freud S (1895) Über die Berechtigung, von der Neurasthenie einen bestimmten Symptomenkomplex als „Angstneurose" abzutrennen. [Gesammelte Werke (GS), Bd 1. Fischer, Frankfurt am Main]

Freud S (1915 a) Triebe und Triebschicksale. (GS 10)

Freud S (1915 b) Die Verdrängung. (GS 10)

Freud S (1915 c) Das Unbewußte. (GS 10)

Freud S (1917) Vorlesungen zur Einführung in die Psychoanalyse. (GS 11)

Freud S (1923) Das Ich und das Es. (GS 13)

Freud S (1926) Hemmung, Symptom und Angst (GS 14)

Freud S (1933) Neue Folge der Vorlesungen zur Einführung in die Psychoanalyse. (GS 15)

Freud S (1985) Übersicht der Übertragungsneurosen. Herausgegeben von Grubrich-Simitis I. Fischer, Frankfurt

Gitelson M (1952) The emotional position of the analyst in the psycho-analytic situation. Int J Psychoanal 33: 1–10

Glover E (1939) The psycho-analysis of affects. Int J Psychoanal 20: 299–307

Green A (1979) Psychoanalytische Theorien über den Affekt. Psyche (Stuttg) 33: 681–732

Izard CE (1981) Die Emotionen des Menschen. Eine Einführung in die Grundlagen der Emotionspsychologie. Beltz, Weinheim Basel

Jacobson E (1973) Das Selbst und die Welt der Objekte. Suhrkamp, Frankfurt

Jacobson E (1978) Depression. Eine vergleichende Untersuchung normaler, neurotischer und psychotisch-depressiver Zustände. Suhrkamp, Frankfurt. (Literatur der Psychoanalyse)

Janssen PL (1982) Die Stellung der Angst bei Neurosen. MMW 124: 285–289

Kernberg OF (1981) Objektbeziehungen und Praxis der Psychoanalyse. Klett-Cotta, Stuttgart

König K (1981) Angst und Persönlichkeit. Das Konzept vom steuernden Objekt und seine Anwendungen. Verlag für Medizinische Psychologie, Vandenhoek & Ruprecht, Göttingen

Krause R (1981) Sprache und Affekt. Das Stottern und seine Behandlung. Kohlhammer, Stuttgart Berlin Köln Mainz. (Verhaltensmodifikation. Diagnostik, Beratung, Therapie)

Krause R (1983) Zur Onto- und Phylogenese des Affektsystems und ihrer Beziehungen zu psychischen Störungen. Psyche (Stuttg) 37: 1016–1043

Kuiper PC (1980) Die Verschwörung gegen das Gefühl. Psychoanalyse als Hermeneutik und Naturwissenschaft. Klett-Cotta, Stuttgart

Kutter P (1978) Die menschlichen Leidenschaften. Kreuz Verlag, Stuttgart Berlin. (Stufen des Lebens, Bd 3)

Kutter P (1980) Über die Rolle der Emotionen in der Psychoanalyse. Psychoanalyse 1: 188–201

Kutter P (1983 a) Emotionstheorien. Psychoanalytische Ansätze. In: Euler HA, Mandl H (Hrsg) Emotionspsychologie. Ein Handbuch in Schlüsselbegriffen. Urban & Schwarzenberg, Wien München Baltimore

Kutter P (1983 b) Spezielle Emotionen aus psychoanalytischer Sicht. In: Euler HA, Mandl H (Hrsg) Emotionspsychologie. Ein Handbuch in Schlüsselbegriffen. Urban & Schwarzenberg, München Wien Baltimore

Limentani A (1977) Die Affekte und die psychoanalytische Situation. Psyche (Stuttg) 31: 660–679

Loch W (1977) Grundriß der psychoanalytischen Theorie (Metapsychologie). In: Loch W (Hrsg) Die Krankheitslehre der Psychoanalyse. 3. Aufl. Hirzel, Stuttgart

Mentzos S (Hrsg) (1984) Angstneurose. Psychodynamische und psychotherapeutische Aspekte. Fischer, Frankfurt. (Geist und Psyche 42266)

Nunberg H (1975) Allgemeine Neurosenlehre auf psychoanalytischer Grundlage, 4. Aufl. Huber, Bern Stuttgart Wien

Rangell L (1976) Die Affekte und der „Kern des Menschen" – Über die Beziehung der Psychoanalyse zu den Verhaltenswissenschaften. In: Rangell L (Hrsg) Gelassenheit und andere menschliche Möglichkeiten. Suhrkamp, Frankfurt

Rapaport D (1953) On the psycho-analytic theory of affects. Int J Psychoanal 34: 177–198

Rapaport D (1977) Gefühl und Erinnerung. Klett, Stuttgart

Rohracher H (1971) Einführung in die Psychologie, 10. Aufl. Urban & Schwarzenberg, Wien München Berlin

Sandler J, Dare C, Holder A (1979) Die Grundbegriffe der psychoanalytischen Therapie, 2. Aufl. Klett-Cotta, Stuttgart. (Konzepte der Humanwissenschaften)

Schmidt-Atzert L (1981) Emotionspsychologie. Kohlhammer, Stuttgart Berlin Köln Mainz

Schur M (1960) Phylogenese und Ontogenese der Affekt- und Strukturbildung und das Phänomen des Wiederholungszwanges. Psyche (Stuttg) 14: 617–640

Siegman AJ (1954) Emotionality – a hysterical character defense. Psychoanal Q 23: 339–354

Spieler KH (1985) Affekte und psychoanalytische Behandlung. (Vortrag auf der 23. Arbeitstagung des Deutschen Kollegiums für Psychosomatische Medizin am 15.11. 1985 in Essen)

Ulich D (1982) Das Gefühl. Eine Einführung in die Emotionspsychologie. Urban & Schwarzenberg, München Wien Baltimore

Valenstein AF (1962) Affects, emotional reliving, and insight in the psycho-analytic process. Int J Psychoanal 43: 315–324

# Die innere Objektwelt psychosomatischer Patienten im Spiegel des REP-Tests

R. Ernst und N. Spangenberg

## Einleitung

Im folgenden möchten wir exemplarisch über einen Versuch berichten, den wir mit Patienten unserer psychosomatischen Station unternommen haben. Dabei ging es um die Frage, inwieweit sich Übertragungsprozesse während der Therapie annähernd objektiv darstellen und verfolgen lassen. Wir erläutern zunächst das therapeutische Konzept, stellen dann die von uns verwendete Methode dar und werden anhand eines Fallbeispiels die Möglichkeiten dieser Methode diskutieren, soweit dies in dem vorgegebenen Rahmen möglich ist.

## Ein familienorientiertes Konzept stationärer Psychotherapie

Unser Therapiekonzept beruht auf der Annahme, daß die Probleme eines psychosomatisch kranken Patienten nicht losgelöst von seiner unmittelbaren sozialen Umgebung, insbesondere seiner Familie, gesehen werden können. Durch Beeinflussung des Patienten soll auch der Familienprozeß in eine Richtung modifiziert werden, die dem Patienten die Chance zur Individuation und größerem subjektivem Entfaltungsspielraum sichern kann. Gehen wir von einem „Idealtyp" sog. psychosomatischer Familien aus, der durch einen hohen Grad an Verstrickung der Mitglieder gekennzeichnet ist, so ist die stationäre Aufnahme des Patienten der *erste* therapeutische Eingriff, durch den negative Einflußmöglichkeiten auf Veränderungsprozesse des Patienten zunächst unterbunden bzw. solche erst möglich werden. Gleichzeitig ist die Familie von ihrer Sorge für den Patienten entlastet, und ist ihrerseits frei für Veränderungen, die durch die Symptomatik des Patienten bisher verhindert wurden. In einem *zweiten* Schritt ist die Entfaltung der Übertragungsbeziehungen auf Mitpatienten und Stationspersonal von Bedeutung, in denen sich der Patient zunächst klein und schwach fühlt, während das Stationspersonal selbstsicher und wohlwollend erlebt wird. Diese idealisierende Übertragungsdimension ist der Ausgangspunkt für die Entwicklung von konturierteren Übertragungen, die nach dem Modell der als versagend erlebten zentralen Familienfiguren gestaltet werden. Ersehnte, aber zugleich aus Angst vor Enttäuschung ängstlich vermiedene Beziehungswünsche werden auf der Station reaktualisiert und durch das Angebot von Deutungen und korrigierenden Objektbeziehungen für neue Erlebnis- und Sichtweisen geöffnet. Parallel dazu wird *drittens* der Patient, wenn er am Wochenende nach Hause fährt, zum Agenten von Veränderungsprozessen, indem er über seine eigenen Enttäuschungen offener sprechen kann, gegen einschränkende Interaktionsnormen rebelliert, und Familienmythen anzusprechen und zu bewältigen versucht. *Viertes* Moment der Therapie sind 2- bis 3malige familientherapeutische Sitzungen, bei denen wechselseitige Loyalitätsverflechtungen und einengende Rollenzuschreibungen transparent gemacht werden und für eine faire Austragung von Konflikten gesorgt wird. Uns interessiert im folgenden, inwieweit Veränderungsprozesse in der Wahrnehmung des Patienten von seiner sozialen Umwelt während der Therapie meßbar sind.

### Die Repertory-grid-Technik

Als Methode zur Untersuchung dieser Frage schien uns die besonders im angloamerikanischen Bereich verbreitete sog. Repertory-grid-Technik, im folgenden von uns REP-Test genannt, angemessen. Dieses individualdiagnostische Verfahren geht zurück auf die Personal-Construct-Theorie von Kelly (1955) und wurde insbesondere methodisch in den 70er Jahren von Slater (1976/77) in England weiterentwickelt. Die Durchführung der Methode, die die Patienten vor und nach der Therapie bzw. alle 14 Tage während der Therapie auf unserer Station absolvieren, sei am Beispiel einer Patientin demonstriert:

Zunächst wird die Patientin gebeten, sich auf Personen in ihrer Umgebung zu besinnen, die für sie von Bedeutung sind. Im Anschluß daran werden per Zufall aus diesen Personen $n-1$ Dreierkombinationen (Triaden) per Zufall gebildet. Für jede dieser Dreierkonstellationen soll die Patientin nun entscheiden, aufgrund welcher Eigenschaften oder Verhaltensweisen (Konstrukt) sich 2 der 3 Personen ähneln und sich darin von der 3. unterscheiden (Gegensatz). Jedes Konstrukt-Gegensatzpaar darf nur einmal vorkommen. Am Ende des Versuchs wird die Patientin gebeten, jeder Person einen Wert zwischen 1 und 6 zuzuweisen, je nachdem wie ausgeprägt das Konstrukt bzw. sein Gegenteil auf die jeweilige Person zutrifft (Tabelle 1).

**Tabelle 1.** REP-Test der Patientin zum Zeitpunkt $t_1$

| Konstrukt | Selbst | Ideal | Vater | Mutter | Schwester | Schwager | Nichte | Neffe | Freundin A | Freundin B | Freundin C | Freundin D | Freund | Exfreund | Gegensatz |
|---|---|---|---|---|---|---|---|---|---|---|---|---|---|---|---|
| verletzlich | 1 | 3 | 1 | 1 | 1 | 5 | 1 | 4 | 4 | 4 | 2 | 3 | 5 | 5 | dickhäutig |
| verschlossen | 3 | 5 | 2 | 3 | 2 | 4 | 4 | 5 | 4 | 4 | 4 | 5 | 6 | 1 | offen |
| selbstsicher | 3 | 3 | 5 | 6 | 4 | 1 | 4 | 2 | 2 | 3 | 6 | 4 | 2 | 2 | unsicher |
| pflichtbewußt | 4 | 3 | 1 | 1 | 2 | 2 | 2 | 4 | 4 | 1 | 2 | 1 | 6 | 1 | nachlässig |
| herzlich | 2 | 1 | 2 | 2 | 2 | 2 | 2 | 2 | 2 | 2 | 2 | 2 | 2 | 2 | grausam |
| kompliziert | 1 | 5 | 2 | 1 | 1 | 6 | 2 | 5 | 4 | 5 | 4 | 3 | 6 | 1 | unkompliziert |
| aufmerksam | 2 | 2 | 3 | 4 | 2 | 3 | 2 | 3 | 2 | 2 | 2 | 4 | 2 | 4 | oberflächlich |
| leicht beleidigt | 4 | 6 | 2 | 2 | 4 | 6 | 4 | 3 | 4 | 5 | 5 | 2 | 6 | 5 | nicht beleidigt |
| nicht jähzornig | 1 | 1 | 2 | 1 | 1 | 4 | 1 | 5 | 3 | 1 | 1 | 2 | 1 | 1 | jähzornig |
| ängstlich | 3 | 4 | 2 | 3 | 1 | 6 | 2 | 6 | 4 | 4 | 1 | 2 | 6 | 3 | mutig |
| geschwätzig | 5 | 5 | 5 | 4 | 5 | 3 | 3 | 2 | 1 | 4 | 5 | 4 | 3 | 4 | still |
| sensibel | 1 | 3 | 1 | 1 | 1 | 5 | 1 | 5 | 3 | 4 | 2 | 3 | 5 | 6 | unsensibel |
| ehrgeizig | 2 | 3 | 2 | 1 | 1 | 1 | 3 | 4 | 4 | 2 | 4 | 2 | 5 | 2 | nicht strebsam |

Die Abweichungswerte vom jeweiligen Konstruktmittelwert werden, um die Anzahl der Konstrukte überschaubar zu machen und das Konzept der Patientin bezüglich ihrer personalen Objektwelt hervortreten zu lassen, einer Hauptkomponentenanalyse unterzogen (enthalten in dem von Slater 1977 zur Verfügung gestellten Programmpaket INGRID). Die aus dieser Analyse resultierenden Hauptkomponenten und die Ladungen der Konstrukte und Personen lassen sich graphisch darstellen. Im vorliegenden Fall führt die Hauptkomponentenanalyse zu einer einfaktoriellen Lösung, die 56% der Varianz des Grids aufklärt. Offensichtlich läßt sich das Konzept der Patientin bezüglich ihrer sozialen Beziehungen aus den Ladungen der Konstrukte und Personen bestimmen, wenn die erste Komponente betrachtet wird.

### Therapieverlauf einer Bulimarexiepatientin

Die Patientin (28 Jahre, Studentin) beschreibt ein relativ großes Beziehungsnetz, symptomatisch für ihre gute soziale Integration, bestehend aus der Kernfamilie, Verwandten und Bekannten. Wir finden keine Personen, die identisch wahrgenommen werden (Tabelle 1). Die Hauptdimension läßt sich am besten als Kontakt- bzw. Beziehungsfähigkeit umschreiben. Es sind Eigenschaften enthalten, die Voraussetzungen darstellen für die Aufnahme und das Gelingen sozialer Beziehungen. Die Kernfamilie mit Vater, Mutter, Schwester erlebt sie wie sich selbst: schwierig, ängstlich, sensibel und verletzlich, also kontaktgehemmt. Ihrem Ideal, unkompliziert, mutig, unsensibel und dickhäutig zu sein, entsprechen am ausgeprägtesten ihr momentaner Freund, ihr Schwager und ihr Neffe, wenngleich sie auch schon mit einem Teil der Stabilität dieser Personen zufrieden wäre. Die Familie erlebt sie, an gesellschaftlichen Normen gemessen, als „Versager", während außerhalb der Familie stehende Bezugspersonen, die alle männlich sind, eher dem Stereotyp „Erfolgsmensch heute" entsprechen. Halten wir fest: Zu Therapiebeginn beurteilt die Patientin sich und die für sie wichtigsten Personen danach, inwieweit jemand kontaktfähig bzw. gehemmt ist. Auffällig ist, daß die Dimension „herzlich – grausam" praktisch keine Varianz hat, d.h. alle Personen ihrer Umgebung sind herzlich, es gibt keine Grausamkeit.

Betrachten wir auf diesem Hintergrund, wie die Patientin während der Therapie sich, ihre Mitpatienten und das Stationspersonal erlebt (insgesamt anhand von 4 REP-Tests, die alle 2–3 Wochen während der stationären Therapie erhoben wurden). Es lassen sich vergleichend die ausgewählten Personen und die Einschätzung der Personen in Termini der Hauptkomponenten darstellen (Tabelle 2).

Auffällig ist zunächst, daß die Anzahl der beurteilten Personen wesentlich niedriger ist als im ersten Grid. Zugleich wird keiner der Mitpatienten oder Stationsangehörigen in allen 4 Tests genannt. Von 18 Personen werden 11 nur einmal und 7 lediglich zweimal aufgeführt (letztere verteilen sich gleichmäßig auf Patienten und Stationsangehörige beiderlei Geschlechts). Die häufigen Wechsel der Personen, die während der Therapie für die Patientin bedeutungsvoll sind, können als Ausdruck ihrer allgemeinen Kontakt- und Beziehungsstörung interpretiert werden. Dies bestätigt sich bei der Betrachtung der Hauptdimensionen in allen Stationstests: In der Regel sieht die Patientin sich selbst und ihre Mitpatienten gemütsschwankend, anlehnungsbedürftig, unsicher, verschlossen, schwach, während das Team der Sta-

**Tabelle 2.** Beschreibung der Hauptkomponenten des REP-Tests der Patientin für die Zeitpunkte $t_1$–$t_6$ (inclusive Varianzaufklärung in %) und Beurteilung des Teams $T_1$–$T_8$ bzw. der Mitpatienten $P_1$–$P_{10}$ für die Zeitpunkte $t_2$–$t_5$ (S Selbstbild; I Idealbild)

| Zeitpunkt | Komponente 1 | | Komponente 2 | |
|---|---|---|---|---|
| $t_1$ Aufnahme 56% | unkompliziert mutig unsensibel dickhäutig | – schwierig – ängstlich – sensibel – verletzlich | | |
| $t_2$ 4 Tage später 51%/39% | stabil selbstsicher dominant $T_1, T_2, T_3, T_4, P_3, I$ | – gemütsschwankend – unsicher – schwach $P_1, P_2, S$ | abweisend angsterregend $T_1, T_2, P_2, P_3$ | – herzlich – vertrauensvoll $T_3, T_4, P_1, S, I$ |
| $t_3$ 18 Tage später 57%/32% | ausgeglichen unsensibel aufgeschlossen $T_5, P_4$ | – stimmungs- schwankend – sensibel – verschlossen $P_2, P_5, S$ | ironisch verletzend $P_2, T_5, P_4$ | – ernstnehmend – rücksichtsvoll $T_4, T_6$ |
| $t_4$ 23 Tage später 62% | machtausübend selbständig selbstbewußt $P_5, T_7, P_6$ | – macht keine Angst – meinungsabhängig – rückgratlos $P_7, P_8$ | | |
| $t_5$ 14 Tage später 48%/39% | selbstsicher realistisch $T_1, T_5, T_8, I$ | – anlehnungsbedürftig – romantisch $P_4, P_6, P_9, P_{10}$ | cool angsterregend Mißtrauen erweckend $T_5, P_9$ | – herzlich – Nähe gebend – vertrauensvoll $P_6, P_{10}, S, I$ |
| $t_6$ Entlassung 80% | Gefühle zeigen Aggressionen austragen flexibel offen Selbstvertrauen haben stabil | – introvertiert – ängstlich – unbeweglich – problemverleugnend – rückgratlos – leicht eingeschnappt | | |

tion ihrem Ideal entspricht: stabil, ausgeglichen, selbstsicher, aufgeschlossen, ernstnehmend, rücksichtsvoll - ideale Voraussetzungen kommunikativer Kompetenz.

Gehen wir etwas näher auf die Einzeltests ein. Neben dem bereits geschilderten Hauptfaktor mit 51% Varianzaufklärung ist mit 39% eine zweite Dimension in dem 1. Stationstest wichtig geworden, die wohl am ehesten die Angst der Patienten vor Liebesverlust und Zurückweisung beschreibt: herzlich, vertrauensvoll sind 2 Stationsmitglieder, während 2 weitere (die Stationsärzte) abweisend und angsterregend erlebt werden. Im Zusammenhang mit der ersten Dimension (stabil ...) empfindet sie gegenüber den Stationsärzten eine gewisse ambivalente Faszination. Eine Veränderung des semantischen Raums der Patientin zeichnet sich ab, da sie sich offensichtlich mit gefürchteten Objekten, die mit einer gewissen aggressiven Potenz ausgestattet sind, auseinandersetzt (im 1. Test existierte zwar die Dimension herzlich - grausam, aber es gab keine aggressiven Objekte für sie). Möglich wird ihr dies wohl auf dem Hintergrund, daß sie nahezu alle Personen der Station als gefühlvoll und aufmerksam (nicht egoistisch) erlebt, niemand ist wirklich kalt. Gefühlvoll muß nicht identisch mit schwach sein. Im nächsten Test haben sich die Konstrukte der beiden Hauptkomponenten ihrem Sinngehalt nach nicht geändert. Zwei Schwestern der Station, beschrieben als ernstnehmend, rücksichtsvoll, nicht verletzend, sind ideale Symbiosepartner. Eine jüngere Schwester und ein Patient werden von ihr als nahezu identisch wahrgenommen: ausgeglichen, ironisch, verletzend. Der 18 Tage darauf stattfindende Test zeigt Anzeichen dafür, daß die Patientin jetzt durch einen für sie zentralen Konflikt beherrscht wird: Aspekte von Macht- und Kontrollbedürfnissen bestimmen die Hauptkomponente. Sie selbst gibt sich eher zurückhaltend in dieser Beziehung, blendet bis auf den Nachtpfleger das gesamte therapeutische Team aus und spaltet die Patienten auf in Machtausübende und solche, die ihr keine Angst machen. Das Gesamtbild ist von Verleugnung des Wunsches gekennzeichnet, andere Menschen zu erobern bzw. für sich einzunehmen.

Kurz vor der Entlassung sind dann wieder Selbstsicherheit und aggressiv getönte Ängste Thema. Ihre größte Unsicherheit hat sich gelegt, sie hat das Gefühl, anderen etwas geben zu können. Der Stationsarzt wird nicht mehr als bedrohlich erlebt. Noch deutlicher wird ihr Wandel im Test über ihre normale soziale Umgebung zum Entlassungszeitpunkt. Sie befindet sich auf dem Wege der Aneignung wesentlicher Fähigkeiten für eine gelingende Kommunikation: Gefühle zeigen, Aggressionen austragen, flexibel, offen und Selbstvertrauen, ein Programm, in dem sie sich deutlich von ihren Eltern und ihrem Exfreund abgrenzt, und ihr jetziger Freund nicht mehr das unerreichbare Ideal ist. Selbstsicherheit ist auch nicht mehr gekoppelt an ein männliches Erfolgsstereotyp. Insgesamt bietet sich das Bild des Ablösungsprozesses von einer problemverleugnenden Familie.

## Diskussion

Unser Ziel war es, die Möglichkeiten eines die innere personale Objektwelt erschließenden individualdiagnostischen Verfahrens zu demonstrieren. Es sollte deutlich werden, daß wesentliche Veränderungen im Therapieprozeß sich mit der REP-Testtechnik darstellen lassen, ohne daß wir hier auf weitere Informationen zurückgegriffen hätten. Kritisch sei angemerkt, daß die Durchführung des REP-Tests im testtheoretischen Sinne nicht objektiv genannt werden kann – je erfahrener der Testanleiter, um so effektiver sind die Ergebnisse des Tests. Ein weiteres Problem stellt die wiederholte Anwendung der REP-Technik mit einer Person dar: Die Testdauer ist abhängig von der Anzahl zu beurteilender Personen, die in der von uns verwendeten Version frei wählbar ist. Dieser Motivationseffekt hat aber unserer Auffassung nach zumindest bei Psychotherapiepatienten keine entscheidende Bedeutung, da sich der Konstruktraum auch bei vielen Personen in der Regel auf wenige Dimensionen reduzieren läßt, dasselbe Ergebnis prinzipiell dann also auch mit weniger Personen zu erhalten ist.

## Literatur

Kelly GA (1955) The psychology of personal constructs, Vol I, II. Norton, New York
Slater P (ed) (1976/77) The measurement of intrapersonal space by grid technique, Vol I, II. Wiley, New York

# Stationäre psychoanalytische Therapie: Grenzen und Möglichkeiten

P. Bernhard, J. Schmidt und F. Lamprecht

Bei einer Betrachtung über Grenzen und Möglichkeiten einer stationären psychoanalytischen Therapie sollen getrennt die externen organisatorischen Entstehungsbedingungen für eine stationäre Psychotherapie und die institutionellen internen Grenzen und Möglichkeiten betrachtet werden.

## Entstehungsvoraussetzungen für eine stationäre Psychotherapie

Die Entstehungsgeschichte und damit die Rechtfertigung einer aufwendigen psychoanalytisch ausgerichteten stationären Therapieeinrichtung ist verbunden mit einer zunehmend erkennbar gewordenen Ineffektivität der rein somatisch ausgerichteten Heilmaßnahmen und der gleichzeitig deutlich werdenden Begrenztheit der klassischen Psychoanalyse durch ihre zu eng gefaßten Indikationskriterien.

### Grenzen der Heilverfahren

Die Heilverfahren der Rentenversicherungsträger boten die Chance, letztlich alle erkrankten Arbeiter und Angestellten über die Rehabilitationsmaßnahmen erreichen zu können. Es waren gesetzlich zugesicherte, verordnete Wiedergutmachungen bei Arbeitsüberlastung und Verschleiß zur Wiederherstellung der Leistungsfähigkeit. Die bisherigen Kuren waren rein somatische Behandlung meist psychosomatischer Leiden, die in der Regel mit passiven balneophysikalischen Anwendungen behandelt wurden. Die Einstellung der Kostenträger war vorwiegend defektorientiert, die der Patienten weitgehend konsumorientiert. Der Patient wollte durch Wegtherapieren seiner Körpersymptomatik „Gesundheit haben", unter der Vorstellung, daß der ärztliche Fachmann weiß, was für ihn gut ist. In einer vorwiegend projektiven Lebenseinstellung wollte der Patient letztlich vom „Vater Staat" etwas geändert haben, jedoch weniger sich selbst, sondern seine krankmachende Umgebung als vermeintlich einzige Ursache seines meist psychosomatischen Leidens.

Ein wirksamer seelischer Faktor ergab sich aus dem Herausgenommensein aus der krankmachenden Umgebung und aus den Kontaktmöglichkeiten der Kur. In der einseitig somatischen Versorgung der Kuranwendungen blieben jedoch seelische Bedürfnisse weitgehend unberücksichtigt. Der Kontaktwunsch engte sich in der wunscherfüllenden Atmosphäre meist auf die triebbefriedigende Beziehungsillusion einer Kurschattenthematik ein.

Das bisherige somatisch einseitige Defizit- und Defektdenken führte in der alten krankmachenden Umgebung des Patienten zwangsläufig zu unbefriedigenden Heilungsergebnissen und zu Krankheitsrezidiven, was sich schließlich in einer Revision des Rehabilitationsanpassungsgesetzes 1974 niederschlug.

Ziel der Heilmaßnahme ist seither nicht allein die Wiederherstellung der Leistungsfähigkeit, sondern auch der Beziehungsfähigkeit (Bernhard, im Druck). Im Mittelpunkt steht jetzt ein Mensch in seiner sozialen Situation (König u. Neun 1978). Die Ganzheitstherapie psychosomatischen Leidens in Zusammenhang mit vom Rentenversicherungsträger verordneten Heilmaßnahmen bekam durch die gesetzliche Verankerung 1974 eine neue Dimension. Eine Psychotherapie wurde einer Vielzahl von Arbeitern und Angestellten zugänglich, denen bisher durch fehlende Motivation, wie auch durch unklare Kostenregelung diese soziale Chance vorenthalten geblieben war.

### Grenzen der klassischen Psychoanalyse

Die psychotherapeutische Basis für unser psychosomatisches Arbeiten ist die psychoanalytische Lehre Freuds. Die klassische Analyse kann jedoch weder von ihrem aufwendigen einzeltherapeutischen Ansatz noch von der Motivation der Patienten diesem Problem einer notwendigen breiteren Versorgung der Bevölkerung gerecht werden. Nicht nur Freud (1932) stand einer terminierten Behandlung skeptisch gegenüber, schon Ferenzi behauptete 1927 in seiner Arbeit über die Terminierung der Analyse, daß eine Analyse nur möglich sei, wenn man eine unlimitierte Menge Zeit zur Verfügung hätte.

Die Grenzen der klassischen ambulanten Analyse und die dadurch notwendige Modifikation des analytischen Settings bilden somit die zweite wichtige Entwicklungsvoraussetzung und Möglichkeit für eine stationäre Psychotherapie. Freud hat schon 1918 diese Entwicklung vorausgesehen:

„Irgendeinmal wird das Gewissen der Gesellschaft erwachen und sie mahnen, daß der Arme ein ebensolches Anrecht auf seelische Hilfeleistung hat wie bereits jetzt auf lebensrettende chirurgische. Und daß die Neurosen die Volksgesundheit nicht minder bedrohen als die Tuberkulose und ebensowenig wie diese der ohnmächtigen Fürsorge des Einzelnen aus dem Volke überlassen werden können. Dann werden also Anstalten oder Ordinationsinstitute errichtet werden, an denen psychoanalytisch ausgebildete Ärzte angestellt sind, um die Männer ..., die Frauen ... und die Kinder ... durch Analyse widerstands- und leistungsfähiger zu erhalten. Diese Behandlungen werden unentgeldliche sein."

### Stationäre analytisch orientierte Psychotherapie

Die institutionellen internen Grenzen und Möglichkeiten einer stationären Psychotherapie in einer psychosomatischen Großklinik sind damit angesiedelt zwischen der einseitig somatisch versorgenden balneophysikalischen Kuranwendung und der klassischen Einzelanalyse. Die psychoanalytisch ausgerichteten psychosomatischen Großkliniken sind zur Organisation gewordene Konfliktlösungsstrategien in Kuratmosphäre nach dem Muster einer analytischen Übertragungsbeziehung.

*Stationäre Psychotherapie als Gruppenphänomen*

Die stationäre Psychotherapie ist stets mehr oder weniger ein Gruppenphänomen. Im Gegensatz zur klassischen Übertragung der Einzeltherapie ist diese Therapie weniger individuumzentriert, sondern mehr gruppenzentriert und systemtherapeutisch verstehbar. Die Übertragung des Patienten erfolgt weniger stark auf einen Einzeltherapeuten, sondern vermehrt auf ein vielpersonales und vieldimensionales Bezugssystem in einem funktionellen stationären Raum. Entscheidend für die stationäre Psychotherapie ist die Wichtigkeit des anderen, des Mitpatienten. Durch Wochen gelebter und erlebter Gemeinsamkeit kann sich der Patient der überzeugenden Evidenz der Mitpatientenbeobachtung kaum entziehen. Großgruppenphänomene entwickeln überraschende Gesetzmäßigkeiten mit Eigendynamik. So zeigt eine Untersuchung des Beziehungsverhaltens (Reuter et al. 1978), daß Patienten mit gleichem Ankunftstag besonders intensiven Kontakt aufrecht erhalten, auch über Stations- und Häusergrenzen hinweg. Der Neid auf die Aktivitäten der Mitpatienten erzeugt Therapiewünsche und Neugierde auch bei denen, die primär sich nur in einer Kur erholen wollten. „Die vorgegebene Gruppe verhält sich nicht – wie der Analytiker – abwartend und passiv, sondern handelnd, wirkend, also immer aktiv, was jedoch nichts gemeinsam hat mit forcierter Aktivtherapie" (Enke u. Wittich 1963).

*Der stationäre Raum*

Die therapeutische Wirkung entfaltet sich weniger im Handeln, sondern im Raumgeben. Es ist dieser Raum, den jeder Patient für sich in optimaler therapeutischer Intensität und Therapiekombination gestalten kann, beraten und angeregt von seinem zuständigen Therapeuten, dem Stationsarzt. Dieser stationäre Raum umschließt den Patienten in einem regressiven Ganztagskontakt mit seiner Totalversorgung nahezu vollkommen. Alle bisherigen Beziehungsparameter sind für die begrenzte Zeitspanne der stationären 2- bis 3monatigen Behandlung verändert. Der Alltag ist weitgehend ausgegrenzt und der Patient herausgenommen aus dem Wiederholungszwang und dem Projektionsdruck seiner krankmachenden Umweltnormen. Dieser stationäre Raum bietet ihm eine neue Seinsmöglichkeit als Chance für eine beginnende Selbstfindung und Verhaltenskorrektur.

Der stationäre Raum ist funktionell aufteilbar in einen therapeutischen Raum und einen Realraum. Der therapeutische Raum wird repräsentiert durch die Übertragungsbeziehung auf die jeweiligen ärztlichen Therapeuten, der Realraum durch die realen Spielregeln des Hauses und die organisatorischen Sachzwänge der somatischen Therapie, die v. a. vom Pflegepersonal vertreten werden.

*Der therapeutische Raum*

Im therapeutischen Raum der Klinik gibt es kein therapeutisches Standardangebot aus einem Defekt- oder Defizitdenken. Wir haben kein spezielles „Konzept" für die Behandlung eines bestimmten Symptoms. Für jeden Patienten wird durch seinen Stationsarzt eine für ihn und seine Persönlichkeitsentwicklung geeignete Kombination und Intensität aus verbaler und nonverbaler Psychotherapie, aus aktiver und passiver balneophysikalischer Anwendung zusammengestellt. Es gibt keinen Handlungszwang für den Patienten und es gibt keinen Therapeuten, der dem Patienten in einer bevormundenden Überfürsorglichkeit die Eigenverantwortlichkeit abnimmt. Neben der Wirksamkeit einer individuellen Therapiegestaltung aus verbalen, nonverbalen und balneophysikalischen Methoden ist es das erstmalige Erleben einer ganzheitsmedizinischen Versorgung, die psychisches und somatisches Leiden in der Obhut eines ärztlichen Therapeuten dem Patienten verstehbar und behandelbar erscheinen läßt. Die individuellen Grenzen des Einzelnen werden im therapeutischen Raum respektiert. Der Therapeut ist in seiner Übertragungsbeziehung verfügbar, aber abgegrenzt, nicht Mutterersatz, sondern Mitmensch. Der Therapeut glaubt nicht, an dem Patienten oder für den Patienten alles ändern zu müssen oder es besser zu wissen als der Patient selbst. Er ist jedoch bereit, einfühlend mitzugehen, mitzutrauern oder negative Übertragungen auszuhalten. Diese Objektkonstanz ermöglicht gerade dem frühgestörten oder narzißtischen Patienten, seine Begrenztheit und sein So-Sein anzunehmen und zu integrieren. Auch das Aushalten von Partialobjektübertragung wird zu einer wichtigen therapeutischen Syntheseleistung für den Patienten.

## Die Grenze im Realraum

Die Möglichkeiten des offenen therapeutischen Beziehungs- und Übertragungsraums verlieren sich ins Uferlose und Utopische einer Kurillusion, wenn nicht die Grenzen und Spielregeln des Realraums eine therapeutische Verbindlichkeit schaffen. Ist der Freiraum zu begrenzt und strukturiert, kann sich wiederum der therapeutische Prozeß nicht entfalten. Ohne stationäre und therapeutische Verbindlichkeit fehlt jedoch auch die notwendige Konfrontation mit dem eigenen Realitätskonflikt. Besonders in den therapeutischen Leerräumen, in der Nacht und am Wochenende, ist Präsenz notwendig, um bei besonders gefährdeten Patienten triebhaftes Agieren oder Bedrohung des Anderen zu verhindern. Neben den üblichen Spielregeln des Gewaltverzichts und der häuslichen Alkoholabstinenz ist einer der wirkungsvollsten Therapiefaktoren die vom Kostenträger vorgegebene Grenze der Zeit, der Behandlungsdauer von durchschnittlich 6–12 Wochen. Die Entlassung und damit die Bearbeitung der Trennungsproblematik beginnt mit der Aufnahme in die Klinik. Der Beziehungs- und Übertragungsfreiraum findet auch seine Realitätsbegrenzung und Korrektur im Kommen und Gehen der Mitpatienten. Selbst die Kurschattenthematik wird in den Grenzen des Realraums durch therapeutisches Bearbeiten als problematisches Wiederholungsarrangement eigener Beziehungskonflikte verkennbarer. Es ist damit gerade die Grenzsetzung durch die Spielregeln des Realraums und die zeitlichen Behandlungsgrenzen, die eine primär lustbetonte Kuratmosphäre zum wirkungsvollen therapeutischen Medium werden läßt.

## Der Patient

Der Patient ist nicht der unmündige Patient der Psychiatrie, der Unwissende der inneren Medizin oder der Ohnmächtige der Chirurgie mit voller Verantwortungsdelegation an den Therapeuten. Der zunehmend mündige Patient trägt Mitverantwortung, er wird sich der Macht seiner Symptomatik und der „Weisheit seines Leibes" (v. Weizsäcker 1986) zunehmend bewußter. Die anfängliche passive Erwartungshaltung, vom Therapeuten etwas haben zu wollen, wandelt sich im therapeutischen

Raum zunehmend in eine aktive Kreativität. Diese Mobilisation von Eigenverantwortlichkeit und Realitätsgestaltung ist eine Einstellungsveränderung, die sich aus
den Möglichkeiten eines unbegrenzten therapeutischen Freiraums und den Grenzen einer verbindlichen Beziehungskonfrontation entwickelt und als Schlüsseler-
fahrung auch nach Entlassung wirksam bleibt.

Der Patient unserer Klinik ist in der Regel ein vom Rentenversicherungsträger
[Landesversicherungsanstalt (LVA); Bundesversicherungsanstalt für Angestellte
(BfA)] oder in einem Drittel der Fälle vom Hausarzt geschickter Problempatient mit
einem meist chronischen körperlichen Präsentiersymptom (Balint 1957), dem bisher durch die einseitig somatisch ausgerichtete Schulmedizin nicht befriedigend
geholfen werden konnte.

In einer Katamnesenuntersuchung an 364 Patienten unserer Klinik (Lamprecht, Schmidt u. Bernhard 1985) verteilen sich diese Patienten auf 45% BfA-Patienten, 28% LVA-Patienten und 27% Kas-
senpatienten. 10% der Patienten sind Rentenantragsteller. Bei 40% der Patienten ist die Symptomatik chronifiziert mit einer Dauer von über 10 Jahren. Nur bei etwa 10% ist ein klärendes ambulantes
Vorgespräch möglich, meist handelt es sich dabei um Problempatienten aus umliegenden Kassen-
arztpraxen. Zwei Drittel der Patienten fühlen sich geschickt und erleben eine Psychotherapie als
diskriminierend, da sie entsprechend einer weitverbreiteten Laienmeinung Psychotherapie mit
Psychiatrie gleichsetzen. Aufgrund des großen Patientenandrangs ergeben sich längere Wartezeiten
von 4-6 Monaten. Für schwere Krankheitsbilder wie Asthma, Colitis, Morbus Crohn oder Anorexia nervosa besteht nur eine beschränkte Aufnahmezahl von 10-15 Patienten, da diese Patienten
mit somatisch vitalbedrohlichen Komplikationen die therapeutische Kapazität zu stark binden.

### Das therapeutische Team

Die Psychotherapie im stationären Raum bietet nicht nur dem Patienten, sondern
auch dem therapeutischen Team erweiterte Möglichkeiten. Trotz institutioneller
Sachzwänge arbeiten in der funktionalen Hierarchie autonome therapeutische
Teams. Ein Oberarzt koordiniert 4-5 Stationen aus jeweils einem Therapeuten und
einer Pflegekraft, die für eine Stationseinheit von 12-15 Patienten zuständig sind.
Erst im Schutz dieses therapeutischen Teams sind die belastenden Partialobjekt-
übertragungen des Patienten für den einzelnen Therapeuten nicht nur aushaltbar,
sondern auch durch die Syntheseleistung der Teammitglieder therapierbar.

Die Autonomie der Teams wird garantiert durch eine aufwendige unabhängige
Außensupervision, wie auch durch den hohen Ausbildungsstandard der Teammitglieder. Die meisten Therapeuten befinden sich unabhängig von der klinischen
Tätigkeit in großer analytischer Weiterbildung an der Stuttgarter Akademie mit
Theorievermittlung, Behandlungssupervision und Lehranalyse. Dadurch entsteht
in dieser stationären psychotherapeutischen Einrichtung auch eine Weiterbildungs-
institution, in der von noch relativ unerfahrenen Psychotherapeuten schwierige,
frühgestörte und psychosomatisch kranke Patienten versorgt werden und die psychotherapeutische Autonomie durch die Unabhängigkeit von Supervision und
Weiterbildung trotzdem gewahrt bleibt. Jedoch können für das therapeutische
Team, wie für den Patienten, die institutionellen Möglichkeiten nur so lange genutzt
werden, wie die Autonomiegrenzen zwischen Verwaltung und Psychotherapie
erhalten bleiben, d.h. so lange eine Verwaltung und ein Träger bereit sind, das
unternehmerische Risiko eines begrenzten therapeutischen Freiraums für Patienten
und therapeutisches Team mitzutragen.

## Grenzen der an der Therapie Beteiligten

Grenzen unserer Therapie entstehen auch durch die Grenzen der an der Therapie Beteiligten selbst, des Kostenträgers, des Therapeuten, des Patienten und letztlich auch der therapeutischen Methode.

Der Kostenträger hat zur Frage der Behandlungsdauer Entscheidungspriorität. Er begrenzt diese Therapie prinzipiell auf 6–12 Wochen, nahezu unabhängig vom therapeutischen Geschehen, so daß aus kassentechnischen Gründen ein begonnener psychischer Prozeß unterbrochen oder gar gestoppt werden kann.

Die einzelne Behandlung kann auch vorzeitig beendet werden, wenn aufgrund maligner Regression oder durch autodestruktive Prozesse die Übertragungskapazität eines Therapeuten überfordert ist.

Der Patient selbst und seine in ihm durch den therapeutischen Prozeß mobilisierten Ängste wirken sich nicht selten begrenzend aus. Der Patient hat dann die Möglichkeit, durch akute Symptomverschlimmerung, wie bei einer asthmatischen oder anorektischen Krise, eine Verlegung in eine somatische Klinik zu erzwingen oder durch wildes gefährliches Agieren gegen die Spielregeln des Realraums seine vorzeitige Entlassung zu veranlassen.

Die Behandlungsgrenzen unserer analytischen Methode sind durch die relativ große Unbegrenztheit und Unstrukturiertheit des therapeutischen Freiraums vorgegeben. Alle Krisen, die akutes Handeln oder größere Strukturierung erfordern, können daher nicht angemessen aufgefangen und therapiert werden, es sei denn, sie entstehen interkurrent bei bestehendem guten Therapeuten-Patienten-Kontakt. So finden Patienten mit suizidalen, psychotischen oder vitalbedrohlichen Krisen, wie auch Patienten mit ausgeprägter Suchtproblematik, keine Aufnahme in unserem Setting.

## Diagnostische Möglichkeiten in der Behandlungsgrenze

Auch die gescheiterte psychotherapeutische Behandlung eines Patienten kann zur eigenständigen diagnostischen Möglichkeit werden.

So kam ein 55jähriger Patient zur stationären Therapie wegen zunehmender Gangunsicherheit, die nach wiederholter neurologischer Untersuchung als psychogen eingestuft worden war. In der funktionellen Entspannung fiel dem Therapeuten eine ungewöhnliche rechtsseitige Körperwahrnehmungsstörung auf, die trotz guter Therapeuten-Patienten-Übertragungsbeziehung nicht klärbar und auflösbar war und letztlich einen therapeutischen Effekt verhinderte. Wegen des nichtstimmigen Psychotherapieverlaufs zweifelte der Therapeut an der Psychogenese und veranlaßte ein Computertomogramm. Es erbrachte einen mediolateralen Prolaps zwischen C 3/4, der sich im Myelogramm bestätigen ließ und mit gutem Erfolg operativ entfernt werden konnte.

Diese Grenze der psychotherapeutischen Behandlung mit fehlendem positivem Psychotherapiebefund und einem ungewöhnlichen Therapieverlauf ermöglichte bei diesem Patienten eine bisher übersehene somatische Diagnostik und Therapie.

## Katamnestische Untersuchungen

Die eigentlichen Grenzen und Möglichkeiten der stationären Psychotherapie werden aus den therapeutischen Ergebnissen und Langzeiteffekten sichtbar. Aus der kurzen Behandlungsdauer sind keine strukturellen Persönlichkeitsveränderungen zu erwarten, sondern mehr Verhaltenskorrekturen und Einsichten, durch die jedoch nicht selten für die Psychotherapie primär ungeeignete Patienten für eine ambulante Behandlung oder eine stationäre Intervalltherapie motiviert werden können. In einer eigenen ersten katamnestischen Untersuchung mit 364 Patienten am Anfang und am Ende der stationären Behandlung, sowie 1 Jahr nach der Entlassung, zeigen sich in der Rücklaufquote von 62% erste konkreter faßbare Therapieeffekte (Lamprecht et al., im Druck).

Bei 42,2% der Patienten hat die Beschwerdebesserung bis heute angehalten (n = 223).

Bei 72,6% der Patienten sind nach einem Jahr keine neuen Symptome hinzugekommen (n = 223).

Bei 61,4% der Patienten ist die heutige Leistungsfähigkeit gebessert (n = 223).

Die Arztbesuche gingen in dem einen Jahr nach Entlassung von 3012 auf 2397 (20%) zurück (n = 219).

Die Krankschreibungstage gingen von 10 863 auf 5688 (47%) zurück (n = 156).

Die Krankenhaustage gingen von 2255 auf 908 (59%) zurück (n = 175).

Die Medikamenteneinnahme ist bei 64% der Patienten seither deutlich geringer (n = 218).

Auffallend in der Einzelitemuntersuchung ist ein sehr unterschiedlicher Verlauf in der stationären und in der poststationären Phase. So zeigt die Depressivitätsskala im Freiburger Persönlichkeitsinventar (FPI) während der stationären Behandlung kaum Veränderungen, nimmt aber im einjährigen poststationären Zeitraum deutlich ab. Dies könnte ein Hinweis über das Fortwirken der Psychotherapie über den stationären Zeitraum hinaus sein, wobei in einigen Fällen erst in der Realitätskonfrontation der bisherigen Umwelt der therapeutische Wirkungseffekt voll zum Tragen kommt.

Insgesamt ermöglicht die psychotherapeutische Behandlung in psychosomatischen Großkliniken über das Rehabilitationsanpassungsgesetz eine ganzheitliche psychosomatische Versorgung der breiteren Öffentlichkeit, die bisher mit spezifischen psychotherapeutischen Maßnahmen nicht erreichbar war. Die therapeutischen Ergebnisse sind in der katamnestischen Untersuchung ermutigend, auch aus der Sicht der Kostenträger. Die therapeutischen Möglichkeiten bleiben jedoch auf Verhaltenskorrekturen und erste tiefere Einsichten in die Eigenverantwortlichkeit des Patienten an seinem Lebensschicksal begrenzt. Die eigentliche Grenze stationärer Psychotherapie ist damit die fehlende Langzeit- und Tiefenwirkung durch die Kürze der stationären Behandlungszeit und die fehlende Möglichkeit einer prä- und poststationären ambulanten Versorgung der Patienten.

## Literatur

Balint M (1957) Der Arzt, sein Patient und die Krankheit. Klett, Stuttgart

Bernhard P (im Druck) Stationäre Psychotherapie als Heilverfahren. Psychoanalyse und Rehabilitation.

Enke H, Wittich G (1963) Gedanken zur internistischen Psychotherapie. Praxis 25: 794–798

Ferenci S (1972) Das Problem der Beendigung der Analyse. In: Ferenci S (Hrsg) Schriften zur Psychoanalyse, Bd II. Fischer, Frankfurt, S 227–237

Freud S (1918) Wege der psychoanalytischen Therapie. Fischer, Frankfurt (Gesammelte Werke, Bd 12, S 192–193)

Freud S (1932) Die endliche und die unendliche Analyse. Fischer, Frankfurt (Gesammelte Werke, Bd 16, S 61–99)

König K, Neun H (1978) Psychotherapeutische Heilverfahren. In: Hahn P (Hrsg) Psychologie des 20. Jahrhunderts, Bd IX. Kindler, Zürich, S 979

Lamprecht F, Schmidt J, Bernhard P (1987) Stationäre Psychotherapie: Kurz- und Langzeiteffekte 149–155. In „Psychotherapie in der Psychosomatischen Medizin" (Hrsg. H. Quint und P. L. Jansen) Springer Verlag Berlin Heidelberg New York London Paris Tokyo

Reuter S, Theil S, Volk W (1978) Kontakte der Patienten einer Psychosomatischen Klinik – Soziometrie in einer Großgruppe. Gruppenpsychother Psychodyn 13: 387–400

Weizsäcker, V von (1986) Körpergeschehen und Neurose. Suhrkamp, Frankfurt/Main (Gesammelte Schriften, Bd 6)

# Die Befindlichkeit von Krebspatienten während einer Strahlentherapie

H. Steinert

Die Strahlentherapie stellt heute ein anerkanntes Verfahren in der Behandlung von Krebserkrankungen dar. Durch die technische Entwicklung in den letzten Jahren konnten die Bestrahlungszeiten und die Nebenwirkungen wesentlich reduziert und die Verträglichkeit erhöht werden. Über die Befindlichkeit der Patienten unter einer Strahlenbehandlung gibt es jedoch nur wenige Untersuchungen (Forester et al. 1978; Gyllensköld 1978; Peck u. Boland 1977). Meist handelt es sich um subjektive Einzelfallbeobachtungen von Psychiatern, Psychologen und Sozialarbeitern. Die Auswahl der Patienten bleibt unklar, systematische Arbeiten fehlen. Von den Autoren werden Isolations- und Panikgefühle beschrieben.

Ich möchte über meine Erfahrungen in der Begleitung von Krebskranken in der Strahlentherapie am Institut für Klinische Strahlenkunde der Universitätsklinik Mainz berichten. Seit einem Jahr bin ich dort im Rahmen der Facharztweiterbildung zum Radiologen tätig. Die Patienten betreue ich also nicht als außenstehender psychologischer Fachmann, sondern als ihr behandelnder Arzt.

Zunächst soll der organisatorische Rahmen einer Strahlentherapie skizziert werden:

Jeder Patient erhält nach der Anmeldung einen obligaten Vorstellungstermin in der Poliklinik. Hier wird in Abhängigkeit zu den somatischen Befunden und der individuellen Situation des Patienten ein Behandlungskonzept erstellt und gemeinsam besprochen. Der Patient wird über den Ablauf der Behandlung informiert und ausführlich über die zu erwartenden Nebenwirkungen bis hin zu seltenen Komplikationen (wie Nekrose oder Querschnittslähmung) aufgeklärt. Außerdem wird er über besondere Verhaltensregeln unter der Therapie unterrichtet.

Nach dem Erstgespräch erhält der Patient einen Termin zur Bestrahlungsplanung. Jetzt werden unter Röntgendurchleuchtung die Bestrahlungsfelder festgelegt und auf der Haut des Patienten aufgezeichnet. Diese Markierungen dienen zur präzisen Einstellung bei der Bestrahlung und dürfen nicht entfernt werden. Bis zur ersten Bestrahlung muß ein genauer Therapieplan errechnet werden, so daß noch einmal ein Tag vergeht.

Soweit möglich wird eine ambulante Therapie angestrebt. Die Station der Strahlentherapie verfügt über 27 Betten, täglich werden 60–80 Patienten bestrahlt.

An unserem Institut werden 2 Bestrahlungsapparate eingesetzt: ein Telekobaltgerät und ein Linearbeschleuniger. Die Bestrahlung erfolgt über Stehfelder oder als Bewegungsbestrahlung. Ein einzelnes Feld wird in der Regel 2–3 min bestrahlt, nur in Ausnahmefällen bei der Verwendung spezieller Techniken bis zu 7 min. Die

Bestrahlungen werden 4- bis 5mal wöchentlich durchgeführt, die gesamte Therapiedauer beträgt zwischen 3 und 7 Wochen.

Vor jeder Bestrahlung wird der Patient unter dem Gerät exakt ausgerichtet. Die Einstellung wird im Laufe der Behandlung regelmäßig überprüft und ggf. korrigiert. Während der Bestrahlung verläßt das Personal den Raum. Der Patient wird ständig über Fernsehmonitoren überwacht, er kann über eine Gegensprechanlage mit dem Personal Kontakt aufnehmen.

In der Abteilung sind 1 Chefarzt, 2 Oberärzte und 4 Assistenzärzte tätig. Die Assistenzärzte wechseln alle 4 Monate zwischen den Funktionsbereichen Poliklinik, Station, Bestrahlungsplanung und Berechnung. Somit begegnet ein Patient von der Erstvorstellung in der Strahlentherapie bis zum Abschlußgespräch mindestens 4 Strahlentherapeuten.

Bei den ambulanten Patienten erkundigt sich regelmäßig ein Arzt nach ihrem Befinden. Diese Gespräche werden i. allg. in einer Umkleidekabine zwischen dem Wartezimmer und den Bestrahlungsgeräten geführt. Für längere Gespräche stehen Räume der nahegelegenen Poliklinik zur Verfügung.

Ich möchte nun meine Erfahrungen schildern:

Mir ist bisher kein Patient bekannt, der die Strahlentherapie aus psychischen Gründen abgebrochen hat. Auch in der Literatur wird über eine Compliance von 100% berichtet. Die Patienten scheinen die Strahlentherapie routiniert und selbstverständlich mitzumachen. Das Personal wird so gut wie nie mit Ängsten der Patienten konfrontiert; Nervosität ist allenfalls vor der ersten Bestrahlung zu spüren. Auch nach Ablauf einiger Wochen oder mehrerer Jahre äußern sich die Patienten positiv über die Strahlenbehandlung, zumindest jene, die zu den Nachsorgeuntersuchungen in die Poliklinik kommen. Die Patienten sind froh, die Therapie ohne bleibende Nebenwirkungen überstanden zu haben. Verständlicherweise richtet sich ihre ganze Hoffnung auf eine dauernde Heilung.

Das scheinbar unbekümmerte Verhalten der Patienten läßt sich folgendermaßen interpretieren:

1) Die Strahlentherapie wirkt beruhigend. Die ständige Anwesenheit von Spezialisten und der Einsatz hochtechnisierter Apparate vermitteln ein Gefühl der Sicherheit.
2) Die Strahlentherapie bedeutet keine emotionale Belastung. Im Vergleich zu einer verstümmelnden Operation oder einer Chemotherapie wird die Bestrahlung subjektiv gut toleriert.
3) Die Patienten erleben eine extreme Abhängigkeit zum Personal. Aus Angst, das Wohlwollen des Personals nicht zu verlieren, werden Zweifel oder Befürchtungen nicht mitgeteilt.
4) Aufgrund der technischen Umgebung und der räumlichen Situation ist eine vertrauensvolle Beziehungsaufnahme zwischen Patient und Arzt unmöglich. Die Patienten können ihre Befindlichkeit nicht zum Ausdruck bringen.
5) Die Strahlentherapie stellt eine massive Bedrohung dar. Zur Bewältigung der beängstigenden Situation werden sämtliche Abwehrmechanismen mobilisiert.

6) Die Patienten sind im Umgang mit Ärzten sozialisiert worden. Sie haben erfahren, daß Organmediziner nicht für ihre Ängste und Sorgen zuständig sind.

7) Bei Krebspatienten besteht eine spezifische Persönlichkeitsstruktur. Sie neigen zu verminderter Selbstwahrnehmung, Aggressionshemmung, Selbstaufopferung und Autoritätsgläubigkeit.

Die Interpretationen verdeutlichen die Komplexität der Situation. Genaueres soll im Rahmen einer eigenen Untersuchung in Erfahrung gebracht werden. Die Methodik soll kurz vorgestellt werden:

An der Studie werden alle Patientenim Alter zwischen 20 und 60 Jahren und mit einem Karnofsky-Index zwischen 80 und 100 beteiligt. Ausschlußkriterien sind eine Notfallbestrahlung, eine zurückliegende frühere Bestrahlung, eine Kombination einer Strahlentherapie mit einer Chemotherapie, eine Bestrahlung des Schädels oder eine Hirnmetastasierung.

Folgende Testverfahren kommen zur Anwendung: der Gießen-Test zur Erfassung der Persönlichkeitsstruktur, der STAI zur Erfassung der situativen Angst und der Angst als Eigenschaft, die Gießener Beschwerdeliste zur Erfassung der körperlichen Beschwerden, der Erschöpfungsneigung und des Beschwerdedrucks sowie der Beck-Depressionsfragebogen zur Erfassung von 21 Depressionsdimensionen.

Die Fragebögen werden den Patienten an definierten Zeitpunkten vor, während und nach Abschluß der Strahlentherapie vorgelegt. Insgesamt ergeben sich 5 Meßpunkte.

Bei einer Teilgruppe soll die psychosoziale Situation der Patienten genauer untersucht werden. Durch ein gesamtheitliches Verständnis im Sinne Balints (1957) sollen Zusammenhänge zwischen der somatischen, psychischen und sozialen Situation deutlich werden. Wesentliche Elemente für das integrierte Vorgehen stellen die Erhebung einer biographischen Anamnese nach Engel (Morgan u. Engel 1974) sowie die Erfassung der Beziehungsstrukturen der Patienten nach der Repertorygrid-Technik (Fransella u. Bannister 1977) dar.

Für die statistische Auswertung der Studie sind die Fallzahlen noch zu klein. Auf Grund der klinischen Beobachtung lassen sich erste Aussagen über emotionale Reaktionen von Patienten auf eine Strahlentherapie treffen:

Die Strahlentherapie wird von Krebspatienten hoch ambivalent erlebt. Die Einleitung einer Bestrahlung bedeutet immer die ausdrückliche Bestätigung des Krebsleidens - unabhängig vom Aufklärungsstand des Patienten. Ein Irrtum oder eine Verwechslung sind endgültig ausgeschlossen. Patienten, die präoperativ bestrahlt werden, befürchten, die Krebsgeschwulst sei bereits nicht mehr zu operieren und könne unter der Bestrahlung weiter wachsen und streuen. Zugleich hoffen sie, zu den „günstigen Fällen" zu gehören. Da sie nicht sofort operiert werden, sei eine Lebensbedrohung ausgeschlossen, der Tumor nur im Anfangsstadium.

Patienten, die postoperativ bestrahlt werden, befürchten, die Operation sei wegen der Ausdehnung des Tumors nicht mehr vollständig gelungen. Gleichzeitig äußern sie sich zuversichtlich, wenn bei ihnen keine Chemotherapie durchgeführt werden soll. Die Chemotherapie würde bei den „fortgeschrittenen Fällen" angewendet.

Diese Gedanken machen sich die Patienten unabhängig von ihrer Aufklärung über die Indikation einer Strahlentherapie. Die Patienten verbinden mit der Strahlentherapie Resignation und Hoffnung; beide Anteile sind immer gleichzeitig vorhanden.

Als Nebenwirkungen der Bestrahlung werden von vielen Patienten Verbrennungen und Schmerzen erwartet. Über den Ablauf bestehen wenig Vorkenntnisse. Im allgemeinen wird die Dauer einer einzelnen Bestrahlung zu lang eingeschätzt (bis zu 1 h), die gesamte Dauer der Therapie zu kurz.

Während den ersten 3 Bestrahlungen nehmen Patienten besondere Phänomene wahr. Eine Bestrahlung ist objektiv gesehen mit den menschlichen Sinnesorganen nicht wahrnehmbar. Patienten berichten über ein Wärmegefühl exakt innerhalb der Bestrahlungsfelder. Wärme hat die Eigenschaft, sich auszubreiten, so daß sich eigentlich auch das umgebende Gewebe erwärmen müßte. Um 1 l Wasser um 1 °C zu erwärmen sind 420 000 rad nötig, pro Bestrahlung werden nur 200–250 rad appliziert.

Manche Patienten geben auch ein Kribbeln oder Hautströmungen an. Sie riechen oder schmecken „etwas Verbranntes". Ein Patient berichtete über die Lichtempfindlichkeit seiner Augen, als ob er geblendet worden sei.

In diesen bildhaften Berichten erfahren wir etwas von der reichen Gedanken- und Phantasietätigkeit der Patienten über die Wirkung und Nebenwirkungen der Bestrahlung. Dabei beinhaltet die Vorwegnahme der Gefahren bereits die Bewältigung der Ängste. Es gibt Patienten, die während der Bestrahlung innerlich die Sekunden mitzählen. Sie fürchten, vom Personal vergessen zu werden oder einen Defekt in der Abschaltvorrichtung des Geräts. Das Mitzählen gibt ihnen die Möglichkeit zur Kontrolle.

Die meisten Patienten fühlen sich 2–3 h nach der Bestrahlung müde und schlapp. Es ist davon auszugehen, daß die Müdigkeit nicht allein durch die biologische Strahlenwirkung bedingt ist, sondern auch eine psychische Erschöpfungsneigung darstellt.

Die Ausführungen geben einen ersten Einblick in die vielfältigen Ängste der Patienten und deren Ausdrucksformen. Ziel der weiteren Untersuchungen soll es sein, die emotionale Situation der Patienten noch besser zu verstehen, um daraus Bedingungen für ein ganzheitliches Betreuungskonzept von Patienten unter einer Strahlenbehandlung abzuleiten.

## Danksagung

Diese Arbeit wäre ohne die Zustimmung und Unterstützung von Prof. M. Thelen und Frau Dr. C. Thiel vom Institut für Klinische Strahlenkunde nicht möglich gewesen. Die Zusammenarbeit und die Anregungen von Prof. S. O. Hoffmann, Dr. U. Egle und Frau Dr. Dipl. Psych. C. Herzog von der Klinik und Poliklinik für Psychosomatische Medizin und Psychotherapie der Universitätsklinik Mainz waren für mich eine entscheidende Hilfe. Dafür möchte ich mich auch an dieser Stelle herzlich bedanken.

## Literatur

Balint M (1957) Der Arzt, der Patient und die Krankheit. Klett, Stuttgart

Forester BM, Kornfeld DS, Fleiss J (1978) Psychiatric aspects of radiotherapy. Am J Psychiatry 135/8: 960-963

Fransella F, Bannister D (1977) Manual for repertory grid technique. Academic Press, London New York San Franzisko

Gyllensköld K (1978) Psychological reactions of breast cancer patients to radiotherapy. In: Brand PC et al. (eds) Breast cancer: Psychosocial aspects of early detection and treatment. MTP Press, Lancaster, pp 81-90

Morgan WL, Engel GL (1974) Interviewing the patient. Saunders, Philadelphia London Toronto

Peck A, Boland J (1977) Emotional reactions to radiation treatment. Cancer 40: 180-184

# Selbsterfahrung in der Verhaltenstherapie

D. Schwarz

Man wird wohl heute noch kaum davon sprechen können, daß der Begriff Selbsterfahrung eindeutig definiert ist. Die Formulierungen der Weiterbildungskommission
des DKPM, wie sie im Beitrag von Wesiack et al. (1986) in der letzten Auflage des
Uexküllschen (Lehr)buches zitiert sind, beziehen sich im wesentlichen auf Erleben
und Reflexion des therapeutischen Prozesses, der Therapiemethoden und der Interaktion zwischen Patient und Arzt, weniger auf die Änderung des Verhaltens des
Therapeuten. In der Verhaltenstherapie wurde Selbsterfahrungsaspekten lange Zeit
wenig Aufmerksamkeit geschenkt. Erst seit der Mitte der 70er Jahre taucht
der Begriff auch in der verhaltenstherapeutischen Literatur vermehrt auf (Halder
1977; Seiderer-Hartig 1980; Zimmer 1978). Wie in der nichtverhaltensthera-
peutischen Literatur zur Selbsterfahrung werden dabei die Forschungsergebnisse
der allgemeinen und Sozialpsychologie nicht oder nur am Rande berücksichtigt.

Einige Autoren werfen die Frage auf, ob die Verhaltenstherapie überhaupt über
genuine theoretische Grundlagen verfügt, aus denen sich eine Konzeptualisierung
und Vermittlung von Selbsterfahrung für Verhaltenstherapeuten ableiten lasse
(Jager et al. 1978; Jaeggi et al. 1983).

Dieser Auffassung ist, wie ich meine, klar zu widersprechen. Die Verhaltenstherapie befaßt sich mit der Auswirkung biologischer, sozialer, erfahrungsbezogener
und aktueller Bedingungen auf das Verhalten des Patienten. Therapie bedeutet
Änderung des Verhaltens durch Veränderung der Bedingungskonstellationen, die
für die Entwicklung von Abwehrfähigkeiten und für den Abbau von krankheitsför-
dernden Belastungen verantwortlich sind.

Geht man von diesem Grundkonzept aus, dann ergibt sich, daß die Bedingungen
der Therapie selbst - Rahmenbedingungen, institutionelle Bedingungen, v.a. aber
der Therapeut - entscheidende Variablen für mögliche Verhaltensveränderungen
beim Patienten darstellen. Es liegt deshalb durchaus im Rahmen der verhaltenstherapeutischen und lerntheoretischen Betrachtungsweise, die Abhängigkeit des Verhaltens des Therapeuten selbst von verschiedenen Bedingungen und die Möglichkeiten einer Verhaltensänderung hinsichtlich seiner therapeutischen Tätigkeit ernst
zu nehmen und dafür geeignete Methoden zu entwickeln.

Selbsterfahrung wird also hier primär als Prozeß im Interesse der Therapie gesehen.
Sie richtet sich damit im wesentlichen auf 3 Aspekte:

1) Wahrnehmung und Bewertung der vom Patienten auf den Therapeuten wirkenden Ausdrucks- und Verhaltensmerkmale und dadurch bedingte Änderungen (Überbetonung) oder Einschränkungen des Verhaltens des Therapeuten.

2) Reflexion der dem Therapeuten eigenen Ausdrucks- und Verhaltensmuster und ihrer Bedingungen in der jeweiligen Therapiesituation, soweit sie auf das Verhalten des Patienten einwirken.

3) Einleitung von Veränderungsprozessen bei Verhaltensmustern des Therapeuten, die für den therapeutischen Prozeß nachteilig sind.

Eine differenzierte Analyse der in der Selbsterfahrung zu bearbeitenden Abhängigkeiten des Therapeuten steht noch aus und kann hier nur an einigen Beispielen angedeutet werden. Die Auflistung solcher Abhängigkeiten entspräche weitgehend dem Inhaltsverzeichnis eines Lehrbuchs der allgemeinen Psychologie – was gleichzeitig bedeutet, daß aus einem Rückgriff auf die Grundlagenwissenschaften wesentliche Erkenntnisse für die Weiterentwicklung des Selbsterfahrungskonzepts und der Selbsterfahrungsmethoden gewonnen werden können.

Ich muß mich auf einige Beispiele beschränken:

1) Die therapeutische Interaktion setzt eine hohe Kompetenz in sozialer Wahrnehmung voraus. Soziale Wahrnehmung ist aber abhängig von zahlreichen Bedingungsfaktoren, wie Erwartungen, selektive Sensibilisierung, Wahrnehmungsabwehr usw., die ihrerseits sowohl mit der Lerngeschichte als auch mit den aktuellen Lebensbedingungen des Therapeuten zusammenhängen. Im Rahmen des Selbsterfahrungsprozesses kann der Therapeut nicht nur die Verfälschungsmöglichkeiten in seiner sozialen Wahrnehmung theoretisch kennenlernen, sondern auch praktisch, z.B. in Form gezielter Übungen, erfahren.

2) Die Annahme, daß Interaktion ohne Wertung möglich ist, muß als Illusion betrachtet werden. In Umformung des bekannten Watzlawickschen Wortes über die Kommunikation könnte man sagen: „Man kann nicht nicht werten." Wer einmal psychotherapeutische Fallberichte aufmerksam verfolgt, dem wird sehr rasch auffallen, daß die meisten Therapeuten Schwierigkeiten haben, zwischen Beobachtung und Interpretation zu trennen. Die Konsequenz hieraus ist nicht nur, daß die Wahrnehmung für in die Beobachtung eingehende Wertungen und Interpretationen geschärft werden muß, sondern auch, daß typische lebensgeschichtliche Bedingungen solcher Wertungen zu erarbeiten sind. Die Stereotyp- und Vorurteilsforschung vermag hier wesentliche Anregungen zu geben.

3) Therapeuten verfügen über ein begrenztes Handlungs- und Reaktionspotential und folgen in der Interaktion mit den Patienten allgemein oder situationsspezifisch bestimmten Stereotypen. Diese Stereotype beziehen sich auf verschiedene Elemente ihres verbalen und nonverbalen Ausdrucksverhaltens, ebenso wie auf ihre Abhängigkeit von der Verstärkung oder Bestrafung, die sie vom Patienten erfahren. Die begrenzte Fähigkeit, gleichzeitig aktiv zu handeln und zu reagieren und andererseits sich selbst dabei quasi objektiv zu beobachten, erfordert Methoden, die dem Therapeuten eine differenziertere Selbstwahrnehmung und eine daraus abgeleitete Korrektur solcher stereotypisierter Verhaltensmuster ermöglichen.

4) Wahrnehmung fremder und Ausdruck eigener Emotionen spielen in der Therapie eine wesentliche Rolle. Ein Therapeut, der nicht in der Lage ist, emotionale Nuancen beim Patienten wahrzunehmen, z. B. wenn er die unterschiedlichen Formen aggressiven Verhaltens nur einer Kategorie zuordnen kann, oder ein Therapeut, der die Abhängigkeit seines Ausdrucksverhaltens von den eigenen Emotionen nicht kennt und damit auch nicht über die Wirkung seines Ausdrucks im therapeutischen Prozeß entscheiden kann, begibt sich aus dem therapeutischen Rahmen. Auch hier wäre viel Detailkenntnis und Erfahrung aus der Emotions- und Ausdruckspsychologie zu gewinnen.

Die Methoden, die kongruent mit dem verhaltenstherapeutischen Vorgehen in der Vermittlung von Selbsterfahrung angemessen erscheinen, sind vielfältig und bisher keineswegs ausgeschöpft. Sie können hier nur an 2 Beispielen stichwortartig dargestellt werden:

1) In der *Interaktionsanalyse* geht es darum, die gegenseitige Beeinflussung von Therapeut und Patient sichtbar, erfahrbar und veränderbar zu machen. Im Unterschied zur Balint-Gruppe, in der die Verhaltenskorrelate der Beziehungsstrukturen nur mittelbar vergegenwärtigt werden, wird in der Interaktionsanalyse anhand von Videoaufzeichnungen von Therapieprozessen die Mikrostruktur der therapeutischen Beziehung punktuell beurteilbar und reflexionsfähig. Die Kongruenz zwischen Inhalt und Ausdruck wird deutlicher, im Sach- und Beziehungsaspekt reflektierbar. Mit dieser Methode wird es möglich, die einzelne Interaktion, ggf. auch wiederholt, vor Augen zu führen und auf der Grundlage wahrnehmungs- und kommunikationstheoretischer Erkenntnisse zu überprüfen. Der supervidierte Therapeut hat die Möglichkeit, sein eigenes Verhalten anhand der Videoaufzeichnungen zunächst ohne strukturierende Vorgabe zu reflektieren. Der Supervisor kann den Ablauf jeweils unterbrechen, um wesentliche Aspekte an kurzen Sequenzen oder auch an einzelnen Sätzen oder nonverbalen Verhaltensweisen zu markieren. Fragen wie die, ob der Therapeut in der Interaktion ein durchgängig stereotypes Verhaltensmuster aufweist, wie weit er die aktuelle therapeutische Situation des Patienten erfaßt, welche Emotionen ihn in der aktuellen Situation bewegen und sein Verhalten steuern, wie weit er selbst vom Patienten bestärkt oder bestraft wird und dies wahrnimmt, können unmittelbar bearbeitet und reflektiert werden. Alternativen können im direkten Zusammenhang mit der betrachteten und reflektierten Sequenz im Rollenspiel bearbeitet und auf ihren emotionalen Inhalt hin untersucht werden. Wahrnehmungsverzerrungen und einseitige, in der persönlichen Entwicklung oder aktuellen Situation des Therapeuten begründete Bewertungen können aufgearbeitet werden [s. Schwarz (1985), *Selbsterfahrung in der Verhaltenstherapie.* Vortrag auf dem 3. Österreichischen Verhaltenstherapietag, Mai 1985].

2) Eine andere Methode, die es dem Therapeuten ermöglicht, eigene Erfahrung im therapeutischen Prozeß zu gewinnen, stellt die Durchführung eines *Selbstmodifikationsprogramms* dar. In einem solchen Programm begibt sich der Therapeut in die Rolle des Patienten, er erlebt therapeutische Interventionen in ähnlicher Weise wie sein Patient und vermag auf dieser Basis die Erwartungen, die er an seinen Patienten richtet und die mit der Erfüllung dieser Erwartungen verbundenen Schwierigkeiten in eigener Erfahrung wahrzunehmen. Er erkennt Inkongru-

enzen zwischen offenem beobachtbarem Verhalten und seinen Einstellungen und erfährt, wie schwierig es sein kann, Veränderungsziele zu definieren. Fragen wie die, warum wird überhaupt eine Veränderung dieses Verhaltens gewünscht, kommt der Veränderungswunsch vom Supervidierten selbst oder geht er auf Erwartungen der Umwelt zurück, gibt es Ziele, die hinter dem vordergründig genannten Veränderungsziel liegen, z. B. beruflicher Ehrgeiz, Anpassungsbedürfnis, Manipulationstendenzen usw., ermöglichen es ihm, Veränderungsziele analog zum therapeutischen Zielsetzen zu erfahren, zu reflektieren und ggf. zu modifizieren.

Im weiteren Verlauf des Selbstmodifikationsprogramms erlebt er, wie sehr er von Reaktionen – in verhaltenstherapeutischer Sprache Verstärkung und Bestrafung durch seine Umwelt, Selbstverstärkung usw. – abhängig ist und wie er in besonderer Weise für seine Entscheidungen Verantwortung trägt.

Dies sind nur 2 Methoden von vielen, die heute in der verhaltenstherapeutischen Selbsterfahrung vermittelt werden. Andere Methoden betreffen verschiedene Formen von Selbsterfahrungsgruppen, in denen bestimmte Verhaltensaspekte, die auch in der Therapie eine Rolle spielen, vom Therapeuten selbst erfahren, reflektiert und verändert werden oder in denen der Schwerpunkt auf dem Umgang mit bestimmten therapierelevanten Problemen wie Askese und Genußfähigkeit, Rollenverständnis, Teamarbeit usw. liegt.

Zusammenfassend möchte ich noch einmal festhalten, daß nach meiner Auffassung die Selbsterfahrungsarbeit mit Therapeuten vom Schwergewicht her auf ihre therapeutische Tätigkeit bezogen sein soll. Der Therapeut wird als wesentlicher Veränderungsfaktor gleichzeitig zum Subjekt und Objekt eines Veränderungsprozesses, indem seine Abhängigkeiten bezüglich der Wahrnehmungs- und Handlungsaspekte aufgearbeitet und verändert werden können. Selbsterfahrung bedeutet Arbeit am wichtigsten Instrument, das wir in der Therapie verwenden. Selbsterfahrungskonzept und Selbsterfahrungsmethoden stellen sich nicht als abgeschlossen dar, sondern als offen für eine Weiterentwicklung unter Einbeziehung des bisher noch in weiten Bereichen ungenügend berücksichtigten Grundlagenwissens aus der allgemeinen und Sozialpsychologie.

## Literatur

Halder P (1977) Verhaltenstherapie und Patientenerwartung. Huber, Bern

Jaeggi E, Kastner P, Kohl K-H, Schulz W, Tilgner S, Totzeck B, Volger I (1983) Andere verstehen. Beltz, Weinheim

Jager E, Ringler M, Schaufflberger H-J, Schröder M (1978) Kurzbericht über ein gruppendynamisches Intensivseminar für Verhaltenstherapeuten. Mitt DGVT 10/4: 591–594

Seiderer-Hartig M (1980) Beziehung und Interaktion in der Verhaltenstherapie. Pfeiffer, München (Leben lernen, Bd 48)

Wesiack W, Biebl W (1986) Gruppentherapiemethoden in der Psychosomatischen Medizin. In: Uexküll T von (Hrsg) Psychosomatische Medizin. Urban & Schwarzenberg, München, S 292

Zimmer D (1978) Die Beziehung von Therapeut und Klient in der Verhaltenstherapie. Fortschritte in der Verhaltenstherapie. Mitt DGVT 1: 27–49 (Sonderheft)

# Differentielle Indikation zur Verhaltenstherapie bei psychosomatischen Störungen – eine empirische Studie[1]

G. Haag und N. Birbaumer

## Ziele der Studie

Nachdem die grundsätzliche Wirksamkeit psychotherapeutischer Maßnahmen bei psychosomatischen Störungen in den letzten 30 Jahren durch methodisch gut kontrollierte Studien (vgl. Miltner et al. 1985) untermauert werden konnte, tritt zunehmend die Frage nach der differentiellen Therapieindikation in den Vordergrund, zumal die bisherigen Forschungsergebnisse darauf hinweisen, daß mit psychologischer Behandlung einem Teil der Patienten (i. allg. mindestens einem Drittel) nicht oder nur unzureichend geholfen werden kann.

Paul (1967) hat den Indikationsbegriff folgendermaßen umrissen: „What treatment by whom is most effective for this individual with that specific problem and under which set of circumstances?" Differentielle Fragestellungen sollten sich dabei weniger damit befassen, ob eine Therapierichtung grundsätzlich erfolgreicher ist als eine andere, sondern mehr mit der Frage nach unterschiedlicher Wirksamkeit therapeutischer Strategien bei diagnostisch unterscheidbaren Untergruppen von Patienten.

Gerade bei psychosomatischen Störungen gibt es vielfältige Hinweise (z. B. Weiner 1976, 1977) auf die physiologische und psychologische Heterogenität sogar innerhalb einer Untergruppe (z. B. essentielle Hypertonie). Wir gingen daher davon aus, daß die Heterogenität innerhalb und zwischen den hier behandelten Störungsformen annähernd gleich ist, und versuchten, diese physiologische und psychologische Heterogenität möglichst weitgehend quantitativ zu erfassen und die Indikation für eine bestimmte Behandlungsform daraus abzuleiten. Die Studie sollte prüfen, ob im Rahmen der Verhaltensmodifikation psychosomatischer Störungen die *differentielle Wirksamkeit* unterschiedlicher therapeutischer Strategien nachzuweisen ist. Wir gingen dabei davon aus, daß kognitive Störungen eher eine kognitiv-subjektive Therapie benötigen, Störungen mit eher physiologisch-biologischen Ursachen eher eine Behandlung, die diese physiologischen Prozesse beeinflußt, und Störungen, die auf der sozialen oder Verhaltensebene vorrangig ablaufen, entsprechend eine Behandlung im Verhaltens- und Sozialbereich benötigen.

---

[1] Diese Untersuchung wurde mit dem Roemer-Preis ausgezeichnet. (Der Herausgeber).

## Methoden

### Stichprobe

In der Studie wurden 36 Patienten (22 Frauen, 14 Männer) mit unterschiedlichen psychosomatischen Störungen (v. a. Migräne, essentielle Hypertonie, Insomnie) aufgenommen, die von verschiedenen Kliniken und Ärzten zur psychologischen Behandlung überwiesen wurden. Das Durchschnittsalter der Patienten betrug bei Behandlungsbeginn 37,7 Jahre, und die Beschwerden waren bei ihnen im Durchschnitt 10,7 Jahre vor Aufnahme in die Studie erstmals aufgetreten. Die Symptomatik wurde von zwei Drittel der Patienten als sehr schwer bis total unerträglich eingestuft.

### Versuchsplan

Bei den 36 Patienten kamen 3 unterschiedliche Behandlungsverfahren zur Anwendung:

1) kognitive Therapie,
2) Social-skill-Training,
3) psychophysiologische Therapie (Entspannung und Biofeedback).

Vor Therapiebeginn wurde jeder Patient auf der Grundlage umfangreicher diagnostischer Daten derjenigen Therapie zugeordnet, die für ihn als indiziert erschien. Jeder Patient erhielt dann zeitlich nacheinander sowohl diese indizierte Therapie als auch eine der beiden anderen Therapieformen, jeweils über je 12 Sitzungen à 90 min, insgesamt also 24 Sitzungen. Nach Zufall erhielt die Hälfte der Patienten (n = 18) zuerst die indizierte, die andere Hälfte zuerst eine der anderen Therapieformen („cross-over design", Tabelle 1).

### Behandlungsformen

#### Kognitive Therapie

Ziel war hier die Veränderung störungsspezifischer Einstellungen gegenüber Situationen und Personen. Die dabei angewandten Methoden beruhten u. a. auf der kognitiven Restrukturierung (Goldfried u. Goldfried 1977), dem Selbstinstruktionstraining nach Meichenbaum (1977) sowie der rational-emotiven Therapie nach Ellis (1962). Hierbei sollten zunächst die spezifischen erregungsauslösenden Gedanken und Vorstellungen sowie die habituell angstauslösenden Selbstinstruktionen offengelegt und durch situationsangemessene, positive Gedanken, Vorstellungen und Selbstinstruktionen ersetzt werden.

**Tabelle 1.** Versuchsplan der Studie

|  | Patientengruppe I (n = 18) | Patientengruppe II (n = 18) |
| --- | --- | --- |
| 1. Therapiephase (12 Sitzungen à 90 min) | Indizierte Therapie | Nicht indizierte Therapie |
| 2. Therapiephase (12 Sitzungen à 90 min) | Nicht indizierte Therapie | Indizierte Therapie |

*Social skill training*

Mit Hilfe des Trainings sozialer „skills" (Bellack u. Hersen 1979) sollte der Patient sein Repertoire an flexiblen sozialen Verhaltensweisen erweitern. Ein Schwerpunkt lag dabei auf dem situationsangemessenen Ausdruck positiver und negativer Gefühle mit dem Ziel einer zunehmenden *Übereinstimmung* zwischen autonom-emotionalen sowie subjektiv-kognitiven Vorgängen und dem jeweiligen Verhalten. Die Rollenspiele wurden mit Video rückgemeldet und weitgehend in die reale Alltagssituation verlagert.

*Psychophysiologische Therapie*

Hier sollte durch Entspannung durch symptomspezifisches Biofeedback (z.B. Handerwärmungstraining bei Migräne, EMG-Biofeedback bei Insomnie, Blutdruckfeedback bei essentieller Hypertonie) eine Desaktivierung des betroffenen somatischen Systems erreicht werden. Im Gegensatz zu den beiden anderen Therapieformen durfte hier weder gezielt an der Veränderung von Kognitionen gearbeitet noch Verhaltensänderungen trainiert werden.

### Diagnostik

Das diagnostische Instrumentarium sollte wesentliche Komponenten der organisch-physiologischen, der verbal-subjektiven sowie der Verhaltensebene erfassen, um so eine möglichst fundierte Indikationsstellung für eine der 3 Therapieformen zu ermöglichen. Es kam daher eine Vielzahl diagnostischer Instrumente zum Einsatz:

1) verhaltensanalytisches Interview (halbstandardisiert),
2) psychophysiologische Untersuchung (elektrische Hautleitfähigkeit, Fingervolumenpuls, Herzrate, Atemfrequenz),
3) Lebensfragebogen (nach Lazarus 1979),
4) Selbstbehauptungsfragebogen (modifizierte MPI-Items),
5) Fragebogen zur Angst vor negativer Bewertung,
6) Fragebogen zur Erfassung bevorzugter Bewältigungsmechanismen,
7) Fragebogen zur Überprüfung irrationaler Einstellungen,
8) Risikoliste zur Abschätzung der Suizidalität (nach Pöldinger 1968),
9) Depressionsfragebogen nach Beck (Becksches Depressionsinventar, BDI 1961),
10) „autonomic perception questionnaire" (nach Mandler et al. 1958),
11) Verhaltenstest: Beobachtung einer sozialen Situation (kontroverse Diskussion über ein ausgewähltes Thema),
12) Tagebücher über Symptomatik, Medikamentenverbrauch, Stimmungslage und Erwartung eines Therapieerfolgs.

### Das Ratingsystem

Die Ergebnisse *jedes einzelnen* diagnostischen Meßinstruments 1)–12) wurden von 4 Ratern unabhängig voneinander entsprechend ihrer prognostischen Vorhersage den 3 Therapieformen zugeordnet. Sprachen z.B. die Angaben eines Patienten im

**Tabelle 2.** Meßzeitpunkte und Meßmethoden

| Meßzeitpunkt | Meßmethoden |
|---|---|
| I<br>Mindestens 40 Tage vor<br>Therapiebeginn | Erstinterview, psychophysiologische<br>Untersuchung<br>Fragebogen, Verhaltenstest<br>Beginn der Tagebuchaufzeichnungen |
| II<br>Nach der 1. Therapiephase | Psychophysiologische Untersuchung<br>Fragebogen<br>Verhaltenstest |
| III<br>Nach der 2. Therapiephase | Wie bei II<br>Ende der Tagebuchaufzeichnungen |
| IV<br>18 Monate nach III | Fragebogen, Verhaltenstest<br>Erneut Tagebuchaufzeichnungen<br>während mindestens 40 Tagen |

Lebensfragebogen nach Meinung des Raters v. a. für die Indikation einer kognitiven Therapieform, so ordnete er diesem Patienten für das Meßinstrument Lebensfragebogen der kognitiven Therapie einen Ratingpunkt zu. Durch Addition der von
den 4 Ratern für alle Meßinstrumente vergebenen Punkte wurde die für den jeweiligen Patienten indizierte Therapieform bestimmt.

*Meßpunkte und Meßmethoden*

Tabelle 2 gibt einen Überblick über die bei den jeweiligen Meßzeitpunkten erhobenen Maße.

Als wesentliches Maß für den Therapieerfolg wurden Veränderungen in den
Tagebuchaufzeichnungen angesehen, v. a. Veränderungen der Symptomatik und
des Medikamentenverbrauchs. Die Tagebücher waren auf den jeweiligen Patienten
und seine Störungsform zugeschnitten. Teilweise wurden einfache Ratingskalen
(0–10) zur Einstufung der Beschwerden vorgegeben, teilweise sollten durch Selbst-
messung gewonnene Werte (Blutdruck) oder die Dauer des erlebten Schlafs bzw.
Wachliegens eingetragen werden. Anzahl und Stärke der eingenommenen Medikamente wurden direkt angegeben.

Die so gewonnenen Daten wurden zeitreihenanalytisch ausgewertet, basierend
auf Auto-regressive-moving average (ARIMA)-Modellen (Box u. Jenkins 1970).

**Ergebnisse**

*Rating*

Bei den 36 Patienten wurden von den 4 Ratern folgende Indikationen gestellt:
   kognitive Therapie bei 15 Patienten,
   „social skill training" bei 9 Patienten,
   autonome Therapie bei 12 Patienten.
Die Übereinstimmung der 4 Rater war trotz unterschiedlicher Ausbildung (Verhaltenstherapie, Psychoanalyse, innere Medizin, Psychophysiologie) relativ hoch:

**Tabelle 3.** Signifikante Gruppenunterschiede

| | z-Werte | | |
|---|---|---|---|
| | Beschwerden | Medikamente | Stimmungslage |
| 2. vs. 1. Therapiephase | 3,86 | 9,47 | 6,08 |
| Indizierte vs. nicht indizierte Therapie | 2,72 | 4,01 | 6,56 |

Der mittlere Korrelationskoeffizient (nach Spearman) betrug für die psychophysiologische Therapie 0,76, für die kognitive Therapie 0,63 und für das „social skill training" 0,64.

### Zeitreihenanalytische Ergebnisse

Bei den zeitreihenanalytischen Ergebnissen sind jeweils die mittleren z-Werte angegeben. Diese sind auf dem 5%-Niveau signifikant ab 1,96. Von den vielfältigen Ergebnissen der Studie können hier nur die wesentlichsten Gruppenunterschiede referiert werden (Tabelle 3).

Es zeigte sich, daß in 3 Erfolgsmaßen (Beschwerden, Medikamente, Stimmung) die indizierten Therapien erfolgreicher waren als die nicht indizierten. Gleichzeitig zeigte sich aber auch, daß die 2. Therapiephase (Sitzung 13-24) signifikant wirksamer war als die 1. Therapiephase (Sitzung 1-12), unabhängig von der Indikationsstellung.

Die 3 unterschiedlichen Therapieformen unterschieden sich nicht in ihrer Auswirkung auf die Beschwerden. Lediglich bei der Reduktion von Medikamenten war die kognitive Therapie signifikant erfolgreicher als die beiden anderen.

### Follow-up

Bei der Katamnese 18 Monate nach Therapieende hatten sich die erzielten Therapieerfolge stabilisiert. Die Reduktion der Beschwerden hatte eineinhalb Jahre nach Therapieende gegenüber der 2. Therapiephase (13.-24. Sitzung) noch signifikant zugenommen ($z = 4,96$), und es bestand eine Tendenz ($z = 1,35$) zu einer weiteren Medikamentenreduktion.

### Diskussion

Mit dieser Studie wurde die Bedeutung einer differentiellen Indikationsstellung bei der verhaltenstherapeutischen Behandlung psychosomatischer Störungen empirisch fundiert, indem gezeigt werden konnte, daß auf den einzelnen Patienten und die vermutete Genese seiner Störung abgestimmte Behandlungsverfahren (indizierte Therapien) erfolgreicher waren als Therapien, die unabhängig von einer differentiellen Diagnostik und Indikationsstellung angewandt wurden.

Die 3 unterschiedlichen Therapieformen (kognitive, soziale und psychophysiologische Therapie) unterschieden sich dagegen in ihrer Wirksamkeit nicht, lediglich führte die kognitive Therapie zu einer deutlicheren Medikamentenreduktion, woraus geschlossen werden kann, daß Gespräche und Überredung zu einer deutlicheren Medikamentenreduktion führen können.

Gleichzeitig erfolgte mit dieser Studie auch ein Nachweis der Bedeutung der Therapiedauer bei der verhaltensmodifikatorischen Behandlung psychosomatischer Störungen, da die 2. Therapiephase (13.-24. Sitzung) signifikant wirksamer war als die 1. Therapiephase (1.-12. Sitzung), unabhängig von der Indikationsstellung.

Besonders deutlich waren die Therapieeffekte bei der Reduktion der Medikamenteneinnahme. Man könnte daraus schließen, daß bei so chronifizierten Störungen eine Medikamentenreduktion deshalb leichter zu erreichen ist als eine Beschwerdenreduktion, weil das Absetzen von Medikamenten keine Veränderungen des Lebensstils, der Verhaltensgewohnheiten etc. bedingt und meist auch noch spontan dadurch verstärkt wird, daß es keine negativen Konsequenzen nach sich zieht. Eine Beschwerdenreduktion setzt dagegen eine Veränderung vieler Verhaltensweisen voraus, wozu allem Anschein nach eine noch längere Therapiedauer nötig sein dürfte.

Bewährt hat sich das in der Studie angewandte Ratingsystem auf der Grundlage einer umfassenden Diagnostik auf der physiologischen, sozialen und kognitiven Ebene.

Die Ergebnisse des 18-Monate-Follow-up belegen die Dauerhaftigkeit der erzielten Effekte.

## Literatur

Beck AT (1961) Depressionsfragebogen. Arch Gen Psychiatry 4: 56

Bellack AS, Hersen M (eds) (1979) Research and practice in social skills training. Plenum, New York

Box GEP, Jenkins GM (1970) Time-series analysis: Forecasting and control. Holden Day, San Francisco

Ellis A (1962) Reason and emotion in psychotherapy. Lyle Stuart, New York

Goldfried MR, Goldfried AP (1977) Kognitive Methoden der Verhaltensänderung. In: Kanfer FH, Goldstein AO (Hrsg) Möglichkeiten der Verhaltensänderung. Urban & Schwarzenberg, München, S 103-132

Lazarus A (1979) Fragebogen zur Lebensgeschichte. Materialie Nr. 8 der Deutschen Gesellschaft für Verhaltenstherapie (DGVT). Tübingen

Mandler G, Mandler JM, Uviller ET (1958) Autonomic feedback: The perception of autonomic activity. Journal of abnormal and social Psychology 56: 367-373

Meichenbaum D (1977) Methoden der Selbstinstruktion. In: Kanfer FH, Goldstein AO (Hrsg) Möglichkeiten der Verhaltensänderung. Urban & Schwarzenberg, München, S 407-450

Miltner W, Birbaumer N, Gerber WD (1985) Verhaltensmedizin. Springer, Berlin Heidelberg New York

Paul GL (1967) Strategy of outcome research in psychotherapy. J Consult Psychol 31: 109-118

Pöldinger W (1968) Die Abschätzung der Suizidalität. Huber, Bern

Weiner H (1976) The heterogeneity of „psychosomatic" disease. Psychosom Med 38: 371-372

Weiner H (1977) Psychobiology and human disease. Elsevier, New York

# Die retrobulbäre Neuritis im Vorfeld der multiplen Sklerose – Entlastung und Hilfe durch die Augenübungsgruppe

W. Schultz-Zehden

Die Symptomatik der multiplen Sklerose (MS) kann außerordentlich mannigfaltig sein. Es gibt jedoch einige besonders häufige Krankheitssymptome, die den Patienten in der Initialphase nicht zum Neurologen, sondern zum Augenarzt führen; sie sind zum Teil pathognomonisch für die MS. Das Vorhandensein nur eines einzelnen Symptoms rechtfertigt allein allerdings noch nicht die Diagnose einer MS.

In 20% der Fälle tritt als Frühsymptom eine Retrobulbärneuritis auf: „Der Patient sieht nichts und der Augenarzt sieht auch nichts." Innerhalb von Tagen entsteht ein weitgehender, meist einseitiger Visusverlust mit Zentralskotom, die Patienten können oft nicht mehr die Finger vor den Augen zählen. Im Verlauf von Wochen bessert sich der Visus wieder, meistens bis zum normalen Sehen. Beim Auftreten einer Neuritis nervi optici ist in 60–70% der Fälle eine multiple Sklerose die Ursache (Freyler 1985; Hollwich 1979). Bei ungefähr einem Drittel der Patienten entwikkeln sich nach einer Neuritis n. optici in den darauffolgenden Jahren andere Symptome der multiplen Sklerose, und fast 80% der Patienten haben innerhalb von 15 Jahren weitere Symptome dieser Krankheit (Mumenthaler 1979).

Vielfach treten Bulbusschmerzen und Lichtsensationen bei Augenbewegungen auf. Je nach Lage des entzündlichen Prozesses kann es zu einer Papillitis kommen. Nach 3–4 Wochen kann eine Optikusatrophie, oft aber eine temporale Abblassung der Papille entstehen.

Seltener als die Neuritis nervi optici ist eine Uveitis (Vogt-Koyanagi-Harada-Syndrom). Neben Parästhesien, Mono- oder Hemiparesen stellen sich initial oft Doppelbilder ein – z.B. durch eine Abduzensparese bedingt –, die den Patienten zum Augenarzt führen. Vereinzelt wird auch eine abnorme Ermüdbarkeit der Muskulatur, ähnlich wie bei der Myasthenie, beobachtet, was zu asthenopischen Beschwerden führen kann. Ein Nystagmus ist häufiger bei fortgeschrittenen Stadien.

Bei der augenärztlichen Untersuchung ist häufig eine temporal abnorm blasse Papille zu finden. Papillenblässe und Sehschärfe stehen nicht immer in direkter Korrelation (Hollwich 1979). Die visuell evozierten Potentiale sind bei Patienten mit MS auch ohne klinisch durchgemachte Retrobulbärneuritis meist pathologisch, was für eine Augenbeteiligung bei fast allen Patienten spricht. Mit der Kernspintomographie lassen sich neuerdings Entmarkungsherde des N. opticus darstellen.

Die allgemeinen klinischen Charakteristika der Erkrankung sind in typischen Fällen multiple, zeitlich gestaffelte Schübe mit vollständiger oder partieller Rückbildung der Symptome zwischen einem Schub und dem nächsten und eine multiple topische Lokalisation der Krankheitsherde im zentralen Nervensystem. Dabei können zur selben Zeit Symptome von seiten verschiedener Lokalisationen vorhanden sein oder in mehreren Schüben nacheinander verschiedene Systeme betroffen werden.

Die multiple Sklerose ist in unseren Breiten die häufigste neurologische ZNS-Erkrankung. Sie macht in der Schweiz und in Deutschland über 1‰ der Sektionsfälle aus, wobei die Häufigkeit in den letzten Jahrzehnten wahrscheinlich zugenommen hat (Mumenthaler 1979). Frauen erkranken etwa doppelt so häufig wie Männer. 65% der Ersterkrankungen spielen sich zwischen dem 20. und dem 40. Altersjahr ab. In einem Drittel der Fälle verläuft die Krankheit nicht schubartig, sondern chronisch-progredient. Die Ätiologie ist noch ungeklärt. Es werden Autoimmunvorgänge in Verbindung mit einer vor dem 15. Lebensjahr erworbenen Slow-virus-Infektion diskutiert (Mumenthaler 1979).

Eine kausale Therapie ist bisher nicht bekannt. Prognostische Aussagen sind wegen der erheblichen Variation der Verläufe – besonders in den ersten Krankheitsjahren – unsicher. Die Unberechenbarkeit der Krankheit führt gelegentlich bei den Patienten zu magischen Krankheitsvorstellungen (Poser u. Friedrich 1983).

Zwischen dem Auftreten der Erstsymptome und der Diagnosestellung liegen meist 1½–3 Jahre. Bis der Patient die Diagnose erfährt, vergehen im Mittel noch einmal 2,4 Jahre. Die Problematik beginnt schon bei der Aufklärung (Käppeli u. Wüthrich 1972; Seidler 1978).

Gegenwärtig liegt die Betonung auf epidemiologischen, viralen und immunologischen Forschungen. Dadurch wird der psychosomatische Ansatz in den Hintergrund gedrängt. Bisher liegen zur Entstehung und zum Verlauf der MS hinsichtlich psychodynamischer Faktoren lediglich Einzelbeobachtungen vor. Der Schwerpunkt liegt auf der Krankheitsverarbeitung („coping") MS-Kranker (Dalos et al. 1983; Oberhoff-Looden 1978; Seidler 1978; Schultz u. Kütemeyer 1986).

Psychisch fallen die MS-Patienten oft durch eine unangemessene Euphorie und Kritiklosigkeit ihrer Krankheit gegenüber auf. Mit zunehmender Dauer der Krankheit können psychoorganische Veränderungen bis zur Demenz (Schwachsinnigkeit) auftreten. Psychische Veränderungen können aber auch als Initialsymptom der multiplen Sklerose auftreten, meist in Zusammenhang mit Hirnstammsymptomen (Mumenthaler 1979).

Die psychopathologischen Auffälligkeiten bei MS-Kranken (insbesondere die häufig beschriebene Euphorie) können sowohl die Folge eines demyelinisierenden Prozeß im Hirnstamm, eine paradoxe Reaktion auf die Krankheit oder der Ausdruck einer prämorbiden Persönlichkeitsstruktur sein (Poeck 1973; Groen et al. 1967; Paulley 1976/77; Philippopoulos et al. 1958).

Als Auslösesituation einer MS werden reale oder phantasierte Trennungssituationen von elterlichen Schlüsselfiguren oder auch von älteren Geschwistern beschrieben (Grinker et al. 1950; Paulley 1976/77). Chronische emotionale Belastungen und eine ständige Ängstlichkeit scheinen häufiger einer MS voranzugehen als akute emotionale Belastungen (Philippopoulos et al. 1958). Hinter einer Maske von Gefügigkeit und „unschuldigem Lächeln", das einer „belle indifférence" gleichkommt, verbirgt sich ein stark ausgeprägtes Bedürfnis nach Liebe und Zuwendung (Müller 1978).

Die MS wird häufig mit der Konversion – und umgekehrt – verwechselt. Zu Beginn oder auch im Verlauf der Erkrankung werden vom Patienten oft bizarre

Beschwerden angegeben. Die Vielgestaltigkeit und Flüchtigkeit der Symptome, Remission und Intermission im Verlauf sowie mehr oder minder plötzliches Einsetzen und Verschwinden von Empfindungs- und Bewegungsvorgängen wie auch die „belle indifférence" erschweren die Differentialdiagnose.

Charakteristisch ist der Widerspruch zwischen dem indifferenten, konformen Verhalten und der autoaggressiven Welt der Träume. Diese Dissoziation zwischen dem Primärprozeß im Unterbewußten und der psychosozialen Überangepaßtheit kann sich als Überlebensstrategie in frühester Zeit entwickelt haben. Das „falsche Selbst" (Winnikott 1974) orientiert sich an den Forderungen anderer statt an den eigenen Bedürfnissen. Daneben lebt ohne Beziehung zu diesem sozial überangepaßten Selbst das „Kind" weiter, unterentwickelt und verletzbar, nach Anerkennung suchend.

Groen et al. (1967) sprechen in diesem Zusammenhang von einer infantilen Persönlichkeitsstruktur bei MS-Patienten. Die Unsicherheit eines überangepaßten Selbst im Hinblick auf die Wahrnehmung eigener körperlicher Bedürfnisse ist vergleichbar mit der Unsicherheit des Arztes bei der Diagnosestellung, wenn er funktionelle Erscheinungen (Hypochondrie), Konversionssymptome und Symptome disseminierter Nervenläsionen (Sklerose) gegeneinander abgrenzen soll. Ein Zeichen einer schon länger prämorbid bestehenden körperlichen Selbstentfremdung kann die häufig zu beobachtende Gleichgültigkeit vieler MS-Patienten gegenüber den oft auftretenden Sexualstörungen sein (Schultz u. Kütemeyer 1986).

Die Anpassungstendenz MS-Kranker kann anankastische Züge annehmen, die sich im besonderen Pflichtbewußtsein und übertriebenen Arbeitsverhalten zeigen (Groen et al. 1967). Wolff (1949) wies darauf hin, daß MS-Kranke vorwiegend Berufe mit mechanistischer Tätigkeit wählen. Unter 120 Patienten fand er keinen, der einen freien oder künstlerischen Beruf hatte.

Für MS-Patienten ist eine psychotherapeutische Unterstützung von besonderer Bedeutung, insbesondere im Anfangsstadium, sei es zum besseren Coping oder zur Ich-Stützung bei defekter Persönlichkeitsstruktur, so daß die Krankheit evtl. einen milderen Verlauf nimmt. Indiziert sind dabei stützende Verfahren wie autogenes Training oder katathymes Bilderleben. Ein besserer Bezug zum eigenen Körper und zu den Augen läßt sich mit Yoga und speziellen Augenübungen herstellen.

Das lange Intervall zwischen Auftreten der ersten Beschwerden und der endgültigen Diagnosestellung von mehreren Jahren läßt sich jedoch bereits therapeutisch nutzen. Fast die Hälfte der Patienten sucht wegen charakteristischer Augensymptome im Anfangsstadium zunächst einen Augenarzt auf. Das relativ hohe Risiko (60–70%), nach einer Retrobulbärneuritis an MS zu erkranken, ist Grund genug, die stützende Psychotherapie bereits in der augenärztlichen Praxis zu beginnen (Schultz-Zehden u. Bischof 1986).

Deswegen soll in einem Projekt in Zusammenarbeit mit der neurologischen Klinik allen Patienten, die mit MS-verdächtigen Symptomen die Augenpraxis aufsuchen, eine stützende Psychotherapie angeboten werden. Das Setting sieht vor, daß die Patienten erst das autogene Training erlernen, wobei sich automatisch ergibt, daß die im Anschluß an die jeweiligen Stunden durchgeführten Gruppengespräche in eine Selbsthilfegruppe überleiten. Nach dem Erlernen der Entspannung wird das katathyme Bilderleben in die Gruppe (5–7 Teilnehmer) eingeführt; parallel dazu werden spezielle Augenübungen, die insbesondere die Wahrnehmung trainieren, angeboten. Voruntersuchungen haben gezeigt, daß dieses Angebot von den Patienten dankbar aufgenommen wird und zumindest zu einer subjektiven Besserung führen kann.

## Literatur

Dalos NP, Rabins PV, Brooks BR, O'Donnell P (1983) Disease acitivity and emotional state in multiple sclerosis. Ann Neurol 13: 573

Freyler H (1985) Augenheilkunde. Springer, Wien New York

Grinker RG, Ham G, Robbins F (1950) Some psychodynamics factors in multiple sclerosis. Am Res Nerv Ment Dis 28: 456

Groen JJ, Prick JG, Bastiaans J (1967) Psychosomatic aspects of multiple sclerosis. Acta Med Psychosom 3

Hollwich F (1979) Augenheilkunde, 9. Aufl. Thieme, Stuttgart

Käppeli F, Wüthrich R (1972) Untersuchungen über den Erstschub bei Multipler Sklerose und dessen Bedeutung für die Diagnosestellung. Praxis 61: 1226

Müller E (1978) Die multiple Sklerose des Gehirns und des Rückenmarks. Ihre Pathologie und Behandlung. Fischer, Jena

Mumenthaler M (1979) Neurologie, 6. Aufl. Thieme, Stuttgart New York

Oberhoff-Looden I (1978) Psychopathologie der Multiplen-Sklerose. Müller, Salzburg

Paulley JW (1976/77) Psychological management of multiple sclerosis. Psychother Psychosom 27: 26

Philippopoulos GS, Wittkower ED, Cousineau A (1958) The etiologic significance of emotional factors in onset and exacerbation of multiple sclerosis. Psychosom Med 20: 458

Poeck K (1973) Leserbrief zu der Arbeit „Psychopathologische Besonderheiten bei Kranken mit Encephalomyelitis disseminata" („Multiple Sklerose") Von T. R. Payk. Nervenarzt 44: 656

Poser S, Friedrich H (1983) Psychiatrisch-psychotherapeutische Erfahrungen bei der multiplen Sklerose. In: Bönisch E, Meyer JE (Hrsg) Psychosomatik der klinischen Medizin. Psychiatrisch-psychotherapeutische Erfahrungen bei schweren somatischen Krankheiten. Springer, Berlin Heidelberg New York, S 39–54

Schultz U, Kütemeyer M (1986) Neurologie. In: Uexküll T von (Hrsg) Lehrbuch der Psychosomatischen Medizin, 3. neubearb. Aufl. Urban & Schwarzenberg, München, S 964–966

Schultz-Zehden W, Bischof F (1986) Auge und Psychosomatik. Deutscher Ärzte-Verlag, Köln

Seidler GH (1978) Die psychosoziale Verarbeitung chronischer Krankheit bei Multipler Sklerose und Querschnittsgelähmten. Med. Dissertation, Universität Göttingen

Winnikott DW (1974) Ich-Integration in der Entwicklung des Kindes. In: Reifungsprozesse und fördernde Umwelt. Kindler, München, S 72–81

Wolff WH (1949) Multiple Sklerose und Beruf. Ein Beitrag zur anthropologischen Medizin. Z Ges Inn Med 13/14: 434

# Zur Psychotherapie der Alopecia universalis

H. Willenberg

## Einleitung

Wie Egle u. Tauschke (1987) in einer Literaturübersicht feststellen, wird die Möglichkeit, daß es sich bei der Alopezie um ein psychosomatisches Krankheitsbild handelt, bereits seit 100 Jahren diskutiert. Obwohl die Ätiologie dieses Krankheitsbildes immer noch unvollständig geklärt ist, kann die einseitige Überbetonung eines einzigen ätiologischen Faktors als überholt gelten. So dürfen auch Studien, die psychosoziale und psychodynamische Besonderheiten als pathogenetisch relevant wahrscheinlich machen, nicht zu dem Kurzschluß verleiten, es handele sich bei der Alopezie um eine rein psychogene Erkrankung. Andererseits braucht die Hypothese, daß die Alopezie in einem Zusammenhang mit einer Reduzierung der T-Lymphozyten steht, keineswegs gegen eine Interaktion mit pathogenen psychosozialen Faktoren zu sprechen.

Berichte über die Psychotherapie von Alopeziepatienten sind rar. So berichten Cohen u. Lichtenberg (1967) über die Behandlung von 2 Patienten, bei denen eine Alopecia areata im Verlauf einer aus anderen Gründen begonnenen Psychotherapie auftrat und sich wieder zurückbildete.

Es soll im folgenden über die analytische Psychotherapie von 2 Patientinnen berichtet werden, die an einer Alopecia universalis erkrankt waren und sich parallel zur Psychotherapie in dermatologischer Behandlung befanden. In beiden Fällen sollten die prämorbiden Hintergründe der Depressivität und der Kontaktstörung bearbeitet werden, die bei beiden im Zusammenhang mit dem Haarausfall deutlicher hervorgetreten waren. Es wurde bewußt vermieden, bei den Patientinnen Hoffnungen zu fördern, die Psychotherapie könnte die Wahrscheinlichkeit des Haarwuchses deutlich vergrößern.

## Die psychosoziale Situation vor dem Ausbruch der Symptomatik

### Fall I

Die beim Erstgespräch 33jährige Frau P. hatte 3 Jahre zuvor in den Tagen, in denen ihr Scheidungstermin festgesetzt worden war, den ersten kreisrunden Haarausfall bemerkt. Die 10 Jahre dauernde Ehe wird als eine extrem enge Beziehung beschrieben, die sie „als etwas Absolutes" erlebt habe. Über Jahre hinweg war wegen der

Karriere des Mannes nur eine Wochenendehe möglich gewesen. Nachdem sie ihre Stellung als wissenschaftliche Assistentin gekündigt hatte und gerade zu ihm nach Norddeutschland ziehen wollte, wurde sie plötzlich damit konfrontiert, daß er eine Freundin hatte, die ihrerseits im Begriff war, zu ihm zu ziehen. Unter demütigenden Umständen versuchte sie monatelang, die Ehe zu retten. Als die Vergeblichkeit ihrer Bemühung nicht mehr zu übersehen war, ist die Alopezie bereits fast vollständig. Seither lebt sie allein. Daß sie keine engeren Beziehungen zu einem Mann eingehen konnte, sieht sie als ihr Hauptproblem und als eigentlichen Therapiegrund an.

## *Fall II*

Die beim Erstgespräch 16jährige Inge C. hatte seit dem 13. Lebensjahr an einer extremen Schuppenflechte der Kopfhaut gelitten, die mit 14 Jahren verschwand, als eine Alopecia areata auftrat, die sich innerhalb einiger Monate zu einer Alopecia universalis ausweitete. Dem Beginn des Haarausfalls ging eine Serie bedrohlicher Situationen, Enttäuschungen und schmerzhafter Verluste voraus. Ohne daß sie den Grund hierfür verstand, wandte sich ihre einzige enge Freundin plötzlich von ihr ab. Sie bezeichnet dies als das schlimmste Erlebnis ihres Lebens. Im 8. Schuljahr der Gesamtschule wurde sie im Rahmen eines mehrwöchigen Berufsfindungspraktikums in der Siechenabteilung eines Altenheimes eingesetzt. Die Konfrontation mit völlig hilflosen Menschen schockierte sie zutiefst. Auch bei den Eltern fand sie kein Verständnis, sondern hörte nur Durchhalteparolen. Selbst als sich eine Verletzung am Arm als von ihr selbst herbeigeführt erwies, verstanden die Eltern nicht, wie absolut unzumutbar das Praktikum war. Kurz zuvor hatte sie einen Autounfall erlitten, bei dem die vorne sitzende Großmutter schwer, die Mutter leicht verletzt wurde. Ihr selbst geschah nichts. Nach weiteren Zwischenfällen kulminierte die Unglücksserie in einem häuslichen Unfall des Vaters, bei dem er ein Auge verlor. Diese Ereignisse geschahen während des Frühjahres, der Haarausfall begann im Frühsommer.

## Gemeinsame Kennzeichen der Lebenssituation der Patientinnen im Verlauf des Halbjahres vor Beginn der Symptomatik

- Das plötzliche Zerbrechen der von ihr als absolut sicher angesehenen Ehe bedeutete für Frau P. eine ebenso erschütternde existenzielle Verunsicherung wie die Häufung von Unfällen, Enttäuschungen und Verlusten bei Inge C.
- Beide versuchen so lange wie irgend möglich durchzuhalten und Verluste zu verleugnen. Inge C. geht bis zum letzten Tag ins Altenheim und läßt sich auch nach den Unfällen keine Anzeichen besonderer Bewegung anmerken. Frau P. hält noch fast 3 Jahre nach der Scheidung an der irrealen Vorstellung fest, daß der Mann eines Tages zurückkommt. Egle u. Tauschke (1987) vermuten, daß die Alopezie „als Begleitsymptom oder vielleicht sogar als Äquivalent einer pathologischen Trauerreaktion verstanden werden kann". Besonders bei Frau P. könnte man sagen, daß nicht der Verlust selbst das eigentlich traumatisierende Ereignis war, sondern die Unfähigkeit, das Objekt verloren geben und betrauern zu können, sich schädigend auswirkte. Bei Inge C. gibt es zur Bindung an die Eltern keine Alternative, so daß eine reale Ablösung von den enttäuschenden Objekten

nicht möglich war und der Verlust des guten inneren Bildes der Eltern nicht intrapsychisch bewältigt werden konnte. Vgl. dazu Vaillant (1985, S. 59): „Contrary to folklore and psychiatric myth, separation from and loss of those we love do not cause psychopathology." – „. . . it is the people who stay in our lives that drive us mad, not the ones who leave" (S. 61).

- Der Ausbruch der Erkrankung erfolgte in zeitlichem Abstand zum belastenden Ereignis selbst, als alle anderen innerpsychischen und realen Bewältigungsmöglichkeiten erschöpft waren. Unter dem Aspekt der immunologischen Ätiologie könnte man sagen, daß es erst einer längeren Distreßphase bedarf, bis es zu einer ausreichenden Beeinträchtigung des immunologischen Gleichgewichts und der Störung in den Haarfollikeln kommt. Daß zwischen den möglicherweise auslösenden Lebensereignissen und dem Erkrankungsbeginn nicht mehr als 6 Monate liegen, ist im Sinne der Life-event-Forschung bedeutungsvoll. Länger davor liegende Ereignisse können nicht mehr als „life event" in einem Zusammenhang mit dem Symptom gewertet werden (vgl. Cooper 1980).

## Merkmale und Dynamik der Herkunftsfamilie

### Fall I

Frau P. wuchs zusammen mit ihrer 5 Jahre jüngeren Schwester bei den Eltern auf. Die Mutter war schwer herzkrank und starb bei einer Operation wenige Tage nach dem Abitur der Patientin. Im Verlauf der Therapie wurde bei der Schwester ein Morbus Crohn diagnostiziert. Vor Beginn ihrer über längere Zeit ungeklärten Darmsymptomatik war auch bei ihr eine Alopecia areata aufgetreten, die aber ohne Behandlung wieder verschwunden war. Der Vater hat seit seinem 8. Lebensjahr eine Alopecia universalis, die auch als Alopecia areata begonnen hatte. Kriegsbedingt ist er beinamputiert. Die familiären Verhältnisse werden als ideal dargestellt. Zwischen den Eltern habe es nie Reibungen gegeben. Wichtigster Charakterzug der Mutter war eine ausgeprägte Opferhaltung. Um der Harmonie willen habe sie alles geschluckt. Eigene Bedürfnisse habe sie nie geäußert, sondern erwartet, daß man ihre Wünsche errät. Die Patientin habe sich als Kind nie aufgelehnt. Obwohl sie sich wie ein Junge gefühlt und verhalten habe, trug sie auf Wunsch der Mutter lange Haare. Den Vater bewunderte sie, weil er trotz seiner Beinamputation Sport trieb und versuchte, mit nicht behinderten jüngeren Männern zu konkurrieren. Mit seiner Alopezie ging er so selbstverständlich um, daß sie erst in der Pubertät darauf aufmerksam geworden sei. Obwohl sie häufig von einer „offenen Atmosphäre in der Familie" spricht, durften strittige Themen nie direkt ausgetragen werden, um das Bild einer äußeren Harmonie nicht anzutasten. Ansonsten gab es keine direkt ausgesprochenen festen Regeln. Im Verlauf der Behandlung sagte sie: „Der Liberalismus kann mehr einengen als strikte Verbote." In der Familie herrschte ein zwar enges, aber indirektes Kommunikationssystem. Jeder nimmt an den Belangen des anderen regen Anteil, doch darf über Bedürfnisse einzelner nie unmittelbar gesprochen werden. Stattdessen schließen sich die jeweils anderen „konspirativ" zusammen und gehen auf die Bedürfnisse des Schwächsten in so verhüllter Form ein, daß sich dieser nie unmittelbar einem einzelnen verpflichtet fühlen muß. Geht es einem

Mitglied besonders schlecht, gebietet es seine Loyalität gegenüber der restlichen Familie, Notsignale so weit wie möglich zu unterdrücken, damit niemand in Zugzwang kommt. So findet sie es noch im Erstinterview ganz selbstverständlich, daß sich der Vater, als es ihr während der Scheidung besonders schlecht ging, eine Weile zurückzog. Dieses vorwiegend nonverbal funktionierende System war ausgependelt zwischen dem Respektieren und Befriedigen symbiotischer Wünsche einerseits und der kollektiven Abwehr der Wünsche, sobald sie zu stark zu werden drohten, andererseits. Dieser Mechanismus trug u. a. dazu bei, daß die bedrohte Autonomie jedes einzelnen innerhalb bestimmter Grenzen gewährleistet bleiben konnte.

Hierzu 2 Beispiele: Wenige Tage vor ihrem Tode bestand die Mutter darauf, daß die geplante Abiturfeier trotz ihrer schweren Herzerkrankung im Hause stattfand, da man um ihretwillen keine Umstände machen und niemand unter ihrem Leiden mitleiden sollte. Nach dem Tod der Mutter bleibt die Tochter jedoch mit heftigen, bisher noch nicht vollständig verarbeiteten Schuldgefühlen zurück. - In einem gemeinsamen Urlaub mit dem Vater war es die größte Sorge der Schwester, daß der Vater nicht von ihrer Crohn-Krankheit erfährt, um ihn nicht aufzuregen und seinen Urlaubsgenuß zu schmälern. Deshalb aß sie den von ihm regelmäßig gekochten Pudding, was ihre Beschwerden extrem verstärkte. Die Patientin erfuhr von der Darmerkrankung erst, nachdem die Schwester bei ihr am Hinterkopf deutliche Ansätze von Haarwuchs (der dann bald wieder verschwand) festgestellt hatte. Auch von dem Geheimnis, daß sie entgegen ihren bisherigen Erzählungen arbeitslos war, erfuhr Frau P. erst bei dieser Gelegenheit. Erst als sie wegen des neu beginnenden Haarwuchses die Patientin als belastbar genug einschätzen konnte, glaubte die Schwester, ihr ihre eigenen Hiobsbotschaften überbringen zu dürfen.

Das Mitleiden des jeweils anderen Familienmitgliedes muß so dosiert werden, daß er nicht zu sehr belastet wird und man nicht befürchten muß, ihn dadurch zu verlieren. Charakteristisch für die Familie erscheint eine einsinnige Permeabilität der Selbstobjektgrenzen zu sein. Man fühlt sich gegenseitig ineinander ein, muß aber die Rückmeldung tabuieren, indem man so tut, als habe man nichts bemerkt. Trotz oder gerade wegen der wechselseitigen Fürsorge birgt dieses System - im Sinne der Wiederkehr des Verdrängten im Symptom - die Gefahr der Selbstzerstörung.

### Fall II

Inge C. wuchs zusammen mit ihren Eltern und dem 6 Jahre jüngeren Bruder auf. Der Vater ist leitender Angestellter, die Mutter Hausfrau. Im Erstinterview heißt es, in der Familie herrsche seit jeher vollkommene Harmonie. Bis zu ihrem 6. Lebensjahr (Geburt des Bruders) habe sie im Bett der Eltern geschlafen. Erst in einem fortgeschrittenen Stadium der Therapie kann sie sagen, „bei uns wird Harmonie fast gewaltsam aufrecht erhalten". Die Eltern kann sie nicht differenziert beschreiben, sie seien nach ihrer Wahrnehmung beide gleich. In einer Familiensitzung vor Beginn der eigentlichen Behandlung zeigt sich der Vater als ein wenig sensibler, nur an konkreten Fakten orientierter Mann, der besonders dann Freude an seiner Tochter zu haben scheint, wenn sie sich im Sport möglichst draufgängerisch verhält. Die Mutter ist von theatralischer Freundlichkeit und überfließender Besorgtheit, scheint aber sehr zu leiden, sobald die Kinder nicht ihren narzißtischen Projektionen genügen. Die Patientin verleugnet ihr Leiden am Symptom, „damit meine Mutter nicht gleich losheult". Es scheint ihr aber auch eine gewisse Genugtuung zu verschaffen, demonstrieren zu können, daß sie die Kahlköpfigkeit völlig anders erlebt als die Mutter und eher auf eine Weise damit umgehen kann, die den Vorstellungen des Vaters entspricht. Die Patientin berichtet: „Alle in der Familie sind besorgt, aber keiner guckt richtig hin. Seit meine Haare weg sind, gucken aber alle." Diese Haltung der Tochter und insbesondere die heftigen Reaktionen der Mutter auf die Alopezie ähneln den Beschreibungen von Dugas (1982), der von der Symptomatik als einer „provocation vis à vis de la mère" spricht. Die Patientin beklagt, daß man in der Familie gar nicht wisse, woran man sei. Seit einigen Jahren trägt sie einen Stein bei sich, den sie immer wenn sie sich einsam und orientierungslos fühlt, fest in die Hand nimmt und der sie dann trösten könne. Die sinnliche Erfahrung des festen Steines steht in deutlichem Kontrast zu der zerfließenden, konturlosen Atmosphäre der Familie und besonders zu der unecht wirkenden, einengenden Besorgtheit der Mutter.

Bei beiden Patientinnen ist das Grundmuster der Herkunftsfamilien durch folgende Merkmale gekennzeichnet:

-   Die Mütter ähneln der „mère couveuse", einem von de Graciansky u. Stern (1952) beschriebenen Typ von Müttern von Alopeziepatienten. Diese Mütter binden ihre Kinder durch Überbesorgtheit an sich, bringen sie in starke Abhängigkeit und verhindern so ihre Individuation. Den Kindern wiederum fehle es an ausreichender Aggressivität, um sich gegen Beschränkungen ihrer Freiheit aufzulehnen.
-   In beiden Familien herrscht eine Harmonisierungsideologie, die durch eine ausgeprägte Aggressionshemmung aufrechterhalten wird. Man könnte sinnbildlich sagen, daß an der Oberfläche Friede herrscht, während von unten her die Wurzeln angefressen werden.
-   Beide Patientinnen haben Angst, sich den Normen der Familien nicht anzupassen, damit sie die übrigen Familienmitglieder nicht über Gebühr belasten und dadurch deren Verlust riskieren.
-   Das führt zu einem *Parentifizierungsdruck* und trägt zu zwar diffusen, aber stark entwickelten *Schuldgefühlen* und *Versündigungsphantasien* bei.

## Therapieverlauf

### Fall I

Im Erstinterview tritt Frau P. selbstbewußt auf, beginnt aber sofort beim Scheidungsthema zu weinen. Sie hat die Vorstellung, die Haare seien ihr ausgefallen, um Männer abzuschrecken und neue Enttäuschungen verhüten zu können. Dieser Effekt wird noch durch ihre recht unvorteilhafte Aufmachung unterstrichen. In der Therapie will sie ihr Scheidungstrauma bewältigen, um einen neuen Partner finden zu können. Die Haare würden dann wachsen oder nicht; wenn nicht, müsse sie sich eben damit abfinden. Sie bringt mich schon bei der Indikationsstellung in eine Haltung, die dem familiären Arrangement ähnelt: Ich spüre ihre Bedürftigkeit und Not, merke aber zugleich, daß ich hierauf so reagieren soll, als habe ich davon nichts mitbekommen. Ich biete ihr eine einstündige Behandlung im Sitzen an. Hätte ich ihr ein weitergehendes Angebot gemacht, hätte sie sich wahrscheinlich sofort zurückgezogen. Nachdem ich mich im Erstgespräch nicht von ihrem unvorteilhaften Äußeren hatte abschrecken lassen, gibt sie mir bereits in der zweiten Therapiestunde ein Signal für ihr Vertrauen: Sie erscheint mit neuer Perücke, ansprechender Brille, hübschem Kleid und Make-up. Selbst über eine gerade am Kopf entdeckte Lanugobehaarung kann sie berichten. Sie spricht dann darüber, wie sehr sie auf der Hut sein müsse, um sich „nicht zu sehr in diese Beziehung plumpsen zu lassen". Sie bleibt sehr kontrolliert, versucht, die Therapie als Dienstgeschäft zu verstehen, fehlt häufig und ist nicht zu einer auch meinen Wünschen entgegenkommenden Ferienregelung zu bewegen. Sie versucht, jeden Einfall zu intellektualisieren und ergeht sich in plakativen Erörterungen über Freiheit und Selbstverwirklichung. Häufig blitzt ihr Wunsch nach einem starken Mann auf, dem sie sich unbesehen überlassen kann. Diese mit Einfällen über den Vater assoziierte Thematik wird lange Zeit als ödipale Übertragung gesehen und kann erst nach ca. 2 Jahren als Ausdruck ihrer frustranen Bedürfnisse nach primärer Mütterlichkeit verstehbar und bearbeitbar werden. Nach ca. 7 Monaten kann sie auf das Angebot einer Erweiterung auf 2 Wochenstunden eingehen. Meine Hoffnung, daß ihre Neigung zur Intellektualisierung und Konkretisierung nachlassen würde, bestätigt sich nur begrenzt. Immerhin kann sie in einigen Stunden ihren Jammer über wieder ausgefallene Haaransätze und ihr Entsetzen angesichts kahlköpfiger krebskranker Kinder zulassen. Nach ca. einem weiteren Jahr, als sich ihre Mitteilungen nur noch auf die Chronik der laufenden Ereignisse beschränkten und von einem analytischen Prozeß kaum noch gesprochen werden konnte, sah ich die Ursache hierfür im äußeren Arrangement. Ich schlug eine Fortsetzung der Therapie im Liegen mit erhöhter Stundenfrequenz vor. Als Alternative sollte über eine Terminierung der Behandlung gesprochen werden. Ich hatte nicht geahnt, daß sie hierin ein brutales Ultimatum sah und ich sie in eine Double-bind-Situation gebracht hatte, auf die sie mit Panik und Verzweiflung reagierte.

Ich hätte es so gemacht wie ihr Mann, für den es nur die Alternative zwischen absoluter Unterwerfung und totalem Fallenlassen gegeben habe. Beim Gedanken an die Couch fühlt sie sich wie lebendig begraben; eine Terminierung der Therapie sei für sie so, als würde sie „ohne Wasser in die Wüste geschickt". Diesen Konflikt erlebt sie als körperlichen Schmerz, „als würden die Eingeweide zerrissen". Zur gleichen Zeit soll der Schwester, die selbst in einer schweren Ehekrise steckt, ein Teil des Darms entfernt werden. Diese kritische Phase gibt Aufschluß über die von der Patientin bisher erfahrenen und internalisierten Objektimagines: Das Objekt ist entweder schwach und diffus oder brutal und vernichtend. Dazwischen gibt es nichts. Die Erfahrung, auf annehmbare Alternativen ausweichen zu können, scheint ihr bisher nicht vergönnt gewesen zu sein. Es ist, als habe in dieser Familie die Erkrankung eines Organs oder die Entfernung eines Teiles des Körpers die Bedeutung eines Opfers (vgl. Kutter 1984). Durch die Abtrennung dieses Teiles wird das fehlende dritte Objekt geschaffen, das dem Rest dazu verhilft, als autonomes Wesen erhalten bleiben zu können. Frau P. sagt: „Wenn man will, daß eine Sache etwas nützt, dann muß man auch Opfer bringen können, dann muß es auch weh tun dürfen." Wegen ihrer Angst bleibt es zunächst bei dem bisherigen therapeutischen Setting. Dieses Einlenken erlebt sie als Enttäuschung. Sie wünscht sich, daß ich anders bin als ihr Vater, daß ich mich offensiver verhalte und meine Vorstellungen durchsetze. Nach einiger Zeit legt sie sich von sich aus hin und wird erneut von Angst erfaßt. Sie fühle sich wie gelähmt, denkt an Krankheit und Tod und komme sich so vor, als werde sie in einen Sarg gepreßt. Schon bald konnte sie das Liegen aber als angenehm und entlastend erleben. Ihre Angst konnte z.T. als Ausdruck der Sorge verstanden werden, ich könnte ihre ungehemmte Regression nicht ertragen und deswegen die Therapie abbrechen. Wieder ist also das Maß, in dem die eigene Bedürftigkeit zugelassen werden kann, unmittelbar von der Belastbarkeit eines Mitmenschen abhängig. Nach einer Behandlungszeit von ca. 2 Jahren lernt sie einen verheirateten Mann kennen, der weit entfernt lebt und den sie nur sehr selten sehen kann. Dies stärkt ihr Selbstgefühl, ohne daß sie sich vom Scheitern einer zu engen Bindung bedroht fühlen muß. In ihrer Übertragung kann ich zum wohlwollenden Begleiter werden und muß nicht mehr als verschlingendes Ungeheuer gefürchtet werden. Es wird eine nicht symbiotische Nähe geschaffen, die einen Dritten nicht ausschließen muß. Dies hilft ihr, irreale Erwartungen zu korrigieren und zu entdecken, daß sie durch ihren Absolutheitsanspruch der Erfüllung ihres Wunsches nach einer dauerhaften Partnerschaft entgegengearbeitet hatte. Gegenüber Bekannten beginnt sie sich abzugrenzen und sich ohne Schuldgefühle dagegen zu wehren, ausgenutzt zu werden.

Eine Beendigung der Behandlung ist z.Z. noch nicht terminiert. Nach ihren Mitteilungen bestehen im Augenblick nur vereinzelte Haaransätze. Die Haare erlebte sie bis vor kurzem als Inbegriff der Vitalität und glaubte, sich selbst ohne dieses Attribut nicht akzeptieren zu dürfen, um sich nicht aufzugeben. Durch die fehlenden Haare werde sie so eingeschränkt wie früher durch ihre Abhängigkeit vom Ehemann. Inzwischen hat sie sich darauf eingestellt, sich mit der Endgültigkeit der Alopezie abfinden zu müssen. Dies hat entscheidend zu einer größeren Flexibilität im sozialen Umgang beigetragen. Hatte sie früher die Vorstellung, daß der Haarausfall die Funktion hat, Kontakte sicherheitshalber zu verhindern, will sie jetzt auch ohne Haare um ihrer selbst willen geliebt werden.

## *Fall II*

Inge C. kommt zu der über 2 Jahre dauernden wöchentlich einstündigen Therapie in Begleitung der Mutter, die nicht nur im Warteraum die Szene beherrscht, sondern auch im Geiste in den Sitzungen präsent zu sein scheint, da die Tochter hinterher über den Stundenverlauf befragt wird. Sie ist sehr still und läßt während langer Schweigephasen ein leises Schniefen vernehmen, das bald als unterdrücktes Weinen verstanden wird. Sie bringt eines Tages ein riesiges Vorratspaket Taschentücher mit, damit mir die Tücher, die ich ihr bisher gab, nie ausgehen. Sie beginnt Vertrauen zu fassen, daß es hier um sie selbst und nicht um die Interessen ihrer Eltern geht, die, als die Haare nach einigen Monaten noch nicht nachgewachsen waren, zunehmend argwöhnischer reagierten. Auch in der Hautklinik fühlt sie sich durch die Bemerkung, sie sei ein hartnäckiger Fall, unter Druck gesetzt. Dies mache es ihr schwer, sich mit der Möglichkeit einer dauerhaften Erkahlung abfinden zu können. Erst gegen Ende der Behandlung erfahre ich, daß schon seit langem in großen Bereichen des Kopfes Haare nachgewachsen sind, die sie schamhafter verbirgt als zuvor die Kahlheit.

In eine entscheidende Phase kommt die Behandlung, als die Kasse nach 50 h Schwierigkeiten beim Verlängerungsantrag macht und die Eltern sich weigern, selbst zu zahlen. In einem Familiengespräch fällt besonders die spöttische Entwertung der Therapie durch den Vater auf. Die Familie ist beeindruckt, als ich wegen der Dringlichkeit der Therapie eine nicht honorierte Weiterbehandlung anbiete. Inge erlebt mein Verhalten als Modell einer konstruktiv-aggressiven Auseinandersetzung mit den Eltern, die sie selbst ohne Loyalitätskonflikte durchsteht, da die Verantwortung für den Zusammenhalt der Familie an mich delegiert werden konnte. Die Therapie wird zu einer Alternative zur Mutter, die draußen vor der Tür bleibt. Sehr zaghaft spricht sie über Gedanken, die sie in der Familie nicht zu äußern wagt, da die Eltern nichts damit anzufangen wissen. Meist geht es um Grenzerfahrungen, wie Vergänglichkeit und Krankheit, denen der Mensch hilflos ausgeliefert ist und mit denen sie auch vor Ausbruch der Symptomatik massiv konfrontiert war. Wichtigster Halt, der sie auch Selbstmordgedanken habe verwerfen lassen, ist ihr Glauben. Auch hiermit muß sie sich vor Eltern und Lehrern, die sie ursprünglich hierin unterwiesen hatten, verbergen, da sie sich nicht ernst genommen fühlt. An ihrem 18. Geburtstag beendet sie auf eigenen Wunsch die dermatologische Behandlung. Das Ende der Psychotherapie wird auf die Zeit kurz vor ihrem Abitur festgesetzt. Sie bezeichnet die beiden Jahre der Behandlung als sinnvolle Zeit, da sie selbstbewußter geworden sei und gelernt habe, ihre Interessen ohne Schuldgefühle zu vertreten. Auch die Eltern hätten sich verändert. Besonders der Vater habe eingesehen, daß es ein Fehler war, auf der Fortsetzung des Praktikums zu bestehen. Sie möchte sich nicht noch mehr an die Therapie gewöhnen und einer von außen aufgezwungenen Beendigung zuvorkommen. Ein entscheidendes Merkmal dieser Behandlung scheint es gewesen zu sein, daß nonverbal eine sichere, ernste Atmosphäre entstehen konnte, die sie in der Familie vermissen mußte und die nun eine Reifung und Individuation der Persönlichkeit fördern konnte.

**Diskussion**

Die beschriebenen Patientinnen gehören zu der in der Literatur beschriebenen „prominentesten Subgruppe des Störungsbildes" (Egle u. Tauschke, 1987), für die eine depressiv determinierte Psychodynamik, eine von Ängstlichkeit, sozialer Zurückhaltung und Depressivität geprägte Primärpersönlichkeit sowie eine von Reaktionsbildungen und Aggressionshemmungen bestimmte Familiendynamik kennzeichnend ist. Ebenfalls finden sich Lebensereignisse, wie Verluste und Enttäuschungen, die als zur Auslösung der Symptomatik beitragende Faktoren gewertet werden können. Besonders bei Frau P. ist wegen der in der Familie gehäuft auftretenden Alopezie die Wirksamkeit eines genetischen Faktors (immunologische Schwäche) anzunehmen. Das familiäre Sicherungssystem, in das die Patienten früh im Sinne einer Parentifizierung hineingezogen wurden sowie ihre basale Verunsicherung scheinen zusammen mit dem hereditären Faktor eine erhöhte psychophysiologische Anfälligkeit zu bedingen (vgl. Bartrop et al. 1977; Stein et al. 1981). Das Zerbrechen psychischer Abwehrkonstellationen läßt nach unserer Hypothese bisher kompensierte somatische Reaktionsmuster hervortreten. Die körperliche Dekompensation, so nehmen wir an, begünstigt zusätzlich die Aktualisierung vorsprachlicher Erfahrungen und psychophysiologischer Reaktionsmuster, etwa panischer Angst und eine vital-depressive Gestimmtheit.

Die psychotherapeutische Voreinstellung betonte den Aspekt eines somatopsychischen Geschehens. Die Zielvorstellung, den Patientinnen im Rahmen ihrer neurotischen Konflikthaftigkeit zu einer angemessenen Bewältigung der Alopezie zu verhelfen, diente sowohl dazu, einen symptomzentrierten Erfolgszwang zu vermeiden, als auch vorschnell den symbolischen Gehalt des Symptoms erfassen zu wollen und dies mit ätiologischen Erklärungen zu verwechseln.

Wesentliches Agens der Therapien war vermutlich die vorsprachliche Dimension der analytischen Beziehung, die ein Ausheilen früher Entwicklungsstörungen und Defizite begünstigte. Hierdurch konnte ein Prozeß angemessener Trauerarbeit über die Traumata der als auslösend vermuteten Szene und des Verlustes der Haare eingeleitet werden. Ferner konnten im sozialen Umgang aggressive Impulse konstruktiv im Dienste der Individuierung zugelassen werden. Es kann vermutet werden, daß diese psychischen Veränderungen in Verbindung mit dermatologischen Maßnahmen auch zu einer Wiederherstellung des physiologischen Äquilibriums beitragen, wodurch, sofern die Haarfollikel noch intakt sind, der Haarwuchs begünstigt werden kann.

## Literatur

Bartrop RW, Lazarus L, Luckhurst E, Kiloh LG, Penny R (1977) Depressed lymphocyte function after bereavement. Lancet I: 834–836

Cohen JH, Lichtenberg JD (1967) Alopecia areata Arch Gen Psychiatry 17: 608–614

Cooper B (1980) Die Rolle von Lebensereignissen bei der Entstehung von psychischen Erkrankungen. Nervenarzt 51: 321–331

Dugas M (1983) La pelade: une maladie psychosomatique? Rôle des événements vitaux. Neuropsychiatr enfance Adolesc 31/4; 1979–1991

Egle UT, Tauschke E (1987) Die Alopezie – ein psychosomatisches Krankheitsbild? Psychother Med Psychol (im Druck)

De Graciansky P, Stern E (1952) Le rôle des facteurs psychiques dans l'étiologie de quelques dermatoses. Ann Dermatol Venerol 79: 5–19

Kutter P (1984) Nicht-Leiden und Nicht-Sterben. Zwei Kompromißbildungen psychosomatischer Krankheit. Prax Psychother Psychosom 29: 71–75

Stein M, Keller S, Schleifer S (1981) The hypothalamus and the immune response. In: Weiner H, Hofer MA, Stunkard AJ (eds) Brain, behaviour, and bodily desease. Raven, New York

Vaillant GE (1985) Loss as a methaphor for attachment. Am J Psychoanal 45/1: 59–67

# Modell einer stationären, psychotherapeutisch orientierten Rehabilitation bei jungen Problempatienten mit Psychosen

K. Bechter, E. Gaus, A. Rein, P. Joraschky und E. Reisinger

## Einleitung

Vor 5 Jahren wurde an unserer Klinik eine spezialisierte Station zur medizinischen Rehabilitation junger Patienten mit Psychosen, vorwiegend aus dem schizophrenen Formenkreis, eingerichtet. Dies erschien sinnvoll, weil sich in dieser Klientel immer wieder eine bestimmte Problemgruppe herausschälte, der mit den üblichen Behandlungsmaßnahmen keine ausreichende Hilfe gewährt werden konnte. Zudem forderte das Lebensalter dieser Patienten auf, besondere Anstrengungen zu unternehmen und nicht einfach zu resignieren.

Das multidimensionale Therapiekonzept wurde ständig weiterentwickelt und erprobt. Die jetzt vorliegende Form hat sich ca. 1½ Jahre lang klinisch bewährt. Integriert sind Pharmakotherapie, Trainingsmaßnahmen, gezielte Förderung des Sozialverhaltens, Information, Angehörigenarbeit und individuelle Psychotherapie.

## Problemstellung

Hauptprobleme in dieser Patientengruppe sind schwere Antriebsstörungen, Zwangssymptomatik, Autismus, andere Verhaltensauffälligkeiten, z.T. aber auch fixierte Wahnsysteme und leichtere chronisch-produktive Symptomatik. Insgesamt sind diese Patienten zu krank, um eine rehabilitative Maßnahme außerhalb einer Klinik mitmachen zu können.

## Stationsstruktur

Die Station hat 17 Betten und ist gemischtgeschlechtlich belegt. Die Struktur muß einerseits so beschaffen sein, daß sie dem Patienten möglichst viel Halt und Orientierung gibt, andererseits kein einengendes Korsett daraus entsteht. Ohne ausreichende Strukturierung läßt sich die oft sehr schwere Regression nicht überwinden; eine zu starre Struktur kann hingegen zu aktivem Rückzug führen und die Patienten überfordern.

Der Wochenplan für den Patienten (Abb. 1) enthält im wesentlichen folgende Elemente:

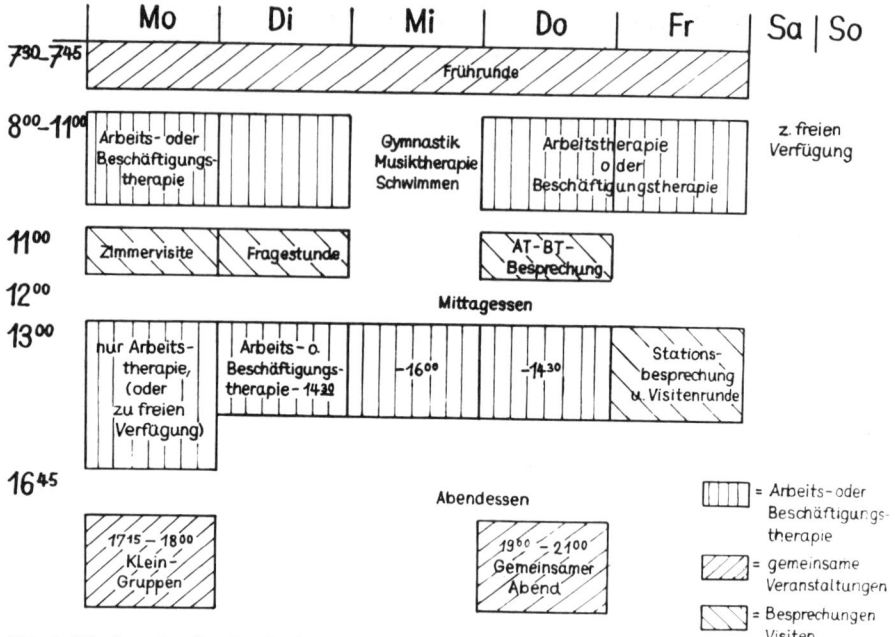

**Abb. 1.** Wochenplan für den Patienten

1) Beschäftigungs- oder Arbeitstherapie,
2) gemeinsame Veranstaltungen,
3) Besprechungen bzw. Visite.

Dazu kommen regelmäßige psychotherapeutische Einzelgespräche mit fester Terminvereinbarung, mindestens eine 30 min dauernde wöchentlich. Entsprechend den Bedürfnissen und Möglichkeiten der Patienten variieren wir Länge und Häufigkeit der Gespräche. Am Anfang der Therapie erfolgt ein Familiengespräch, bei Bedarf weitere familientherapeutische Interventionen. Einmal monatlich findet eine Angehörigengruppe statt mit einer Dauer von 90 min.

Selbstverantwortung und Selbstkontrolle sollen mit verschiedenen Stationsdiensten (s. Übersicht) und einem Therapiepaß (Abb. 2) gefördert werden.

Übersicht: Stationsdienste (jeweils für 1 Woche, zusätzlich zu anderen Therapien)
- Küchendienst
- Bäder und Entsorgung
- Eingang und Flur
- Aufenthaltsraum
- Aschenbecher und Blumen
- morgendlicher Weckdienst
- Besprechungsleitung
- Backgruppe

Die Stationsdienste werden von den Patienten wechselnd für eine Woche übernommen und weitgehend in Eigenverantwortung zugeteilt und ausgeführt. Eine Anleitung wird v. a. am Anfang der Behandlung gegeben.

| Therapie | Datum | Donnerstag | Freitag | SA | SO | Montag | Dienst |
|---|---|---|---|---|---|---|---|
| Arbeitstherapie | Vormitt. | | | | | | |
| in: | Nachmitt. | | | | | | |
| Beschäftigungs- | Vormitt. | | | | | | |
| therapie | Nachmitt. | | | | | | |
| Gymnastik | | | | | | | |
| Schwimmen/Musiktherapie | | | | | | | |
| Zimmerordnung | | | | | | | |
| Kleingruppe | | | | | | | |
| Stationsdienst | | | | | | | |
| Körperpflege | | | | | | | |
| Frührunde | | | | | | | |

**Abb. 2.** Therapiepaß

## Therapiegestaltung

Die Störungen unserer Patienten sind häufig so schwer, daß anfangs nicht einmal Terminvereinbarungen oder einfachste Abläufe des täglichen Lebens ohne Hilfe und Unterstützung bewältigt werden können. Wenn ein Patient z. B. vorher monatelang den ganzen Tag nur noch im Bett lag und durch nichts zu mehr Aktivität zu bewegen war, ist die Schwierigkeit dieser Aufgabe vorstellbar. Vorgegebene Strukturen helfen Konflikte zu neutralisieren und Lösungen zu erleichtern. Dies entspricht auch den Ergebnissen von Untersuchungen, die negative Auswirkungen von emotionalem Überengagement („high expressed emotions") zeigen. Ein eher familiäres Milieu, in dem Schwächen akzeptiert werden, aber auch motiviert wird, ohne zu sehr Druck auszuüben, erscheint günstig. Das richtige Maß von Be- und Entlastung zu finden ist schwierig, zumal Gruppenbelange berücksichtigt werden müssen. Ein völliges Ausscheren eines Patienten aus dem allgemein verbindlichen Therapieplan kann über längere Zeit nicht toleriert werden.

Nicht zu unterschätzen ist die Vorbildfunktion des therapeutischen Teams, mit Problemen und Konflikten umgehen zu können und Spaß und Freude zu haben. Die Zusammensetzung des Teams ermöglicht den Patienten, Beziehungen auf verschiedenen Ebenen mit unterschiedlichen Übertragungsfacetten einzugehen. Die Erfahrungen mit einem Patienten in einen sinnvollen therapeutischen Umgang mit ihm zu integrieren, ist eine wichtige Aufgabe regelmäßiger Teambesprechungen. Dies hilft dem einzelnen im therapeutischen Team, negative Übertragungen von Patienten auszuhalten und Spaltungen des Teams zu vermeiden.

Bei Gruppenveranstaltungen ist die Belastbarkeit von Patienten mit Psychosen bekanntermaßen reduziert. Die Gestaltung der Gruppenarbeit muß dem Rechnung tragen, d. h. Gruppen sind zu strukturieren und in der Regel themenbezogen zu wählen. Die Variationsbreite unserer Gruppenveranstaltungen reicht von Informationsgruppen (Frage-Antwort-Charakter zwischen Arzt und Patient), Visitenrunde, Stationsbesprechung bis zu thematisch offenen Kleingruppen. Bei auftretenden

Konflikten greift das Team aktiv ein und bietet Lösungsmöglichkeiten an. Gelegentlich müssen einzelne Patienten auch geschützt werden.

In Therapiepaß-, Arbeitstherapie- und Beschäftigungstherapiebesprechungen werden Stärken und Schwächen eines Patienten gemeinsam gesehen und überlegt, wie weitere Fortschritte erzielt werden können. Obwohl viele Patienten zunächst mit Ängsten darauf reagieren, stärken diese Besprechungen langfristig die realistische Einschätzung der Leistungsfähigkeit, dienen als Ansporn und führen schließlich zu mehr Zufriedenheit, da Erfolge in der Regel nicht ausbleiben. Nicht zuletzt ist es für den Patienten für seine Zeit nach der Entlassung auch wichtig, Kritik ertragen zu können, Frustrationstoleranz zu erwerben und auch Konkurrenzsituationen auszuhalten.

Eine Pharmakotherapie ist in den meisten Fällen längerfristig notwendig, die Beachtung der zukünftigen Compliance hat deshalb einen hohen Stellenwert.

In den psychotherapeutischen Einzelgesprächen steht am Anfang der Therapie meist der supportive Aspekt im Vordergrund. Erst später können auch Konflikte vorsichtig angesprochen und gedeutet werden. Die Lösung einfacher Konflikte im Stationsleben ermöglicht oft schon eine neue Sichtweise längerbestehender, persönlicher Probleme. Zu beachten ist, daß durch zuviel Nähe psychotische Ängste verstärkt und destruktive Impulse ausgelöst werden können. – Zur Bewältigung der oft schwierigen Ablösung bei der Entlassung werden frühzeitig auch die Angehörigen in die Therapie miteinbezogen. Hierzu dient das Familiengespräch. In der Angehörigengruppe können dann Fragen weiter vertieft, Erfahrungen ausgetauscht und Informationen gegeben werden. Bessere innerfamiliäre Problemlösungen und die Erfahrung, nicht allein gelassen zu sein, haben positive Auswirkungen auf Angehörige und Patienten.

Nicht zuletzt ist die Beratung im sozialen und beruflichen Bereich wichtig und ggf. die Einleitung entsprechender Maßnahmen anschließend an die stationäre Rehabilitation.

### Erfahrungen

1985 wurden 29 Patienten entlassen, davon 76% nach Hause und 12% in ein Wohnheim. Diagnostisch handelte es sich in 88% der Fälle um endogene Psychosen aus dem schizophrenen Formenkreis, in 12% um schwere Persönlichkeitsstörungen (Tabelle 1).

3 Patienten wurden auf andere Stationen verlegt, ein Patient beging während eines Heimaturlaubes Suizid. Von den entlassenen Patienten sind 5 (15%) inzwischen wieder in stationäre Behandlung aufgenommen worden (Tabelle 2).

Herauszufinden, wo Behinderungen liegen und was akzeptiert werden muß, ist Aufgabe der Therapie und ermöglicht dem Patienten erst eine vernünftige Orientierung in die Zukunft. Bei den Antriebsstörungen sind immer wieder erstaunliche Besserungen möglich. Offenbar spielt hierbei aktiver Rückzug vor Überforderung und vor Konflikten eine Rolle. Ebenso wird die Tatsache, an einer seelischen Erkrankung zu leiden, häufig als schwere Kränkung erlebt, zumal bei schizophrenen Psychosen oft bleibende Basisstörungen akzeptiert werden müssen. Die Bearbeitung der narzißtischen Kränkung in der individuellen Psychotherapie ist wichtig.

**Tabelle 1.** Patientendaten für 1985

|  | Durchschnittlich | Von-bis |
|---|---|---|
| Alter (Jahre) | 26,3 | 18–38 |
| Krankheits-dauer (Jahre) | 5 | 0,5–11 |
| Zahl vorheriger stationärer Behandlungen | 1,9 | 1–4 |
| Vorherige Rehabilitationsversuche (bei 8 Patienten) | 1,9 Jahre | 3 Monate–5 Jahre |
| Dauer der stationären Rehabilitation (Monate) | 6,1 | 0,8–34 |
| Dauer der stationären Behandlung auf Überweisungs-station (Monate) | 2,6 | 1 Tag–8 Monate |

**Tabelle 2.** Arbeitssituation der Patienten (1985)

|  | [%] |
|---|---|
| Vor stationärer Rehabilitation |  |
| Ohne Tätigkeit | 76 |
| Bestehendes Arbeitsverhältnis (oder Schulzugehörigkeit) | 24 |
| Nach stationärer Rehabilitation |  |
| Mithilfe (z. B. im Haushalt) | 18 |
| Behindertenwerkstatt | 21 |
| Geschütztes Arbeitsverhältnis | 18 |
| Umschulung, Praktikum o. ä. | 15 |
| Normales Arbeitsverhältnis | 12 |
| Keine Entlassung | 12 |

Offene Information und Kenntnis der Krankheitstheorie (z. B. schizophrene Basis-störungen, Unterstimulation vs. Überstimulation etc.) erleichtern dem Patienten ebenfalls die Krankheitsbewältigung („coping").

Die Zukunftsplanung ist rechtzeitig vorzunehmen und an der Belastungsfähig-keit und den persönlichen Wünschen des Patienten zu orientieren. Anderenfalls ist mit baldigen Rückschlägen zu rechnen. Für die Vorbereitung der Entlassung haben sich Maßnahmen wie Wochenendheimfahrten, Urlaub, Probewohnen, ambulante Weiterbetreuung, Vorbereitung der Angehörigen und Kontaktaufnahme mit Bera-tungsstellen außerhalb der Klinik bewährt, ebenso die Bearbeitung der Ablösungs-problematik im psychotherapeutischen Gespräch.

Zur Evaluation des Behandlungsverlaufs bietet es sich an, problemorientiert vor-zugehen und am Anfang Behandlungsziele abzustecken und Fortgang und Aus-gang der Therapie daran zu messen. Eine Erfolgsbeurteilung, die sich ausschließ-lich an sog. Rückfallraten orientiert, halten wir für problematisch. Bei der schwierigen Klientel ist in der Regel davon auszugehen, daß keine vollständige Heilung zu erreichen ist, sondern Verbesserung des Wohlbefindens, der persönlichen Aktivität und Kreativität und der sozialen Kompetenz als Erfolg zu betrachten sind. Dennoch sollte ein wichtiges Ziel die Verbesserung der Arbeitsfähigkeit bleiben, auch wenn die volle Arbeitsfähigkeit nur in einem kleineren Teil der Fälle wieder erreicht werden kann.

## Literatur

Ciompi L (1981) Wie können wir die Schizophrenen besser behandeln? – Eine Synthese neuer Krankheits- und Therapiekonzepte. Nervenarzt 52: 506–515

Freyberger H, Speidel H (1976) Die supportive Psychotherapie in der klinischen Medizin. Psychiatrie und Psychosomatik. Bibl Psychiatr 152: 141–169

Huber G, Schüttler R (1978) Behandlung der Schizophrenie. I. Psychopharmakotherapie. Med Klin 73: 525

Huber G (1983) Das Konzept substratnaher Basissymptome und seine Bedeutung für Theorie und Therapie schizophrener Erkrankungen. Nervenarzt 54: 23–32

Lang H (1981) Zur Problematik der Übertragung in der Psychose in Abgrenzung zur Neurose. Psyche (Stuttg) 8: 705–717

Süllwold L (1976) Uncharakteristische Basisstadien der Schizophrenie und deren Bedeutung für die Rehabilitation von Residualsyndromen. In: Huber G (Hrsg) Therapie, Rehabilitation und Prävention schizophrener Erkrankungen. Schattauer Stuttgart New York

Vaughn C, Leff J (1976b) The influence of family and social factors on the course of psychiatric illness. Br J Psychiatry 129: 125–137

Wing JK (1976) Eine praktische Grundlage für die Soziotherapie bei Schizophrenien. In: Huber G (Hrsg) Therapie, Rehabilitation und Prävention schizophrener Erkrankungen. Schattauer, Stuttgart New York

# Körperbeschwerden als Restitutionsversuch versehrter Identität und der Syndromshift

H.-L. Kröber und W. Kämmerer

Von Syndromshift sprechen wir, wenn 2 unterschiedliche Krankheitsbilder zeitlich unmittelbar aufeinander folgen. Eingeführt wurde der Begriff Syndromshift von Groen et al. (1957). Möglich ist dabei der Wechsel zwischen 2 somatischen, organdestruierenden oder zwischen 2 krankhaften psychischen Syndromen, aber auch die Wandlung von einem somatischen zu einem psychischen Störungsmuster und umgekehrt. Fallschilderungen und Interpretationen zu diesem Phänomen finden sich u. a. bei Christian u. Hahn (1964), Spiegelberg et al. (1970), Petzold u. Hahn (1974) und Widok (1978), einen Systematisierungsversuch unternahm 1973 Beck.

In unserem Beitrag wollen wir uns allein mit jener Form des Syndromshifts befassen, bei dem ein funktionelles oder ein organdestruierendes, jedenfalls körperliches Beschwerdebild zurücktritt und verschwindet zugunsten einer ausgeprägten psychischen Störung.

Unsere Hypothese hierzu ist folgende: Eine Reihe von Patienten, bei denen wir diesen Vorgang beobachtet haben, war und ist infolge ihrer psychosozialen Entwicklung von psychotischer Dekompensation bedroht. Bei diesen Patienten ist die Entwicklung eines körperlichen Beschwerdebildes nicht allein Ausdruck einer Defizienz, sondern gleichzeitig ein konstruktiver Vorgang, welcher der Wiederherstellung bedrohter oder versehrter personaler Identität dienen und die psychotische Dekompensation abwenden kann. Denn über ihre leiblichen Beschwerden schaffen sich diese Patienten einen neuen Zugang zur Erfahrung von Welt und Gesellschaft und damit zur stützenden Herstellung von Realität. Der Syndromshift von gestörtem körperlichem Erleben zu überwiegend psychischer Pathologie erhellt hiernach in seinen Bedingungsfaktoren die Grenzen dieses körperbezogenen Restitutionsversuchs.

Bevor wir diesen Gedanken an Fallbeispielen erläutern, möchten wir darauf hinweisen, daß es in dieser hier von uns eingenommenen Sichtweise, die ja keineswegs neu ist, durchaus Übereinstimmungen zwischen psychiatrischen und psychoanalytischen Autoren (zuletzt z. B. in der Anorexiestudie von Habermas, 1986) gibt. So entwickelte Janzarik 1959 den Begriff der „konstruktiven Hypochondrie", welchen er dem der „regressiven Hypochondrie" gegenüberstellte. Das regressive Element in der Entwicklung hypochondrischer Körperbeschwerden sah Janzarik in dem krisenhaften Herausgleiten aus den bisherigen Weltbezügen und der Zuwendung auf den eigenen Leib, also in einer „leiborientierten Primitivierung des Weltentwurfs". Im Scheitern seines Weltentwurfs werde der Patient auf sich selbst zurückgeworfen, und er finde die Bedrohung, der er nicht gewachsen war, seine Schwäche und sein

Unterliegen im Versagen seines Leibes wieder. Diesem regressiven Weg entspreche in der konstruktiven Hypochondrie eine Gegenrichtung: Manche Patienten nämlich sind mit einer gewissen Beharrlichkeit und Aktivität imstande, ihre Krankheitswelt so auszugestalten, daß in ihr vielfältige, wenn auch deformierte Weltbezüge aufgesucht und gelebt werden können. Insofern strebt der Hypochonder „wieder zur Welt zurück, trifft sie allerdings durch das Medium extremer Leibbezogenheit hindurch nur noch in verzerrter Gestalt an." Das Beispiel vieler Patienten zeigt, daß solche oft sehr profilierten, manchmal sogar bizarren Beschwerdebilder über Jahre hinweg stabil sein können.

## *Fall 1*

So sahen wir über Wochen einen jetzt 54jährigen Mann A. A., der als Sohn einer Prostituierten in Heimen aufgewachsen war, dann eine Lehre absolvierte und bis vor 5 Jahren, wenn auch mit deutlich absteigender Tendenz, beruflich hinreichend integriert war. Zu keinem Zeitpunkt war es ihm allerdings gelungen, dauerhafte und tragfähige soziale Beziehungen aufzubauen. Schon lange vor der Entlassung aus seiner letzten Arbeitsstelle, die 5 Jahre zurücklag, war er zunehmend isoliert, verließ kaum noch die Wohnung und entwickelte ein polysymptomatisches Beschwerdebild mit Kopfschmerz, Schwindel, ziehenden Gliederschmerzen und einer „Bauchschwellung", wobei der kräftige Mann auf einen tatsächlich dicken Bauch verweisen kann. Die Folgen dieser seit Jahren unverändert geschilderten Erkrankung sind mit dem Begriff „sekundärer Krankheitsgewinn" unzureichend erfaßt. Denn dieser am und im Leben gescheiterte Mann - was er anfänglich mit vielen Lügen übertünchte - hat sich über dieses Kranksein überhaupt erst wieder eine Lebensmöglichkeit erschlossen: über regelmäßige Ambulanzbesuche, mehrere Klinikaufenthalte und die Bekanntschaften, die er dort machte, und auch durch die Möglichkeit, in einer ihn tolerierenden Randgruppe homosexueller Männer verbleiben zu können, ohne zu homosexuellen Tätigkeiten gefordert zu sein. Als bei diesem Patienten im Gespräch das körperliche Beschwerdebild durch Annäherung an die eigentliche Problematik unterminiert wurde, kam es zu einer eindrucksvollen Eskalation von innerer Unruhe, Querulieren, Gereiztheit und paranoiden Beziehungssetzungen. Bei diesem Mann sahen wir schließlich auch eine merkwürdige Form von „interpersonalem Syndromshift", womit allerdings nur ein Teilaspekt des Geschehens erfaßt ist. Herr A. hatte sich einer Mitpatientin angenähert, die über ein tiefgehendes Schulderleben depressiv erkrankt war, und mit ihr gemeinsam Suizidpläne besprochen. Als sich diese Frau - mit seinem Wissen - schließlich wirklich suizidierte, war er in den nachfolgenden Tagen schlagartig von vielen Symptomen befreit: Er klagte keine Körperbeschwerden mehr und wirkte in der Begegnung auch psychisch wesentlich ruhiger und ernsthafter.

Vielleicht sollte hier festgehalten werden, daß wir nicht über hysterische Persönlichkeiten sprechen, sondern über solche Menschen, die im Erstkontakt eher an die Beschreibung von Alexithymikern erinnern und die einer von uns andernorts (Kröber 1985) „matte Dysphoriker" genannt hat. Daß bei diesen Patienten im Laufe psychotherapeutischer Behandlung psychotische Manifestationen auftreten können, ist bekannt und von Benedetti (1980) in Anlehnung an Anna Freud und Kernberg als Ausdruck des Splitting in der Abwehr psychosomatisch Kranker interpretiert worden. Benedetti berichtet von einem Kranken, der alternierend dazu neigte, das böse Teilobjekt entweder paranoid auf die Welt zu projizieren oder psychosomatisch in einen schmerzenden Körperteil (Rücken, Kopf) zu verlegen. Bei den psychotherapeutisch induzierten psychotischen Episoden mit Wahn, Illusionen, Halluzinationen, Derealisations- und Depersonalisationsphänomenen sah Benedetti mit dem plötzlichen Auftauchen dieser Phänomene ein entsprechend abruptes Verschwinden psychosomatischer Symptome. Benedetti nimmt an, daß das psychosomatische Symptom in erster Linie der Abgrenzung des bösen Objekt-Selbst-Teiles dient. Die teilweise Auflösung des psychosomatischen Symptoms in der Psychotherapie führe dann dazu, daß der „schlechte" Objekt-Selbst-Teil auf den Psychotherapeuten bzw. auf die nächste menschliche Umwelt projiziert wird. Wo hierbei die Abgrenzung nicht mehr gelinge, beherrschten dann ausgesprochen paranoide Mechanismen das Feld. So kommt Benedetti, nach Würdigung der zumeist narzißtischen Persönlichkeitsstruktur dieser Patienten, zu der Aussage, das psychosomatische Symptom fülle gewissermaßen die „narzißtische Lücke", wofür es auch immer wieder Äußerungen von Patienten gebe wie jene: „Erst wenn ich Schmerzen habe, wenn mir die Stirn weh tut, weiß ich, daß ich existiere."

Benedettis Bild von der narzißtischen Lücke, die durch das psychosomatische Symptom gefüllt werde, verweist auch auf Morgenthalers (1974) Metapher von der Perversion als „Plombe", die eine in früher Kindheit erworbene Lücke in der Selbstwertregulierung fülle.

Beide Betrachtungsweisen, die psychoanalytische des Psychiaters Benedetti und die psychologische des Psychiaters Janzarik, lassen sich an unserem Patienten mit Evidenz illustrieren. Gemeinsam ist beiden Erklärungen, daß der Patient durch die körperliche Symptombildung eine neue Homöostase gefunden hat, auch wenn diese in erheblichem Umfang mit Leiden verbunden ist. Bei Janzarik gründet diese v. a. in seinem restituierten Weltbezug, also in seinen interpersonalen Beziehungen, und seinen Möglichkeiten, sich eine akzeptierte Wirklichkeit zu schaffen; Benedetti betont das intrapsychische Gleichgewicht und die so mögliche Verhinderung einer latenten Psychose. Jedes Auslenken aus diesem Gleichgewicht, z. B. im Rahmen der Psychotherapie, gefährdet sowohl das bislang stabilisierende soziale Beziehungsgeflecht des Patienten wie auch seine innerpsychische Balance. Benedetti hält diese Destabilisierung, auch wenn sie über grenzpsychotische Episoden verläuft, für gerechtfertigt, um die Abspaltungsphänomene in die duale Beziehung von Übertragung und Gegenübertragung zu heben, um sie durch die hier herrschenden rationalisierenden und affektiv integrierenden Kräfte zu neutralisieren und endgültig zu überwinden.

Ist die Psychotherapie eine sozusagen experimentelle Methode, um im Sinne der Reifung einen Syndromshift von der stummen körperlichen auf die beredte psychische Ebene zu erreichen, so können wir aber auch im Spontanverlauf ein solches „Explodieren ins Psychische" (Benedetti) beobachten. Ein fast regelhaftes Element dieses Umschlags war, daß die Patienten vor der psychischen Dekompensation in eine praktisch vollständige soziale Isolation geraten waren, daß also die körperlichen Symptome ihre „soziale Bindungskraft" verloren hatten. Ehepartner oder andere enge Bezugspersonen waren entnervt davongezogen oder, in einem anderen Fall, durch äußere Umstände für mehrere Wochen abwesend. Weniger enge Beziehungen waren bereits zuvor aufgelöst. Man kann diese Vorgänge natürlich auch auf der Ebene des Objektverlusts diskutieren; im Einzelfall schien weniger die Trennung als die nachfolgende Einsamkeit bedeutsam zu sein. Etwas anders verhält es sich im nachfolgenden Fall, den wir als Beispiel für den Syndromshift von einer objektivierbaren organpathologischen auf die psychopathologische Ebene et vice versa vorstellen.

### Fall 2

Der bei Aufnahme 43jährige kaufmännische Angestellte C. B. war schon als Kind und Jugendlicher sehr viel erkältet und fehlte deshalb immer wieder für wenige Tage in der Schule. An Operationen werden berichtet: mit 15 Jahren eine Tonsillektomie, mit 33 eine Polypenoperation, die er in sehr unangenehmer Erinnerung hat, mit 38 Jahren erneut eine Polypenoperation mit Nasenseptumverkleinerung und Kieferhöhlenrevision. Vor 3 Jahren folgte dann eine Bandscheibenoperation mit kompliziertem Heilungsverlauf, da 3½ Wochen nach der Operation erstmals Asthmaanfälle aufgetreten seien. Auch wurde eine akute Urtikaria gesehen. Allergologische Untersuchungen ergaben eine Überempfindlichkeit gegen Hausstaubmilben. Nach Behandlung mit Intal und Hausstaubsanierung sei er schließlich wieder ohne Medikamenente beschwerdefrei gewesen. Nach nicht ganz freiwilligem Arbeitsplatzwechsel ein halbes Jahr vor der jetzigen Aufnahme habe er sich erkältet, und das Asthma sei wieder aufgetreten. 3 Wochen, bevor wir ihn sahen, war der Patient in einer inneren Klinik aufgenommen worden, wo er mit Kortison behandelt werden mußte und man ihm eine erneute Polypenoperation vorschlug. Diese verlief dann problemlos in Halothannarkose. Am 3. postoperativen Tag erlebte der Patient abends plötzlich diffuse Ängste. Der visitierende Oberarzt hatte sich zuvor unbestimmt zum Entlassungstermin geäußert. Der Patient fürchtete plötzlich, es könnten unbekannte Komplikationen aufgetreten sein und fühlte sich zugleich auch heimlich kontrolliert und beobachtet. Seinem türkischen Mitpatienten in dem etwas abgelegenen, sonst leeren Vierbettzimmer schrieb er seine ganze Krankengeschichte auf, um zu beweisen, daß er „nicht verrückt" sei. Mit Valium konnte er schlafen, wurde aber im Verlauf des nächsten Tages zunehmend erregt, gespannt und aggressiv und deutete die gesamte Situation wie auch den Besuch der Ehefrau nun unkorrigierbar wahnhaft: Man halte ihn für einen Simulanten und wolle ihn überführen. Er verlangte, daß im Radio und in der Bildzeitung gemeldet wird, daß er wirklich krank sei, damit es die Kollegen und Vorgesetzten endlich glauben. Von 2mal 2 Ampullen Haldol innerhalb kurzer Frist gänzlich unbeeindruckt konnte der Patient schließlich nach 2 weiteren Ampullen Valium i. v. für 20 min zum Schlafen gebracht werden, während derer er in die psychiatrische Klinik gebracht wurde. Unter neuroleptischer Behandlung remittierte die Psychose innerhalb der 1. Woche spürbar und nach 3 Wochen vollständig. „Asthmatische Beschwerden" wurden vom Patienten erstmals wieder am 7. Tag nach Beginn der Psychose geklagt; klinische Zeichen fanden sich jedoch während der ganzen psychotischen Episode nicht. Als „Asthma" bezeichnet wurden jetzt vielmehr ängstliche Unruhezustände, die bei Zuwendung und medikamentöser Sedierung verschwanden.

Zur Familienanamnese war zu erfahren, daß die Mutter seit jeher unter Bronchialasthma leide, in den letzten 10 Jahren aber auch wegen manischer und depressiver Phasen stationär behandelt worden sei. Der Patient selbst sei trotz seiner kräftigen Statur und körperlichen Stärke stets eher ängstlich und selbstunsicher gewesen. Er hatte in seinem Ausbildungsbetrieb, dem er 18 Jahre die Treue gehalten hatte, in den letzten Jahren einen Abstieg mit Rückstufungen durchgemacht und deshalb schließlich gekündigt. Wegen zunehmender körperlicher Beschwerden war er kaum noch in seinem Freizeitfußballverein aktiv.

Aus der Vielzahl von Interpretationsmöglichkeiten wollen wir allein den psychosozialen Aspekt herausgreifen. Der Patient erlebte offenbar, daß ihm seine körperliche Krankheit nicht mehr geglaubt oder aber als Versagen angerechnet wurde. Die „Körperkrankheit", die in seiner ängstlichen und selbstmißtrauenden Sicht sozial nicht mehr akzeptiert wurde, ermöglichte keine psychische Stabilisierung mehr, sondern führte ihn jetzt in eine zunehmende Isolation. In der beunruhigenden Situation des Krankenhauses, wo nur noch sporadischer Kontakt mit der berufstätigen Ehefrau möglich war, und in der postoperativen Ungewißheit, ob denn nun wirklich Besserung erreicht werde oder ob gerade die Erfolglosigkeit der Operation beweise, daß er gar nicht körperlich krank war, genügte schließlich die die diffuse Aussage eines Arztes zum Entlassungstermin, alle Ängste zu entfesseln und das Befürchtete zur neuen Realität werden zu lassen. Von aller banalisierender biologistischer Interpretation des Vorgangs als zufällig bleibt die Tatsache unberührt, daß der Patient das psycho-somato-soziale Widerspruchsdreieck zum Thema seiner Psychose macht: den Widerspruch zwischen erlebter Körperkrankheit und erlebter psychischer Unsicherheit und die besondere paradoxe Form, die dieser im sozialen Kontext erhält. Es kommt hier zur Psychose, wo die Körperkrankheit nicht mehr „konstruktiv" eine neue Balance mit der Umwelt organisiert, sondern im Gegenteil die sozialen Bezüge unterminiert hat und völlig zu kappen droht.

In abgewandelter Form finden wir in diesem Fall aber auch den Ablauf, den wir in der Psychotherapie psychosomatisch Kranker aktiv organisieren: Wir diskreditieren, wie respektvoll auch immer, sein Körpersymptom und stellen die Zulässigkeit seiner sozialen Wirkung in Frage. Bisweilen ist uns dabei bange: nicht nur aus Angst vor möglichen psychotischen Ausbrüchen, sondern auch angesichts der Anstrengungen zur Neuordnung seines Lebens, die den Patienten jenseits seiner Körperbeschwerden erwarten und bisweilen mehr zu sein scheinen, als er leisten kann.

## Literatur

Beck D (1973) Psychodynamische Aspekte des Symptomwandels. Psychother Med Psychol 23: 108–115

Benedetti G (1980) Beitrag zum Problem der Alexithymie. Nervenarzt 51: 534–541

Christian P, Hahn P (1964) Psychosomatische Syndrome im Gefolge internistischer Erkrankungen. Internist (Berlin) 5: 163–171

Groen JJ, Bastians SJ, Valk JM von der (1957) Psychosomatic aspects of syndrome shift and syndrome suppression. In: Booij I (ed) Psychosomatics. Suppl Psychiat Neurol Neurochir. Elsevier, Amsterdam

Habermas T (1986) Zur Bedeutung der Schlankheit im Erleben Magersüchtiger. Psychother Med Psychol 36: 69–74

Janzarik W (1959) Zur Klinik und Psychopathologie des hypochondrischen Syndroms. Nervenarzt 30: 539–545

Kröber H-L (1985) Zur Klinik und Entstehung psychogener Schmerzsyndrome. Nervenarzt 56: 237–244

Morgenthaler F (1974) Die Stellung der Perversionen in Metapsychologie und Technik. Psyche (Stuttg) 28: 1077–1098

Petzold E, Hahn P (1974) Zur Problematik des Syndromwechsels. Prax Psychother Psychosom 19: 64–72

Spiegelberg U, Schirg B, Betz B (1970) Syndromwechsel (Syndrome Shift) und Verstimmung. Nervenarzt 41: 73–77

Widok W (1978) Krisen im Umkreis stationärer Psychotherapie. In: Beese F (Hrsg) Stationäre Psychotherapie. Vandenhoeck & Ruprecht, Göttingen, S 178–190

# Gruppentherapie zur Behandlung sexueller Dysfunktionen bei Frauen in einem stationären Behandlungssetting

A. Trierweiler

## Einleitung

Das Gruppenprogramm hat zum Ziel, die sexuelle Erlebnisfähigkeit bei Frauen zu fördern, und wurde aus Erfahrungen der Einzeltherapie, Überprüfung schon vorliegender Programme – zu erwähnen sind hier die Programme von Arentewicz u. Schmidt (1980), Kaplan (1981), Wendt (1979), Kockott (1975), Barbach (1985) – sowie aus den Erfahrungen der bereits von mir durchgeführten Gruppentherapien erarbeitet. Im Verlauf von ca. 4 Jahren wurden 10 Gruppentherapien durchgeführt, das Programm wurde zunehmend speziell auf die Behandlung von weiblichen Patienten im psychosomatischen stationären Setting abgestimmt.

In den seltensten Fällen wird bei der Einweisungsdiagnose in unsere Klinik eine sexuelle Funktionsstörung angegeben. Daher ergibt sich die Notwendigkeit, Frauen mit unterschiedlichen Primärdiagnosen, bei denen im Verlauf der stationären Therapie eine primäre oder sekundäre sexuelle Funktionsstörung, Störungen der sexuellen Erlebnisfähigkeit infolge von Partnerkonflikten und reaktiven Belastungen und sexuelle Unerfahrenheit festgestellt wurde, in dieser Gruppentherapie zusammenzufassen.

Als Behandlungsziel steht die Bearbeitung gemeinsamer Probleme im sexuellen Erleben, die Aufarbeitung traumatischer Erlebnisse in der sexuellen Lerngeschichte und der Abbau von Ängsten und Vermeidungsverhalten im Vordergrund. Da Patientinnen mit psychosomatischen Störungen in ihrer Wahrnehmung vorwiegend auf ihr körperliches Symptom eingeschränkt sind, wird im Ansatz eine Integration der Elemente verbal – kognitiv – Körper angestrebt. Der Körper wird als Hauptelement in die Therapie integriert, Übungen zur Förderung einer differenzierten Selbstwahrnehmung und Selbstannahme werden durchgeführt. Ergänzende Hausaufgaben implizieren eine schrittweise Intensivierung der Wahrnehmung, des Körpererlebens und der Körperexploration im Sinne einer systematischen Desensibilisierung und werden durch ein gezieltes Literaturstudium von Heiman u. LoPiccolo (1978) und Barbach (1985) ergänzt. Die körperbezogene Ebene in der Therapie beinhaltet Übungen zur Aktivierung und Entspannung, Zentrierung auf Bewegung. Atmung und Stimme sowie Konzentration auf Bauch und Becken im Stehen und im Liegen. Das Programm kann nur ein Orientierungsmuster sein, in dem einzelne Themen je nach Zusammensetzung der Gruppe unterschiedliche Gewichtung haben.

**Darstellung eines strukturierten verhaltenstherapeutischen Gruppenprogramms anhand einer schematischen Übersicht (s. Seite 443)**

In der *Vorbereitungsphase* wird eine weitere diagnostische Abklärung der sexuellen Problematik angestrebt, verschiedene Bedingungen zur Teilnahme an der Gruppentherapie werden überprüft und eine standardisierte Voruntersuchung durchgeführt.

Die Patientinnen nehmen in der Regel an der Gruppentherapie gegen Ende der gesamten Behandlungszeit teil. Dadurch wird gewährleistet,

1) daß das Symptom, aufgrund dessen eine Behandlung angestrebt wurde, oder tiefgreifende emotionale Störungen einhergehend mit sexuellen Problemen als Ausdruck dieser Problematik erkannt bzw. akzeptiert werden (z. B. funktionelle Herz-Kreislauf-Störungen, chronische Kopf- oder Rückenschmerzen, psychogene Eßstörungen) und eine gewisse emotionale Stabilität schon erreicht worden ist,

2) daß bestimmte Kompetenzen, z. B. in einer Gruppe über sich zu sprechen, schon erworben sind,

3) daß eine tragfähige therapeutische Beziehung zum Bezugstherapeuten vorhanden ist und das Thema Sexualität in der begleitenden Einzeltherapie weiter bearbeitet werden kann.

Durch einen *Intensiveinstieg* zu Beginn der Gruppe in der 1. Sitzung wird versucht,

1) eine Gruppenkohäsion herzustellen,
2) eine offene und vertrauenswürdige Atmosphäre zu schaffen und
3) eine Arbeitshaltung zu fördern.

Strukturierte Übungen zum sich Kennenlernen unterstützen diese Ziele.

Im *Verlauf der Therapie* sind die Sitzungen strukturiert. Zu Beginn und am Ende jeder Sitzung wird in einem Blitzlicht die momentane Befindlichkeit erfaßt. Nach der Besprechung der Hausaufgaben werden die bereits erwähnten körpertherapeutischen Übungen durchgeführt. Anschließend werden verschiedene Themen, die im Verlauf der Gruppentherapien für die Patientinnen von Bedeutung wurden, in der genannten Reihenfolge angegeben. Zunächst wird eine *bewußte Auseinandersetzung mit dem Körper* gefördert, bei dem die Frauen ohne weitere Anweisung aufgefordert werden, ihren Körper aufzumalen. Durch gegenseitige Rückmeldung kam zu diesem Zeitpunkt bereits eine Korrektur einer vorhandenen verzerrten Wahrnehmung vorgenommen werden. Die Bilder haben darüber hinaus einen bedeutsamen diagnostischen Wert zur Erfassung der Beziehung zum Körper.

Die Körperübungen zielen zunächst auf sehr einfache Bewegungen im Raum ab und konzentrieren sich auf die Atmung.

Die Hausaufgaben beinhalten Beobachtung des Körpergefühls im Klinikalltag bei Aktivitäten, die den Frauen Spaß machen, z. B. Spazierengehen, Schwimmen, Sport. Die Patientinnen werden kontinuierlich ermuntert, bis zur darauffolgenden Sitzung ihre Wahrnehmung auf möglichst angenehme Körpergefühle zu konzentrieren und der Gruppe die Erfahrungen zu berichten. Gefördert werden die sensorische Körperwahrnehmung und das angenehme Spürenlernen zusätzlich durch Verschreibung von Perlbädern, Wassergymnastik, Massagen und Sauna.

Bei der Bearbeitung der *sexuellen Lerngeschichte* werden wichtige Phasen der Entwicklung in der Kindheit, der Pubertät, der Adoleszenz und dem Erwachsenenalter durchgegangen, kritische Situationen bearbeitet und Gemeinsamkeiten und Unterschiede von Prägungen und Normen betont. Da die Patientinnen vermehrt über negative Erlebnisse v. a. in der Pubertät berichten – erschreckend häufig wird über Inzesterlebnisse und sexueller Mißbrauch berichtet –, nimmt die Bearbeitung dieser Phase in der Regel mehrere Sitzungen in Anspruch, in denen vorwiegend therapeutische Einzelarbeiten stattfinden. Früh geprägte starre Verhaltensmuster, wie z. B. „Gefühle dürfen nicht sein", sind im sexuellen Erleben der Frauen noch immer wirksam.

Zur Verdeutlichung ein Beispiel: Eine Patientin, die wegen einer psychogenen Eßstörung (Bulimie) behandelt wird, schildert, daß im Alter von 9 Jahren ihr Bruder, damals in der Pubertät und eine wichtige Bezugsperson, über 1 Jahr lang regelmäßig sexuelle Handlungen an ihr vorgenommen hat. Sie hat sich nicht gewehrt und erinnert sich, wie gelähmt gewesen zu sein, immer nur gedacht zu haben, „es darf nicht sein", und dabei stark unangenehme Gefühle verspürt zu haben. Die Erkenntnis in der Therapie, daß sie aus der Befürchtung heraus, nicht mehr vom Bruder geliebt zu werden, dies hat geschehen lassen, wirkt schuldentlastend und macht den Weg frei für eine Versöhnung mit diesem Erlebnis. Sie kann danach zunehmend positive, angenehme Gefühle in ihrer Sexualität zulassen. Die Aufarbeitung dieses Erlebnisses hat letztendlich einen wichtigen Einfluß auf die Beziehung zu ihrem Körper und zu ihrer Weiblichkeit.

Im weiteren Verlauf lernen die Patientinnen in der Gruppentherapie ihr *Verhalten* in kritischen Situationen auf der körperlichen emotionalen und kognitiven Ebene zu *analysieren,* die Entstehung und Aufrechterhaltung von Vermeidungsverhalten zu erkennen und herauszufinden, bis zu welchem Punkt Sexualität Spaß macht, wann erste Hemmungen auftreten und wie z. B. eine beginnende sexuelle Erregung durch angstmachende Gedanken in der Phantasie blockiert wird.

Es hat sich positiv bewährt, konkrete *Informationen zur Aufklärung* erst im Verlauf der Therapie zu vermitteln. Dies verhindert ein zu theoretisches Psychologisieren zu Beginn der Therapie und erlaubt eine spontane, offene Selbsterfahrung mit dem Thema Sexualität. Wir vermitteln einen Überblick über den sexuellen Reaktionsablauf, die Orgasmuskurven bei der Frau und beim Mann sowie die sexuellen Funktionsstörungen.

Im Austausch über das *gegenwärtige sexuelle Erleben* werden störende Kommunikationsmuster in der Partnerschaft näher analysiert, ein intensiverer Einbezug des Partners – falls vorhanden – in die Therapie überlegt und, Möglichkeiten zur Bereicherung der Partnerschaft durch ein gemeinsames Literaturstudium und aktive Freizeitgestaltung diskutiert.

Über die Erfahrungen mit *Selbstbefriedigung* und *sexuellen Phantasien* in der Gruppe zu sprechen, ist für die Patientinnen verständlicherweise äußerst schwierig. Dieses Thema wird meist gegen Ende der Gruppentherapie behandelt. Obwohl die Therapie entsprechend aufgebaut ist, den Körper schrittweise besser kennenzulernen und im Rahmen der Hausaufgaben Erfahrungen mit Masturbation zu machen, kann dieses Ziel im Verlauf von 6–8 Wochen nicht explizit gefordert werden. In Abhängigkeit von den vorliegenden Störungen bei den Patientinnen können einige Frauen, die bisher noch keine Erfahrungen mit Masturbation gemacht haben, ihren Widerstand überwinden und genießen lernen, ihren Körper anzufassen. Andere Frauen hingegen können am Ende der Gruppe sich erstmals ohne Hemmungen nackt im Spiegel betrachten. Diese unterschiedlichen Erfahrungen haben bislang den Therapieprozeß nicht gehindert und werden von den Gruppenteilnehmerinnen unterstützend behandelt. Die Therapie kann auf Wunsch der Patientinnen um einige Sitzungen erweitert werden.

Beim *Abschluß der Therapie* werden in einer erweiterten Rückmeldung Veränderungen in Einstellung und Verhalten durch die Gruppe besprochen, gegenseitiges Feedback gegeben und die Notwendigkeit einer Nachsorge überlegt.

## Integrationsprobleme

Es ergeben sich unterschiedliche technische und organisatorische Probleme, die in jeder Sitzung einer Klärung bedürfen: Bewahrung der Schweigepflicht in der Gruppe, Neugier von Mitpatientinnen, Probleme des Einzelzimmers in Abhängigkeit vom Belegungsplan, Kostenzusage, Raumgestaltung u.a.

Neben diesen Randproblemen interessiert v.a. der dynamische Prozeß der Anpassung der einzelnen Frauen zueinander in der Gruppe und zum Gesamtsetting. Das behutsame Vorgehen in der Gruppe und die Entwicklung einer vertrauensfördernden Atmosphäre helfen den Frauen recht schnell, Selbstverständnis für die Gruppe zu entwickeln. Die Gruppe wird für die Patientinnen mit der Zeit eine „identifizierte" Gruppe. Der ständige Austausch, die intensive Arbeitshaltung, und die Beschäftigung mit dem Thema „Sexualität" fördern das Identifikationsgefühl mit der Gruppe und den Frauen untereinander. Der Therapieerfolg kann im wesentlichen auf Faktoren zurückgeführt werden, die bereits von Barbach, erwähnt wurden, und zwar:

- moralische Unterstützung durch die Gruppe,
- moralische Entlastung und Ermunterung zu einem offenen Umgang mit dem Thema Sexualität durch Therapeuten und Gruppe,
- Konfrontation mit den weiblichen Therapeuten, die gleichzeitig als Modell fungieren,
- eindeutige Benennung des Prinzips der Selbstverantwortlichkeit,
- bewußte Auseinandersetzung mit dem Körper und Förderung der Stimulierung und des Spürens als wesentliche sexuelle Lernhilfe.

Um die Frauen, die diese speziellen Erfahrungen in der Gruppe machen, gleichzeitig in ihrem Therapieprozeß des gesamten Settings und in ihrer Beziehung zum Bezugstherapeuten zu unterstützen, wird diese Arbeit in der Einzeltherapie fortgeführt. Es findet weiter ein regelmäßiger Austausch über den Stand der Gruppe mit den Bezugstherapeuten statt.

## Abschließende Überlegungen

Vorläufige Ergebnisse zeigen, daß durch die körpertherapeutischen Übungen frühe Erlebnisse hervorgeholt werden, deren Aufarbeitung von wesentlicher Bedeutung für den Therapieerfolg ist. Weiterhin scheint die Bedeutung der positiven Atmosphäre in der Gruppe und der zärtliche Umgang mit Sexualität die Nachreifung der Frauen zu fördern.

Die z. Z. intensiv geführte Diskussion zur Inzestproblematik ist in Anbetracht der häufigen Schilderung ähnlicher Erlebnisse bei unseren Patientinnen, die v. a. unter der Diagnose Angstneurose eingewiesen werden, m. E. äußerst notwendig.

## Modell einer Gruppentherapie

| | |
|---|---|
| 1. Vorbereitungsphase<br>3–4 Wochen | Ankündigung, Erläuterung der Bedingungen<br>Schriftliche Anmeldung<br>Vorgespräch, standardisierte Voruntersuchung |
| 2. Beginn der Therapie<br>Sitzung 1<br>Dauer ca. 5 h<br>Intensiveinstieg | Vorstellung der Therapeuten, der Patientinnen<br>Austausch über Ängste und Erwartungen<br>Strukturierte Übung<br>Auflistung der Therapieziele<br>Thema: Bedeutung von Sexualität<br>Vermittlung eines erweiterten Begriffs<br>Einführung in die Körpertherapieübungen |
| 3. Verlauf der Therapie<br>Sitzung 2–7<br>Dauer 4 h<br>20 min Pause<br>1mal pro Woche | 1. Blitzlicht<br>2. Besprechung der Hausaufgaben |

3. Körpertherapeutische Übungen
- Aufwärmübungen
- Ausdrucksübungen zur Bewegung, Atmung, Stimme
- Konzentration auf Bauch, Becken im Stehen
- Konzentration auf Bauch, Becken im Liegen

Pause

**Strukturiertes Vorgehen**

4. Thema
- Bewußte Auseinandersetzung mit dem Körper
- Sexuelle Lerngeschichte
- Verhaltensanalyse in der Gruppe
- Aufklärung
- Gegenwärtiges sexuelles Erleben
- Selbstbefriedigung

5. Absprache über neue Hausaufgaben
6. Abschlußblitzlicht, Stundenbegleitbogen

| | |
|---|---|
| 4. Abschluß der Therapie<br>Sitzung 8 | Austausch über Veränderungen<br>Gegenseitige Rückmeldung<br>Standardisierte Nachuntersuchung |

## Literatur

Arentewicz G, Schmidt G (1980) Sexuell gestörte Beziehungen. Springer, Berlin Heidelberg New York

Barbach L (1985) Füreinander. Rowohlt, Reinbek

Heiman J, Lo Piccolo J (1978) Gelöst im Orgasmus. Verlag für Humanistische Psychologie, Frankfurt

Kaplan H (1981) Hemmungen der Lust. Enke, Stuttgart

Kockott G (1975) Therapie sexueller Störungen. Thieme, Stuttgart

Trierweiler A (im Druck) Gruppentherapie zur Behandlung sexueller Funktionsstörungen bei Frauen in einem stationären Behandlungssetting - Konzeptdarstellung und Erfahrungsbericht. In: Zielke M, Sturm J (Hrsg) Klinische Verhaltenstherapie und Psychosomatik.

Wendt H (1979) Integrative Sexualtherapie. Pfeiffer, München (Lebenlernen, Bd 44)

# Sachverzeichnis